LES ALIÉNÉS

ET

LES ASILES D'ALIÉNÉS

LES ALIÉNÉS

ET

LES ASILES D'ALIÉNÉS

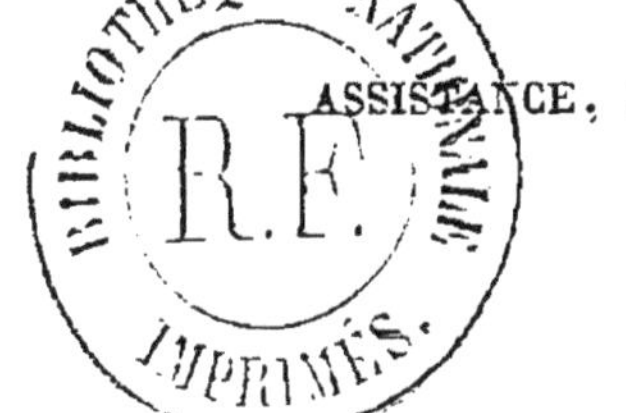

ASSISTANCE, LÉGISLATION ET MÉDECINE LÉGALE

PAR

Le Docteur Jules **FALRET**

MÉDECIN DE LA SALPÊTRIÈRE

PRÉSIDENT DE LA SOCIÉTÉ MÉDICO-PSYCHOLOGIQUE DE PARIS

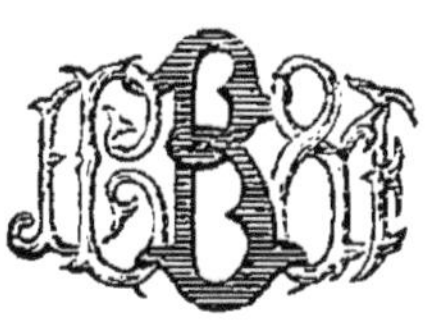

PARIS

LIBRAIRIE J.-B. BAILLIÈRE ET FILS

19, Rue Hautefeuille, près du Boulevard Saint-Germain

1890

DU MÊME AUTEUR

ÉTUDES CLINIQUES

SUR

LES MALADIES MENTALES ET NERVEUSES

1 vol. in-8 de 624 pages, 1890. . . . . 8 fr.

TRAVAUX DE M. JEAN-PIERRE FALRET, PÈRE :

Du Suicide et de l'Hypochondrie. Considérations sur les maladies, leur siège, leurs symptômes et les moyens d'en arrêter les progrès. Paris, 1822, 1 vol. in-8. . . . . 10 fr.

Des Maladies mentales et des Asiles d'aliénés. Leçons cliniques et considérations générales. Paris, 1864, 1 vol. in-8 de 796 pages, avec un plan de l'asile d'Illenau. . . . . 11 fr.

TOURS. — IMP. E. ARRAULT ET Cie.

PRÉFACE

Dans un volume paru l'an dernier (1), j'ai réuni les travaux que j'ai publiés, à diverses époques, sur les maladies mentales et les maladies nerveuses, étudiées au point de vue clinique.

Aujourd'hui, continuant la revision de mes anciens travaux, j'ai voulu présenter au public médical mes études sur l'assistance, la législation et la médecine légale des aliénés.

J'espère que l'accueil favorable fait à mon premier volume me vaudra de la part de mes confrères une égale sympathie pour cette nouvelle publication, et je serais heureux de penser que l'œuvre que j'ai entreprise ne sera pas stérile et qu'elle pourra rendre quelques services aux médecins praticiens et aux médecins légistes.

Je dois adresser mes remerciements à MM. G. Masson, Asselin et Houzeau qui ont bien voulu me permettre de réimprimer ici des articles que j'avais insérés une première fois dans le *Dictionnaire encyclopédique des sciences médicales*.

Dans ce volume, j'ai commencé par étudier *la colonie de Gheel*, qui a servi de point de départ à tout ce qui a été fait dans le sens de la liberté plus grande à accorder aux aliénés.

(1) *Etudes cliniques sur les maladies mentales et nerveuses*; Paris, 1890, 1 vol. in-8.

J'ai ensuite examiné, à ce point de vue, les *divers modes de l'assistance publique applicables aux aliénés*, et en particulier l'*asile médico-agricole de Leyme* (*Lot*), qui tient le milieu, au point de vue de l'organisation, entre la colonie de Gheel et les asiles ordinaires.

Faisant une excursion à l'étranger, j'ai raconté ma visite aux *asiles d'aliénés de la Hollande*.

J'ai été amené à étudier les *législations étrangères* à propos des projets de réforme de la loi de 1838. Cette loi, qui a été un grand progrès dans le régime des aliénés en France, présente sans doute encore quelques lacunes et quelques imperfections, mais il faut laisser à l'expérience et au temps le soin de les combler.

Avec la *responsabilité légale des aliénés* commencent les études médico-légales qui m'ont toujours vivement préoccupé. J'ai combattu la doctrine nouvelle de la responsabilité partielle et je me suis tenu à celle de la responsabilité totale, pour tous les cas d'aliénation mentale confirmée.

Les *aliénés dangereux* et les *asiles spéciaux pour les aliénés dits criminels* forment deux chapitres importants de mon livre. J'ai surtout cherché à étudier ces questions d'un intérêt capital, au point de vue clinique, et j'ai lutté contre la création d'asiles spéciaux pour les aliénés criminels, que l'on voudrait fonder en France, à l'imitation de ce qui existe en Angleterre.

L'*affaire Jeanson* est une application spéciale des idées qu'à la suite de mon maître le docteur Morel, j'ai soutenues en faveur de l'irresponsabilité absolue de tous les aliénés, même dans les cas de délire de courte durée.

Ici se terminent, à proprement parler, les études consacrées à l'assistance, à la législation et à la médecine légale des aliénés.

J'y ai joint quelques travaux qui se rattachent étroitement à la connaissance de l'aliénation mentale, sur la *consanguinité*, l'*amnésie* et l'*aphasie*, et j'ai terminé en donnant le résultat de mes recherches faites à Bicêtre sur l'*emploi du bromure de potassium à haute dose chez les épileptiques.*

Il ne me restera plus, pour compléter l'œuvre à laquelle j'ai consacré ma vie, qu'à publier les *Leçons cliniques* que j'ai professées, à diverses époques, à l'École pratique de la faculté de médecine et à la Salpêtrière. J'espère que le temps est proche où mes occupations me laisseront la possibilité de réaliser ce vœu que j'ai formé depuis si longtemps.

J. FALRET.

Janvier 1890.

LES ALIÉNÉS
ET LES ASILES D'ALIÉNÉS

I

LA COLONIE D'ALIÉNÉS DE GHEEL (1)

— 1862 —

Le village de Gheel, dans lequel, depuis des siècles, des aliénés vivent en communauté avec une population nombreuse de gens sains d'esprit, a fréquemment attiré l'attention des publicistes, des administrateurs et des médecins. De nombreux travaux ont été publiés, soit séparément, soit dans divers recueils de la France et de l'étranger, pour faire connaître dans ses détails ce village si exceptionnel et en apprécier la valeur et les inconvénients. Les uns l'ont vanté avec exagération, les autres l'ont déprécié avec une hostilité systématique.

Il serait impossible, dans les limites étroites d'un rapport, de signaler, même en abrégé, les divers écrits qui ont paru sur cette question dans tous les pays, et de discuter les arguments mis en avant par chacun de ces auteurs, soit pour glorifier Gheel, soit pour le combattre.

Nous devons nous borner à faire l'exposé rapide de ce que nous avons vu et en tirer les conséquences les plus immédiates qui nous paraissent résulter naturellement des faits que nous avons pu observer.

(1) Rapport fait au nom d'une Commission, nommée par la Société médico-psychologique, composée de MM. Ferrus, Michéa, Moreau (de Tours) Mesnet et Jules Falret, rapporteur.

M. Ferrus ayant succombé a été remplacé par MM. Trélat et Baillarger. Ce rapport a été lu dans la séance du 30 décembre 1861.

§ 1er. — Organisation de la colonie de Gheel et règlements qui la régissent.

La commune de Gheel est située en Belgique, dans la Campine, au nord de la province d'Anvers. Elle renferme actuellement environ dix mille habitants et huit cents aliénés. Son territoire a neuf lieues de périmètre, sans accidents de terrain bien marqués ; il présente un sol suffisamment fertile, meilleur même que celui des contrées environnantes, et est séparé des pays voisins par une large ceinture de bruyères. Cette commune se compose d'un noyau central d'habitations qui constituent le village proprement dit (avec une grande rue centrale, d'un quart de lieue environ, et deux églises à ses extrémités), et de dix-sept hameaux dispersés çà et là, au pourtour du village, dont trois seulement ne contiennent pas d'aliénés.

Le mélange si extraordinaire qui existe à Gheel entre les aliénés et les habitants, a été le produit lent et successif des siècles et de la tradition ; c'est la foi qui lui a donné naissance. Une légende du VIIe siècle rapporte que dans le siècle précédent, une jeune Irlandaise appelée Dymphne, convertie au christianisme, s'y réfugia avec le prêtre Gerrebert pour se soustraire à l'amour criminel de son père ; celui-ci la poursuivit et la découvrit jusque dans ce pays désert et l'y tua de sa propre main. Cette jeune fille chrétienne, victime immolée par son père, devint plus tard sainte Dymphne ; sur son tombeau, de nombreux aliénés, suivant la légende, ayant trouvé la guérison, elle fut dès lors considérée par la population comme la patronne de ces malheureux, et sur l'emplacement de l'ancienne chapelle dédiée à saint Martin, s'éleva, dès le XIIe siècle, une grande et belle église en l'honneur de sainte Dymphne, qui fut terminée en 1340.

Les aliénés amenés en pèlerinage au tombeau de cette sainte, y trouvèrent, dit-on, en grand nombre, la guérison. Petit à petit, ceux qui n'étaient pas guéris par l'intervention de la sainte, furent déposés provisoirement dans un local annexé à l'église, puis enfin chez les paysans les plus voisins. Ainsi, par l'effet naturel de la succession des temps, la coutume, d'abord inspirée par la foi, se transforma peu à peu en institution permanente.

Les édits nombreux émanés des divers seigneurs et autorités de la Belgique (dont il nous est impossible de rapporter ici les textes), témoignent tout à la fois de la persistance de cette institution à travers les siècles, et des mesures de protection ou de rigueur prises alternativement par ces divers pouvoirs, soit pour protéger les aliénés contre les mauvais traitements des paysans, soit plus souvent encore pour préserver les habitants contre les accidents occasionnés par les aliénés.

Au commencement de ce siècle, quatre cents aliénés se trouvaient ainsi réunis dans la commune de Gheel, sans aucune autre protection que celle des lois générales et des règlements de police appliqués par les autorités locales.

En 1803, M. de Pontecoulant, alors préfet de la Dyle, fit transférer à Gheel les aliénés renfermés dans les réduits étroits et malsains de l'hôpital de Bruxelles, ce qui éleva à 600 le nombre des aliénés soignés à Gheel ; il chargea un délégué spécial de veiller à l'exécution des conditions imposées aux paysans qui recueillaient chez eux ces malades.

En 1812, le nombre des aliénés de la commune de Gheel diminua de nouveau et fut réduit à 500.

En 1821, lors de la visite qu'y fit Esquirol avec le docteur Félix Voisin, le nombre était encore descendu à 400, comprenant à peu près autant d'hommes que de femmes. Plusieurs médecins et administrateurs qui, après Esquirol, visitèrent cette colonie (et en particulier le célèbre Guislain), signalèrent à diverses reprises les nombreux abus qui résultaient de l'abandon absolu des aliénés entre les mains de paysans ignorants et cupides. Ils s'y trouvaient alors sans aucun autre contrôle que celui exercé d'une manière bien insuffisante par les autorités locales de la commune, ou par les délégués spéciaux des différentes administrations qui y plaçaient leurs aliénés.

La première tentative sérieuse d'organisation intérieure date du 1er novembre 1838. A cette époque, les autorités locales de Gheel publièrent un règlement destiné à régulariser les rapports des habitants avec les aliénés, et à remédier aux abus assez nombreux qui se produisaient alors.

Une commission d'enquête fut nommée en 1841 par le gouvernement belge, pour améliorer la condition des aliénés en Belgique; son rapport, rédigé par M. Ducpétiaux (inspecteur général des prisons et des établissements de bienfaisance) et publié en 1842, contient des documents extrêmement curieux sur le passé et l'état présent de la colonie de Gheel; il signale également de nombreux abus et indique, pour y porter remède, des moyens parfaitement combinés, qui forment la base de toutes les réformes qui ont été accomplies depuis lors dans son organisation intérieure.

La loi sur les aliénés en Belgique, promulguée le 18 juin 1850, et le règlement spécial sur l'établissement de Gheel, daté du 1er mai 1851, consacrèrent d'une manière définitive l'opportunité de ces réformes. En substituant, dans la direction de cette colonie, l'impulsion puissante du gouvernement central aux hésitations et aux tiraillements des autorités locales, ils devinrent le point de départ de toutes les améliorations qui furent réalisées depuis cette époque.

Nous ne pouvons mentionner ici toutes les prescriptions spéciales de cette loi et de ces règlements, qui déterminent aujourd'hui le régime intérieur de cette colonie; nous devons seulement indiquer les deux points principaux, c'est-à-dire l'organisation de l'administration centrale et du service médical.

L'administration générale dont il s'agit est composée des membres du collège communal et est présidée par le bourgmestre. Ses fonctions sont gratuites; son inspection s'étend sur tous les aliénés, indépendamment de la surveillance spéciale des délégués des communes qui ont conservé leurs attributions. Cette administration communale nomme un secrétaire surveillant; il est chargé de visiter journellement une partie des maisons où sont placés les aliénés, de veiller à leur bien-être physique, de faire un rapport sur ce qu'il a vu et d'adresser à l'administration un rapport mensuel. Il tient en outre un registre matricule, rédige la correspondance relative aux aliénés, tient la comptabilité des pensionnaires placés immédiatement sous la surveillance de l'administration, et en rend compte tous les ans au collège des bourgmestres et échevins. Il fait enfin les payements conformément aux états fixés par ce collège, et il a un traitement de 550 francs par an. Cette administration ne s'immisce pas dans les arrangements pris par les délégués spéciaux, ou par les familles, pour les pensions des aliénés, mais elle a déterminé un taux minimum (1) au-dessous duquel il n'est pas permis de descendre et c'est elle qui fait directement les payements aux nourriciers. La pension alimentaire fixée par la commission, est de 170 à 200 fr. par an, d'après l'état de l'aliéné et la catégorie à laquelle il doit appartenir. Les furieux, les épileptiques et les malades malpropres, qui exigent plus de soins, payent 200 francs. Il est ajouté 30 francs annuellement pour l'habillement et l'entretien, en sus du prix de la pension, plus 10 francs par malade, comme rétribution annuelle pour le traitement des médecins, chirurgiens et secrétaire de la commission. En cas de maladie, le prix des médicaments est à la charge des communes ou des particuliers.

Le service médical est organisé d'une manière satisfaisante. L'ensemble de la colonie est divisé en quatre sections, dont chacune contient environ deux cents aliénés. Ce sont les médecins de la commune qui, sous le nom de médecins de sections, sont chargés de chacune d'elles. Il y a un chirurgien pour les quatre sections. Les prescriptions pharmaceutiques sont délivrées par les quatre pharmaciens de la localité. Quatre gardes de section remplissent les fonctions de surveillants et d'infirmiers. Le service médical est présidé par un médecin inspecteur, le docteur Bulkens ; il a dans ses attributions le contrôle des visites faites par chaque médecin et la rédaction des rapports médicaux, le service médical de l'infirmerie et le placement des aliénés chez les nourriciers. Il certifie les guérisons constatées et provoque les améliorations qu'il juge nécessaires dans l'établissement. Les médecins de section sont tenus de visiter fréquemment les aliénés de leur circonscription. Ils visitent en outre, aussi souvent que cela est nécessaire, ceux qui sont atteints de maladies incidentes. En cas d'affections graves, ils en font un rapport et consultent le médecin-inspecteur. Les médecins de section sont de plus obligés de faire tous les trois mois un rapport général au médecin-inspecteur, et celui-ci à la commission et au gouvernement.

(1) Pour comprendre toute la nécessité de cette mesure, il suffit de rappeler qu'autrefois les aliénés étaient placés au rabais chez les habitants de Gheel. Quelquefois même, dans certaines communes, à Turnhout par exemple, l'adjudication se faisait aux enchères publiques, et la Commission d'enquête qui signale ce fait (page 111) ajoute qu'on a vu s'abaisser parfois la pension de l'aliéné au chiffre de *vingt-quatre francs par an.*

De tout temps, on a déploré à Gheel l'absence d'une infirmerie, pour y soigner les maladies incidentes des aliénés, y observer les nouveaux entrants, avant de les envoyer chez les nourriciers, et y placer momentanément tous ceux qui, par leur agitation, leur état de maladie, ou les dangers qu'ils peuvent faire redouter, sont dans de mauvaises conditions dans les maisons particulières. En 1856, le docteur Bulkens, nommé médecin-inspecteur, installa dans ce but une petite infirmerie provisoire; elle fonctionne encore actuellement en attendant l'ouverture de la nouvelle infirmerie, qui, sous l'impulsion active du docteur Bulkens, a été bâtie sur le modèle de l'asile Guislain, à Gand. Véritable asile au petit pied, elle est située à l'entrée de la ville et réunit toutes les conditions exigées aujourd'hui pour un établissement bien organisé; elle contient des salles de réunion, des dortoirs, un petit nombre de cellules d'agités, des divisions assez nombreuses, des salles de bains avec douches, en un mot toutes les ressources que peut désirer le médecin le plus exigeant. Elle n'est destinée qu'à cinquante malades, mais elle pourrait facilement en contenir une centaine, et il est certain que, malgré les prévisions des médecins et des administrateurs, et malgré les conditions expresses qui ont présidé à sa fondation, elle ne tardera pas à renfermer ce nombre de malades.

Nous ne pouvons entrer ici dans le détail des règlements qui établissent les rapports entre l'autorité centrale et les nourriciers, ainsi qu'entre ceux-ci et les malades qui leur sont confiés. Nous dirons seulement que l'administration centrale apporte aujourd'hui une grande attention, soit dans le choix des paysans ou des bourgeois auxquels elle confie les aliénés, soit dans la surveillance et la mise à exécution des conditions de propreté, de nourriture et de salubrité qui leur sont imposées par les règlements actuels.

Un fait important à signaler, c'est que les aliénés ne sont pas seulement placés chez les paysans, mais chez les artisans et les bourgeois, c'est-à-dire chez toutes les catégories d'habitants de la ville. A Gheel, les gens les plus riches comme les plus pauvres, tiennent à recevoir chez eux des aliénés; ils considèrent comme un honneur qu'on les confie à leurs soins, et comme une tache qu'on les leur enlève.

Les habitants qui logent chez eux des aliénés (1), sont divisés en deux classes, d'après le taux de la pension qui leur est allouée. Ceux qui reçoivent le taux minimum, portent le nom de *nourriciers ;* on désigne sous le nom d'*hôtes* ceux qui soignent les aliénés à des prix plus élevés. Les hôtes et les nourriciers sont subdivisés en quatre classes, d'après la manière dont la commission centrale a jugé qu'ils traitaient leurs malades. Dans ces derniers temps, on a réduit avec raison le nombre des aliénés que pouvait accepter chaque famille. Il est le plus souvent restreint à deux pensionnaires d'après les règlements, à moins d'exceptions particulières basées sur les convenances des familles ou sur les dispositions spéciales de l'habitation. Nous devons dire cependant que nous avons trouvé assez souvent trois et jusqu'à quatre malades chez un même nourricier. On a également posé en principe que le même nourricier recevrait le plus rarement possible des aliénés de deux sexes différents ; malheureusement, nous avons souvent constaté des infractions à cette règle générale.

Les aliénés sont soumis, dans les maisons où ils résident, absolument aux mêmes conditions que les autres membres de la famille ; ils participent aussi à l'aisance ou à la gêne de chacune d'elles. Il est juste de dire toutefois que le plus souvent, lorsqu'il existe une différence dans le régime et dans les conditions de localités, entre les habitants d'une même maison, elle est presque toujours en faveur de l'aliéné.

Les nourriciers sont aujourd'hui très exactement surveillés par les membres de la commission, dont l'un est nommé visiteur tous les mois, par les médecins et les gardes de section et surtout par le médecin-inspecteur. Cette surveillance a déjà produit les plus heureux résultats. Du reste, les règlements lui ont donné une sanction, en permettant de punir et de récompenser les nourriciers, non seulement par des réprimandes ou des témoignages publics de satisfaction, mais par des amendes, graduées d'après le degré de la faute, et en définitive, par l'enlèvement de l'aliéné, que l'on soustrait aux nourriciers infidèles pour le placer chez d'autres personnes qui inspirent plus de confiance.

(1) Au dernier recensement de 1861, ils étaient au nombre de 617, tandis qu'en 1856, il n'y en avait que 548, ce qui prouve que l'on a augmenté le nombre des nourriciers et diminué celui des malades dans chaque maison.

Les logements des aliénés ressemblent en général à ceux des autres habitants. Depuis quelques années, on a prescrit aux nourriciers une forme particulière pour les chambres destinées aux malades et des dimensions déterminées pour en faciliter l'aération : beaucoup de nourriciers se sont déjà conformés sous ce rapport aux nouvelles prescriptions des règlements. Il faut avouer néanmoins que ces chambres, quoique très améliorées, si on les compare à celles qui existaient autrefois (dont on trouve encore d'assez fréquents vestiges), sont, en général, trop petites, souvent assez malsaines surtout pendant l'hiver, et présentent aux malades des conditions hygiéniques moins favorables que celles qu'ils rencontrent dans nos asiles. La seule réponse que l'on puisse faire à cette objection (et il faut avouer qu'elle n'est pas sans valeur), c'est que les aliénés sont sous ce rapport absolument dans les mêmes conditions que ceux qui les logent, souvent même dans des conditions meilleures. Les diverses pièces de literie sont également semblables à celles des nourriciers. Les malades couchent en général sur des matelas faits avec de la paille hachée, comme les paysans. Une seule observation doit être faite à cet égard, c'est que nous avons souvent trouvé des aliénés malpropres ou agités couchés sur de la paille, dont ils n'étaient séparés que par l'épaisseur du drap.

Les réflexions que nous venons de faire pour les habitations, s'appliquent à la nourriture. Les aliénés sont nourris comme ceux qui les soignent ; ils mangent à la même table et participent ainsi au bien-être ou à la gêne qui existent dans la maison qu'ils habitent. On doit ajouter que quelquefois les nourriciers font pour l'aliéné des plats particuliers ; du reste, la nourriture offre quelques variantes d'après le taux de la pension. L'alimentation habituelle des paysans de la Campine se compose de pain de seigle, de légumes, principalement de pommes de terre, de laitage et de viande de porc. Cette nourriture est généralement suffisante pour les aliénés jouissant d'une bonne santé et d'un fréquent exercice en plein air ; elle n'est pas assez animalisée pour ceux qui sont moins bien portants, ou qui séjournent souvent dans leurs chambres et ne profitent pas du bénéfice de l'aération et de la locomotion. Lorsque les aliénés tombent malades, ou lorsqu'ils sont profondément affaiblis, on ne possède pas pour leur alimentation les ressources variées que l'on rencontre dans les asiles. La boisson la plus ordinaire est l'eau, le lait et le café; la bière elle-même n'est guère consommée que dans les estaminets et le vin y est presque inconnu.

Sous le rapport des vêtements, nous n'avons que peu de remarques à faire. Nous dirons seulement que les aliénés n'ont pas de costume particulier qui permette de les reconnaître au milieu de la population; le trousseau fourni par la famille ou l'administration centrale est entretenu par le nourricier et remplacé avec assez de facilité par le comité, quand il a été usé ou déchiré par le malade. On ne voit plus à Gheel, comme cela avait lieu autrefois, des aliénés couverts de haillons, ou bien accoutrés d'une manière bizarre et ridicule qui rendait leur maladie sensible à tous les yeux.

Le travail des aliénés mérite aussi d'attirer un instant notre attention. Chaque nourricier cherche à employer de son mieux les malades qu'il a à sa charge. Les uns sont occupés aux divers métiers qui sont exercés par les nourriciers eux-mêmes, dans le centre de la ville; les autres, en plus grand nombre, sont employés aux travaux agricoles dans les fermes des environs. D'autres enfin sont utilisés dans l'intérieur de la maison à des travaux de ménage, ou bien simplement à éplucher des pommes de terre, ce qui est l'occupation la plus fréquente. Il en est d'autres enfin, et en très grand nombre, que leur état d'infirmité physique, ou leur état mental, rendent tout à fait impropres à toute sorte de travail, ou qui s'y refusent absolument. Quoique les malades n'aient à réclamer des nourriciers aucun salaire pour leur travail, ceux-ci comprennent en général qu'il convient de leur accorder une modique rétribution; plusieurs d'entre eux donnent à l'aliéné travailleur 50 centimes ou 1 franc par semaine, ou bien ils le récompensent en lui fournissant un aliment plus recherché, un peu de tabac, de café, un pot de bière, etc. Néanmoins, malgré ces stimulants employés pour encourager les aliénés au travail, et malgré le puissant aiguillon qui résulte de l'influence de l'exemple, nous avons fait la remarque générale que beaucoup d'aliénés restent oisifs et inoccupés, et la plupart de ceux qui travaillent le font d'une manière plus lente, moins continue et moins productive que les individus appartenant à la population valide qui les entoure.

Pour terminer cette énumération rapide des faits principaux que nous avons observés à Gheel, il nous reste à parler du fait le plus fâcheux et le plus regrettable que nous avons eu à y constater ; nous voulons parler du fréquent emploi des moyens de contention mécaniques. Non seulement en effet, on a recours aux instruments de contrainte encore en usage dans la plupart des établissements, tels que la camisole, les entraves ou le fauteuil de force, mais on y a conservé les anciens appareils de contention en fer qui partout ailleurs ont été impitoyablement exclus de nos asiles. Naguère encore, les chaînes de fer, les ceintures du même métal et les anneaux scellés dans les murailles, étaient employés avec une profusion vraiment déplorable. Aujourd'hui, on cherche de plus en plus à en diminuer le nombre ; on a même modifié d'une manière très avantageuse leurs formes grossières et repoussantes ; mais on ne croit pas pouvoir s'en passer absolument, parce que le fer seul peut résister à tous les procédés de destruction que les malades auraient à leur disposition, pour se débarrasser des entraves qui les gênent. Tout ce qu'on a pu faire, pour masquer ce qu'il y a de pénible dans l'emploi des moyens mécaniques en fer, a été de les recouvrir avec du cuir, de façon à en dissimuler extérieurement toute l'horreur pour les autres habitants et pour les étrangers. De plus, on a relégué, dans les endroits les plus isolés de la colonie, les aliénés auxquels on est obligé d'appliquer ces mesures de contrainte d'une manière un peu prolongée ; enfin, on a exigé que les nourriciers demandassent l'autorisation à l'administration centrale, ou au médecin, avant de les appliquer. Les moyens de contention sont d'ailleurs mis en usage bien plus rarement qu'autrefois. Lors de notre visite, 16 malades seulement sur 800 étaient maintenus par des moyens mécaniques en fer. Les deux seuls instruments de ce genre qui soient encore usités sont la ceinture en fer (avec deux anneaux pour maintenir les mains fortement fixées sur les deux côtés du corps), principalement employée pour contenir les aliénés furieux et dangereux, et les entraves avec deux anneaux recouverts de cuir et liés par une petite chaînette en fer, qui sont placés au-dessus des malléoles ; sans empêcher la marche, ces entraves constituent néanmoins un procédé efficace pour la ralentir et ont pour but de s'opposer à la tendance assez fréquente des aliénés pour l'évasion. On a posé en principe que ces mesures de restriction ne pourraient être employées que temporairement et avec l'autorisation du médecin. Néanmoins, comme cela arrive dans tous les asiles, ce sont presque toujours les mêmes malades qui sont maintenus d'une manière habituelle. Ce qui le prouve évidemment, c'est que les aliénés qui portent la ceinture de fer ou les entraves ont en même temps un pantalon boutonné sur le côté, qui permet de les déshabiller à volonté, sans être obligé de leur retirer les entraves. On peut ainsi leur laisser indéfiniment ces moyens de contention mécaniques, pendant le jour et pendant la nuit, souvent même pendant plusieurs mois.

Nous ne pouvons terminer ce qui a trait aux mesures de contrainte, sans dire quelques mots de la fréquence des évasions, contre lesquelles ces moyens sont surtout employés, et des règles administratives établies pour en diminuer les inconvénients. Les évasions ont lieu assez fréquemment, mais la vaste étendue du terrain à parcourir avant de gagner un centre quelconque de population, et le système de protection organisé tout alentour, pour ramener à Gheel les malades qui cherchent à s'en échapper, permettent ordinairement de reconduire facilement les malades à leur domicile. Aussitôt qu'un nourricier s'aperçoit de la disparition de son pensionnaire, il doit le signaler à l'autorité locale, qui met de suite en mouvement les gardiens, la police, les gardes champêtres et la gendarmerie. D'ailleurs, le plus souvent, soit qu'ils suivent les routes battues, soit qu'ils se sauvent à travers la campagne, les aliénés sont facilement reconnus par les habitants des environs et reconduits chez leurs nourriciers. Une prime de 1 franc par lieue de parcours est accordée à quiconque ramène un aliéné ; tous les frais sont mis à la charge du nourricier, qui est considéré comme responsable de cette évasion, et quelquefois puni plus sévèrement par le retrait du malade qui lui avait été confié.

Nous ne pouvons insister plus longuement sur les détails de l'organisation intérieure de la colonie de Gheel et des règlements qui la régissent. Cet exposé détaillé dépasserait de beaucoup les bornes restreintes d'un rapport. Nous devons maintenant aborder la seconde partie de notre tâche, comparer le Gheel ancien avec le Gheel actuel, apprécier ensuite les avantages et les inconvénients que présente, selon nous, la colonie de Gheel sous la forme qu'elle a aujourd'hui revêtue.

§ 2. — Avantages et inconvénients de la colonie de Gheel.

Dans le jugement à porter sur cette colonie, il importe beaucoup de distinguer nettement Gheel tel qu'il était autrefois de ce qu'il est aujourd'hui. Autant il y avait d'inconvénients, et même d'abus graves, dans le système suivi autrefois dans la commune de Gheel, autant aujourd'hui on a cherché à les faire disparaître et à mettre cet établissement au niveau des progrès accomplis dans tous les pays depuis soixante ans.

Lorsqu'on visite le village de Gheel, lorsqu'on examine avec attention, non seulement le centre de la commune, mais les hameaux environnants, on éprouve à la suite de cette visite une impression vraiment favorable, bien plus favorable qu'on ne l'aurait supposée auparavant. On rencontre d'abord dans les rues quelques rares aliénés se promenant solitairement ; ils parlent et gesticulent seuls, mais ils ne se livrent à aucun acte nuisible, les habitants de la commune passent auprès d'eux sans s'en inquiéter et sans s'étonner des bizarreries de leur maintien, de leurs costumes et de leurs actes.

Lorsqu'on entre dans l'intérieur des habitations, on y trouve en général plusieurs malades assis au foyer domestique ; ils mangent à la même table que les nourriciers, parlent seuls dans un coin et sont occupés à suivre le cours solitaire de leurs pensées ou bien ils s'emploient, avec les divers membres de la famille, à des travaux de ménage, épluchant les légumes, soignant la marmite, mettant le couvert, balayant la salle, venant en aide, en un mot, aux femmes et aux enfants avec lequels ils se trouvent mélangés sans aucune marque distinctive. Assurément, beaucoup d'aliénés que l'on rencontre ainsi dans les maisons bourgeoises, ou dans les chaumières de paysans, sont oisifs et inoccupés ; assis dans un coin ou relégués dans leur cellule, ils ruminent sans cesse les divers détails de leur délire et ne se mêlent que très peu au mouvement général de la famille qui les entoure ; mais il en est d'autres qui, à des degrés divers, se rendent utiles dans la maison et que l'on emploie dans l'intérêt commun, chacun selon ce qu'il peut donner, dans l'état de faiblesse radicale ou de trouble prononcé de ses facultés intellectuelles.

Après avoir envisagé l'aspect extérieur des aliénés qui circulent dans les rues et dans les champs, ou qui séjournent dans les maisons, lorsqu'on pénètre plus avant dans leur intérieur, en leur adressant la parole, on constate que la plupart d'entre eux ont un délire déjà très avancé et très complexe, qui ne leur permet guère de suivre attentivement la série des questions qu'on leur pose, ni de s'harmoniser avec le monde extérieur qui les entoure ; mais à travers le vague de leurs réponses et la confusion de leurs idées, on discerne habituellement un sentiment de satisfaction et de tranquillité intérieure. Ce qui frappe le plus dans cet interrogatoire des aliénés dispersés dans les diverses maisons de la commune, c'est le langage que tiennent le plus habituellement ceux qui peuvent parler et répondre d'une manière compréhensible aux questions qu'on leur adresse. La plupart d'entre eux paraissent satisfaits de leur situation ; ils n'ont, en général, que des éloges à donner à leurs nourriciers. On en rencontre rarement qui se plaignent d'être retenus injustement dans la colonie, ou d'être maltraités et mal soignés par leurs nourriciers. Nous en avons bien trouvé quelques-uns qui, sous l'influence d'un accès d'excitation maniaque (comme il en existe dans tous les asiles), se plaignent de tout et de tous, dressent un véritable acte d'accusation contre ceux qui les entourent et formulent contre leurs nourriciers les reproches les plus graves et en apparence les plus plausibles ; ils demandent à tout prix à être changés de maison, ou plutôt renvoyés chez eux et contestent violemment le droit que l'on a de les retenir ainsi séquestrés loin de leur pays et de leurs parents. Mais quand on est habitué à vivre avec des aliénés, c'est là un fait si fréquent, qu'on ne peut ajouter foi à leurs réclamations et conclure de leurs plaintes à la réalité des faits qu'ils allèguent. Du reste, nous devons avouer que nous avons entendu moins souvent des accusations de ce genre que l'on n'en rencontre parmi les malades des établissements les mieux organisés. Il est d'autres aliénés enfin qui ressentent assez vivement la privation qui résulte pour eux de l'éloignement de leur pays et de leur famille et qui cherchent de toutes les façons à se soustraire à ce sentiment pénible par l'évasion.

Nous avons surtout observé ce sentiment chez les femmes qui regrettent leur maison, leur ménage, leur intérieur, et surtout chez des mères de famille qui se plaignent aussi amèrement que dans les asiles, d'être séparées de leur mari et de leurs enfants. Il faut dire cependant qu'à part ces exceptions peu nombreuses, la plupart des aliénés paraissent satisfaits de leur séjour à Gheel et se font un plaisir de rendre justice à ceux qui les soignent et de leur donner publiquement des témoignagnes d'affection et de reconnaissance. La même impression favorable se reproduit lorsque, après avoir questionné les malades, on interroge à leur tour les nourriciers et leurs familles, ainsi que les divers habitants de la commune de Gheel. On remarque, chez la plupart d'entre eux, les mêmes sentiments de douceur et de bienveillance à l'égard des aliénés, la même disposition à les entourer de soins et de protection et ce qui frappe par-dessus tout, la même sécurité, la même absence de crainte relativement aux aliénés. On trouve répandue dans tous les esprits la même conviction que ces malades sont généralement inoffensifs, qu'il faut supporter leurs bizarreries, sans s'en émouvoir et sans en rire, mais qu'ils sont réellement sans dangers pour ceux qui les entourent ; qu'ils n'ont besoin le plus souvent que d'une surveillance affectueuse et bienveillante, sans moyens de rigueur inutiles.

On s'étonne vraiment de l'insouciance et de la sécurité indifférente dans lesquelles vivent les habitants de Gheel, au milieu de malades que partout ailleurs on redouterait comme un danger permanent pour la famille et pour la maison, et que l'on s'efforcerait d'exclure au plus vite du foyer domestique. Ici au contraire on les y attire, on les y conserve avec bonheur, sans aucune espèce de frayeur, et sans qu'ils y inspirent l'alarme ou la terreur. On est stupéfait et effrayé tout à la fois, quand on voit dans toutes les chaumières, les paysans laisser circuler librement les aliénés au milieu de leurs femmes, de leurs filles et de leurs enfants, leur confier les armes et les outils les plus dangereux, les employer à des travaux que personne n'oserait laisser faire à des aliénés et même en arriver au point de leur confier ce qu'ils ont de plus cher, c'est-à-dire le soin de leurs enfants ! Il est vrai que ceci ne s'applique pas indistinctement à tous les malades. Certains aliénés, considérés comme nuisibles ou comme dangereux, sont soumis à une surveillance plus sévère ; ils sont suivis plus attentivement par le nourricier, ou par l'un des membres de sa famille, isolés dans leur chambre, maintenus à l'aide de la camisole, des entraves ou de la ceinture de force, et l'on se garde bien de leur confier les emplois délicats que l'on abandonne à d'autres malades plus inoffensifs. Ainsi, une mère de famille nous disait dans l'une de nos visites : « Voilà un aliéné auquel je donne mon enfant à soigner, mais jamais l'idée ne me viendrait d'en faire autant avec l'autre malade que nous avons dans notre maison, parce qu'il est loin de m'inspirer la même confiance. » Il faut ajouter qu'autant on est facile et peu défiant à l'égard de la majorité des aliénés, autant au contraire on se montre sévère et plein de précautions envers ceux qui sont regardés, à tort ou à raison, comme dangereux.

Néanmoins, malgré ces faits exceptionnels qu'il était nécessaire de signaler pour rester dans la vérité de l'observation, il importe de dire qu'en thèse générale le sentiment qui domine à Gheel, dans l'esprit des nourriciers et de toute la population de la ville, c'est la confiance réellement exagérée dans les aliénés et dans leur caractère inoffensif. Tout le monde pense qu'on peut les ramener facilement par la douceur, et que les moyens de rigueur ne sont nécessaires que pour des malades exceptionnels, désignés alors d'une manière spéciale à l'attention publique. Nous ne prétendons pas que ces observations s'appliquent indistinctement à tous les nourriciers de Gheel. Tout en reconnaissant la nature ordinairement douce et bienveillante de la population flamande de cette contrée, nous ne voulons pas, comme certains publicistes, faire de cette population une race exceptionnelle, douée de qualités idéales et qui renouvellerait pour les aliénés le miracle de l'âge d'or. Nous croyons au contraire que là, comme partout ailleurs, il y a de nombreuses diversités parmi les hommes. S'il est des nourriciers dévoués à leurs malades et qui remplissent leurs devoirs avec conscience, il en est d'autres qui le font avec plus ou moins de négligence ; d'autres enfin peuvent abuser du dépôt qui leur est confié, exploiter leurs malades, exercer sur eux des rigueurs abusives que l'humanité réprouve, que les règlements de Gheel condamnent et que les médecins et administrateurs de cette colonie poursuivent et combattent incessamment. C'est ce que prouvent les déplacements fréquents de malades, enlevés à des nourriciers qui n'ont pas rempli leur mandat, ainsi que les réprimandes et les punitions qui leur sont infligées de temps en temps.

La seule chose que nous ayons voulu consigner ici, c'est l'impression favorable que nous ont causée la vue et l'interrogatoire d'un grand nombre de nourriciers de Gheel, l'esprit public qui règne parmi les habitants de cette colonie et la manière d'être de la plupart d'entre eux envers les aliénés, sans parler des exemples fâcheux, heureusement exceptionnels, de nourriciers infidèles à leur mandat. Ces faits sont, d'ailleurs, aujourd'hui sévèrement réprimés; ils deviennent de plus en plus rares, à mesure que l'administration centrale exerce un contrôle plus sérieux et plus efficace sur les chaumières les plus éloignées comme sur les maisons qui se trouvent au centre de la ville.

Un autre fait également digne d'être noté, que l'on constate en interrogeant les bourgeois et les paysans de la commune de Gheel, c'est l'unanimité surprenante qui règne dans toutes leurs réponses relativement à la rareté des accidents observés à Gheel, soit autrefois, soit à l'époque actuelle. Lorsqu'on questionne ces habitants, même ceux qui n'ont pas chez eux d'aliénés, sur la fréquence des accidents dans la colonie, on obtient partout la même réponse. Tous affirment que les accidents de tous genres ont toujours été très rares à Gheel et qu'ils le sont encore plus aujourd'hui qu'autrefois. On peut à peine parvenir, à force de recherches, à découvrir cinq ou six faits de meurtres accomplis par des aliénés depuis le commencement de ce siècle. Le fait du bourgmestre tué par un aliéné, dont plusieurs auteurs ont parlé, est encore dans toutes les mémoires; mais il faut interroger plusieurs personnes avant d'avoir connaissance de quelques autres faits du même genre. Les actes de violences exercées par des aliénés sur d'autres malades, ou sur des individus de la ville, sont naturellement plus fréquents que ceux de meurtre accompli; mais, d'après le témoignage de tous, ils paraissent également bien plus rares qu'on ne le supposerait à première vue, d'après la crainte qu'inspirent les aliénés laissés en liberté.

Les incendies ou les tentatives d'incendie ont été, à diverses époques, assez fréquents dans la commune de Gheel ; mais on fait remarquer, avec raison, que rien ne prouve qu'ils doivent toujours être attribués à des aliénés : très souvent, en effet, quand un incendie éclate, par suite de négligence ou de malveillance, chacun est disposé à accuser les aliénés plutôt que les autres personnes de la ville, et ce soupçon n'est pas toujours fondé.

Quant aux suicides, la statistique officielle n'en constate tous les ans qu'un très petit nombre, eu égard à la totalité des aliénés réunis dans la colonie ; encore est-il des années où l'on n'a aucun suicide à déplorer.

Enfin, sous le rapport des grossesses éprouvées par les femmes aliénées, le nombre en est très minime, si on le compare à ce qu'il semblerait devoir être, avec le degré de liberté dont jouissent les aliénés, et avec le mélange continu des sexes, jusque dans la même maison. Il est même une chose remarquable, c'est que, d'après les renseignements que nous avons recueillis, les grossesses proviendraient toujours des rapports des étrangers ou des habitants de la commune avec les aliénées, et jamais des rapports des aliénés entre eux.

Ces résultats fournis par les statistiques officielles, ou par les témoignages verbaux de quelques habitants de Gheel, sont certainement insuffisants pour se prononcer avec certitude sur le chiffre exact des accidents, provenant du contact des aliénés avec toute la population d'une ville, dans des conditions de liberté exceptionnelle. Bien des causes d'erreur doivent empêcher, dans ces circonstances, la vérité de se faire jour, les nourriciers ayant intérêt à cacher les accidents causés par des aliénés, dont ils pourraient être considérés comme responsables. Il existe de plus, sous ce rapport, entre toutes les personnes de la commune de Gheel, une solidarité bien remarquable. Elle s'explique par la communauté d'intérêt qui unit entre eux tous les habitants d'une ville, dont les aliénés constituent presque l'unique richesse, et par une sorte de communauté d'amour-propre qui les entraîne tous, volontairement ou à leur insu, à défendre la colonie vis-à-vis des étrangers, à en rehausser les mérites et à masquer le plus possible ses lacunes ou ses dangers. Nous sommes loin de méconnaître la valeur de ces causes d'erreur. Nous sommes même disposés à penser, sans en avoir pourtant la preuve certaine, que les accidents dont nous venons de parler doivent être plus fréquents dans la commune de Gheel que ne l'avouent les habitants eux-mêmes, ou que ne le signalent les statistiques officielles. Mais, quel que soit le nombre exact de ces accidents. ce que nous croyons pouvoir affirmer, c'est qu'ils sont extrêmement rares, eu égard au chiffre total de la population aliénée, surtout si l'on songe aux facilités que procure à ces malades, pour les accomplir, la liberté si grande dont ils jouissent.

En étudiant avec impartialité la situation des aliénés dans la commune de Gheel, on arrive donc à se convaincre qu'on en a beaucoup exagéré les inconvénients, et que, surtout depuis les réformes qui ont eu lieu dans ces dernières années, les malades y sont, en général, dans de meilleures conditions qu'on ne l'imaginerait *a priori*.

Nous ne partageons pas certainement l'enthousiasme exagéré de certains partisans de Gheel, qui ont été jusqu'à en faire le paradis des fous et une sorte d'idéal, où les aliénés trouveraient réunis tous les avantages qu'il leur serait impossible de rencontrer ailleurs. Nous allons bientôt passer en revue les inconvénients graves que présente, selon nous, cette colonie, et qui ne tiennent pas seulement à des imperfections passagères, mais qui sont inhérents à l'institution elle-même. Mais ces lacunes considérables ne nous empêchent pas de reconnaître les avantages de la colonie de Gheel, appliquée à certaines catégories d'aliénés. Nous ne pouvons les énumérer tous. Cet examen nous entraînerait beaucoup trop loin. Il nous suffira de signaler les deux principaux, sur lesquels se sont surtout appuyés les défenseurs de cette colonie, qui en ont du reste singulièrement exagéré l'importance ; nous voulons parler de la liberté de circulation laissée aux aliénés et de la vie en commun au milieu de familles de bourgeois ou de paysans. Ces deux caractères essentiels de Gheel le différencient profondément de tous les établissements d'aliénés, quelle que soit leur forme ou leur nature ; ces asiles ne peuvent jamais les fournir au même degré, et ils constituent à nos yeux, pour certains aliénés, deux avantages incontestables. Mais ceci une fois reconnu, nous ne pouvons nous empêcher de faire remarquer que ces avantages de Gheel, sur lesquels on a fait reposer des éloquents plaidoyers, sont loin de convenir également à tous les malades et d'être aussi absolus et aussi dépourvus de limites qu'on a bien voulu le dire.

Et d'abord, relativement à la vie de famille, jamais la résidence au milieu d'étrangers ne pourra devenir pour tous les aliénés un équivalent absolu du séjour au sein de leur propre famille. Sans doute on peut soutenir, comme l'ont fait les défenseurs de Gheel, qu'au point de vue thérapeutique, le placement des aliénés dans une famille étrangère réunit tous les avantages signalés par les auteurs en faveur de l'isolement : séparation des choses et des personnes qui ont contribué à la production de la maladie ou qui continuent à l'alimenter et à l'entretenir : translation dans un milieu tout différent et dans un nouvel entourage ; sans présenter toutefois les inconvénients que les partisans de Gheel attribuent à la séquestration dans des asiles fermés. Mais si cette argumentation a quelque valeur, relativement aux cas d'aliénation récente et susceptibles de guérison, elle perd beaucoup de sa force, appliquée à la plupart des faits d'aliénation chronique que l'on observe à Gheel. Or on ne peut nier que dans un certain nombre de cas de ce genre, surtout chez les femmes, la présence au milieu d'une famille étrangère, quelque bienveillante qu'elle soit, ne peut compenser complètement la privation de son ménage ou de ses enfants, ni l'éloignement du pays natal. Par conséquent, cette vie de famille, que l'on vante avec raison sous certains rapports, n'est cependant pas exempte de peines ni de chagrins ; elle est assimilable jusqu'à un certain point à la séquestration dans un asile, pour certains malades capables de sentir tout le poids de la séparation de la famille. Or, ce sont précisément ceux qui seraient les plus susceptibles d'en ressentir les douceurs.

Quant à la liberté des aliénés, dont on a fait un si grand mérite à la colonie de Gheel, il importe beaucoup de faire remarquer combien elle est loin d'être absolue, combien, par conséquent, cet avantage que l'on considère comme supérieur à tous les autres, est atténué par de nombreuses restrictions qui en limitent singulièrement l'exercice. Assurément, la liberté de circulation existe à Gheel pour les aliénés à un degré qu'il ne serait pas possible de réaliser dans un asile ordinaire. Ces malades, en général, sortent à volonté ; ils circulent en tous sens, sans être suivis personnellement, dans les habitations, dans les rues et dans les champs. Il n'existe ni murailles infranchissables, ni portes fermées pour arrêter leurs mouvements. Rien ne sent la règle, la discipline d'un asile, l'obligation de se soumettre, sous peine de punition, à un règlement, et de marcher à la cloche ou au tambour. Chaque malade est abandonné à lui-même, à ses caprices et à la pente naturelle de son délire, et personne ne le contrarie. Sans envisager le côté thérapeutique de la question (qui a cependant une grande valeur et qui devrait ici comme toujours dominer tous les autres), il est vrai de dire que, pour certains aliénés, c'est là un bien qu'ils apprécient beaucoup, dont quelques-uns jouissent même plus que d'autres bienfaits qu'on peut leur procurer dans les asiles. Mais le besoin et le sentiment de la liberté sont-ils aussi généralement répandus chez les aliénés qu'on veut bien le dire ? Ces malades sont-ils assimilables, sous ce rapport, aux prisonniers ordinaires ? La liberté est-elle réellement pour eux à Gheel aussi complète qu'on le prétend? Voilà des questions qu'il importe beaucoup de discuter en passant.

Lorsqu'on visite un asile d'aliénés, on est frappé à première vue du grand nombre de malades qui réclament leur liberté. Ce désir est en effet très répandu. Il est même certains aliénés qui, sans le manifester aussi bruyamment que d'autres, l'éprouvent néanmoins avec autant de vivacité. Mais nous pensons qu'ici, comme en beaucoup de choses, on est induit en erreur par les apparences ; le bruit fait à chaque instant par les aliénés qui réclament leur liberté fait illusion sur le nombre réel des malades qui désirent ardemment leur sortie. Lorsqu'on examine en effet attentivement à ce point de vue tous les aliénés d'un grand asile, on ne tarde pas à se convaincre que beaucoup d'entre eux, entièrement dominés par leur maladie, vivent concentrés dans leur monde intérieur, sans s'inquiéter d'une manière sérieuse du lieu où ils se trouvent, et qu'ils sont infiniment plus préocupés de l'objet de leur délire que du désir de sortie. Ils sont dans l'asile absolument ce qu'ils seraient au dehors ou partout ailleurs. Sortez-les des asiles pour les transporter à Gheel, ils n'y seront ni plus heureux ni plus malheureux ; ils s'y manifesteront de la même façon, sans s'inquiéter en rien de leur déplacement.

A Gheel, où se trouvent un grand nombre d'incurables, il y a beaucoup de malades de ce genre qui y sont heureux, mais qui seraient aussi bien sous ce rapport dans un asile, puisqu'ils n'apprécient pas le bienfait de la liberté et n'en sentent pas le prix. Le désir très vif de la liberté est surtout développé chez les aliénés pendant les périodes aiguës de leur maladie, à l'époque de la convalescence, ou dans les intervalles des accès chez ceux qui sont atteints de maladie intermittente. Lorsqu'il est trop ardent et trop exigeant dans ces conditions maladives, il dénote même le plus souvent le prochain retour d'un accès, ou le caractère incomplet de la convalescence et l'imminence d'une rechute. Beaucoup d'aliénés chroniques, au contraire (et ce sont là les malades que l'on rencontre surtout à Gheel), ne souffriraient pas réellement, pour la plupart, de la privation de la liberté ; ils ne jouissent pas, par conséquent, comme on le suppose, du bienfait qu'on a cherché à leur procurer et ne peuvent en apprécier la valeur. D'ailleurs, cette liberté qui, pour certains aliénés, est une évidente satisfaction et, pour d'autres, un ardent besoin, existe, il est vrai, à Gheel à un plus haut degré que dans tout autre asile ; elle est loin cependant d'y être absolue et sans limites, comme on l'imagine à tort, quand on n'a pas visité Gheel et qu'on se borne à lire les travaux écrits à ce sujet par des littérateurs ou des romanciers. L'aliéné calme et paisible y est sans doute libre de sortir à volonté de la maison et de se promener dans la campagne, sans être constamment suivi par un gardien, comme cela a lieu dans tous les asiles ; mais, malgré cette liberté de circulation, il est réellement en tutelle et dans un état évident d'infériorité par rapport au reste de la population. Il est entouré, à son insu, comme d'un vaste réseau de surveillance qui l'enveloppe de toutes parts. Tout en ne se manifestant pas sous la forme de murs, de portes, de grilles et de gardiens, cette surveillance n'en est pas moins réelle : elle impose à chaque instant des limites à sa liberté, et le fait vivre constamment dans une atmosphère pleine de restrictions morales, en même temps que matérielles. L'aliéné est loin, en effet, de jouir à Gheel du même degré de liberté que les autres habitants. Par cela même qu'il est malade, il fait partie de la population qui inspire à l'autre une pitié bienveillante et sur laquelle elle s'arroge un droit de tutelle, que chacun impose à l'aliéné par le seul fait de la supériorité de la raison sur la folie. Cette surveillance générale que la population saine exerce à tout instant sur la population infirme, n'est pas un des moindres attraits de Gheel pour l'observateur attentif. C'est un phénomène vraiment très curieux. Il explique le mystère que Gheel offre au premier abord à celui qui ne l'a pas encore visité. On se demande, en effet, comment il est possible de donner à des aliénés la même liberté qu'on laisse à des hommes sains d'esprit, et comment, dans de semblables conditions, les accidents ne sont pas plus fréquents, alors que ces malades sont abandonnés à eux-mêmes, sans aucune surveillance. Eh bien! cette conception théorique, qui ferait de la colonie de Gheel un mystère incompréhensible, n'est pas l'expression de la réalité.

Ce mystère s'explique par ce fait général que 800 aliénés sont sous la protection et la surveillance de 10,000 habitants. Ceux-ci sont toujours prêts à leur servir de guides et d'appui; ils les arrêtent dans la manifestation de leurs actes violents ou désordonnés ; ils les gouvernent à leur gré comme des enfants, soit par la douceur, soit par la ruse, ou même par la rigueur ; ils leur évitent ainsi l'accomplissement d'actes dangereux ou nuisibles, pour eux-mêmes ou pour les autres. Mais cette protection ne s'applique qu'aux malades qu'on laisse circuler dans la ville ou dans les campagnes. Or, c'est là, en realité, le plus petit nombre. Le nourricier est, en somme, le véritable gardien responsable de l'aliéné. C'est à lui qu'il est confié ; c'est lui qui doit en répondre devant la famille et devant l'autorité ; il doit savoir où il est, ce qu'il fait ; il doit l'empêcher de sortir, lorsqu'il le juge en état de faire le mal ; il doit le protéger et s'opposer à ce qu'il cause du désordre ou du scandale public ; il doit le faire revenir à la maison aux heures des repas, le faire rentrer de bonne heure le soir, afin qu'il ne s'égare pas dans les champs, ou qu'il ne passe pas la nuit dehors ; il doit enfin l'empêcher de s'évader. Or, le nourricier n'est pas seulement responsable moralement de ce que fait son aliéné ; il est de plus intéréssé à l'empêcher de faire le mal, afin de ne pas le perdre, qu'on ne le lui enlève pas, et qu'on ne lui impose pas des punitions ou des amendes. Le nourricier est donc réellement le surveillant de son malade, et il serait faux de dire qu'à Gheel l'aliéné n'est pas gardé. Il est surveillé, non seulement par le nourricier lui-même, mais par toute sa famille. Si on le laisse sortir seul, c'est qu'on a confiance en lui ; aussitôt que le nourricier conçoit sur lui des craintes, il ne le quitte plus ; il l'accompagne et le suit partout, comme un infirmier, ou bien il le maintient à la maison, par force ou par ruse, comme on le fait pour des enfants ; il l'enferme dans sa cellule, l'attache dans son lit, lui met la camisole, la ceinture de fer ou les entraves ! Voilà le degré de liberté dont jouit l'aliéné à Gheel. Si on ajoute à ces diverses circonstances les règlements de police qui interdisent aux aliénés, dans certaines conditions, l'entrée dans les cabarets ou dans les bals, les achats de tabacs, de boissons ou de beaucoup d'autres objets, l'envoi de lettres par la poste, etc., règlements qui les obligent à rentrer de très bonne heure à la maison, et qui permettent aux gardes de section de les y faire rentrer malgré eux, on comprendra comment il y a à Gheel beaucoup plus de garanties pour la sécurité, mais aussi beaucoup plus de restriction à la liberté qu'on ne l'imaginerait au premier abord !

Malgré ces réserves que nous avons dû faire, relativement aux deux principaux avantages signalés dans la colonie de Gheel par ses partisans, nous reconnaissons volontiers que la vie de famille et la liberté de circulation sont, pour un certain nombre d'aliénés, un bienfait réel qu'ils ne peuvent rencontrer dans les asiles les mieux organisés. Mais ces avantages ne leur sont assurés à Gheel que par suite des circonstances exceptionnelles, qui sont loin d'être exemptes de graves inconvénients que nous avons maintenant à faire ressortir.

L'inconvénient le plus sérieux de Gheel, celui qui, à nos yeux, domine tous les autres et compense singulièrement ses avantages, c'est que le placement des aliénés au milieu de familles de paysans, dispersées sur une aussi grande surface de terrain, est par lui-même la négation de toute idée de thérapeutique active et individuelle, soit physique, soit morale. On peut répondre qu'au point de vue de l'isolement, de l'action bienfaisante des choses et des personnes, de l'exercice en plein air et du travail, les malades sont à Gheel dans d'aussi bonnes conditions que dans les asiles ; mais, même à ce point de vue du traitement général exercé par les localités et les personnes, l'absence totale de l'ordre, de la règle et de la discipline, auxquels tous les médecins aliénistes ont attaché une véritable importance, doit être considérée comme une lacune très regrettable de l'organisation intérieure de Gheel. Aucun médecin habitué à soigner des aliénés ne pourra admettre, comme l'a fait M. Jules Duval (1), que ce soit toujours un bien, pour améliorer

(1) Jules Duval, *Gheel, une colonie d'aliénés vivant en famille et en liberté;* Paris, 1860.

l'esprit et les sentiments de ces malades, de les laisser entièrement livrés sans contre-poids au libre cours de leurs idées délirantes, à l'entraînement de leurs penchants maladifs et à la complète manifestation de leurs actes désordonnés. Sans doute, on peut répondre que la liberté se sert en quelque sorte de contre-poids à elle-même; que, plus les aliénés ont le pouvoir d'agir à leur gré, moins ils en abusent et plus ils se refrènent eux-mêmes ; que le travail, appliqué à Gheel sur une très grande échelle, est un moyen puissant d'ordre et de discipline, et peut contre-balancer la tendance des aliénés à se concentrer en eux-mêmes, ou à alimenter leur délire par son propre exercice. On peut dire encore que dans les meilleurs asiles, beaucoup d'aliénés sont abandonnés dans l'oisiveté et suivent, aussi bien qu'à Gheel, sans être troublés par personne, le cours de leurs pensées délirantes. Néanmoins, nous ne pouvons admettre que tout soit absolument faux dans ce que les médecins les plus distingués ont dit et écrit, depuis plus d'un demi-siècle et dans tous les pays, sur l'influence de la règle, de l'ordre, de la discipline des asiles, sur le milieu, en un mot, où l'on place un aliéné, influence qui a fait dire à Esquirol qu'un asile d'aliénés bien organisé était le plus puissant agent thérapeutique des maladies mentales. Nous ne pouvons oublier tout ce qui a été écrit sur le traitement général des aliénés, par l'action lente et continue des circonstances extérieures qui les entourent, de l'amosphère médical qu'ils respirent et qui les enveloppe de toutes parts ; nous ne pouvons croire que tout ce qui fait le fond de notre science moderne soit absolument faux ; qu'il faille proclamer, comme les partisans exclusifs de Gheel, que l'air libre et la liberté suffisent au traitement des aliénés ; qu'abandonner le délire à lui-même et les aliénés à la libre et complète manifestation de leurs idées, de leurs désirs ou de leurs actes, sans aucune intervention médicale, doive être considéré comme l'idéal et le *nec plus ultra* de la thérapeutique des maladies mentales !

Mais ce n'est pas seulement sous le rapport du traitement général que Gheel nous paraît inférieur aux asiles, pour les malades susceptibles d'une amélioration quelconque ; c'est surtout au point de vue du traitement individuel, physique et moral. Certainement, de grandes améliorations ont été obtenues dans le service médical, surtout dans ces dernières années. L'abandon absolu des aliénés entre les mains des nourriciers n'existe plus comme autrefois : un contrôle et une action médicale efficaces se font sentir, dans les points les plus éloignés de la colonie, aussi bien que dans son centre. C'est là un progrès évident, et nous sommes heureux de pouvoir rendre une complète justice aux médecins de section, qui visitent les aliénés avec un véritable zèle, et au médecin inspecteur qui montre dans ces fonctions difficiles, une activité, un désir du bien et une connaissance approfondie de ses malades vraiment surprenante au milieu de difficultés matérielles aussi considérables. Mais tout le monde conviendra avec nous que huit cents aliénés, dispersés dans la campagne, sur une surface de neuf lieues de tour, dans des habitations isolées, sont loin d'être placés dans les meilleures conditions pour que le médecin puisse exercer une influence réellement salutaire, soit sur les malades, soit sur les nourriciers eux-mêmes. Quelle que soit l'activité dépensée au service d'une pareille mission, elle est au-dessus des forces humaines. Quoi qu'on fasse, l'intervention médicale doit se réduire à une surveillance d'ensemble, à une direction centrale, et ne peut s'exercer individuellement sur certains aliénés qui auraient besoin de cette action directe et personnelle du médecin. Sans doute, c'est là le plus petit nombre ; surtout dans l'état d'imperfection de nos connaisssances en aliénation mentale, le traitement individuel physique ou moral, joue encore un très faible rôle dans nos asiles même les mieux dirigés. Mais, malgré ces lacunes si regrettables de notre science actuelle, un médecin digne de ce nom ne doit jamais désespérer du progrès, abdiquer les droits de l'avenir et contribuer à arrêter les perfectionnements de la science. Or, on agirait ainsi, si l'on proclamait que la meilleure méthode à suivre pour le traitement des aliénés, l'idéal de la thérapeutique mentale, consiste à placer les malades à des distances considérables les uns des autres et du médecin chargé de les soigner, à les confier à des nourriciers nombreux, presque soustraits par leur nombre et par leur éloignement à toute direction médicale, et à les mettre dans des conditions de localités, où toutes les ressources que le médecin trouve réunies dans un asile lui manquent absolument. Le village de Gheel ne peut donc, à nos yeux, supporter la comparaison avec nos asiles, quand on l'envisage au point de vue thérapeutique. Ni les soins dévoués donnés par les médecins qui se sont consacrés à cette tâche difficile, ni la création même de l'infirmerie, qui est cependant un véritable progrès, ne peuvent remédier d'une manière complète à cette lacune immense de la colonie de Gheel, qui est liée intimement à sa constitution elle-même. On ne pourrait l'effacer qu'à la condition de transformer l'infirmerie en véritable asile, en y admettant tous les aliénés en traitement. Or ce serait devenir infidèle au principe qui sert de base à cette colonie et dont ses défenseurs font si grand cas. Ce serait nier l'efficacité thérapeutique du système de l'air libre et de la vie de famille, et reconnaître avec nous que Gheel ne peut être utile que pour les aliénés chroniques, dont on n'espère plus la guérison.

Les considérations que nous venons de présenter sur les inconvénients de la distance et de la dispersion des malades, au point de vue du service médical, s'appliquent également à la surveillance et aux précautions qui ont été prises pour garantir la sécurité des aliénés et des autres habitants. Nous admettons bien comme un fait incontestable, puisque l'observation le démontre, que les accidents de tous genres sont très rares à Gheel, infiniment plus rares qu'on ne pourrait les supposer *a priori*. Mais cette concession faite à la vérité des faits observés ne peut cependant aller jusqu'au point de nous faire proclamer que le système suivi à Gheel offre plus de garanties, pour la surveillance des malades et des nourriciers et pour la sécurité de tous, que celui plus parfait qui est appliqué dans nos meilleurs asiles. Les obstacles provenant de la trop grande dispersion des aliénés, des distances considérables à parcourir, surtout pendant l'hiver, du petit nombre des agents chargés de surveiller les malades et les nourriciers, sont tellement incontestables que, si les accidents graves n'y sont pas plus fréquents que dans les asiles, il est impossible du moins que les abus de tous genres n'y soient pas plus souvent renouvelés. Les aliénés ont trop de facilités pour accomplir des actes violents ou nuisibles, les nourriciers qui voudraient abuser d'eux, leur refuser les choses indispensables ou les maltraiter, ont trop de moyens de se soustraire à la vigilance de l'autorité, pour que ces abus ne soient pas plus fréquents qu'on ne le dit. Evidemment, dans nos établissements, les infirmiers qui manquent à leurs devoirs sont plus exactement et plus continuellement surveillés, dans tous les détails de leur service, que ne peuvent l'être les nourriciers du village de Gheel, surtout dans les hameaux situés aux confins de la commune.

Après les inconvénients que présente, selon nous, la colonie de Gheel, sous le rapport du traitement et de la sécurité des aliénés, nous devons aussi signaler ceux qui existent au point de vue du bien-être moral et matériel de ces malades. C'est en se basant sur les avantages de la circulation à l'air libre, de la vie de famille et du travail des champs, que l'on a surtout vanté la colonie de Gheel, comme supérieure aux asiles fermés, et que l'on n'a pas craint de lui sacrifier les bienfaits que ceux-ci présentent sous le rapport du traitement et des garanties de sécurité. Eh bien ! même à ce point de vue, le bien-être des aliénés à Gheel laisse beaucoup à désirer, surtout pour certains d'entre eux ; il est inférieur sous plusieurs rapports à celui qu'on leur procure journellement dans les asiles. Ainsi les malades chroniques, tranquilles et innoffensifs, auxquels convient surtout la colonie de Gheel, y sont moins bien, sous le rapport de la nourriture, des vêtements, des soins personnels et des ressources matérielles de toutes sortes, que dans les asiles publics. Les aliénés malpropres, gâteux, ou atteints de maladies incidentes, y sont certainement moins bien soignés que dans les établissements ordinaires. Enfin, les aliénés agités, dangereux ou épileptiques, tous ceux en un mot qui inspirent des craintes d'une nature quelconque, sont incontestablement moins bien traités et moins heureux à Gheel que dans les asiles ; on est obligé, par l'effet même du système général de liberté, d'adopter à leur égard des mesures de contrainte plus sévères et plus continues que celles que l'on emploierait pour les mêmes malades dans les asiles fermés.

A ces inconvénients inséparables du système lui-même, on doit encore ajouter quelques inconvénients secondaires auxquels il serait plus facile de remédier, tels que le mélange trop intime des deux sexes qui a lieu jusque dans la même maison, le classement insuffisant des aliénés de diverses catégories dans des hameaux différents (classement déjà commencé, il est vrai, par le docteur Bulkens), le trop grand nombre d'aliénés qui se trouvent quelquefois réunis dans une même famille ; enfin, l'inconvénient qui résulte de ce que souvent les malades ne parlent pas la même langue que leurs nourriciers. On voit donc que, si la colonie de Gheel présente des avantages incontestables pour certains aliénés chroniques, elle est loin cependant d'être exempte de graves inconvénients et qu'elle ne mérite pas, ainsi que le voudraient ses défenseurs passionnés, d'être élevée au rang d'un mode exclusif de la bienfaisance publique appliquée aux aliénés.

Cette colonie, telle qu'elle est actuellement organisée, n'est donc ni aussi bonne que l'ont prétendu ses partisans enthousiastes, ni aussi mauvaise que l'ont affirmé ses adversaires systématiques. C'est une forme de l'assistance publique relative aux aliénés, qui a ses avantages et ses inconvénients. Elle peut surtout convenir aux aliénés si nombreux, arrivés à une période avancée de chronicité, qui sont généralement tranquilles et inoffensifs, qui ne présentent que de loin en loin des paroxysmes d'agitation, et qui n'exigent ni des soins ou un traitement assidus, ni des moyens de répression énergiques. Mais pour les malades qui, dans les périodes aiguës de leur affection, offrent de véritables dangers pour eux-mêmes ou pour la sécurité publique, pour ceux dont l'état maladif réclame des soins de chaque instant, ou un traitement médical suivi avec persévérance, aucun moyen, selon nous, ne pourra remplacer les avantages moraux et matériels que les aliénés trouvent aujourd'hui dans nos asiles bien organisés. Les médecins et les administrateurs de cette colonie ont du reste parfaitement senti cette lacune considérable du système qu'ils ont prôné. Aussi ont-ils demandé une infirmerie pour y recevoir les malades nouvellement arrivés, ceux qui ont besoin d'un traitement actifs ou de soins personnels nombreux, ainsi que les aliénés agités ou susceptibles de troubler l'ordre et la sécurité publiques. De plus, ils ont établi un règlement qui non seulement permet, mais ordonne de renvoyer dans d'autres asiles de la Belgique les aliénés homicides, suicides, incendiaires, érotiques, tous ceux qui pourraient causer du désordre ou un scandale quelconque pour les mœurs publiques, enfin ceux qui, par leur désir ardent et persévérant d'évasion, nécessiteraient l'emploi continu des moyens de contrainte. Ces mêmes administrateurs ont bien senti également que les chaînes et les moyens exagérés de répression étaient une tache pour la colonie, une infraction au principe de la liberté et une conséquence inévitable de cette liberté même. Aussi, par la création de l'infirmerie et par l'application plus sévère du règlement relatif aux malades disposés à l'évasion, espèrent-ils arriver à diminuer de plus en plus, ou même à réduire à un chiffre très minime le nombre des aliénés qui ont besoin de contrainte, tout en les privant ainsi des bienfaits de la colonie.

La conclusion que nous devons tirer de l'examen de la colonie de Gheel est donc bien différente de celle qu'en ont tirée ses partisans ou ses détracteurs. Nous ne voyons pas, dans ce mode de secours donnés aux aliénés, un système complètement différent de celui de nos asiles, système qui devrait être adopté d'une manière exclusive, ou rejeté comme tout à fait fâcheux. Nous pensons que le système de la vie de famille et de la liberté en plein air adopté à Gheel depuis des siècles, et celui qui a été appliqué d'une manière progressive dans les asiles d'aliénés depuis plus d'un demi-siècle, ne s'excluent pas nécessairement, à tel point que se prononcer en faveur de l'un serait condamner inévitablement l'autre. Nous croyons au contraire qu'à l'exception de deux différences importantes sans doute, mais non fondamentale, qui existent entre la colonie de Gheel et nos asiles actuels (la liberté de circulation et la vie au milieu de familles non aliénées), ces deux modes de l'assistance publique, loin d'être absolument opposés, ne sont que la réalisation, plus ou moins parfaite, et par des moyens différents, des mêmes principes qui ont présidé au perfectionnement de nos établissements d'aliénés depuis soixante ans.

Quels sont en effet les principes inaugurés par Pinel à la fin du dernier siècle, et qui ont été développés depuis cette époque par tous ceux qui, dans tous les pays, ont contribué à l'amélioration du sort des aliénés ? Ne peuvent-ils pas tous se résumer dans cette pensée générale que le moyen de contribuer au bien-être et au traitement de ces malades, consiste à leur procurer le plus de liberté possible, toute la liberté, en un mot, qui est compatible avec leur propre sécurité, ou celle de la société elle-même ?

Faire disparaître peu à peu dans les localités, les bâtiments et les règlements des asiles, tout ce qui rappelle la prison, ou même l'hôpital, pour les rapprocher de plus en plus des habitations ordinaires et de la vie de l'homme en général ; ne conserver, comme mesure spéciale, que ce qui paraît absolument indispensable ; donner aux aliénés, par tous les moyens, l'illusion de la liberté, quand on ne peut leur en accorder la réalité ; leur éviter, dans l'intérieur de l'établissement, le contact des aliénés plus troublés qu'eux, en établissant parmi ces malades un classement méthodique ; les laisser le plus rarement possible isolés dans leurs chambres, ou dans des cellules, les faire vivre de la vie commune dans des salles de réunion et manger à la même table ; leur fournir, au dedans ou au dehors de l'asile, des occupations et des distractions de tous genres, et surtout de l'exercice en plein air ; les occuper physiquement et principalement à des travaux agricoles ; diminuer de plus en plus le nombre des moyens de restriction mécaniques et arriver même à les supprimer presque complètement ; calmer la surexcitation nerveuse de certains aliénés, en la laissant s'exhaler au dehors par la liberté des mouvements, au lieu de chercher à la comprimer par des moyens de répression inutiles, qui ne font qu'en augmenter l'intensité et alimenter l'agitation par elle même ; tâcher enfin d'utiliser les forces exubérantes de quelques aliénés, au lieu de les laisser s'épuiser en pure perte dans des mouvements désordonnés : tels sont les principes qui forment la base des asiles modernes dans tous les pays. Ne sont-ils pas les mêmes que ceux qui sont appliqués à Gheel, avec des variantes dans les moyens, mais avec identité de but, et que les admirateurs de cette colonie ont le tort de lui attribuer comme un mérite qu'elle seule pourrait posséder ?

Loin d'opposer la colonie à l'asile, comme deux systèmes qui s'excluent nécessairement, il faut donc, selon nous, les considérer comme deux applications diverses des mêmes principes, comme deux formes différentes adoptées pour les réaliser. Placé à ce point de vue, on n'a plus à rechercher entre la colonie et l'asile que des différences secondaires et non des différences fondamentales.

Il ne reste plus qu'à examiner quelle est de ces deux formes celle qui réalise les principes de la manière la plus utile ; quelle est celle qui concilie le mieux les intérêts de l'individu avec ceux de la société, et les exigences souvent contradictoires du bien-être, de la sécurité et du traitement des aliénés. On n'a plus qu'à déterminer quels sont les cas de maladie mentale auxquels convient le mieux l'un ou l'autre de ces systèmes, quels sont les avantages ou les inconvénients de chacun d'eux, et à chercher ensuite à les concilier par un moyen terme. C'est ce que l'on a fait à Gheel et ce que l'on tend à faire de plus en plus. Par l'institution sérieuse d'une administration centrale et d'un service médical régulier, Gheel a déjà fait un pas vers le système de nos asiles : par la création de l'infirmerie, qui sera ouverte l'année prochaine, un nouveau progrès sera accompli dans ce mouvement qui tend incessamment à rapprocher la colonie de Gheel de l'organisation de nos établissements. D'un autre côté, les asiles mieux organisés tendent de jour en jour à se perfectionner, en augmentant la somme de liberté accordée à leurs malades, et peuvent profiter beaucoup, sous ce rapport, de l'exemple qui leur est offert par la colonie de Gheel.

Dans ce double mouvement en sens inverse consiste pour chacun d'eux le progrès. Gheel n'a pu et ne pourra se perfectionner qu'en se rapprochant des asiles fermés. Ceux-ci, à leur tour, ne pourront s'améliorer qu'en marchant avec une prudente lenteur, mais avec persévérance, dans la voie de liberté. Où doit s'arrêter ce double mouvement? Quel est le point précis où se trouvera la solution la plus pratique de ce difficile problème : la plus grande somme possible de liberté à donner aux aliénés, sans nuire à leur bien-être, à leur sécurité et à leur traitement? C'est ce qu'il est impossible de décider dès à présent, ce que l'avenir seul pourra résoudre. Selon nous, Gheel a plus à gagner en se rapprochant des asiles que ceux-ci en se rapprochant de Gheel; mais sur ce point délicat les avis peuvent singulièrement varier. Les uns donneront la préférence au système des asiles, les autres, au contraire, à celui de la vie en liberté. Mais il est un terrain neutre sur lequel les opinions les plus divergentes peuvent se rencontrer. Ce terrain neutre, c'est une combinaison mixte dans laquelle on admet que les deux moyens, lóin de s'exclure, se complètent l'un par l'autre; que si la colonie, pour être réellement utile, ne peut se passer de l'asile sous forme d'infirmerie, l'asile, de son côté, se perfectionnerait en s'annexant une colonie. Quel est l'élément qui doit prédominer? Faut-il, comme à Gheel, faire de l'infirmerie l'annexe de la colonie, ou bien, au contraire, ne vaudrait-il pas mieux faire de la colonie l'annexe et le complément naturel d'un asile bien organisé? Ici renaissent les divergences et chacun peut alors, selon ses prédilections particulières, faire prédominer à son gré l'un ou l'autre des deux éléments.

Telle est l'impression générale que nous a laissée la visite que nous avons faite à la colonie de Gheel. Ce système pourrait donc être adopté, dans une certaine mesure, comme un des modes de la bienfaisance publique, dans les cas chroniques d'aliénation mentale. Malheureusement, la condition dans laquelle se trouvent les aliénés à Gheel n'est guère réalisable dans une autre localité. Gheel est le produit des siècles, le résultat d'une longue tradition perpétuée de générations en générations, et ne peut être reproduit de toutes pièces dans d'autres contrées.

Où pourrait-on trouver réunies, en effet, les conditions morales et matérielles qui font de Gheel un lieu tout à fait exceptionnel et unique dans l'univers? Terrain composé de vastes plaines, sans accidents de nature à inspirer des craintes pour les aliénés laissés en liberté (à l'exception d'une petite rivière située à l'une des extrémités de la commune et loin de toute habitation); large ceinture de bruyères, entourant la commune de toutes parts, qui constitue tout à la fois un obstacle contre les évasions des aliénés et contre la facile introduction des étrangers; habitations généralement à rez-de-chaussée, réunies par groupes, en hameaux dispersés, avec une commune centrale, où se trouvent tous les genres de commerce nécessaires à une réunion d'hommes, sans aucune grande industrie qui puisse y attirer une population flottante, nuisible pour l'ordre et le bien-être des aliénés; habitants bourgeois, fermiers ou paysans, appartenant à une race douce, calme et bienveillante, de mœurs presque patriarcales, habituée aux travaux des champs; enfin (circonstance la plus importante et la plus rare de toutes), population ayant contracté par tradition, depuis des siècles, l'habitude de soigner des aliénés, et qui, loin de les redouter et d'en craindre le contact permanent, possède au contraire le goût, le tact et toutes les aptitudes nécessaires pour soigner de pareils malades! Voilà certainement un ensemble de circonstances tout à fait exceptionnelles qu'il est presque impossible de trouver réunies ailleurs! En Belgique, par exemple, et dans d'autres pays, on a fait quelques tentatives isolées pour imiter la méthode suivie à Gheel; on a voulu placer certains aliénés inoffensifs chez des paysans, dans l'espoir de leur procurer plus de bien-être et de liberté, à meilleur marché que dans les asiles (Guislain l'a essayé plusieurs fois dans la province de Gand); mais ces tentatives ont presque toujours échoué devant la répulsion des populations qui redoutaient trop les aliénés pour en conserver au milieu d'elles, ou même devant le refus des autorités locales, qui ne voulaient pas supporter dans leur commune des malades capables de troubler d'une manière quelconque l'ordre ou la sécurité publique. On ne peut donc espérer, à l'époque actuelle, avec les préjugés qui règnent encore dans toutes les classes de la société relativement aux aliénés, et avec les craintes bien légitimes, dans une certaine mesure, que ces malades inspirent à tous ceux qui se trouvent en rapport avec eux, réaliser dans un autre pays le phénomène si extraordinaire que nous présente le village de Gheel, de voir circuler librement huit cents aliénés au milieu d'une population qui les supporte sans crainte et sans émotion.

Mais si une pareille tentative paraît irréalisable actuellement, il ne faut pas absolument désespérer de la voir s'accomplir dans l'avenir. Si elle ne peut être réalisée sur une vaste échelle, on peut du moins chercher à en faire des applications partielles et restreintes, ainsi que l'a proposé le docteur Roller, dans le voisinage des asiles. On peut surtout chercher à tirer parti de l'étude de cette colonie pour perfectionner, dans le sens de la liberté, l'organisation générale de nos asiles, et appliquer, sous une autre forme, la colonisation des aliénés, dont Gheel nous offre un si remarquable exemple. C'est là la véritable conséquence pratique de notre travail, sur laquelle nous ne pouvons nous empêcher d'insister en terminant.

Le résultat le plus important que l'on doit tirer, selon nous, d'une visite à la colonie de Gheel, c'est donc la conviction générale que beaucoup d'aliénés chroniques sont susceptibles, sans danger, d'une plus grande liberté qu'on ne le suppose, même dans nos asiles les mieux organisés.

Quel est le degré de liberté auquel il convient de s'arrêter, dans l'état actuel de nos connaissances, pour concilier les exigences de la sécurité avec celles du bien-être des malades ? C'est là un point sur lequel on peut singulièrement différer, et que l'avenir seul pourra déterminer avec précision ; mais dès à présent on peut affirmer que nos asiles actuels, malgré les pas immenses qu'ils ont faits dans cette voie depuis le commencement de ce siècle, peuvent encore accomplir quelques progrès.

L'exemple de Gheel pourra leur être profitable, en démontrant que beaucoup d'aliénés sont moins dangereux qu'on ne l'imagine, et en indiquant quelques moyens pratiques de leur procurer un degré plus grand de liberté, sans nuire à la sécurité de tous. Déjà, dans les asiles de tous les pays, les médecins et les administrateurs ont fait de nombreuses tentatives dans cette direction.

En Angleterre, on a de tout temps mis des aliénés dans les maisons de travail, et plusieurs établissements publics ou privés ont cherché à établir, pour certains d'entre eux, ce qu'on a appelé le *cottage system*, c'est-à-dire le placement des malades dans de petites maisons isolées, soit dans l'intérieur des asiles, soit dans leur voisinage.

En Allemagne, depuis longtemps déjà, les familles et les médecins ont placé quelques malades exceptionnels chez des bourgeois, des pasteurs, des médecins ou des paysans. Le docteur Roller (1) a émis le vœu de débarrasser les établissements d'aliénés du trop plein de leur population, en confiant certains malades chroniques et inoffensifs à des familles de paysans dans le voisinage des grands asiles; les médecins pourraient ainsi facilement les visiter de temps en temps et exercer une surveillance utile, soit sur les malades eux-mêmes, soit sur les paysans chargés de leur donner des soins.

Mais ce sont là des mesures tout à fait partielles et insuffisantes, souvent même fâcheuses pour les malades; dans tous les cas, elles ne peuvent s'appliquer qu'à un très petit nombre d'aliénés. Il n'y a qu'un seul moyen de réaliser, pour un plus certain nombre d'entre eux, la pensée d'un système mixte, dans lequel les aliénés jouiraient d'une plus grande liberté que dans les asiles, sans être cependant abandonnés au hasard dans leurs propres familles ou dans des familles étrangères; il consiste à créer dans le voisinage des grands établissements, des fermes agricoles, ayant une direction spéciale, des règlements et une organisation moins sévères et moins compliqués que ceux des asiles de traitement, et en relation directe et constante avec l'asile central. Le médecin choisirait alors les malades pouvant être employés utilement pour eux-mêmes, ou pour l'établissement, aux travaux de la ferme et il pourrait renvoyer à chaque instant à l'asile central des

(1) Roller, compte rendu sur la colonie de Gheel (*Journal fur psychiatrie*, tome XV).

aliénés dont l'état mental ou l'état physique exigerait de nouveau les soins de cet établissement.

Cette pensée, conçue et exécutée dès 1828 à la ferme Sainte-Anne par Ferrus et qui, malheureusement, est aujourd'hui presque tombée en désuétude, a été également appliquée avec plus ou moins de succès dans de grands établissements de tous les pays.

Elle n'est nulle part réalisée d'une manière plus complète qu'à la colonie de Fitz-James, créée, en 1847, par les soins de MM. Labitte (1), comme annexe de leur asile privé de Clermont (Oise). Nous regrettons vivement de ne pouvoir entrer ici dans l'examen détaillé de cette organisation et indiquer les avantages qu'elle peut présenter pour les aliénés chroniques, pourvu qu'on ne sacrifie jamais l'idée thérapeutique à l'idée d'exploitation agricole.

Nous ne pouvons que signaler brièvement, en terminant notre rapport, ce mode différent de la colonisation, appliqué tout à la fois dans le but d'augmenter le bien-être des aliénés et de diminuer les charges des administrations départementales, qui ne peuvent suffire à l'augmentation sans cesse croissante de leurs dépenses. Lorsqu'il s'occupe des moyens d'améliorer le sort des malheureux confiés à ses soins, le médecin ne doit jamais se laisser guider exclusivement par des considérations d'économie; mais quand il arrive, comme dans la question qui nous occupe, qu'une mesure proposée satisfait à la fois aux besoins de l'économie et aux exigences de la philanthropie et de la science, il ne peut que chercher à en favoriser l'application plus générale. Or, dans tous les pays, l'augmentation progressive du nombre des aliénés, l'encombrement inévitable des établissements qui leur sont consacrés, l'insuffisance de plus en plus manifeste des asiles les plus considérables, dont le chiffre prévu de population est constamment dépassé; la nécessité urgente, en un mot, de venir en aide au plus grand nombre possible de malades, sans dépasser les limites des ressources que les administrations peuvent leur consacrer, tout fait une loi à ceux qui s'occupent de l'amélioration du sort de ces infortunés, de rechercher les meilleurs moyens de concilier les exigences de la science avec

(1) G. Labitte, *De la colonie de Fitz-James, succursale de l'asile d'aliénés de Clermont, au point de vue de son organisation administrative et médicale.* Paris, 1861.

les ressources limitées des budgets. Or, la colonisation, sous une forme ou sous une autre, nous paraît la meilleure solution de ce problème si difficile. Seulement, il faut bien se garder d'en exagérer l'importance et de vouloir l'appliquer indistinctement à tous les cas. Les asiles d'aliénés, construits d'après les règles posées par les médecins de tous les pays, depuis le commencement de ce siècle, seront toujours, selon nous, le meilleur moyen de soigner et de protéger les aliénés dans les périodes aiguës de leur maladie. Mais pour les aliénés si nombreux arrivés à une période déjà avancée de chronicité, qui sont devenus généralement inoffensifs, ou qui n'offrent plus que de faibles chances de guérison, on peut se demander si la bienfaisance publique, appliquée aux aliénés, ne pourrait pas revêtir quatre formes diverses.

§ 3. — Conclusion.

Nous soumettons donc à l'examen de la société, à titre de conclusion, les quatre questions suivantes :

1° Peut-on renvoyer dans leurs propres familles certains malades en état de grande amélioration, ou qui ne paraissent pas offrir des dangers, et les protéger alors par une tutelle officieuse, exercée sous forme de secours pécuniaires ou de conseils moraux et médicaux? Ce serait faire pour les aliénés chroniques et inoffensifs ce qu'on a déjà fait pour les aliénés convalescents. Ce serait compléter l'œuvre du patronage des aliénés à domicile à leur sortie des asiles, qui fonctionne à Paris depuis près de vingt ans, qui vient ainsi en aide à près de onze cents patronnés tous les ans, et qui a été depuis imitée, avec plus ou moins de succès, par des médecins ou des directeurs d'asiles, en France et à l'étranger.

2° Peut-on placer isolément certains aliénés, choisis par les médecins, chez des bourgeois ou des paysans, dans le voisinage et sous la surveillance des médecins des asiles, ainsi que l'a proposé le docteur Roller ?

3° Peut-on tenter la création d'un nouveau Gheel, c'est-à-dire d'un village d'aliénés, avec une organisation centrale régulière, un service médical sérieux et une infirmerie annexée, mais avec cette réserve expresse de n'y placer que des malades chroniques et d'en exclure tous les aliénés en traitement, agités, ou qui peuvent offrir un danger quelconque pour eux-mêmes ou pour la sécurité publique?

4° Enfin (et ce serait là le moyen le plus pratique et le plus généralement applicable), peut-on annexer aux asiles d'aliénés une ferme agricole, recevant directement les malades de ces asiles et les y renvoyant au besoin, d'après l'avis du médecin? Cette institution, distincte de l'asile, quoique en relation constante avec lui, lui permettrait peut-être, par le travail agricole et industriel appliqué sur une vaste échelle, de subvenir à tous ses besoins, et de se suffire en quelque sorte à lui-même; peut-être même pourrait-elle, ainsi qu'a cherché à le prouver le docteur Billod (1), exonérer, en tout ou partie, les départements de la subvention si considérable qu'ils sont obligés tous les ans de fournir aux asiles d'aliénés?

Telles sont, messieurs, les questions que votre commission a cru devoir vous présenter à la fin de son rapport, comme conclusion pratique de l'examen dont vous l'aviez chargée du système appliqué depuis des siècles dans la colonie de Gheel.

(1) Billod, *De la dépense des aliénés assistés en France et de la colonisation comme moyen pour les départements de s'en exonérer en tout ou en partie.* Paris, 1861.

II

DES DIVERS MODES DE L'ASSISTANCE PUBLIQUE APPLICABLES AUX ALIÉNÉS (1)

— 1864 —

Messieurs, la question actuellement soumise à votre examen est une question d'une grande importance. De toutes parts on attaque la loi de 1838 et les asiles d'aliénés. Dans la presse, dans les livres, dans les congrès scientifiques, on cherche à combattre les principes qui servent de base à nos asiles depuis soixante ans. On propose de tout renverser, de tout détruire, et l'on ne veut rien moins qu'établir une réforme radicale dans les idées et dans les faits. Une véritable croisade est prêchée depuis quelques années contre l'organisation actuelle des établissements d'aliénés par des hommes de cœur et de conviction, mais qui ne connaissent pas assez ces malades, et le flot, qui monte tous les jours, menace de tout envahir et d'accomplir une véritable révolution dans les principes qui dirigent les médecins et les administrateurs des asiles d'aliénés depuis le commencement de ce siècle.

Je ne viens pas ici, messieurs, me poser en défenseur de ces doctrines nouvelles. En soumettant à l'examen de la Société médico-psychologique la question des divers modes de l'assistance publique applicables aux aliénés, je n'ai pas eu, certes, l'intention de m'élever contre le système des asiles actuels et de chercher à le renverser. Loin de là. Je pense, au contraire, que nous ne devons renier aucun des grands principes proclamés depuis plus d'un demi-siècle par des maîtres illustres, et propagés depuis cette époque dans tous les pays par leurs successeurs. Ces principes sont le résultat d'une longue expérience des aliénés et doivent être

(1) Discours prononcé à la Société médico-psychologique dans la séance du 12 décembre 1864.

conservés dans leur ensemble. Une réforme radicale serait un pas en arrière, et non un pas en avant. Après bien des attaques parties de tous côtés, les asiles d'aliénés resteront debout, parce qu'ils répondent à des nécessités sociales et médicales, qui, sont de tous les temps et de tous les lieux, et, tout en se transformant et en se perfectionnant successivement, ils resteront basés sur les mêmes principes généraux, qui sont réellement en rapport avec les véritables besoins des aliénés. Les asiles fermés, ainsi que les appellent leurs adversaires, resteront donc, comme toujours, selon nous, le mode principal de la bienfaisance publique pour les aliénés ; les autres modes d'assistance que nous nous proposons d'examiner dans ce discours, en supposant même qu'ils deviennent tous applicables, ne seront jamais que des modes accessoires et complémentaires, groupés autour du système principal, représenté par les asiles fermés. Je pense néanmoins que ces modes supplémentaires de la bienfaisance publique peuvent avoir leur utilité et leur application, surtout pour les aliénés chroniques et inoffensifs ; qu'ils doivent compléter le système général de l'assistance publique appliquée aux aliénés, et que, par conséquent, on doit étudier dans quelles conditions ils sont applicables de préférence et à quelles catégories d'aliénés ils peuvent surtout s'adapter avec avantage. Je crois, en outre, que tout n'est pas à rejeter absolument dans les idées émises par les réformateurs et les adversaires systématiques des asiles d'aliénés ; qu'en remuant beaucoup d'idées erronées et impraticables, ils en ont énoncé quelques-unes de justes dont nous devons faire notre profit ; que, si leur conclusion générale est fausse, il y a néanmoins des choses utiles à conserver dans plusieurs aspects des questions qu'ils ont soulevées. Nous devons donc nous attacher à dégager les notions vraies qui surnageront en définitive du sein de cette fermentation d'idées. Nous devons chercher à perfectionner le système général de nos asiles en profitant des données fournies par nos adversaires, et les faire progresser dans la voie de la liberté, sans toutefois abandonner les grands principes qui leur servent de fondement. Il faut, en un mot, améliorer les asiles d'aliénés et non les détruire.

C'est dans cet esprit général que je vais examiner successivement devant vous quatre questions principales que je résume ainsi :

1° Séjour de certains aliénés dans leurs familles, avant ou après leur entrée dans les asiles ;

2° Placement de quelques aliénés dans des habitations particulières isolées et dans des familles étrangères ;

3° Création de villages d'aliénés ;

4° Fondation de fermes agricoles annexées aux asiles d'aliénés.

§ 1er. — Séjour des aliénés dans leurs familles.

Ce mode de l'assistance publique doit être subdivisé en deux variétés distinctes, selon que le séjour de ces malades dans leurs familles a lieu avant ou après leur entrée dans les asiles.

1° *Séjour des aliénés dans leurs familles, avant leur placement dans les établissements spéciaux.*

Avant de traiter cette première question, il faut d'abord commencer par constater un grand fait général, que l'on est trop disposé à perdre de vue dans cette discussion. Ce fait est le suivant. Malgré les efforts combinés de l'administration et de la médecine dans tous les pays, depuis une trentaine d'années, pour favoriser le plus possible l'entrée des aliénés dans les asiles qui leur sont consacrés, il y a encore aujourd'hui en France, de même que dans les autres contrées de l'Europe et aux Etats-Unis, la moitié au moins des aliénés qui ne sont pas soignés dans ces asiles et qui restent dans leurs familles. Ce système, que l'on propose pour remédier à l'encombrement des asiles publics, est donc déjà pratiqué sur une vaste échelle, puisque le nombre des aliénés vivant au sein de leurs familles est à peu près aussi considérable que le nombre de ceux qui sont séquestrés. On peut chercher sans doute, par des motifs divers, à augmenter encore le chiffre des aliénés qui séjournent dans leurs propres familles, mais il ne faut jamais oublier que beaucoup d'aliénés vivent déjà aujourd'hui dans cette condition spéciale.

Pour examiner avec tout le soin qu'elle mérite la question importante du séjour des aliénés dans leurs propres familles, il faut admettre comme base la distinction indiquée par Parchappe et imposée du reste par la loi ; il faut distinguer, d'une part, les *aliénés curables* et *dangereux*, et, d'autre part, les *aliénés inoffensifs* et *incurables*.

Aliénés curables. — Parchappe nous a dit qu'il fallait à tout prix faire entrer le plus tôt possible les aliénés curables dans les asiles, afin qu'ils y fussent soignés de la manière la plus en rapport avec leur état, et que l'administration devait pousser la sollicitude en faveur des aliénés curables jusqu'au point d'aller les chercher dans leurs familles pour les faire entrer dans les asiles. Morel a soutenu, au contraire, que dans beaucoup de circonstances le traitement médical des aliénés au sein de la famille présentait pour eux de grands avantages. C'est là une opinion particulière au docteur Morel et qui n'est pas généralement adoptée par les médecins aliénistes. Tous les spécialistes poussent, au contraire, les familles au placement le plus rapide possible des aliénés curables dans les asiles, seul endroit où ils puissent trouver réunis tous les moyens nécessaires à leur guérison. Telle doit être, en effet, selon nous, la règle générale. La plupart des aliénés ne peuvent pas être soignés convenablement dans leur familles ; de nombreux obstacles de tout genre s'y opposent, et l'isolement est d'ailleurs une mesure thérapeutique très généralement utile. Je veux bien admettre que l'on a exagéré la valeur absolue de ce moyen de traitement, comme mesure générale applicable à tous les cas de folie sans exception. Le mot d'*aliénation mentale* est trop vague et trop général dans l'état actuel de la science, il renferme des états trop variés pour que la même mesure thérapeutique puisse être également applicable avec avantage à tous ces cas si divers. Sans parler de toutes les formes si différentes de la folie proprement dite, il y a, par exemple, tous les délires aigus et toxiques, les troubles intellectuels dus à des affections cérébrales ou nerveuses, telles que l'apoplexie ou le ramollissement, l'épilepsie, l'hystérie, l'alcoolisme et beaucoup d'autres cas de ce genre, pour lesquels il peut y avoir utilité à retarder l'envoi de ces malades dans les asiles d'aliénés au lieu de l'accélérer. Mais ce sont là, en somme, des circonstances exceptionnelles, et, dans l'immense majorité des cas, le principe posé par Parchappe de diriger le plus tôt possible les aliénés curables vers les asiles d'aliénés est très vrai et aujourd'hui accepté de tous. Ce n'est donc pas dans la catégorie des aliénés curables que l'on pourra trouver un grand nombre de malades qu'il convienne de laisser séjourner dans leurs familles.

Aliénés dangereux. — Ici la difficulté de se prononcer est plus grande encore. Sans doute, on doit séquestrer les aliénés dangereux pour les préserver eux-mêmes contre leurs propres excès et pour préserver ceux qui les entourent. Mais comment arriver à distinguer réellement dans la pratique les aliénés dangereux de ceux qui ne le sont pas ? Il est déjà très difficile pour les médecins de distinguer les aliénés curables des aliénés incurables, avant leur envoi dans les asiles, mais les difficultés sont bien plus grandes encore pour décider si un aliéné est dangereux ou inoffensif. Les médecins expérimentés, qui sont à la tête des grands services d'aliénés, hésitent à se prononcer sous ce rapport relativement aux malades qu'ils ont constamment sous les yeux, et pour mieux couvrir leur responsabilité, ils les déclarent tous dangereux, sans exception. Comment voudrait-on que des commissaires de police, des maires, des parents, ou même des médecins ordinaires, soient aptes à décider quels sont les aliénés dangereux qui devraient être séquestrés et les aliénés inoffensifs que l'on devrait garder dans la famille ? Cette distinction entre les aliénés dangereux et les aliénés inoffensifs est, en réalité, impossible en pratique, et pourtant la loi, d'accord en cela avec la force des choses, l'impose inévitablement. On est bien obligé de l'accepter, puisqu'on ne peut pas l'éviter ; mais comme la question est réellement insoluble, elle se trouve abandonnée en pratique au jugement arbitraire de chacun, et elle est nécessairement tranchée, dans un sens rigoureux ou dans un sens très large, selon les pays, selon les circonstances et selon les principes particuliers qui dirigent les médecins ou les administrateurs de chaque localité. Girard de Cailleux (1), par exemple, voulant restreindre le nombre des malades envoyés dans ces asiles, a posé en principe que l'on devait garder dans les familles le plus grand nombre des aliénés dits inoffensifs. Morel, au contraire, dans une analyse qu'il fit de ce travail (2), a critiqué cette tendance générale à diminuer le nombre des admissions, et a réclamé pour les aliénés l'extension la

(1) Girard de Cailleux, *Spécimen de budget des asiles d'aliénés.*
(2) Voyez *Annales médico-psychologiques*, t. II, 3e série, p. 599, année 1856.

plus large possible de la bienfaisance publique, alors même qu'ils sont considérés comme inoffensifs ou incurables. M. Parchappe s'est prononcé pour l'exclusion d'un grand nombre d'inoffensifs, et pourtant il reconnaît, pour des raisons qu'il énumère, qu'un certain nombre de ces malades doivent nécessairement être admis dans les asiles et ne peuvent être convenablement soignés chez eux. Enfin, Ferrus, lorsqu'il était à la tête du service des aliénés en France, a prouvé que beaucoup d'idiots pouvaient devenir aussi dangereux pour eux-mêmes et pour les autres que les aliénés, et il les a fait ainsi participer, dans une assez forte proportion, aux bienfaits de la loi de 1838 et de la charité publique, alors qu'on voulait systématiquement les en exclure.

En résumé, rien n'est plus difficile que de distinguer en pratique les aliénés dangereux des aliénés inoffensifs, et si l'on se montrait généralement rigoureux pour ne recevoir dans les asiles que les aliénés considérés comme dangereux, il deviendrait pourtant facile de faire admettre sous ce titre un grand nombre d'aliénés dits inoffensifs, en démontrant combien, à un moment donné, ils peuvent devenir dangereux, ou du moins, troubler l'ordre et la tranquillité publique.

Aliénés inoffensifs et incurables. — Je n'aurais qu'à répéter en grande partie, pour cette catégorie de malades, ce que je viens de dire à propos des aliénés dangereux. Sans doute, on peut conserver et l'on conserve en effet un grand nombre de ces aliénés dans leurs familles ; mais combien de circonstances cependant se réunissent pour forcer les autorités et leurs parents à les diriger sur les asiles, alors même que l'on a admis le principe d'en garder le plus possible dans les familles. La force des choses est ici plus puissante que les volontés systématiques les mieux arrêtées. Pour s'en convaincre, il suffirait de passer en revue rapidement les diverses catégories d'aliénés inoffensifs et incurables, c'est-à-dire surtout les aliénés chroniques, les déments, les paralytiques, les idiots, les épileptiques, etc. Combien de ces malades, qui sont inoffensifs dans certains moments, deviennent dangereux et troublent l'ordre public pendant leurs accès ! Combien d'autres, qui peuvent se rendre utiles, ou n'être pas trop incommodes au sein de la famille pendant un certain temps, deviennent plus tard gênants, bruyants, incoercibles, ou presque impossibles à soigner dans d'autres périodes de leur maladie ! Du reste, les différences sont grandes, sous ce rapport, entre les grandes villes et les campagnes. Ce qui est danger dans les villes, et ce qui ne peut y être toléré à cause de l'ordre public, devient moins dangereux et plus facile à supporter dans les campagnes. Si l'on prend Paris pour exemple, les difficultés de conserver les aliénés dits inoffensifs dans les familles deviennent une véritable impossibilité. La plupart du temps même, dans ces grandes villes, les aliénés n'ont pas de famille et sont ainsi abandonnés à eux-mêmes et à toutes leurs impulsions maladives. Les idiots eux-mêmes, que l'on peut fréquemment garder, même au sein des familles pauvres, dans les campagnes, doivent forcément, dans les grandes villes, être enfermés dans les asiles, sous peine de les voir errer et vagabonder dans les rues, demandant l'aumône et manquant absolument de toutes ressources pour soutenir leur misérable existence. L'indigence des aliénés inoffensifs, leur absence de famille, les actes désordonnés ou violents auxquels ils se livrent par accès et qui peuvent devenir dangereux et surtout troubler l'ordre public, les soins particuliers dont ils ont souvent besoin et qui ne peuvent leur être donnés dans une famille pauvre, dont tous membres sont obligés de gagner leur vie, tous ces motifs, séparés ou réunis, obligent forcément les administrations à admettre dans les asiles d'aliénés un assez grand nombre de malades inoffensifs et incurables, alors même qu'elles auraient adopté le principe d'en conserver le plus possible dans leurs familles.

Aussi croyons-nous que le séjour d'un plus grand nombre d'aliénés dans leurs propres familles, avant leur entrée dans les asiles, ne pourra jamais devenir un sérieux allégement pour les finances départementales ni un moyen réellement efficace pour remédier à l'augmentation sans cesse croissante de la population des asiles d'aliénés. Cependant, malgré les difficultés d'exécution, ce système doit être appliqué dans une certaine mesure. Du reste, alors même que le nombre des aliénés conservés dans leurs familles ne serait pas augmenté et resterait ce qu'il est aujourd'hui, il y aurait encore là un côté de la bienfaisance publique relative aux aliénés qui mériterait au plus haut degré de fixer l'attention des médecins et de l'administration. Il y a évidemment, sous ce rapport, une lacune dans l'appui et la protection que l'État doit aux aliénés non séquestrés, à leurs familles et à la société. Ces aliénés méritent, comme les autres, qu'une administration paternelle veille sur eux, sur leurs intérêts, sur les soins qui leur sont donnés par leurs familles. On devrait donc créer une inspection officielle pour les aliénés laissés en liberté dans leurs familles, comme il y en a une pour les aliénés séquestrés. Cette institution existe déjà en Angleterre et y fonctionne d'une manière sérieuse et efficace (1). Elle devrait être imitée en France, et nous pensons qu'il serait utile d'attirer l'attention du gouvernement sur cette lacune importante de la loi et des règlements administratifs.

2° *Renvoi des aliénés dans leurs familles après un séjour plus ou moins prolongé dans les asiles.*

Dans ce système, il paraît plus facile pour le médecin de l'asile de faire un choix parmi ses malades, de discerner ceux qui sont dangereux et curables, et de renvoyer dans leurs familles les malades jugés par lui inoffensifs ou pouvant jouir sans inconvénients des avantages de la vie de famille et de la liberté ; mais, même à ce point de vue, les difficultés sont encore grandes, ainsi que nous le disions tout à l'heure. Les médecins spécialistes se décident difficilement à considérer un aliéné comme définitivement incurable et à le priver par cela même des avantages que lui offrent les asiles pour sa guérison. C'est là un des motifs principaux que l'on a fait valoir contre la création d'asiles spéciaux pour les aliénés chroniques et incurables, et l'on peut le reproduire à propos du renvoi de ces mêmes aliénés dans leurs familles. D'un autre côté, le médecin se décidera plus difficilement encore à déclarer un aliéné inoffensif et à assumer ainsi sur lui la responsabilité des accidents qui pourraient survenir plus tard par suite du retour de ce malade dans la société. Mais si, d'un côté, dans ce système, les difficultés sont à peu près les mêmes, au point de vue du jugement à porter par le médecin, elles sont en revanche beaucoup plus grandes sous le rapport des familles, des autorités locales et de l'opinion publique. Il est plus facile, en effet, de laisser indéfiniment un aliéné dans sa famille qu'il n'a

(1) Voyez *The insane in private dwellings*, by Arthur Mitchell, deputy commissionner for Scotland. Édimbourg, 1864.

jamais quittée, que de l'y replacer plus tard après un long temps d'absence, alors que les parents ont perdu l'habitude de l'avoir auprès d'eux, alors qu'ils ont été débarrassés pendant un certain temps des nombreux inconvénients et des charges qui résultent nécessairement de sa présence au foyer domestique. Aussi le médecin rencontrera-t-il à chaque instant de nouveaux obstacles lorsqu'il voudra renvoyer dans sa famille un aliéné réputé incurable ou inoffensif. Et d'abord, dans beaucoup de cas, surtout dans les grandes villes, l'aliéné n'a jamais eu, à proprement parler, ou n'a plus de famille. Rentré chez lui, il ne retrouverait plus son intérieur tel qu'il était autrefois; il rencontrerait une famille hostile, divisée, peu disposée à le recevoir. Ces difficultés si nombreuses que nous ne pouvons toutes énumérer ici, sont les mêmes que celles que rencontre tous les jours la Société de patronage des aliénés guéris ou convalescents, lorsqu'ils rentrent dans le monde, à leur sortie des établissements qui leur sont consacrés. Chacun les repousse comme des êtres dangereux, nuisibles ou incommodes, et la famille elle-même refuse souvent de leur donner les soins ou le refuge dont ils auraient pourtant un plus grand besoin que tous les autres malheureux dont la charité s'occupe avec une sollicitude plus vraie et plus efficace. Ce que nous disons ici des aliénés guéris, à leur rentrée dans la Société, s'applique avec plus de raison encore aux aliénés chroniques et inoffensifs que l'on chercherait à replacer dans leurs familles. Aussi le médecin qui connaît le mieux ses malades est-il en général celui qui redoute le plus leur sortie. Le médecin novice, qui entre dans la carrière et qui ne connaît pas encore assez bien la marche des maladies mentales, croit à des améliorations durables, alors qu'elles ne doivent être que passagères; il méconnaît souvent les formes périodiques, intermittentes ou rémittentes, et il fait sortir un certain nombre d'aliénés, que le médecin plus expérimenté hésite à renvoyer chez eux, parce qu'il prévoit mieux les conséquences qui résulteront de ce retour prématuré de l'aliéné dans la société. De plus, il est des aliénés qui se montrent tout à fait raisonnables dans l'asile, par suite du milieu favorable qui les entoure, de l'influence de la règle et de la discipline, et qui se livrent, au contraire, immédiatement à des actes déraisonnables aussitôt qu'ils sont rendus à la liberté. C'est ce que l'on observe fréquemment, par exemple à Paris, où l'on est très souvent obligé de réintégrer des aliénés quelques jours seulement après leur sortie des asiles de la Salpêtrière et de Bicêtre. Cependant, malgré ces obstacles nombreux, il est des aliénés chroniques qui encombrent aujourd'hui les asiles publics, sans profit pour eux-mêmes et au détriment des malades à l'état aigu qui devraient prendre leur place; on pourrait donc sans inconvénient et même avec avantage, les renvoyer au sein de leur famille, moyennant une faible rémunération annuelle. On pourra objecter sans doute, au point de vue économique, que ce système augmenterait en réalité les frais des administrations, au lieu de les diminuer, attendu qu'il y aurait toujours autant de malades dans les asiles et que les départements auraient, de plus, à payer annuellement une somme considérable aux malades sortis et placés dans leurs familles. On pourra objecter encore, comme on le fait contre les secours à domicile distribués aux malades des hôpitaux, que l'argent donné par l'administration en vue des soins à prodiguer aux malades pourra être détourné de sa destination et servir à un tout autre usage. Malgré ces objections, qui ont évidemment une certaine valeur, plusieurs départements ont commencé à entrer dans cette voie. Le docteur Morel a obtenu cette autorisation pour une centaine d'aliénées environ de l'asile de Saint-Yon, à Rouen. M. Arthaud a fait adopter le même principe par le conseil du département du Rhône (1). Enfin, le conseil général du département des Vosges, sur la proposition du docteur Léopold Turck, a émis en 1863, à ce sujet, un vote plus radical encore, et qui, dans les termes où il est rédigé, nous semble même complètement irréalisable.

Nous croyons que l'on pourra arriver ainsi à faire sortir des asiles spéciaux un certain nombre d'aliénés chroniques et inoffensifs pour les replacer dans leurs propres familles. Ce résultat pourra surtout être obtenu dans les campagnes, et à la condition que ces aliénés soient convenablement choisis par le médecin de l'asile. Cependant le nombre en sera, je crois, plus restreint qu'on ne l'imagine, et il est à craindre que, dans l'application de ce système, on ne vienne se heurter contre les mêmes obstacles que nous avons déjà signalés.

(1) Voyez J. Arthaud, *De la possibilité et de la convenance de faire sortir certaines catégories d'aliénés des asiles spéciaux et de les placer soit dans des exploitations agricoles, soit dans leurs propres familles.* (Mémoire lu au congrès médical de Lyon le 1er octobre 1864.)

dans le système précédent, lequel n'est en somme qu'une variante de la même pensée générale. De nombreuses difficultés attendent, en effet, l'aliéné à son retour au sein de sa famille, même dans les campagnes. La famille a besoin de travailler; la rémunération fournie par l'administration paraîtra insuffisante ; l'aliéné deviendra dans la famille un membre inactif, incommode, ou même nuisible. Quelques aliénés, sans doute, pourront travailler, mais d'autres demanderont des soins ; beaucoup de familles se décourageront; de nouveaux accès se produiront ; les voisins s'alarmeront; l'autorité interviendra; la panique ne tardera pas à surgir ; tout le monde demandera avec instance la réintégration de l'aliéné dans l'asile, et les mêmes motifs qui y avaient fait entrer ce malade une première fois détermineront de nouveau à l'y conduire une seconde fois. On a peur même des aliénés guéris. Comment ne redouterait-on pas, à plus forte raison, les aliénés non guéris, considérés comme inoffensifs et incurables? Les obstacles qui s'opposent au séjour prolongé des aliénés dans leurs familles sont donc bien nombreux. Ils résident principalement dans la nature essentiellement paroxystique des maladies mentales, dans les difficultés que les familles elles-mêmes éprouvent à garder leurs aliénés, dans les craintes que manifestent les voisins et dans l'intervention des autorités locales, qui sollicitent la réintégration des aliénés, devenus à leurs yeux dangereux ou troublant l'ordre public, d'inoffensifs qu'ils étaient aux yeux du médecin à leur sortie de l'asile.

Quoi qu'il en soit, le séjour d'un certain nombre d'aliénés dans leurs propres familles, soit avant leur placement dans les établissements spéciaux, soit après y avoir séjourné plus ou moins longtemps, peut devenir un mode pratique et acceptable de l'assistance publique appliquée aux aliénés, et il peut contribuer, dans une certaine mesure, à diminuer les frais si considérables qu'entraînent les soins à donner aux aliénés. Nous répéterons seulement ce que nous disions tout à l'heure à l'occasion du séjour des aliénés au sein de leurs familles. Si ce système de secours à domicile était accepté et régulièrement mis en pratique, il serait absolument indispensable de créer pour ce service une inspection sérieuse, comme elle existe en Angleterre ; elle aurait pour but de surveiller les aliénés placés dans leurs familles, de contrôler tout ce qui les concerne, d'empêcher les abus qui pourraient se produire, et d'exercer sur eux une sorte de patronage officiel, étendant ainsi à tous les aliénés en liberté la tutelle officieuse que la charité privée a déjà cherché à établir dans certains endroits et à Paris en particulier, en faveur des aliénés sortis guéris des asiles de Bicêtre et de la Salpêtrière.

§ 2. — Placement de quelques aliénés dans des habitations isolées et chez des familles étrangères.

Ce système peut se décomposer en deux parties selon que les habitations particulières sont placées dans l'enceinte même des asiles d'aliénés ou bien situées au dehors.

Mais les habitations séparées, construites dans l'intérieur des asiles, ne rentrent pas en réalité dans le sujet que nous traitons en ce moment; elles ne représentent qu'une variété dans le mode de construction de ces asiles, soit que l'asile tout entier se trouve composé de petites maisons consacrées à un nombre plus ou moins restreint de malades, ainsi qu'on l'a proposé et exécuté plusieurs fois en Angleterre, sous le nom de *cottage system*, et ainsi que le docteur Toller en a publié un nouveau projet destiné à cinq cents malades, dont il donne la description (1). Nous ne mentionnons ici ces habitations isolées, situées dans l'enceinte même des établissements d'aliénés, que pour ne pas omettre une des formes de ce que l'on appelle en Angleterre le *cottage system*. Mais ce n'est pas là, à proprement parler, une variété du placement des aliénés dans des habitations particulières. Ce système ne peut devenir réellement un mode nouveau de la bienfaisance publique appliquée aux aliénés, que lorsque ces habitations séparées sont placées en dehors de l'asile, et occupées, non seulement par des aliénés mais par des familles étrangères.

Déjà plusieurs fois, surtout en Belgique, on a proposé, et même quelquefois réalisé partiellement, le placement de quelques aliénés chez des familles de paysans habitant isolément dans la campagne, comme on le fait aujourd'hui en France pour les enfants trouvés. En agissant ainsi, on a cru imiter le système de la colonie de Gheel

(1) Voyez *Journal of Mental science*, octobre 1864.

et procurer aux aliénés les mêmes avantages ; mais ce placement chez des paysans isolés dans la campagne, sans contrôle ni garanties suffisantes, sans inspection sérieuse, sans centralisation médicale ou administrative, est évidemment détestable ; il a été justement condamné par Guislain, et il l'est également par les véritables partisans de la colonie de Gheel ; ils le regardent comme devant donner lieu à toute sorte d'abus et comme devant nuire plus que tout autre à l'idée qu'ils défendent d'un village d'aliénés, à l'instar de Gheel, dans lequel on peut établir une centralisation administrative, une inspection et des soins médicaux, une infirmerie, en un mot une organisation véritable. Ce système du placement des aliénés chez des paysans isolés, placés au loin dans la campagne, n'est donc plus prôné par personne, et il mérite en effet d'être abandonné par tous.

La seule manière vraiment acceptable de placer quelques aliénés dans des maisons isolées, en dehors des asiles, consiste donc à choisir des habitations situées dans leur voisinage, afin que ces malades puissent être constamment soumis au contrôle du médecin directeur. Plusieurs médecins ou directeurs d'asiles ont déjà fait l'essai de ce système dans différents pays, pour quelques malades exceptionnels. Le docteur Roller a eu l'idée de l'appliquer dans les environs de l'asile d'Illenau (1). Il était placé dans les conditions les plus favorables pour réaliser cet essai. Il pouvait choisir lui-même ses malades parmi les plus tranquilles et les plus sociables ; il connaissait de longue date les habitants chez lesquels il voulait les placer ; c'étaient des paysans du voisinage, ou même des infirmiers, d'anciens employés ou fournisseurs de l'asile, avec lesquels il avait conservé des relations, qui avaient l'habitude de voir circuler autour d'eux des aliénés et qui pouvaient se trouver heureux de les recevoir chez eux moyennant un assez faible pécule. Toutes les conditions les plus avantageuses se trouvaient donc réunies pour faire réussir cette expérience, et pourtant le docteur Roller ne l'a pas poursuivie et ne paraît même pas l'avoir jamais mise à exécution.

Un essai analogue a été fait, il y a quelques années, par le docteur Bucknill, alors qu'il dirigeait l'asile du Devonshire. Il plaça ainsi

(1) Voyez Analyse du livre de M. Jules Duval sur Gheel, par le docteur Roller (*Journal fur psychiatrie*, t. XV, p. 123).

une trentaine d'aliénés environ chez les paysans du voisinage. Le choix des malades et des paysans étant fait par lui et son contrôle pouvant s'exercer directement sur les uns et sur les autres, il paraît que cet état de choses put se perpétuer sans inconvénients pendant plusieurs années. Je ne puis affirmer si ce système, installé par le docteur Bucknill, a été continué par son successeur, depuis que le docteur Bucknill a quitté la direction de cet asile pour devenir inspecteur général.

Le docteur Robertson, médecin directeur de l'asile d'aliénés d'Haywards-Heath, dans le comté de Sussex, a fait également une expérience semblable. Il plaça cinq ou six aliénés de son établissement, dans deux ou trois maisons situées en dehors de l'asile, mais tout près de son entrée, et habitées par des personnes reliées indirectement à son administration. J'ai moi-même visité, en 1863, deux de ces maisons, où les aliénés étaient vraiment très bien logés et jouissaient de l'avantage de la vie de famille et d'un degré de liberté impossible à leur procurer dans l'intérieur même de l'établissement ; mais il paraît que, depuis cette époque, le docteur Robertson, pour des motifs que j'ignore, a cru devoir renoncer à cette tentative, qui avait été cependant jusque-là tout à fait exempte d'inconvénients.

Malgré le petit nombre de tentatives faites jusqu'à ce jour et malgré quelques insuccès partiels, cette idée ne doit pas être abandonnée. Elle rencontrera sans doute au début quelques oppositions ; mais avec l'aide du temps, elle pourra peu à peu triompher. Ce sera, selon nous, une chose réalisable dans une certaine mesure. On pourra ainsi procurer à quelques aliénés, choisis par le médecin, le bien-être résultant d'une plus grande liberté de circulation et de la vie de famille, sans s'exposer aux inconvénients redoutés dans la colonie de Gheel. Le médecin sera juge de l'état des malades choisis par lui, de la moralité et de la douceur des habitants chez lesquels il les placera ; son contrôle s'exercera incessamment sur eux, et il sera toujours libre de faire rentrer l'aliéné dans l'asile, toutes les fois qu'il constatera un inconvénient, ou qu'il redoutera un danger. A ces conditions seulement, ce système pourra être toléré et même encouragé. Ici la plupart des inconvénients signalés dans la colonie de Gheel disparaissent. Ceux surtout qui pourraient résulter du placement des aliénés chez des paysans, isolés et éloignés, sont supprimés, par le seul fait du voisinage de l'asile, du contrôle constant exercé par le médecin directeur et de la réintégration immédiate possible de l'aliéné. Aussi avons-nous cru devoir examiner ce système séparément et en faire un mode particulier d'assistance pour les aliénés, quoiqu'il se rapproche sous plusieurs rapports du système suivant, c'est-à-dire de celui de la colonie de Gheel. Il s'en rapproche, en effet, par la liberté de circulation laissée aux aliénés et par la vie de famille; mais il en diffère par le petit nombre des malades choisis auxquels il s'applique et par le voisinage immédiat de l'asile et du médecin, circonstance capitale qui remédie aux graves inconvénients qui peuvent résulter à Gheel de la dissémination des malades et de leur éloignement du centre. Aussi les partisans de l'un de ces systèmes peuvent-ils très bien ne pas être les partisans de l'autre, et les raisons invoquées en faveur du premier sont-elles, sous plusieurs rapports, opposées à celles que l'on fait valoir en faveur du second.

En faisant l'essai de ce système graduellement et avec beaucoup de précautions, on pourra peut-être arriver un jour à améliorer ainsi le sort de quelques aliénés; si, plus tard, cette expérience réussissait au delà de notre attente, elle pourrait constituer un moyen auxiliaire de l'assistance publique et contribuer à compléter et à perfectionner le système de nos asiles. Mais, à moins d'admettre, ce qui nous paraît peu vraisemblable, que progressivement on n'arrive à augmenter de plus en plus le nombre des aliénés placés dans des habitations isolées et à faire grandir ainsi successivement la colonie aux dépens de l'asile, de même qu'à Gheel l'asile grandira peu à peu aux dépens de la colonie, il nous paraît probable, au contraire, que ce système ne s'appliquera jamais qu'à un nombre très restreint d'aliénés. Il ne mérite donc pas de nous arrêter plus longtemps, puisque, dans le cas même le plus favorable, il ne pourra jamais devenir qu'un mode très accessoire de la bienfaisance publique pour les aliénés.

§ 3. — Création de villages d'aliénés, à l'instar de la colonie de Gheel.

Je ne puis reproduire ici tout ce que j'ai déjà dit, dans mon rapport sur la colonie de Gheel, sur les avantages et les inconvénients que présente selon moi cette colonie (1), qui est jusqu'à présent l'unique exemple d'un village dans lequel neuf cents aliénés se trouvent placés chez des paysans, dont les hallucinations sont dispersées sur une surface de terrain de neuf lieues de périmètre. Ce que je dois dire ici, en résumé, c'est que j'ai trouvé les aliénés à Gheel dans des conditions beaucoup plus favorables que je ne pouvais le supposer avant de l'avoir visité. J'y ai acquis la preuve que des aliénés pouvaient en grand nombre vivre mélangés avec les habitants des campagnes, sans donner lieu aux nombreux accidents que l'on devait naturellement redouter dans de semblables conditions ; enfin, je suis revenu de ce voyage dans des dispositions d'esprit beaucoup moins hostiles à cette colonie que celles dans lesquelles je me trouvais avant cette visite.

Mais cette impression favorable ne m'a pas empêché d'apercevoir les inconvénients qu'elle présente. Ses avantages sont : la grande liberté de circulation laissée aux aliénés, le bien-être moral plus grand résultant pour eux d'une manière de vivre moins monotone et de la vie de société, enfin le travail rendu plus attrayant et plus facile. Ses inconvénients principaux sont: les difficultés du traitement et de la surveillance, par suite de dissémination des malades que l'on ne peut voir assez fréquemment ; l'abandon des aliénés sans contrôle suffisant entre les mains de paysans, qui peuvent être généralement d'une bonne nature, mais qui pourraient cependant quelquefois abuser de cette situation ; le bien-être matériel moindre que dans les asiles bien organisés sous le rapport du logement, du coucher, de la nourriture, etc., enfin, les soins hygiéniques, en cas d'infirmités ou de maladies, moins complets et moins surveillés que dans les asiles bien tenus.

Tels sont, selon moi, en quelques mots, les avantages et les inconvénients principaux de la colonie de Gheel, telle qu'elle est aujourd'hui organisée. La création d'une superbe infirmerie, qui est en réalité un véritable asile au petit pied, l'organisation administrative et médicale si bien installée par les soins intelligents et l'activité infatigable du docteur Bulkens, et les règlements particuliers imposés à cette colonie par le gouvernement belge, l'ont complètement

(1) Voyez plus haut, p. 12.

transformée depuis une dizaine d'années et ont fait disparaître la plupart des abus qui existaient autrefois et qui lui avaient fait infliger un blâme justement mérité par les médecins ou les administrateurs qui l'avaient visitée avant cette transformation radicale.

Mais, de ce que le village de Gheel ainsi transformé est réellement, pour beaucoup d'aliénés chroniques et incurables, un lieu de refuge agréable, présentant même des avantages que ne peuvent leur offrir les asiles fermés, s'ensuit-il, comme le prétendent ses véritables partisans, que cette colonie leur soit également supérieure, comme moyen de traitement applicable aux aliénés curables? Parigot, Bulkens, Mundy, etc., soutiennent, en effet, que la vie à l'air libre, le traitement familial et les soins des paysans belges sont des moyens plus efficaces pour la guérison de la folie que les soins médicaux qui sont donnés dans les asiles fermés, que l'isolement, la règle, la discipline, l'ordre et le travail, tels qu'ils existent dans ces établissements. C'est là une question très grave de thérapeutique générale des maladies mentales que l'on ne peut aborder ici en passant. Mais je ne puis, pour ma part, consentir à renier tous les grands principes posés par nos maîtres les plus illustres, depuis soixante-dix ans et dans tous les pays, pour le traitement des aliénés. Je crois que l'ensemble des conditions générales qui constituent aujourd'hui un asile bien organisé contribuent puissamment à la guérison de l'aliénation mentale, et, sans croire à un moyen de traitement unique pour une maladie qui renferme dans son sein des états très divers, je pense néanmoins que le milieu dans lequel se trouve placé un aliéné renfermé dans un asile est, en général, plus favorable à sa guérison, lorsqu'il est curable, que l'abandon dans lequel on le laisse livré à lui-même au sein de la colonie de Gheel. Du reste, ceux-là même qui regardent encore le traitement de l'aliénation mentale comme trop peu avancé pour attacher une véritable importance aux différents moyens thérapeutiques réunis aujourd'hui dans nos asiles, ne doivent pas cependant désespérer complètement de l'avenir, et ils doivent du moins réserver ses droits. Or, en soustrayant, comme on le fait à Gheel, l'aliéné à l'influence personnelle du médecin et à son observation directe, on enlève ainsi à celui-ci tous les moyens d'étudier attentivement les aliénés et de se livrer à des essais thérapeutiques qui lui permettraient de faire avancer la science. Prôner en principe le système de Gheel, comme agent thérapeutique des maladies mentales, c'est donc, selon moi, non seulement nuire actuellement à la guérison des aliénés, mais créer des obstacles pour les perfectionnements et les découvertes de l'avenir.

Si l'on consulte cependant les statistiques des guérisons publiées par les partisans de la colonie de Gheel, et, en particulier, celles qui sont contenues dans les rapports du docteur Bulkens, elles sont loin d'être défavorables à ce système, surtout si l'on tient compte des règlements qui régissent actuellement cet établissement.

On ne doit pas perdre de vue, en effet, dans l'appréciation de ces statistiques, les deux circonstances suivantes : la première, c'est que les règlements actuellement en vigueur n'autorisent l'envoi à Gheel que des aliénés jugés incurables par les médecins qui les traitent ; la seconde, c'est que ces mêmes règlements obligent le médecin de cette colonie à ne pas recevoir, ou à renvoyer dans les asiles fermés, les aliénés réputés homicides, incendiaires, suicides, érotiques, etc., en un mot, tous ceux qui sont disposés à se porter à des actes violents ; or, chacun de nous sait, par une observation fréquemment réitérée, que ces actes s'accomplissent plutôt dans les périodes aiguës que dans les périodes chroniques des malades mentales. Or, si l'on tient compte de ces deux circonstances capitales, on doit trouver que les statistiques des guérisons, à Gheel, sont encore plus favorables qu'on ne pouvait le supposer. Mais, pour ma part, je crois peu à la vérité des statistiques en général, toutes les fois qu'elles ne portent pas sur des faits simples et indécomposables, comme les naissances ou les morts, les entrées ou les sorties, etc. Les statistiques me paraissent surtout fournir des résultats bien douteux lorsqu'elles s'appliquent à des faits aussi complexes que les causes ou les guérisons de la folie. D'abord, la folie est loin d'être une maladie unique, et les statistiques doivent nécessairement varier du tout au tout, selon les formes de l'aliénation mentale que l'on accepte ou que l'on rejette de son cadre. Si l'on exclut par exemple la paralysie générale, l'épilepsie, les troubles intellectuels dépendant de l'apoplexie et du ramollissement, ou si on les fait figurer, au contraire, dans les statistiques, les résultats définitifs se trouvent complètement changés. Il en est de même pour les intermittences ou les simples améliorations, si elles sont comptées parmi les guérisons. Le médecin nouvellement entré dans la carrière renvoie beaucoup d'aliénés comme guéris ; celui, au contraire, qui a acquis une plus longue expérience, se montre plus difficile pour reconnaître des guérisons, et ainsi les résultats de la statistique varient pour le même médecin, selon la période de son existence. Enfin, sans vouloir en rien incriminer la sincérité du docteur Bulkens, dont la science et le caractère honorable sont au-dessus de toute atteinte, il est certain qu'une tendance naturelle à l'esprit humain, tendance pour ainsi dire irrésistible, nous porte tous, à notre insu, à admettre plus facilement des guérisons quand nous croyons fermement à l'efficacité d'un système thérapeutique que lorsque nous en contestons l'influence. D'ailleurs, je n'ai pas l'intention de discuter ici ces statistiques. Je les constate seulement, et je dis qu'elles ne me paraissent pas suffisantes pour démontrer, comme le veulent les partisans du système de Gheel, la supériorité de la vie à l'air libre et du traitement familial sur celui des asiles fermés pour la guérison des maladies mentales.

Je me borne donc à conclure que le séjour de Gheel, tel qu'il est aujourd'hui organisé, peut convenir à certains aliénés chroniques et inoffensifs, mais qu'il ne convient ni pour les aliénés dangereux, ni pour les aliénés curables.

Après avoir cherché à apprécier avec une véritable impartialité la colonie de Gheel, telle qu'elle existe actuellement, nous devons maintenant nous demander si Gheel est réalisable ailleurs, et s'il est possible de créer dans d'autres contrées de semblables villages d'aliénés. Telle est la seconde question qu'il convient de poser. Car, en supposant même que Gheel, amélioré comme il l'est aujourd'hui et comme il le sera de plus en plus, fût un excellent mode de l'assistance publique pour les aliénés, il faudrait encore, pour le proposer comme modèle et comme un moyen de remplacer les asiles fermés, ou de remédier à leur insuffisance et à leur encombrement, il faudrait, dis-je, pouvoir démontrer que ce moyen de soigner les aliénés peut être applicable dans d'autres localités. Or, c'est ce que personne n'a encore pu faire jusqu'à présent. Les obstacles que l'on rencontrerait pour fonder une colonie semblable, et surtout pour lui donner de la durée, sont tellement nombreux et tellement variés qu'on ne peut arriver à se convaincre de la possibilité d'en triompher. Où trouver d'abord des conditions de localités aussi favorables, un pays également étendu et exempt de dangers, aussi bien séparé de toutes les contrées environnantes par une zone de terrains inhabités ou par une ceinture de bruyères ? Où trouver des paysans d'une nature aussi douce, aussi bienveillante, et une population tout entière habituée de longue date et de génération en génération, non seulement à ne pas redouter les aliénés, mais à les accepter dans l'intimité de la famille et à les soigner avec plaisir ? Où trouver enfin des autorités locales et des habitants de toute une contrée qui consentent à supporter la présence des aliénés au milieu de leurs femmes et de leurs enfants, sans craindre les dangers qui peuvent en résulter et sans se plaindre du désordre et des inconvénients de tout genre que leur présence doit nécessairement entraîner à sa suite ? Dans le cas même où une semblable tentative, poursuivie avec persévérance dans une localité tout à fait isolée et éloignée des grandes villes, commencerait à s'accomplir pour un certain nombre d'aliénés, ne serait-on pas exposé à la voir échouer tout à coup par le fait d'un seul accident, qui jetterait l'effroi et l'alarme au milieu d'une population qui réclamerait alors à tout prix d'être débarrassée de ces aliénés ?

Je ne puis énumérer ici tous les motifs qui se réunissent pour rendre presque irréalisable, dans d'autres localités, l'exemple jusqu'ici unique dans le monde du village de Gheel. En supposant même que tous les habitants d'une commune fussent exempts de cette terreur instinctive qu'inspire partout le voisinage des aliénés, et que ces habitants consentissent à les introduire au sein du foyer domestique à les laisser circuler librement au milieu de leurs femmes et de leurs enfants, à les voir constamment mêlés à leur vie intime et à les soigner paternellement comme les enfants de la maison, croit-on que beaucoup de chefs de famille consentiraient à ce sacrifice d'une partie de leur liberté et de leur bien-être, en vue d'une faible compensation pécuniaire ? Croit-on qu'une somme de 200 francs par an, par exemple, puisse être suffisante pour faire accepter, même à une pauvre famille de paysans, les mille inconvénients et les charges qui résulteraient pour elle de la présence d'un aliéné, des soins qu'il exigerait ou pourrait exiger, et de la responsabilité qui lui incomberait, surtout si l'on établissait au centre de la colonie, ainsi que cela serait indispensable pour empêcher les abus, une organisation médicale et administrative suffisante pour contrôler efficacement les soins de tout ordre donnés à ces malades par chacune de ces familles de paysans? La rétribution pécuniaire qu'on leur accorderait serait en réalité très minime, et cependant une inspection sérieuse, qui s'introduirait incessamment dans l'intérieur de la famille, viendrait à chaque instant tout contrôler et exigerait que le malade fût bien logé, bien vêtu, bien nourri et bien soigné, mieux même que les membres de la famille! C'est là, sans doute, ce qui existe généralement à Gheel, et c'est le fait qui étonne le plus lorsqu'on visite cette colonie telle qu'elle est aujourd'hui organisée et perfectionnée. Mais croit-on qu'il serait facile de rencontrer dans d'autres localités beaucoup de familles de paysans qui accepteraient volontiers cette inquisition et ce contrôle continuel en vue d'une faible allocation annuelle? En supposant qu'on l'acceptât pour quelques aliénés valides et travailleurs, qui n'exigeraient presque aucun soin et qui deviendraient même par leur travail des membres actifs et utiles de la communauté, comment pourrait-on faire accepter également des malades épileptiques, paralytiques, idiots, etc., qui nécessiteraient des soins fréquents et attentifs, et qui seraient pour la famille pauvre une charge plutôt qu'un profit? Je sais bien que, comme on le fait à Gheel, on pourrait établir une différence entre la rémunération donnée aux paysans pour un aliéné travailleur et celle accordée pour un malade gâteux ou exigeant des soins de tout ordre; mais quelle que fût cette différence, elle ne pourrait jamais porter à un taux bien élevé la somme totale payée annuellement à cette famille de paysans. Car, il faut bien le remarquer, les partisans du système de Gheel ne cherchent pas seulement à démontrer que l'application de ce système serait un perfectionnement réel pour le traitement et le bien-être des aliénés; ils soutiennent en outre que ce système serait économique pour les administrations, qu'il permettrait de soigner un plus grand nombre de malades avec une dépense moindre, et qu'ainsi il remédierait à l'encombrement des grands asiles, tout en dégrevant les budgets des départements et de l'État. Or, pour que cette économie fût réelle, il faudrait que la subvention annuelle accordée aux familles de paysans, non seulement pour un aliéné travailleur, mais même pour un aliéné infirme ou oisif, fût de beaucoup inférieure au prix de journée moyen des asiles actuels. Si, par exemple, l'entretien d'un aliéné dans un asile coûte aujourd'hui, au minimum, 1 franc par jour aux administrations, soit 360 francs par an (en tenant compte non seulement des dépenses de l'aliéné lui-même, mais des frais généraux de l'établissement), il faudrait, dis-je, pour que le système du placement chez les paysans fût réellement assez économique pour justifier sa création, que le même aliéné, dans ce nouveau système, ne coûtât à l'administration que 200 francs par an, ou 240 au plus, dans le cas le moins favorable. Or, en établissant une organisation centrale, médicale et administrative, destinée à visiter dans les maisons les aliénés qui y seraient placés, à leur donner les soins spéciaux dont ils pourraient avoir besoin, à contrôler et à surveiller toutes choses, à leur fournir des vêtements, des médicaments et divers objets que les paysans ne pourraient avoir chez eux ; en créant une infirmerie centrale dans le but de traiter les cas aigus et de maintenir les aliénés dangereux ou très difficiles, (ainsi que les partisans de Gheel l'exigent avec raison pour que ce système puisse fonctionner d'une manière utile aux aliénés), je me demande si le prix de journée de 200 à 240 francs par aliéné serait réellement suffisant pour permettre de réaliser toutes ces conditions jugées indispensables. Je me demande enfin, si, en le supposant suffisant, les aliénés seraient, dans ces conditions, aussi bien logés, aussi bien couchés, aussi bien vêtus et nourris qu'ils le sont dans les asiles actuels, où la centralisation de tous les services permet de leur donner, à moins de frais, plus de bien-être matériel, plus d'avantages hygiéniques et des soins plus assidus et plus constants ?

Je crois donc, en résumé, qu'en supposant le système de Gheel plus utile aux aliénés au point de vue thérapeutique que celui des asiles fermés, ce que je conteste pour les cas aigus et curables ; en le supposant sans danger pour les aliénés portés aux actes violents, ce que je n'admets pas pour les malades vraiment dangereux ; en le considérant comme plus favorable au bonheur et au bien-être moral des aliénés chroniques et inoffensifs, ce que je reconnais dans une certaine mesure pour un certain nombre de malades de cette catégorie ; en supposant en outre que ce système, qui ne fonctionne encore que dans un seul lieu de l'univers, pût être réalisable ailleurs, ce qui me paraît loin d'être démontré, il resterait encore à prouver (quoiqu'on semble l'admettre aujourd'hui sans contestation) que ce système, appliqué sur une vaste échelle et avec toutes les conditions qui seules pourraient en empêcher les abus et le rendre utile aux aliénés, serait réellement beaucoup plus économique que celui des asiles fermés. Cette affirmation me paraît surtout contestable si l'on songe, d'un côté, qu'il serait possible de diminuer les frais de construction des asiles d'aliénés, qui sont évidemment exagérés dans l'état actuel des choses, et si l'on met en balance, d'un autre côté, le produit du travail des aliénés dans les asiles agricoles, pour diminuer le chiffre du prix de journée de ces asiles par la défalcation de ce bénéfice.

En tenant compte, d'une part, de la diminution possible du prix de journée dans les asiles fermés et, d'autre part, de l'augmentation probable de la somme annuelle nécessaire pour placer les aliénés chez les paysans dans de bonnes conditions, il ne me paraît pas démontré que ce dernier système soit réellement plus économique et qu'il soit possible de donner ainsi et à moindres frais aux aliénés autant de bien-être matériel que dans les asiles fermés. Je me résume donc et je dis : J'apprécie plus que d'autres médecins certains avantages moraux et matériels qui résultent de la facilité de circulation, de l'existence mêlée avec les habitants des campagnes de la vie de famille et du travail volontaire et attrayant, pour un grand nombre d'aliénés inoffensifs et incurables, dans la colonie de Gheel telle qu'elle est aujourd'hui perfectionnée ; mais je ne puis partager l'opinion des médecins qui y trouvent également de grands avantages pour le traitement des aliénés curables, ni celle des personnes qui croient qu'elle peut s'appliquer aussi à beaucoup d'aliénés considérés comme dangereux dans les asiles et dans la société. Une colonie semblable me paraît encore aujourd'hui presque irréalisable dans d'autres contrées, tant sont nombreux et variés les obstacles qu'il faudrait vaincre pour arriver à sa réalisation. Enfin, dans le cas même où l'on parviendrait à créer dans quelque lieu privilégié une colonie analogue, elle ne devrait pas être appliquée qu'à un nombre assez restreint d'aliénés, et il ne m'est pas démontré que ce système, d'une utilité très contestable au point de vue thérapeutique, pût être réellement plus avantageux au point de vue économique que celui des fermes agricoles dont il me reste actuellement à m'occuper. Je ne crois donc pas que la création de villages d'aliénés doive jamais figurer parmi les modes de l'assistance publique applicables aux aliénés, et puisse contribuer à diminuer les charges départementales et l'encombrement sans cesse croissant de nos asiles.

§ 4. — Création de fermes agricoles.

J'arrive maintenant au quatrième mode de l'assistance publique que j'ai admis au commencement de ce discours, c'est-à-dire aux fermes agricoles comme succursales des asiles d'aliénés.

Pinel a le premier émis la pensée qu'une ferme devrait être annexée à tous les établissements d'aliénés, pour pouvoir y exercer ces malades aux travaux agricoles, dont il préconisait déjà la valeur comme moyen de traitement des maladies mentales. Mais, pendant longtemps, le vœu émis par ce maître illustre resta sans résultat et ne fut pas mis à exécution.

En 1828, M. Ferrus poursuivit la réalisation de cette idée avec toute l'énergie et l'activité qu'il mettait aux choses qu'il entreprenait. Il parvint ainsi à obtenir de l'administration des hôpitaux la création de la ferme Sainte-Anne, où pendant un grand nombre d'années, 150 ou 200 aliénés de l'hospice de Bicêtre furent occupés à des travaux de divers ordres.

Depuis cette époque, la plupart des asiles de la France et de l'étranger sont entrés dans la même voie, et chacun, dans les limites de ses pouvoirs et de ses ressources, a cherché à appliquer le principe du travail en plein air au plus grand nombre possible d'aliénés. Sous ce rapport, médecins et administrateurs ont rivalisé de zèle dans tous les pays, et soit par des occupations variées installées dans l'intérieur même des établissements d'aliénés, soit par des travaux de culture à l'extérieur, ou par la création de fermes succursales annexées à ces asiles, ils se sont efforcés d'appliquer le plus largement possible la loi du travail aux malades qui leur étaient confiés.

Il n'y a donc, au point de vue du travail des aliénés, qu'à perfectionner ce qui est déjà si bien commencé et à appliquer sucessivement à un plus grand nombre de ces malades ce que l'on a déjà fait pour plusieurs d'entre eux. Mais là ne doit pas se borner le bienfait de la création des fermes agricoles pour les aliénés. Leur fondation ne doit pas avoir seulement pour but de fournir à un plus grand nombre de malades les moyens de s'exercer aux travaux agricoles, si avantageux pour leur guérison et pour leur bien-être ; ce n'est là qu'un côté restreint de la question des fermes agricoles. En conseillant leur création, comme annexe de tous les établissements d'aliénés, on doit se proposer un double but : tout en fournissant aux aliénés les avantages nombreux qui résultent pour eux du travail des champs, on doit chercher à résoudre de la manière la plus pratique la grave question qui nous occupe en ce moment, c'est-à-dire venir en aide à un plus grand nombre d'aliénés, en diminuant la charge des dépenses départementales, et procurer en même temps à ces pauvres malades plus de bien-être et de liberté qu'on ne peut leur en accorder dans l'enceinte des asiles actuels. Là réside, selon nous, la véritable solution pratique de la question que nous avons posée au commencement de cette discussion. Les fermes agricoles, telles que nous les concevons dans l'avenir, doivent donc répondre à la fois à ce double but : diminuer par le travail des aliénés les dépenses imposées à la société par les soins qu'exigent ces malades, et leur accorder en même temps une somme de bien-être et de liberté plus grande que celle dont ils peuvent jouir dans les asiles tels qu'ils sont aujourd'hui organisés.

Peut-on exonérer, en tout ou en partie, les départements des dépenses qu'ils sont obligés de faire pour les aliénés, par le seul produit du travail de ces malades ? Telle est la première question que se sont posée plusieurs administrateurs habiles, parmi lesquels nous citerons principalement MM. Girard (de Cailleux) (1), Billod (2) Belloc (3), etc. Nous n'avons pas à traiter ici cette question avec tous les détails techniques qu'elle comporte. Nous nous contenterons donc de renvoyer aux travaux que nous venons de mentionner. Qu'il nous suffise de dire que, selon nous, le produit du travail des aliénés, maintenu dans les limites raisonnables d'un travail facultatif

(1) Girard, *Spécimen du budget d'un asile d'aliénés*, 1855.
(2) Billod, *De la dépense des aliénés en France*, 1861.
(3) Belloc, *les Asiles d'aliénés considérés comme centres de travaux agricoles*, 1862.

involontaire, appliqué seulement aux malades qui peuvent en profiter, ou y trouver un avantage quelconque, est une source féconde de bénéfices, qui peut alléger considérablement le poids des charges départementales et contribuer ainsi à étendre les bienfaits de l'assistance publique à un plus grand nombre de malades ; mais dans aucun cas, même dans les circonstances les plus favorables, on ne doit espérer supprimer complètement par ce moyen l'allocation annuelle fournie par les départements pour l'entretien des aliénés. Autant le principe de l'exonération partielle de la subvention départementale par le travail des aliénés est fécond en bons résultats et peut être encouragé sans dangers, autant au contraire celui de l'exonération totale serait fertile en conséquences funestes, en illusions dangereuses et pourrait pousser à l'exploitation des aliénés. Nous ne pouvons mieux faire, pour appuyer notre opinion, que de citer ici textuellement un passage emprunté à Parchappe. Voici comment il s'exprimait en 1848.

« Je ne crois pas qu'il soit contraire aux principes de l'humanité et de la morale de chercher à faire tourner le travail des aliénés au profit des établissements qui leur offrent un refuge et à la décharge des dépenses considérables qui sont consacrées par la bienfaisance publique à réaliser pour ces infortunés toute la somme possible de bien-être et de bonheur. Je pense même qu'après avoir généralement réussi à organiser le travail dans l'intérêt des malades, le perfectionnement vers lequel il faut tendre aujourd'hui, *c'est d'organiser le travail dans le double intérêt des malades et des établissements, c'est de concilier la nécessité de conserver au travail son caractère essentiel de moyen hygiénique avec la convenance de lui imprimer une direction lucrative* (1). »

Le travail des aliénés, convenablement organisé dans les fermes agricoles annexées aux asiles d'aliénés, peut donc devenir un moyen très acceptable de diminuer les charges imposées aux finances départementales par l'augmentation sans cesse croissante du nombre des aliénés ; mais il y a, à cet égard, une double erreur contre laquelle on ne saurait trop se prémunir.

(1) Max. Parchappe, *De l'organisation du travail dans les principaux asiles de la Grande-Bretagne et dans l'asile du département de la Seine-Inférieure* (*Ann. méd.-psych.*, 1re série, t. XI, 1848, p. 396).

La première consiste à croire que, dans les conditions habituelles des admissions dans les asiles publics d'aliénés, le plus grand nombre de ces malades peut être rendu apte à accomplir un travail utile quelconque. Plusieurs auteurs par exemple ont voulu établir que l'on pouvait facilement arriver à faire travailler utilement au moins la moitié des aliénés d'un asile, et M. Belloc est même arrivé jusqu'à admettre une proportion de 75 aliénés travailleurs sur 100. Cette proportion nous semble très exagérée, surtout si l'on entend par travailleurs des malades se livrant réellement à un travail productif quelconque, et non, ainsi qu'on le fait dans les statistique de certains asiles, si l'on compte parmi les travailleurs, ceux qui se bornent à faire quelques petits travaux du ménage, ou même de la charpie.

La seconde erreur, contre laquelle nous devons également nous élever, consiste à considérer le travail d'un aliéné valide comme étant en moyenne l'équivalent de celui d'un ouvrier sain d'esprit. Même en défalquant du nombre des aliénés travailleurs ceux que leur état mental ou leur état physique rend presque incapables d'un travail sérieux et continu, on ne doit pas attendre d'un aliéné un travail comparable à celui d'un ouvrier ordinaire. Apprécier en moyenne la valeur de son travail à la moitié de celui d'un bon ouvrier serait encore, à nos yeux, l'estimer beaucoup trop haut, et si nous devions chercher à établir approximativement cette importance du travail des aliénés, nous serions disposés à la fixer au cinquième plutôt qu'à la moitié du travail d'un ouvrier dans les conditions ordinaires.

Pour juger de l'importance du travail des aliénés dans les fermes agricoles, comme moyen d'alléger plus ou moins utilement les dépenses départementales, on doit donc tenir grand compte de ces deux circonstances fondamentales, à savoir: 1° que la moitié au plus des aliénés d'un asile peut être considérée comme apte à un travail productif quelconque, et 2° que, quel que soit l'état des aliénés employés au travail, on ne peut l'estimer à plus du cinquième ou du quart de celui d'un ouvrier ordinaire.

Mais la création des fermes agricoles annexées aux asiles d'aliénés ne doit pas être envisagée seulement à un point de vue économique ; elle doit être surtout considérée comme un moyen de réaliser pour les aliénés des conditions de bien-être et de liberté qui les rapprocheraient de plus en plus de la vie de l'homme en société. Aussi les fermes enclavées dans l'enceinte des grands asiles, qui peuvent répondre à l'idée de l'application du travail sur une vaste échelle, aussi bien que les fermes annexées, ne peuvent offrir, au même degré que ces dernières, les avantages que nous recherchons surtout dans la fondation des succursales agricoles. Là doit résider, selon nous, le véritable progrès dans l'amélioration du sort des aliénés et la solution du problème que nous discutons en ce moment. D'un côté, la colonie de Gheel, en se perfectionnant chaque jour, tend à se rapprocher de plus en plus des principes qui servent de base aux asiles fermés actuellement existants; de l'autre, les asiles doivent à leur tour s'améliorer en entrant de plus en plus dans la voie de la liberté et en empruntant à la colonie de Gheel quelques-uns des avantages qu'elle présente et dont elle démontre la réalisation possible pour certaines catégories d'aliénés. Si l'on ne peut pas donner aux aliénés chroniques et inoffensifs les bienfaits de la vie de famille au milieu des habitants des campagnes, qui constitue l'essence même de la colonie belge, que l'on cherche du moins à leur procurer, dans les limites plus restreintes des fermes agricoles, quelques-uns des avantages que leur offre le village de Gheel.

Je sais bien qu'il n'y a pas d'analogie à établir, en principe, entre les colonies agricoles d'aliénés semblables à celle de l'asile de Clermont (Oise) et la colonie de Gheel. On doit même s'élever avec force contre la confusion établie fréquemment par certains auteurs entre ces deux modes de la colonisation agricole, qui n'ont presque de commun que le nom et qui diffèrent du reste l'un de l'autre sous les rapports les plus importants. Ainsi, par exemple, la vie de famille, qui est la véritable base de la colonie de Gheel, n'existe à aucun degré dans les colonies annexées aux asiles d'aliénés, où ces malades ne se trouvent en rapport qu'avec leurs compagnons d'infortune, ou avec les infirmiers chargés de les garder. Cependant, malgré cette différence fondamentale et beaucoup d'autres sur lesquelles je ne puis insister en ce moment, il existe entre ces deux systèmes si différents quelques points de contact, qui permettent de les rapprocher et qui ont fait dire, par exemple, à M. le docteur Bonnefous, en parlant de l'asile médico-agricole de Leyme, qu'il présentait tous les avantages de la colonie de Gheel sans ses inconvénients (1).

Quoi qu'il en soit de cette question incidente, je dis qu'en créant des colonies agricoles annexées aux grands asiles d'aliénés, les médecins et les administrateurs doivent chercher à y réaliser pour ces malades des conditions nouvelles d'existence, différentes de celles qu'ils trouvent aujourd'hui dans les asiles fermés et qui les rapprocheront davantage de la manière de vivre de l'homme en général. Je voudrais pouvoir entrer ici dans l'examen détaillé des conditions de localité, de construction, des règlements et d'organisation intérieure, qui pourraient permettre cette extension du bien-être et de la liberté accordés à certaines catégories d'aliénés, sans nuire pourtant à leur traitement, à leur sécurité et à celle de la société tout entière. Mais cette étude, qui du reste n'est pas encore mûre et pour laquelle de nouvelles recherches et de nouvelles expériences sont encore nécessaires, exigerait un travail spécial et ne peut être abordée incidemment dans un discours général. Je me bornerai donc, pour le moment, à attirer sur ce sujet important l'attention des médecins et des administrateurs qui dirigent les grands asiles de la France et de l'étranger. Seuls, ils sont réellement en position d'étudier pratiquement la question si importante des conditions nouvelles que doivent présenter les fermes agricoles, et des limites raisonnables dans lesquelles on doit y renfermer la liberté des aliénés, de manière à concilier le mieux possible les exigences de leur bien-être avec celles de leur traitement et de leur sécurité. Là, comme dans toutes les questions relatives à l'amélioration du sort des aliénés, depuis le commencement de ce siècle, le progrès consistera à développer de plus en plus les principes de bienveillance et de liberté proclamés par Pinel et par Esquirol et propagés par leurs successeurs. Donner aux aliénés tout le bien-être et toute la liberté compatibles avec leur état et avec la sécurité publique ; rapprocher le plus possible les asiles d'aliénés des habitations ordinaires et la vie de ces malades de celle des hommes en général, tels sont les grands principes qui ont servi de base à la réforme du commencement de ce siècle et dont nous demandons

(1) Voyez *Annales médico-psychologiques*, 1863, et plus loin, p. 69.

actuellement le développement graduel et successif, dans la mesure commandée par la prudence, sans secousses et sans transformations violentes. Tous les jours de nouvelles tentatives sont faites dans cette direction par les administrateurs et les médecins des asiles d'aliénés, et plusieurs d'entre elles ont déjà été couronnées de succès et ont contribué à améliorer le sort de quelques aliénés.

Ne voit-on pas, par exemple certains aliénés, choisis par le médecin, jouir dans les fermes agricoles d'un degré de liberté que l'on aurait, il y a peu d'années, jugé dangereux, et qui cependant, mis en pratique avec cette prudente réserve, ne donne lieu ni à plus d'accidents ni à plus d'évasions ? Ne voit-on pas tous les jours des aliénés travailler presque librement au milieu de la campagne, dans un espace qui n'est pas enclos de murs, et revenir tranquillement à l'asile pour prendre leurs repas ou pour l'heure du coucher ? N'en voit-on pas d'autres occupés à la ferme, conduire les chevaux, soigner les bestiaux, accompagner les employés qui vont au marché, circuler, en un mot, sans danger dans le voisinage de l'asile, soit seuls, soit en compagnie d'autres malades ou des infirmiers ? Ne voit-on pas même, dans d'autres établissements, les directeurs pousser la condescendance et la confiance pour certains aliénés jusqu'au point de leur accorder, comme on le fait également à Gheel, une sortie provisoire, pour se promener dans les environs, ou dans la ville voisine, et même pour aller passer quelques jours dans leur famille, sans avoir d'autre garantie que la parole de l'aliéné, qui revient de lui-même à l'asile le jour et à l'heure où il a promis d'y retourner ? Je sais bien que ces latitudes extrêmes laissées à quelques aliénés peuvent avoir des inconvénients graves et qu'elles pourraient même entraîner de sérieux abus, si elles étaient généralisées et accordées indistinctement à des malades qui n'en seraient pas dignes. Je veux seulement, par ces exemples choisis au hasard, faire mieux comprendre comment, en procédant avec prudence et réserve, on pourrait arriver peu à peu à augmenter la dose de liberté accordée à certains aliénés placés dans des conditions exceptionnelles.

Mais pour obtenir ces avantages dans les fermes agricoles annexées aux asiles d'aliénés, et pour arriver en même temps à réaliser les économies dont nous avons parlé précédemment, la condition *sine qua non* réside dans le voisinage de la ferme et de l'asile, permettant un échange constant de malades entre ces deux portions d'une même administration, qui doit être placée sous une direction unique, celle du médecin-directeur de l'asile. Sans cette condition indispensable, tous les avantages résultant des fermes agricoles, pour l'amélioration du sort des aliénés et pour la diminution des charges départementales, disparaîtraient pour faire place à des inconvénients sans nombre. La ferme doit être avant tout une annexe et une succursale de l'asile, dans laquelle le médecin envoie les aliénés choisis par lui, qu'il juge capables d'en profiter ou de s'y rendre utiles, et d'où il lui est facile de les faire rentrer à l'asile central, lorsqu'un nouvel accès ou de nouvelles circonstances rendent sa réintégration nécessaire. Dans cette limite seulement et avec cette condition première indispensable les fermes agricoles nous paraissent destinées à rendre de véritables services aux asiles d'aliénés et aux aliénés eux-mêmes. Leur création sur une plus grande échelle, et dans des conditions spéciales de construction, d'organisation et de règlement distincts de ceux des asiles eux-mêmes, nous semble la solution la plus pratique du problème que nous avons posé. C'est, selon nous, le seul mode de l'assistance publique appliqué aux aliénés qui, dans l'état actuel de nos mœurs, de nos habitudes et de nos lois, permette de concilier les exigences souvent contradictoires du traitement des aliénés avec celles de leur sécurité et de leur bien-être ; c'est le seul qui puisse s'appliquer à un assez grand nombre de malades pour remédier réellement aux inconvénients résultant de l'accroissement des aliénés, et diminuer les charges départementales, tout en venant en aide, d'une manière efficace, à un plus grand nombre de ces infortunés.

III

L'ASILE MÉDICO-AGRICOLE DE LEYME (LOT)
POUR LE TRAITEMENT DES ALIÉNÉS

— 1863 —

I. MÉMOIRE ADRESSÉ PAR M. LE Dr BONNEFOUS, A M. LE Dr JULES FALRET, COMME RAPPORTEUR DE LA SOCIÉTÉ MÉDICO-PSYCHOLOGIQUE

J'ai lu votre rapport sur la colonie de Gheel, et je viens vous soumettre quelques réflexions qui m'ont été inspirées par cette lecture, en comparant cette colonie à celle de l'asile de Leyme (Lot), dont je suis le médecin.

Je ne saurais mieux faire, dans mon exposition, que d'adopter l'ordre même de votre travail, substituant seulement à l'histoire de la colonie de Gheel celle de l'asile de Leyme; je reprendrai, pour les lui appliquer, chacune de vos appréciations.

Leyme, vous le savez, dans le patois du pays, signifie *bon sens;* il m'a été affirmé que la même singularité existait pour un asile de la Bretagne. D'ailleurs rien, dans l'histoire du lieu, ne fait pressentir cette sorte de prédestination providentielle. Je pourrais bien vous parler d'une dévotion antique qui ramène annuellement à la relique de saint Eutrope, patron de la localité, tous les enfants rachitiques, bossus, boiteux ou tordus de la contrée, mais les déshérités de l'intelligence ne font pas partie de la clientèle spéciale du saint. Et puis, comme aucune circonstance dans la vie du pieux évêque ne justifie cette dévotion particulière, je ne la comprends que par un triste calembour du patois local, qui fait de saint Eutrope saint Estropié. — Notre légende est pauvre, je suis obligé d'en convenir, puisque tous mes efforts n'aboutissent à la composer qu'avec deux mauvais jeux de mots en langue patoise.

Le noyau de l'asile actuel est une ancienne abbaye de dames bernardines, située dans une vallée et comme mollement couchée sur un lit de verdure. Des prairies très étendues, plus longues que larges, remplissent la vallée dans les directions est et ouest. Elle est traversée par deux ruisseaux qui se réunissent au pied des constructions. Au midi, une montagne élevée arrête le coup d'œil à environ 600 mètres des bâtiments ; cette montagne, couverte de hêtres volumineux et touffus, repose délicieusement le regard dans la belle saison et excite l'admiration de tous les étrangers. C'est, dans nos pays, ce qui rappelle le mieux l'image d'une forêt. Vers le nord, le point culminant est éloigné de quelques kilomètres, et l'on y arrive en traversant des coteaux successifs, tous bien cultivés et d'une végétation luxuriante. Pendant la mauvaise saison, l'aspect toujours désolé de la campagne semble l'être davantage ici, soit par l'effet d'une transition plus brusque, soit, je le crains, en raison de la nature même du pays.

Un frère de Saint-Jean-de-Dieu, déjà retiré de l'ordre, vint en 1835 acheter cette ancienne abbaye et 120 hectares de terres qui en dépendaient, pour y fonder une maison d'aliénés. L'exorcisme comme agent thérapeutique, les quêtes à domicile comme moyen d'existence, furent ses ressources principales. Aussi faut-il s'étonner qu'il ait pu poursuivre pendant quinze longs mois ces lamentables essais, avant d'être obligé de se retirer laissant au vendeur sa propriété transformée.

Je n'ai pas à vous dire comment celui-ci épuisa rapidement en efforts plus courageux que réfléchis ses ressources et son crédit et comment la maison passa aux mains de ses propriétaires actuels.

Notre directeur n'est pas médecin. Complètement étranger aux questions relatives à l'aliénation mentale lorsqu'il accepta cette position difficile, il a dû depuis cette époque les étudier très sérieusement. Aidé surtout par les conseils bienveillants de M. Parchappe, il arrêta d'abord un plan définitif de l'asile approuvé par cet inspecteur général.

Je ne vous fatiguerai pas du détail des longs travaux et des sacrifices énormes aux prix desquels la situation actuelle a été obtenue ; il me suffira de vous dire que la maison est désormais isolée. L'église, le presbytère, la maison d'école, de nouvelle construction, sont nos plus proches voisins à un kilomètre. La commune est composée de hameaux très épars, peu populeux, dont le moins éloigné est à 3 kilomètres. Neuf kilomètres nous séparent de la localité voisine la plus importante, le chef-lieu du canton, qui compte quinze cents âmes de population.

Les granges et écuries, indispensables pour une exploitation agricole, ont été déplacées, laissant leur ancien emplacement destiné, dans le plan général de l'asile, à recevoir des quartiers d'aliénés du régime commun. Ceux-ci ont été construits. Si vous voulez venir nous voir en septembre, nous vous les montrerons terminés, sinon occupés, quelques appropriations intérieures restant encore à achever.

Un pensionnat très complet figure sur le plan général, mais son heure va sonner seulement ; les familles nous confient cependant des pensionnaires, malgré la défectuosité des lieux affectés à leur service. Elles ne sont pas trompées, mais elles préfèrent renoncer aux bienfaits d'un logement plus convenable, trouvant cet inconvénient largement compensé par les avantages d'une campagne isolée et très étendue, dans laquelle nous pouvons laisser vaguer librement les malheureux malades. Un médecin distingué d'une ville importante du centre de la France, professeur à l'école secondaire de cette ville, s'extasiait sur cet incomparable avantage, dans un voyage qu'il fit chez nous en accompagnant un aliéné. Il nous a depuis adressé plusieurs pensionnaires pour lesquels ses conseils avaient été sollicités. Je me souviens, à ce sujet, d'avoir recueilli de la bouche d'un de nos plus savants aliénistes, dont je suivais la visite il y a deux ans, qu'il ne s'expliquait pas la nécessité des quartiers légalement exigés dans une maison comme la nôtre, avec 120 hectares de campagne isolée à la disposition des aliénés (1).

Les bâtiments d'administration, les logements du personnel, directeur, médecins, employés de tout ordre, sont à faire entièrement. Leur tour viendra après le pensionnat.

Un rapprochement involontaire se présente à mon esprit ; je ne sais pas résister au désir de vous le communiquer. J'ai visité un certain nombre d'asiles publics construits par les départements. Il m'a paru que généralement on avait d'abord travaillé aux bâtiments

(1) Les propriétaires de l'asile de Leyme viennent d'acquérir 40 hectares de terres confinant aux 120 hectares déjà possédés, et du côté où les bâtiments se rapprochaient le plus des propriétés voisines (juillet 1868).

d'administration, aux logements du personnel, aux services généraux. Le pensionnat et les quartiers du régime commun n'ont été faits qu'ensuite, groupés autour de ces bâtiments nécessaires; l'ordre opposé à celui que nous suivons ici semble avoir été adopté. Mais comme ces asiles, toujours remarquables, souvent magnifiques n'avançaient que par des crédits successifs, comme les premières prévisions étaient fréquemment dépassées, il est arrivé que les conseils généraux se sont fatigués quelquefois, ou plutôt que, sollicités par l'urgence d'autres besoins précédemment délaissés pour l'asile, ils ont suspendu l'achèvement de celui-ci. Aussi ai-je remarqué dans quelques-uns des lacunes très regrettables au point de vue du bien-être des aliénés, tandis que j'observais à côté un luxe fort utile mais néanmoins ajournable. Je ne veux pas grossir le mérite des propriétaires de Leyme dans la marche qu'ils ont suivie. Je sais parfaitement qu'ils ont été contraints d'agir ainsi au nom de leur propre intérêt. Leur philanthropie n'est point supérieure à celle de MM. les préfets et conseillers généraux des départements ; je la crois vraie chez les uns et chez les autres. Toutefois, sans blâmer personne, ce qui est fort loin de ma pensée, je reste dans la vérité en relevant cet avantage du mode de procéder de l'industrie privée, peut-être trop suspectée. J'estime en effet qu'elle a tout profit à bien faire lorsqu'elle spécule sur les humaines misères, et que l'appât même de ce profit est une sérieuse garantie pour la société.

Vous qui connaissez les faibles ressources de notre pauvre pays, vous qui savez combien les capitaux y sont rares et timides, vous apprécierez mieux l'énormité et le courage des sacrifices consommés. Eût-on pu et voulu presser davantage les travaux, je me demande si cela eût été possible. Il faut bien trouver des ouvriers, et la chose est malaisée par les grands travaux publics en voie d'exécution à nos portes, depuis et pour quelques années encore.

L'administration supérieure a bien reconnu le zèle et la bonne volonté des propriétaires de l'asile. Tenant compte de leurs efforts persévérants, elle a montré une patiente indulgence. En cela, elle a fait preuve, je crois, d'une intelligence très éclairée du véritable intérêt des aliénés. Moi, qui suis désintéressé dans la maison et, à ce titre, dispensé de toute reconnaissance, je me sens plus libre pour lui rendre cet hommage mérité.

Le service très important des eaux est assuré par quelques travaux qui ont groupé plusieurs des sources nombreuses de la montagne boisée. Préparées après leur réunion par un double filtre, elles sont distribuées dans toutes les parties de la maison au moyen de conduits en nombre suffisant. Si des besoins nouveaux se produisaient, quelques travaux relativement peu coûteux nous en fourniraient aussi abondamment qu'il serait devenu nécessaire, soit du côté de la montagne, soit sur tous les points de la vallée.

Notre population, depuis deux ans, roule autour du chiffre 420. Les femmes sont plus nombreuses, par suite de cette circonstance qu'un département voisin, possédant un asile exclusivement réservé aux hommes, nous adresse ses femmes seulement. D'ailleurs, la proportion relative des hommes semble très légèrement supérieure. Dans l'état actuel, il y a encombrement, lequel va disparaître, l'hiver venu, lorsque les nouveaux quartiers seront habités. L'administration supérieure connaît cet encombrement et ne saurait s'en plaindre. Le directeur refusait de renouveler le traité expiré avec un département ; il a dû céder à un vœu venu de très haut. — La population actuelle exprime donc bien la capacité de la maison dans un délai de quelques mois.

Trois docteurs en médecine sont en ce moment chargés, dans une mesure inégale, du service médical. Tous trois, unis par les liens d'une mutuelle estime et d'une affection sincère, vivent ensemble dans une parfaite conformité de sentiments et de vues, sans division de service et sans distinction hiérarchique. Désintéressés dans la propriété et dans les profits de la maison, — une clause sage des statuts de la société propriétaire l'interdit formellement, — ils sont néanmoins dévoués de tout cœur à sa prospérité. Cette conviction profonde les relie surtout, que l'asile de Leyme, avec sa facilité de faire travailler les aliénés au grand air, pouvant leur donner une dose de liberté à peu près inconnue partout ailleurs, possède une très incontestable supériorité. Cette conviction est chez eux tellement entière, que même les aliénés ayant des professions sédentaires sont occupés de préférence aux travaux extérieurs. Nous avons, par la nécessité de notre position isolée, et pour les besoins de nos constructions incessantes, des ateliers de toutes sortes. Le travail d'un aliéné y serait toujours bien surveillé sous les yeux des chefs ou des ouvriers sains d'esprit; il serait remarquablement plus profitable pour l'établissement. Cependant un aliéné, ouvrier spécial même habile, n'est admis dans l'atelier de sa profession que sur son désir très formel, itérativement exprimé. Les femmes, plus exclusivement occupées dans les ouvroirs de couture, les quittent régulièrement pendant de longues heures, pour faire des promenades extérieures.

Le travail agricole fut une manifeste nécessité de situation le jour où des aliénés furent placés à Leyme. Ils y furent employés d'abord sans qu'on s'en rendît bien compte, par l'instinctive conscience de cette nécessité; mais lorsque le plus ancien des médecins de la maison, M. Murat père, consentit à soutenir de son autorité médicale l'établissement encore dans les langes et d'une bien incertaine viabilité, il fut déterminé par la considération des avantages de ce travail pour le bien-être et le traitement des aliénés. Nous suivons avec lui, et sous ses yeux, cette tradition qui lui appartient. Le travail au grand air, la liberté généralement absolue, voilà non seulement notre caractère distinctif, mais encore très communément toute notre médication. Une indication des résultats obtenus sera le meilleur moyen de vous faire connaître la nature de ce travail. A l'œuvre on juge l'ouvrier.

Un jardin de 2 hectares, situé du côté du midi, où se trouve la façade principale de l'ancienne abbaye, fournit aux besoins de la maison. Ce jardin est une véritable conquête de l'asile agricole sur une friche marécageuse, dans laquelle le barbier de l'établissement, âgé de plus de quarante ans, raconte avoir, dans son enfance, vu et recueilli des louveteaux. Tout le jardinage nécessaire aux 428 aliénés, aux employés de tout ordre consacrés à leur service, au personnel de la ferme, enfin aux nombreux ouvriers sans cesse occupés des constructions, y est récolté abondamment. Plusieurs fois des charretées superflues ont été vendues sur le marché voisin. Le travail seul des aliénés produit ces résultats considérables. Ils cultivent le jardin exclusivement, sous la direction d'un jardinier unique. Encore depuis un an, ce jardinier est-il un malheureux jeune homme de la commune, entré d'abord comme maçon manœuvre, et auquel j'ai dû pratiquer l'amputation du bras gauche à la suite d'un très grave accident. Vous pourriez voir des aliénés toujours nombreux, occupés sans cesse aux travaux du jardin. Les uns interrompent quelquefois leur travail pour exhaler en cris et en gestes bruyants leur délire habituel. D'autres ne s'occupent qu'à la condition de vociférer, et semblent produire en raison même de la violence de leur habitude extérieure. Pour un étranger curieux, l'aspect de cet atelier au grand air peut sembler quelquefois effrayant. L'homme spécial se réjouit de cette diversion utile donnée aux conceptions et à l'agitation délirantes : double profit, car l'aliéné devient plus doux et plus calme par cette influence bienfaisante. — Ce travail est permanent. Le nombre des travailleurs sur ce point varie avec la saison, ou bien selon les conditions spéciales du personnel des aliénés qui y sont employés.

Des travaux de terrassement ont été faits plus loin. Les abords des granges et écuries, de nouvelle construction, ont été disposés par le travail des aliénés. Une rectification de la route qui passe devant l'établissement, sur un parcours de 1500 mètres, est leur œuvre. Tout le reste a été lentement, mais sérieusement fait par les aliénés de l'asile. Cependant des remblais et des déblais énormes existent sur cette route rectifiée, tels que nos communications départementales ou vicinales ont peu l'habitude d'en exécuter. Un employé, chargé de la surveillance générale des travaux, visitait fréquemment ces ateliers de terrassiers. Quelques ouvriers à la journée, en petit nombre toutefois, étaient aussi mêlés aux aliénés, gardiens et collaborateurs tout ensemble.

Les besoins de l'exploitation agricole ramènent incessamment des travaux auxquels les aliénés prennent une part assidue. Je ne puis me dispenser de vous signaler les moissons, surtout les fauchaisons annuelles. Votre père pourra vous dire les fêtes ordinaires, qui, dans notre pays, marquent cette récolte. Ces fêtes, toutes laborieuses, sont complètes dans l'asile de Leyme. Hommes et femmes y apportent une ardeur que je ne saurais vous dépeindre. Vous verriez les prairies encombrées par tous ou presque tous les malheureux de la maison. Les hommes et les femmes sont placés sur des points différents. Des deux côtés il y a comme rivalité. Chacun me demande d'être employés à ce travail. Une répression sévère, dont je ne me sentirais réellement pas le courage, serait celle qui priverait de prendre part aux fauchaisons les aliénés indociles. Le travail attrayant préconisé par certains chefs d'école de notre époque ne me semble nulle part mieux réalisable. — Je vous ferai remarquer cependant que les foins sont coupés par des ouvriers étrangers, payés pour cet objet. L'instrument nécessaire pourrait devenir dangereux, et de plus ce travail est excessivement pénible.

Il est inutile d'ajouter que tous les travaux intérieurs sont dévolus aux aliénés, avec le concours, bien entendu, d'employés spéciaux. Services de la cuisine, de la buanderie, de la lingerie, etc., voilà pour les femmes ; travaux au moulin, à la boulangerie, bois de chauffage à refendre ou à scier, transports divers, etc., voilà pour les hommes. Ceux même qui ne quittent pas habituellement les quartiers, ou qui y sont momentanément consignés, sont occupés passagèrement, une ou deux fois par jour, au transport des débris alimentaires de l'asile aux écuries, pour l'utilité des animaux qu'on y élève.

Je cite pour mémoire le travail des très rares aliénés, ouvriers sédentaires, admis dans les ateliers de leur profession. Vous avez vu plus haut notre règle de conduite à cet égard. Nous avons aussi quelques travailleurs isolés, dont le travail, utile quelquefois, plus souvent minutieux bien que fini, porte l'empreinte de leur délire. Toute maison d'aliénés a ses petits prodiges, objets toujours plus particuliers de l'attention des visiteurs curieux, mais qui n'entrent pas pour le médecin sérieusement en ligne de compte.

Dans certains moments, nos quartiers sont presque déserts. Il faudrait parcourir les chantiers épars pour voir le personnel de la maison. Lorsque le temps est beau, et cela tous les jours, les aliénés non occupés sont promenés dans la campagne, sous la conduite des gardiens, pareils aux écoliers de nos lycées conduits à la promenade. Alors réellement nous pouvons faire visiter toute la maison où presque aucun aliéné n'est rencontré. Tout au plus en voit-on quelques-uns, attachés aux travaux intérieurs, et qui, mêlés à des employés sains d'esprit, n'en sont pas toujours distingués.

Notre première liberté est la liberté du travail. Ici travaille qui veut et comme il peut... Les départements qui alimentent la maison sont agricoles ; les malheureux qui y viennent, retrouvant à l'asile toutes leurs habitudes antérieures, continuent spontanément le travail accoutumé. Ce fait est le plus général. — Quelques aliénés cèdent à mes conseils, toujours présentés avec beaucoup de réserve; c'est ma règle invariable de conduite. — D'autres sont entraînés par l'exemple. Je pourrais vous citer un de nos plus infatigables travailleurs, lequel, après plusieurs années seulement, sollicita, comme faveur, d'être renvoyé dans les chantiers. C'est un avocat, recueilli d'abord par notre distingué confrère M. Marchand à l'asile de Toulouse, et dont, à ma visite, il m'a demandé des nouvelles avec un véritable intérêt. Il l'avait connu autrefois à Paris, lorsque tous deux étaient sur le banc des écoles; et il m'a donné, sur ses habitudes de luxe et d'oisiveté à cette époque, des détails peu en harmonie avec sa vie actuelle. « J'ai encore été étonné, ces jours derniers, de voir dans un champ, très activement, sinon fructueusement occupé, un malheureux, séquestré par décision judiciaire, que je connais depuis son enfance, paresseux par nature, sans habitude des travaux manuels, et qui de lui-même a voulu travailler après une oisiveté persévérante de plusieurs années. » L'un de mes collègues, M. Murat père, m'a raconté l'histoire, antérieure à ma venue dans l'asile, d'un lypémaniaque, refusant la nourriture, ne parlant pas, toujours immobile, parfaite image (pour me servir de l'heureuse expression de M. Murat) d'un saint de pierre dans sa niche. Un jour il s'écria que lui aussi travaillerait. Sur la demande de ce qu'il savait faire, il dit être barbier, profession dans laquelle il semblait peu commode et peu prudent de l'employer. Il savait encore faire les chaises et y fut d'abord occupé. Quelques jours après, il désirait suivre les autres malades au jardin, et était bien guéri moins d'un mois plus tard. Ce malade est sorti après cette guérison bien et longuement confirmée, en mai 1856; il est encore dans un état excellent et a donné souvent de ses nouvelles, dans les termes d'une exquise reconnaissance... Je me suis arrêté volontiers sur cette contagion de l'exemple. Où l'exemple n'existe pas, les effets de cette heureuse contagion ne peuvent être observés.

La liberté de travailler est tellement laissée aux aliénés, qu'ayant eu à recevoir les réclamations de quelques-uns d'entre eux, caractères récriminateurs et acrimonieux pour lesquels la plainte est un besoin de nature, je me suis avisé, dans ces derniers temps, du moyen suivant: De ma voix solennelle, je défendais qu'ils fussent appelés à aucun travail et menaçais de toute ma rigueur le gardien désobéissant. Les aliénés condamnés au repos sont bientôt venus m'implorer pour que je retire ma prohibition; ils sollicitaient en suppliant. Ceci m'a toujours réussi; raisonnable ou aliéné, la triste humanité se ressent toujours de la faute originelle.

Je dois placer ici un aveu tout personnel. Lorsque je suis entré dans la maison, trop préoccupé du travail au grand air et de ses avantages pour le bien-être ou le traitement des aliénés, j'aurais voulu rendre ce travail obligatoire ; et, s'il faut faire ma confession entière, je subissais avec une certaine impatience les habitudes établies. En visitant d'autres asiles, j'avais recueilli avec bonheur la même opinion chez des confrères distingués. L'un d'eux avait eu l'obligeance d'employer sous mes yeux son moyen, d'ailleurs très innocent, de contrainte. L'expérience m'a aujourd'hui bien converti. Plus importante encore que le travail extérieur, la liberté est le fait dominant et caractéristique du régime de Leyme. Dans le travail, comme en toutes autres choses, j'en ai reconnu les inappréciables avantages. J'ai conservé, pour des usages thérapeutiques, le moyen qui m'avait été enseigné, et je reste convaincu que, dans ma position exceptionnelle, les confrères dont je viens de parler agiraient comme moi. Les conditions très différentes des asiles qu'ils dirigent, expliquent et justifient leur conduite.

La même liberté existe pour le travail lui-même. Dans le jardin, aux champs, dans les travaux de terrassement, celui qui est fatigué se repose. Ce repos consiste en une pause, en une promenade libre et solitaire, en une sieste sur la pelouse à l'ombre des hêtres de la forêt. Chacun le prend à son aise, ainsi qu'il lui convient. La seule instruction donnée aux gardiens est relative aux aliénés d'apparence chétive, qu'il leur est recommandé d'observer particulièrement et de protéger contre leur propre ardeur, résultant communément d'une rivalité entre les travailleurs. Je visite très fréquemment les divers ateliers, et j'ai souvent engagé au repos des aliénés que ma présence même excitait peut-être au delà de leurs forces. Auprès de quelques autres je dois insister pour qu'ils travaillent modérément dans la simple mesure d'une distraction.

Profitant de la latitude entière qui leur est laissée, quelques aliénés restent oisifs le plus habituellement; d'autres sont laborieux ou paresseux par boutades. Tous jouissent dans cette oisiveté d'une liberté absolue. Ils se promènent dans la maison et ses dépendances étendues, exhalant au grand air toute l'exhubération de leur activité ou de leurs conceptions délirantes. Quelques-uns peuvent être utilisés pour les courses dans le voisinage. Ainsi, nous en avons qui, heureux de cette marque de confiance et la justifiant bien, courent dans les fermes voisines, où ils approvisionnent la maison de lait et autres menues provisions semblables, que la ferme de la maison ne produit pas en quantité suffisante. Les commissions au bureau de tabac voisin sont par convention usitée, l'apanage de quelques autres, qui suivent les employés de la ferme dans les foires des environs, les aidant dans la conduite d'animaux vendus ou achetés. Des aliénés vont seuls à quelques kilomètres retirer chez les propriétaires des veaux achetés par le boucher de la maison et les conduisent parfaitement. Des commissions, même lointaines, sont fidèlement exécutées par les aliénés habituellement inoccupés. Dans une circonstance, l'un d'eux ayant été envoyé à 30 kilomètres, aux portes de Marcillac, votre commune, un autre aliéné, peut-être le plus délicieusement paresseux de l'asile, demanda à être autorisé à le suivre et à aller ensuite chez lui, plus loin encore. L'autorisation étant accordée, au moment de leur séparation le commissionnaire donna rendez-vous à l'autre pour le lendemain, à une heure déterminée, pour avoir le temps de rentrer ensemble dans la maison. Il importait, ajouta-t-il de ne pas agir en canailles. Tous deux étaient rendus ici au jour dit, à l'heure convenue ; la commission du premier avait été parfaitement accomplie. Ce fait vous montrera à la fois, et l'étendue de la liberté laissée aux aliénés, et leur délicatesse à l'apprécier.

Il est malheureusement quelques malades qui ne peuvent être admis au bénéfice de notre position exceptionnelle. Je veux parler de ceux qu'une action criminelle a conduits dans la maison, et pour lesquels une crainte trop justifiée oblige à des précautions cruelles. J'ai un homme qui, ici, s'est toujours montré inoffensif et voudrait être admis au travail général, mais il a tué sa femme dans un accès de manie, sans motif ni sérieux, ni futile. Je me montre du reste sobre, autant qu'il est en moi, du séjour dans les quartiers. Un lypémaniaque, avec hallucinations qui lui commandent le meurtre, est quelquefois confondu avec les autres travailleurs. Il n'a commis aucun acte violent, et je l'observe depuis assez longtemps pour me croire assuré des moments où il est inoffensif, comme de ceux où il devient nécessaire de le surveiller dans les quartiers.

Telle est donc, en résumé, notre situation ordinaire : le plus grand nombre des aliénés disséminés au dehors, sur les travaux divers et variés, ou errant librement dans la campagne. Le passant est exposé à les rencontrer partout dans le voisinage et à leur demander son chemin, comme il ferait ailleurs au premier paysan venu. Quelques-uns seulement demeurent dans les bâtiments de l'asile à poste fixe, ne les quittant jamais par mesure de prudence. D'autres y sont enfermés passagèrement : les épileptiques ou les maniaques dans des crises momentanées. Lorsque la pluie retient le plus grand nombre des malades à l'intérieur, quelques travaux particuliers et réservés pour ce besoin procurent une distraction plus nécessaire à cause de la vie habituelle. Mais, qu'ils soient au dehors ou réunis dans les promenoirs ouverts, lorsque vient l'heure du repas ou de tout autre exercice en commun, tout le monde arrive au son de la cloche, aussi régulièrement que dans la communauté religieuse la plus sévère.

Cette dernière phrase vous fait pressentir combien peu nous avons à craindre les inconvénients de l'excessive liberté. Avant de poursuivre cette question, je tiens cependant à vous rassurer sur notre apparent abandon de toute surveillance. Les quartiers sont livrés à des gardiens comme partout. Le nombre de ces gardiens est insuffisant ; je m'en plains, et j'ai l'assurance qu'il sera augmenté avec l'installation des quartiers neufs. Ce moment semble plus favorable pour la distribution des services dévolus à chacun. Dans la ferme, chaque valet a son emploi ; dans les ateliers, sur les chantiers de construction, tous les ouvriers ont leur travail ; mais partout cette instruction est fréquemment répétée sous toutes les formes. Nous rappelons que la maison est plus spécialement une maison d'aliénés ; que, par conséquent, toute affaire est cessante lorsqu'il s'agit du service et de la surveillance de ces malheureux. Directeur et médecins, nous nous efforçons de bien inculquer cela aux employés de tout ordre. Les plus intelligents et ceux qui ont vieilli au service de l'établissement sont mieux formés ; moins compris des autres, nous voyons cependant notre pensée plus appréciée chaque jour. La population voisine a bien pris un peu les habitudes de Gheel, du moins dans la mesure plus restreinte de son commerce avec nos malades ; elle est habituée aux aliénés, les reconnaît à leur costume, et comme toute conduite d'un évadé est généreusement récompensée, elle prête à notre surveillance le concours de son zèle intéressé.

J'ajoute que nos gardiens extérieurs, je veux dire ceux qui sont détachés des quartiers pour conduire et diriger les aliénés dans les travaux, connaissent bien leur personnel. Ils doivent une attention plus grande aux derniers venus, dont les habitudes nous sont encore inconnues. Tout récemment un gardien d'un atelier de terrassiers constate l'absence d'un aliéné entré depuis quelques jours seulement. L'éveil est donné au plus vite ; on court à sa poursuite dans toutes les directions. Il était cependant à quelques pas, perdu dans le bois, où il avait été se reposer ainsi qu'il avait vu faire à ses compagnons. Nous avons connu la disparition et le retour en moins d'une heure ; mais la recherche était engagée. Ce fait, qui me revient à l'esprit, parce qu'il est d'hier, vous donnera l'idée de notre vigilance.

Les évasions sont rares. J'ai pu m'assurer auprès de nombreux confrères dont j'ai visité les asiles que nous en avons relativement un petit nombre. En premier lieu, beaucoup de nos aliénés sont plus souvent égarés qu'évadés. Puis j'insiste sur cette circonstance, très probante pour nos habitudes de liberté, que les malades véritablement évadés appartiennent communément à la catégorie de ceux qui sont enfermés dans les quartiers. Je serais en mesure de justifier mes assertions par l'examen des comptes du directeur. Malgré l'utile générosité avec laquelle tout homme ramenant un aliéné est récompensé, malgré le prix souvent considérable de certaines évasions plus lointaines, le chiffre total de cette dépense n'est pas élevé. Nous ne sommes pourtant enfermés par aucune muraille : les limites ordinaires des propriétés, des haies, quelques ruisseaux qu'un enfant peut enjamber, voilà toutes nos protections.

L'asile, dans ses diverses phases, remonte à 1835 ; tous les accidents observés se réduisent à quatre. Une grossesse, qui fut le fait d'un gardien infidèle, déjà renvoyé ; elle remonte aux premiers temps, et je crois pouvoir affirmer qu'un semblable malheur serait aujourd'hui impossible ; deux suicides, dont l'un s'est produit hors de notre surveillance : le suicidé avait été déjà remis et confié à sa femme venue pour le retirer ; l'incendie d'un dépôt de bois destiné aux constructions : cet incendie, le premier dans l'ordre des dates, remonte à huit ans. Nul acte contraire aux mœurs n'est connu, malgré le mélange des sexes ; nulle tentative, même dans cet ordre d'idées, n'est signalée, soit dans l'établissement, soit dans le pays voisin. Nous avons cependant des religieuses dont la pudeur austère serait prompte à grossir ces méfaits. Vous savez aussi combien est ombrageuse la susceptibilité de nos populations sur cette question. L'absence de tout fait connu, voire même de toute suspicion, est donc une circonstance significative et concluante.

Un inconvénient qui nous est propre doit être signalé. Plusieurs aliénés qui ne veulent pas travailler dans la maison, d'autres qui s'occupent irrégulièrement, usent de la liberté qui leur est laissée pour aller prendre part aux travaux des paysans du voisinage. Je m'efforce de l'empêcher le plus possible et n'y réussis qu'imparfaitement. La cupidité bien connue de nos pauvres cultivateurs conspire contre mes efforts, mal secondés d'ailleurs par les habitants plus notables, qui sont, au contraire, les premiers à donner un exemple fatal. L'irrésistible attrait du fruit défendu s'ajoute, pour nos malheureux aliénés, à l'appât d'un gain plus apparent que réel. Au fond, je cherche à arrêter cette tendance mauvaise, surtout par respect pour les ordres de l'autorité supérieure. Je serais plus désolé si les aliénés mangeaient hors de la maison et étaient exposés à des abus funestes, mais ils sont très fidèlement renvoyés aux heures du repas. L'avaricieuse parcimonie des habitants m'est, sur ce point du moins, une garantie assurée.

Tout ce qui précède sur l'innocente facilité de nos aliénés, ne nous dispense pas, malheureusement, de l'emploi des moyens coercitifs, à certains moments, pour un trop grand nombre d'entre eux. Je vous dois compte de l'usage de ces moyens et de ces moyens eux-mêmes ; cette question, dans le moment actuel, a une importance spéciale.

Vous pouvez comprendre que ma principale répression est la privation de la liberté, la réclusion au quartier, si je puis ainsi dire. Je reste dans l'avantage exclusivement inhérent à nos heureuses conditions, inconnues ailleurs. L'aliéné est extrêmement sensible à cette privation. Les cours sont spacieuses, bien éclairées, au grand air, ont vue sur une campagne étendue, mais ce n'est pas la liberté habituelle. Une menace de séquestration dans les quartiers, à plus forte raison cette menace exécutée pendant une journée ou seulement quelques heures, me donnent une immense autorité sur les aliénés les plus indociles. Laissez-moi vous exprimer un vœu éloigné plutôt qu'une espérance: S'il était possible de placer tous les asiles dans des conditions pareilles aux nôtres, ne pourrait-on pas espérer réduire tous les moyens coercitifs à cette simple claustration dans les quartiers? Ce progrès réalisé dépasserait, ce me semble, de beaucoup le remplacement poursuivi de la camisole par le *non-restraint*.

En attendant, je suis bien obligé d'avouer que la camisole est employée dans l'établissement. Souffrez même que, contre cet anathème dont elle est l'objet depuis quelque temps, j'élève une protestation isolée. Ses longs et honorables services me semblent trop méconnus en France du moins, où elle est encore plus attaquée qu'abandonnée. Je l'avoue donc, lorsqu'un aliéné a besoin d'être contenu, je lui mets la camisole, le plus doucement et le moins longuement possible. Je le laisse ainsi, dans l'impossibilité de nuire à lui-même ou aux autres, se promener à la campagne avec ses compagnons. L'exercice au grand air, sous les yeux des gardiens, me semble plus propre à calmer les conditions qui ont nécessité l'emploi du moyen contentif qu'une séquestration en cellule, si magnifique que puisse être celle-ci. Mon œil a été blessé bien souvent à la rencontre de ces malheureux au dehors, mais leur bien-être y est plus grand, très incontestablement, et la durée de leur crise abrégée.

La cellule est donc mon plus rigoureux moyen coercitif. Dans nos quartiers neufs, je pourrai disposer avec la cellule d'une cour de communication ayant vue sur la campagne, et qui en sera pour moi un très heureux correctif. Vous voyez que tout ce qui trouble la liberté de l'aliéné me tourmente sans cesse; je ne sais pas échapper à mon milieu. J'avais déjà fait créer dans les enceintes actuelles une trop petite cour isolée, sorte de cellule au grand air; je souffrais de n'avoir encore qu'une cellule unique donnant sur la campagne; j'ai eu l'occasion, dans ces derniers temps, de placer dans cette cour un officier supérieur, aliéné dangereux, que Charenton nous a transmis, et dont la fureur a dépassé les indications, bien graves pourtant, du savant médecin en chef de cette maison. Devenu plus calme, il a pu, en rémission momentanée, jouir d'une certaine liberté. Il en use peu, préférant rester dans cette cour, qu'il se plaît à considérer comme son cabinet.

Nos aliénés redoutent fort la cellule. Sur une plainte fondée, qui m'arrive au moment de la visite, lorsqu'un motif se produit sous mes yeux, je la fais appliquer. L'ordre est d'ailleurs donné d'une manière générale de relâcher l'aliéné dès que je disparais ; je le répète chaque fois pour plus de sûreté. Je n'attends même pas de quitter le quartier, si une circonstance quelconque ne m'y retient plus longuement. Je n'ai vu résister à mon ordre qu'une seule fois. C'était un épileptique, d'ordinaire l'homme le plus doux de la maison, que ses gardiens eurent peine à contenir et que je mettais en cellule pour la sécurité de tous. Constamment l'aliéné prend de lui-même la direction de la cellule et précède souvent le gardien à la porte.

Le régime alimentaire est ici le même que dans tous les asiles publics. Trois réflexions doivent cependant être présentées à ce sujet.

Vous connaissez les habitudes très remarquablement sobres de nos populations. Vous savez que l'usage de la viande et du vin n'y est connu qu'à de longs intervalles, dans des circonstances exceptionnelles. L'entrée d'un aliéné dans l'établissement apporte donc une amélioration considérable dans son alimentation. Je sais bien que cette remarque est applicable, au moins à un certain degré, à tous les asiles recrutés comme les nôtres au sein des populations agricoles. J'estime aussi que l'amélioration est très réelle pour les aliénés ayant connu jusque-là l'usage habituel de la viande et du vin. Je veux étendre ainsi le bénéfice de mon observation aux asiles placés au milieu des populations industrielles. Chez ces derniers, en effet, plus particulièrement encore pour les malheureux devenus aliénés, l'abus a pris si communément la place de l'usage, que le régime sagement réglementé des asiles doit immédiatement être du plus heureux effet. Cette remarque, pour être générale, n'en a pas moins sa valeur en ce qui nous concerne.

Une autre différence doit être ensuite signalée, relativement à la qualité des aliments fournis à nos malades et à celle des aliments consommés dans la plupart des autres asiles. Nous élevons dans la ferme et nous engraissons les animaux destinés à la boucherie ; nous parfaisons tout au moins ceux qu'il faut acheter sur les marchés voisins. Sans parler de la surveillance éclairée des directeurs, je reconnais volontiers l'intérêt des fournisseurs à donner des viandes de bonne qualité, mais cet intérêt est ici plus grand. Un boucher vend toujours sa viande avec profit ; de qualité moins bonne, elle tourne au détriment du seul consommateur. Nous sommes à la fois le boucher et le consommateur, ce qui constitue une garantie plus sérieuse. — Si je joins l'examen des faits à cette appréciation, en quelque sorte théorique, je puis dire que la boucherie de l'établissement est renommée dans la contrée, et rappeler qu'un préfet du département, après l'avoir goûtée, se plaignait de ne pouvoir obtenir au chef-lieu qu'une viande très inférieure à la nôtre et la proposait pour modèle.

Ma dernière réflexion est la plus importante. Elle concerne une différence plus grande qui nous sépare des asiles publics, au point de vue du régime alimentaire. Pour eux, les mots portion, demi-portion, ont une signification de quantité dans toutes les parties de l'alimentation. Aussi un directeur, non médecin, pouvait-il me dire avec une parfaite bonne foi qu'il était en mesure de déterminer chaque jour la consommation de chacun de ses aliénés, à un centigramme près. Il prenait l'irréprochable régularité de ses comptes pour l'expression parfaite des faits. Je n'ignore pas que les surveillants chargés des distributions tiennent sagement compte des aptitudes inégales des individus, et qu'ils remédient avec raison, de leur mieux, aux inconvénients de cette fiction réglementaire. Je préfère toutefois ce qui existe chez nous, l'absence de cette fiction : la liberté dans la mesure du régime alimentaire, comme la liberté de travailler, comme la liberté dans le travail, comme la liberté pour les oisifs.

Les aliénés mangent donc à discrétion, peu ou beaucoup à leur gré, selon l'appétit ou la disposition du moment. Ceux qui ont une prescription alimentaire spéciale sont séparés des autres et servis ainsi qu'il a été ordonné. Le reste va au réfectoire, où le repas a été apporté. Chacun, après avoir achevé ce qui avait d'abord été placé devant lui, demande, ou plus souvent va prendre lui-même, le supplément qu'il désire. Celui qui, mal disposé ce jour-là, est trop copieusement servi, va de lui-même, toujours proprement, verser le surplus de sa portion dans le vase commun. Le premier effet de cette abondance pour les derniers venus, semble un appel à la gourmandise. Communément, ils mangent davantage, alléchés par cette nourriture plus savoureuse dont ils n'avaient pas l'habitude, ainsi que je vous le disais tout à l'heure ; bientôt ils sont faits à ce régime meilleur et leur appétit s'y conforme. J'assiste souvent aux repas ; je demande aux aliénés s'ils sont contents ; il m'arrive rarement d'entendre des plaintes, ou mieux, lorsqu'il s'en produit, c'est de la part de quelques rares individus, constamment les mêmes, esprits acrimonieux que rien ne satisfait, et qui sont interrompus par la protestation unanime de leurs compagnons. Je goûte fréquemment les mets de toute nature ; j'en suis pourtant détourné par les témoignages de satisfaction très légitime. Si je persiste, c'est parce qu'au fond je crois remarquer que cette dégustation inutile est agréable à ces malheureux. Tout récemment, j'ai fait augmenter la proportion du vin dans l'abondance ; je l'ai fait n'ayant reçu aucune plainte, uniquement parce que la proportion d'eau m'a paru trop forte ; je n'avais pas averti ; cependant quelques jours après j'étais remercié dans les divers quartiers, où l'on avait bien remarqué la coïncidence du changement avec ma dégustation précédente. L'administration ne s'inquiète pas d'ailleurs de ce mélange, laissé entièrement à l'appréciation et aux ordres des médecins.

J'ai dû excepter de ce régime général de liberté pour l'alimentation quelques aliénés, spécialement idiots et déments, lesquels mangeraient sans mesure, autant qu'on leur en présenterait. Éclairé, pour eux, par quelques indispositions reproduites de loin en loin et liées simplement à un état de plénitude excessive, j'ai déterminé pour chacun d'eux la quantité de nourriture quotidiennement convenable. Les gardiens, chargés de les faire manger, n'ont pas eu d'indisposition nouvelle à me signaler depuis l'application de cette utile mesure.

Quelques autres malades sortent de la règle générale et sont réellement moins bien avec le régime de la maison qu'ils n'étaient dans leur famille. Ces cas sont fort peu nombreux et facilement connus. Il suffit de les signaler à la charité dévouée des religieuses chargées des distributions alimentaires. Par contre, quelques malades pensionnaires, appartenant aux classes supérieures de la société, placés sur la demande et à la charge des familles, préfèrent la nourriture du régime commun à leur table mieux servie.

Tout, du reste, dans le régime alimentaire est réglé paternellement. Le directeur dit souvent que l'aliéné, pour avoir le nécessaire, doit gaspiller. Sans apprécier ce qu'il peut y avoir de vrai ou d'erroné dans ce principe, je le relève comme témoignant du moins des habitudes non parcimonieuses de la maison. Pour moi je tiens seulement à une chose, à laquelle j'applique tous mes soins, sans y réussir toutefois entièrement. Que les aliénés mangent comme ils veulent au moment du repas, rien de mieux ; mais je désirerais qu'ils n'emportassent rien ensuite, l'ordre et la régularité étant, selon moi, des conditions inappréciables pour la conservation de leur santé. Je m'efforce donc autant qu'il est en moi, de les empêcher d'avoir les poches pleines : travail difficile, soyez-en convaincu, auquel j'espère arriver chaque jour davantage.

Le résultat de tous nos soins est du moins encourageant. Je puis affirmer que les aliénés sont à tous égards satisfaits de la maison. Un de ces malheureux, sorti guéri en 1859, et dont la guérison ne s'est pas démentie, nous quittait désolé ; il regrettait d'avoir femme et enfants. Sans cette circonstance, il nous eût suppliés de le garder à un titre quelconque. Deux autres, l'été dernier, refusaient de partir guéris, et demandaient subsidiairement que leur départ fût ajourné. Parmi les trop nombreux récidivistes, pas un n'est inquiet à son retour. M. l'inspecteur de l'assistance publique de la Dordogne, qui voit tous les aliénés au départ de Périgueux et au retour après guérison, nous disait ne point s'expliquer comment nous parvenions à conquérir tant d'affection ; il terminait par cette plaisanterie, qu'assurément nous traitions trop bien nos aliénés, car tous retournaient avec une santé brillante et prospère, qu'il leur était ensuite impossible de maintenir.

Je vous dirai un mot seulement du vestiaire ; il est uniforme, en ce sens que des pièces d'étoffe pareille servent à tous les vêtements. Quelques exceptions sont admises pour des individus fantaisistes que l'on satisfait. Cette uniformité, connue dans le pays, a cet avantage pour l'établissement, que les paysans nous ramènent plus facilement les aliénés évadés ou égarés dans le voisinage.

J'arrive enfin à la partie de votre rapport consacrée à la discussion. Vous allez me guider pas à pas ; mon travail va devenir facile.

Vous constatez une première impression favorable dans la visite du village de Gheel, à la vue du maintien calme et inoffensif des aliénés admis au bienfait de la circulation générale extérieure, participant au dedans à tous les petits travaux et aux distractions des familles. — Je remarque ici l'étonnement de nos visiteurs, non préparés au calme et à la douceur qu'ils rencontrent.

Plus on entrera dans la voie de la liberté pour les aliénés, plus on cherchera à les soustraire le moins possible à la vie ordinaire, plus aussi on reconnaîtra que ces malheureux, sauf quelques très dangereuses exceptions, tiennent encore à la société, et lui doivent être conservés, dans toute la mesure possible. Nous recevons des hôpitaux des départements voisins, des malades, réputés très violents, indiqués comme fort dangereux, desquels on nous dit n'avoir pu se protéger que par les plus excessives précautions. Cependant, dès les premiers instants, la suppression des moyens coercitifs antérieurs, bientôt aidée par les bienfaits d'une liberté surveillée, dissipe toute crainte. Vous pourriez être surpris, en comparant nos feuilles de renseignements, remplies par les mairies ou les préfectures, avec nos notes, inscrites aux registres, — remarquez que j'invoque les seules pièces officielles, — de la complète dissemblance des unes et des autres. Je pense que partout, dans les réunions d'aliénés, cette observation serait justifiée ; que leur apparence et leur maintien sont d'autant plus tranquilles, qu'ils sont considérés davantage et traités comme le commun des hommes.

Les aliénés de Leyme sont très satisfaits, ainsi que ceux de Gheel ; vous l'avez vu, il y a peu d'instants. J'ai relevé, en passant, comme exceptions, ces hommes qui se plaignent de tout et de tous, auxquels un médecin est préparé, et dont les récriminations prévues ne sauraient infirmer une loi générale. Venez interroger le plus grand nombre de nos malades : vous emporterez certainement cette impression, que les plaintes sont peut-être ici moins fréquentes, et le plus communément tempérées par la simple expression d'un regret du pays ou de la famille.

Si j'avais visité avec vous la colonie de Gheel, l'insouciance et la sécurité indifférente des habitants de la commune m'eût sans doute moins surpris. Les populations voisines de Leyme, sont assurément beaucoup moins mêlées aux aliénés; elles n'y ont pas été formées par la tradition des siècles; cependant vous avez vu qu'elles n'évitent pas leur commerce, ailleurs si redouté. Elles ramènent les évadés, et de plus, embauchent, autant qu'elles peuvent, ceux dont elles recherchent, pour les travaux agricoles, l'utile et à peu près gratuite collaboration. Un sentiment de méfiance, qui n'arrive jamais jusqu'à la peur, est tout ce que vous pourriez constater parfois chez quelques rares paysans plus poltrons. Les ouvriers qui viennent travailler passagèrement aux constructions, se familiarisent vite au contact des aliénés. Quelques jours suffisent pour dissiper leurs préventions préconçues. Ils sont surpris de la débonnaire innocuité de ces malheureux, dont le voisinage prévu les avait quelquefois empêchés, même assez longtemps, de venir prendre du travail dans l'établissement.

Je rapproche avec bonheur cette double disposition des esprits. L'aliéné est plus doux, lorsqu'il est plus libre et mêlé davantage avec le reste des hommes. L'homme sain d'esprit ne craint pas l'aliéné, et s'en éloigne moins, lorsqu'il a l'habitude plus grande de le fréquenter. L'observation constate ce même fait à Gheel et à Leyme. Les principes d'humanité, inaugurés par Pinel, gagneront donc chaque jour davantage : plus ils seront pratiqués, plus sera justifiée la vue de cet homme de cœur et de génie.

La satisfaction générale des aliénés de Gheel étant constatée, la facile sécurité des habitants de la commune étant remarquée, vous discutez les deux grands faits qui différencient Gheel de tous les établissements d'aliénés : la liberté de circulation qui leur est laissée, et la vie en commun au milieu des familles de bourgeois ou de paysans. Vous proclamez ces deux avantages incontestables, puis vous ajoutez que les asiles, *quelle que soit leur forme ou leur nature, ne peuvent jamais les fournir au même degré*. Si j'ai été assez heureux pour vous faire bien apprécier les conditions spéciales de l'asile de Leyme, qui vous est inconnu, vous comprendrez qu'il me soit impossible de laisser passer votre proposition, sans protester avec énergie... Permettez-moi de justifier cette protestation avec les développements convenables.

Nous avons réalisé, avec nos conditions différentes et plus favorables, ce que vous dites irréalisable dans un asile ordinaire :

« Les malades, en général, sortent à volonté ; ils circulent en tous sens, sans être suivis personnellement, dans les habitations, dans les rues et dans les champs. Il n'existe ni murailles infranchissables ni portes fermées pour arrêter leurs mouvements. . . . . . .

. . . .

. . . .

Chaque malade est abandonné à lui-même, à ses caprices et à la pente naturelle de son délire, sans être contrarié. »

J'ai pu reproduire textuellement votre propre description.

« Cette liberté, pour certains aliénés, est une évidente satisfaction ; pour d'autres, un ardent besoin. » Je prends acte de cette observation et en applique le bénéfice à notre établissement.

Le nombre des aliénés heureux de la liberté, est plus grand dans l'asile de Leyme, à cause de l'habitude contractée. Vous avez vu combien tous sont sensibles à ma première et plus commune répression, la privation de la liberté Je reconnais d'ailleurs volontiers avec vous, que, dans la vie générale, beaucoup d'aliénés y sont moins sensibles, qu'ils vivent entièrement dominés par leur maladie, concentrés dans leur monde intérieur, sans souci du lieu où ils se trouvent. Mais, après cette concession due à la vérité, vous ne contesterez pas, de votre côté, que le spectacle extérieur, indifférent pour le bien-être moral de ces malades, ne soit capable pourtant d'atténuer ou de distraire même parfois la préoccupation délirante. — L'homme sain d'esprit, sous l'influence d'un chagrin profond, s'y enfoncera de plus en plus, s'il reste sans cesse au milieu des objets qui peuvent le lui rappeler, s'il évite toute communication extérieure, s'il fuit, non seulement tout commerce de l'intelligence, mais encore toute impression, même involontaire, des sens. — La même chose a lieu pour l'aliéné, que vous supposez renfermé étroitement dans une chambre restreinte ; moins contenu dans ses mouvements, dans un asile étendu, livré enfin à la magnificence des champs, il sera différent. Veuillez vous souvenir de ces aliénés travailleurs dont j'ai parlé plus haut, les uns suspendant leur travail, tandis que d'autres semblent épuiser plus rapidement la violence même de leur délire par une sur-activité physique simultanée.

Quant aux aliénés impatiemment exigeants de la liberté, chez lesquels vous craignez, à ce signe, l'imminence d'une crise ou d'une rechute, — plus rares à Gheel, dites-vous, assez nombreux ici, — je constate à leur égard les grands avantages de la liberté. Toute crise, en effet, qui se présente violente au point de m'obliger à l'emploi des moyens coercitifs, dans l'intérêt du malade ou d'autrui, se prolonge et s'aggrave. Lorsque je puis me dispenser de ces tristes mais inévitables moyens, je remarque une abréviation considérable de la crise... C'est le violent, ou plus exactement le violenté qui est durable.

Les restrictions à la liberté existent ici, sans doute ; vous avez vu nos moyens vigilants de surveillance. Toutefois je n'ai pas cette tutelle blessante de la population de Gheel. Je ne crains pas cette poursuite inquiète, sur les pas d'un aliéné, par le nourricier et toute sa famille, voulant éviter les frais de sa responsabilité ou craignant le retrait du pensionnaire. Je ne connais pas surtout ces mesures rigoureuses, qui sont d'une autre époque, et qu'un paysan mettra en usage trop facilement et trop promptement. Les habitudes calmes de l'ensemble d'une population n'excluent pas l'emportement même fort grand, dans un moment donné, de quelques individualités.

Notre personnel, dans toute la hiérarchie, est au service de l'aliéné ; son devoir et son intérêt lui commandent de le respecter, de le traiter avec douceur, de le surveiller avec prudence et réserve. Nul moyen coercitif n'est aux ordres des gardiens ; les médecins seuls en ordonnent l'application. Après tout, enfin, si nous avions lieu de craindre l'abus de la liberté, il nous est loisible de la suspendre momentanément. Elle est à Gheel de droit permanent. Nous conservons tous les avantages ; nous possédons le correctif à côté, pour les cas où il devient nécessaire.

Relativement à la vie de famille, autre supériorité de la colonie de Gheel, je donne encore la préférence à notre manière de vivre. Les avantages de l'isolement nous sont communs. Je ne saisis pas bien d'abord, comme fait général du moins, que l'aliéné pensionnaire dans une famille étrangère, l'aliéné chronique surtout, le plus commun à Gheel, puisse inspirer à des paysans intéressés une affection sérieuse, qu'il ne peut, de son côté, ni comprendre, ni apprécier.

Pouvant subir ou ayant subi les corrections inhumaines dont vous parlez, l'aliéné conservera mieux le souvenir de ces durs traitements. Le meilleur rôle que je puisse lui supposer encore, dans les cas les plus nombreux, sera celui de l'enfant déshérité de la tendresse de ses parents, le rôle de Cendrillon enfin. — Il me souvient d'avoir été appelé devant la cour d'assises pour une affaire d'infanticide. La malheureuse accusée était une mère de famille, entourée des plus excellents témoignages. Le maire de sa commune ajoutait, après le très certain et très incontesté récit de toutes ses qualités, que, chargée d'un enfant de l'hospice, elle avait prodigué à cet orphelin les soins les plus dévoués durant une maladie fort longue, et l'avait ensuite pleuré comme le sien. Le crime était patent cependant. Cette femme avait tué son enfant, au moment de l'accouchement, afin de pouvoir spéculer encore de son lait avec un autre enfant de l'hospice. — Arrivé à ce passage de votre rapport, j'ai été poursuivi par ce souvenir.

Nous vivons tous à Leyme forcément réunis, aliénés et sains d'esprit, nous connaissant, nous appelant de nos noms, formant comme une grande famille. Chacun s'identifie véritablement avec la maison. J'entends chaque jour les aliénés dire : nos bœufs, nos chevaux, nos près, nos champs. Plusieurs fois, des aliénés plus anciens s'indignaient devant moi de la confusion commise par des aliénés nouveaux venus, qui s'informaient si un char à bœufs de passage nous appartenait. L'indignation tenait à ce qu'il avait pu être supposé que des bœufs en si mauvais état étaient à l'établissement... Dans le déplorable incendie allumé par un aliéné, éloignés des populations voisines, nous avons dû à leurs efforts spontanés d'en arrêter plus rapidement les ravages. Sans être pressés par la crainte d'un danger personnel prochain, ils se sont employés avec l'ardeur la plus infatigable. Le feu éteint, la nuit venue, lorsqu'on voulut se reconnaître dans le désordre inséparable d'une semblable catastrophe, un seul aliéné manquait, connu pour sa fureur de l'évasion. Il fut retrouvé à la porte d'un réfectoire : fatigué de son travail, ayant faim, soif surtout, il attendait patiemment à l'entrée du lieu où il avait coutume de manger et boire. Comme on s'étonnait qu'il n'eût pas saisi cette occasion commode de s'évader : « Le plus pressé était d'éteindre le feu, » répondit-il.

J'oppose les habitudes générales du régime de Leyme, en tout et toujours paternelles, aux défectuosités que vous avez relevées dans le régime de Gheel, particulièrement à la brutalité trop commune, tout au moins dans la répression. Je constate en regard l'affection bien certaine du plus grand nombre de nos aliénés ; je doute des mêmes sentiments chez les malheureux de Gheel, ayant subi et pouvant subir des corrections cruelles. — Ne cédons pas cependant à une sollicitude exagérée pour les aliénés, jusques à profaner les mots qui expriment nos souvenirs les plus chers. Tout ceci n'est pas la famille et ses douceurs ; la chose est malheureusement irréalisable à Gheel, à Leyme, et partout, je le crains... Leyme seulement me semble en présenter l'image moins affaiblie.

Un inconvénient très grave vous apparaît dans la colonie de Gheel, malgré toutes les améliorations récentes, au point de vue des soins médicaux. Vous applaudissez aux efforts qui ont été faits pour atténuer ce grave reproche, mais vous ne pouvez le retirer. Puis, repoussant les prétentions étranges des partisans exclusifs de Gheel, vous réclamez avec verve en faveur des grands progrès accomplis. Interprète convaincu de l'opinion à peu près universelle, vous protestez au nom de la science et de l'humanité.

Veuillez donc, par opposition, suivre l'emploi d'une de mes journées : J'ai parcouru le matin tous mes quartiers ; j'ai suivi tous mes ouvroirs intérieurs ; ma visite réglementaire est terminée. Mais je sors de la maison. Aux premiers pas, je suis dans le jardin entouré de ces aliénés travailleurs qui le font produire. Plus loin, mêlés aux valets de la ferme, je rencontre d'autres aliénés cultivant des champs ou des friches ; ma promenade prolongée me conduit sur un atelier de terrassements. Si j'entre dans la vallée, j'assiste au travail des femmes, occupées sur le bord des ruisseaux à laver ou à étendre du linge. — Le hasard me servira bien mal si je n'ai pas, chemin faisant, rencontré quelque part les aliénés des quartiers conduits à la promenade par les gardiens. Là, mes yeux sont blessés par l'aspect d'une camisole, pour laquelle j'ai confessé ma faiblesse arriérée ; sur place il m'est possible quelquefois de la faire enlever. Dans l'intervalle de ces groupes divers, j'ai coudoyé beaucoup d'individualités oisives, se promenant en toute liberté, jetant à l'espace leur activité inquiète ou leur délire. — Le son de la cloche réunit tout le monde pour le repas ; j'y viens encore, donnant ainsi à ces malheureux un témoignage de sollicitude qui les touche. Une modification utile pourra apparaître, non réclamée, et dont je serai pourtant remercié.

Ne m'accusez pas de laisser ainsi le champ libre à mon imagination ; cet exercice extérieur est salutaire à ma santé, cette distraction salutaire à ma solitude. D'ailleurs, si je veux rencontrer ces malades, trop rares dans nos maisons spéciales, qui ont l'heureux privilège d'exciter l'intérêt plus particulier du médecin, si j'ai à suivre la marche et les progrès d'une guérison probable, si je dois surveiller les alternatives qui précèdent une guérison incertaine ; tous ces malades sont hors des quartiers ; force m'est bien d'aller les chercher où ils sont, où je suis heureux de les savoir.

Sans doute, j'ai forcé le tableau ; toutes mes journées ne sont pas celle qui vient d'être indiquée ; il faut bien laisser place aux travaux obligés et aux distractions précieuses du cabinet. Votre discernement distribuera ces couleurs volontairement réunies. Cette distribution étant faite, vous reconnaîtrez avec moi que nous voilà bien éloignés des habitudes de Gheel. Si vous aviez un reproche à formuler, cette fois ce serait bien plutôt celui de l'abus des soins médicaux ; ce reproche, je ne le redoute pas de votre part.

Il m'est inutile de vous suivre dans vos appréciations très sensées sur la surveillance incomplète des aliénés de Gheel. Je n'ai pas davantage à m'arrêter sur vos réflexions touchant le moindre bien-être de ces malheureux, comparés aux aliénés de nos asiles. La maison de Leyme vous a été longuement exposée ; je vous ai dit toutes les habitudes de son régime intérieur, en m'appliquant à le rapprocher de celui des asiles publics. Le régime de Gheel ne pouvait me fournir aucun point de comparaison. Votre rapport constate et démontre la remarquable infériorité de cette colonie à tous les égards. Reprendre votre lumineuse discussion serait m'exposer à l'affaiblir.

Votre conclusion seule doit m'arrêter maintenant. J'y insisterai peu, pressé que je suis de terminer cette lettre déjà bien longue, comprenant surtout combien toute autorité me manque en cette grave matière. L'observation de la colonie de Gheel vous a laissé cette conviction, résultat pratique des plus heureux, que beaucoup d'aliénés chroniques peuvent sans danger jouir d'une liberté plus grande qu'on ne le suppose généralement. Ce qui se passe à

Leyme permettrait peut-être d'étendre cette donnée à bon nombre d'aliénés récents et curables, dans la pensée même d'arriver à la guérison.

Quoi qu'il en soit, vous considérez le régime mixte des asiles agricoles comme le terrain neutre sur lequel peuvent se rencontrer les opinions les plus divergentes ; vous paraissez incliner à croire qu'un asile clos, réservé pour certaines catégories de malades, auquel serait annexée une ferme dans laquelle d'autres aliénés seraient occupés, réunirait des conditions excellentes. Je ne pouvais méconnaître les conditions spéciales de l'établissement de Leyme. Moins grand, moins magnifique, moins complet que l'asile de Clermont (Oise), avec sa splendide colonie annexée, il en diffère par cette condition, que vous apprécierez, d'être séparé de toute population agglomérée. La colonie y tient à l'asile clos, tout ensemble confondue et distincte. Les malades de Clermont qui sont envoyés à la ferme ou qui en retournent, doivent traverser un parcours de quelques kilomètres, plus ou moins mêlés à la population extérieure. Les bâtiments de l'asile de Leyme étant au centre de la ferme, nous pouvons en quelque sorte modifier à volonté les conditions de l'établissement. Selon qu'il conviendrait d'en faire une colonie agricole ou de le réduire simplement à l'asile clos, il suffirait d'ouvrir ou de tenir fermée la porte des quartiers.

Il ne m'appartient pas de décider si le système dans lequel sont dirigés les travaux de Leyme et qui a fait sa prospérité est le meilleur. Quand vous avez hésité sur la mesure de liberté qu'on peut accorder aux aliénés ; quand vous n'avez pas voulu décider dans quelles proportions l'asile et la colonie devaient être combinés, je n'aurai pas la présomption de résoudre ces questions difficiles. J'ai tenu seulement à vous faire connaître, en France, une maison que personnellement vous avez sous la main, puisqu'elle est dans le département qui s'honore d'avoir vu naître votre père, où la liberté des aliénés existe aussi grande et plus profitable assurément que dans la colonie belge. Lorsque j'assistais à tout ce bruit, plus littéraire que scientifique, organisé depuis quelques années autour de Gheel, je me suis demandé bien souvent s'il ne nous avait pas manqué uniquement la bonne fortune d'être visités par un écrivain d'imagination.

J'étais blessé d'entendre exalter sans mesure un système dont les avantages étaient compensés, à mes yeux, par des inconvénients très graves, et que ces avantages eux-mêmes ne faisaient pas supérieur à ce que j'observais. Votre rapport concluant m'a fourni l'occasion précieuse de vous soumettre mes impressions solitaires. J'ignore si vous partagerez mon sentiment ; si vous le trouvez trop vivement exprimé, pardonnez à l'épanchement d'une conviction sincère, ardente même. J'ai pu me laisser aller à une sorte de rancune, dont je ne me défends pas, contre Gheel trop célébré tandis que Leyme restait inconnu. C'est l'expression, longtemps contenue, d'un ressentiment au fond légitime, s'il est exagéré.

Nous ne pouvons pas espérer qu'un touriste s'égare jamais dans nos solitudes. Plus heureux serons-nous si vous consentez à venir vérifier, de vos yeux, toute ma longue énumération, dussiez-vous souffler sur mon trop d'enthousiasme. Je termine donc, en vous adressant cette prière, craignant de n'avoir pas su réussir à exciter votre curiosité.

M. Falret, votre père, vint aussi, il y a bien des années, dans ces jours d'enfantement informe, que j'ai dû vous rappeler rapidement. Il emporta sans doute une pénible et peut-être trop durable impression. S'il voulait aujourd'hui se joindre à vous, nous espérerions la voir modifiée très favorablement. Cette certitude, recueillie de sa bouche, nous serait une récompense et un encouragement. Soyez auprès de lui l'interprète de ce vœu et de nos sentiments.

J'aime à vous quitter avec l'espérance d'une double promesse, réalisée prochainement.

Agréez, très honoré confrère et ami, l'assurance de mon très sincère et respectueux dévouement.

BONNEFOUS.

Mai 1862.

II. RAPPORT DE M. LE Dr JULES FALRET SUR LE TRAVAIL DE M. LE Dr BONNEFOUS (1)

M. le docteur Bonnefous, actuellement médecin de l'asile d'aliénés de Leyme (Lot), a été interne des hôpitaux de Paris pendant quatre ans. Reçu docteur en médecine en 1846, il a quitté Paris après sa

(1) Rapport lu au nom d'une commission, composée de MM. Trélat, Fournet et J. Falret.

thèse, pour s'établir comme médecin praticien dans la ville de Figeac. Après y avoir exercé la médecine pendant plus de dix ans, il accepta la place de médecin de l'asile des aliénés de Leyme, qui lui fut offerte par le directeur de cet établissement, et, depuis cette époque, il a continué à remplir ces fonctions sans interruption. Nouveau venu dans notre spécialité, il a fait tous ses efforts pour se mettre au niveau de sa nouvelle position, et il a mis au service de ses études spéciales ses connaissances littéraires et médicales antérieures. Il ne s'est pas contenté d'étudier les principaux ouvrages publiés sur les maladies nerveuses et mentales, et d'observer attentivement les nombreux malades qu'il avait sous les yeux ; il a fait, à plusieurs reprises, des voyages dans les diverses parties de la France, pour y visiter les asiles d'aliénés et s'entretenir avec les médecins et les administrateurs qui les dirigent. C'est à la suite de ces lectures, de ces observations et de ces voyages, qu'il s'est décidé à écrire le travail sur l'asile de Leyme qu'il soumet aujourd'hui à l'examen de la Société médico-psychologique, à l'appui de sa candidature. Si son travail se bornait à la description pure et simple de cet établissement et à quelques détails sur son organisation intérieure, je me contenterais de vous en donner une rapide analyse, dans le but de vous faire connaître les titres de M. le docteur Bonnefous à la nomination qu'il sollicite, et je demanderais à la Société de le renvoyer au comité de publication. Mais ce mémoire n'est pas seulement un titre à l'appui de la candidature du docteur Bonnefous ; il soulève, à propos de la description de l'asile de Leyme, des questions de principe de la plus haute importance, relativement à l'organisation nouvelle à introduire dans les asiles d'aliénés. A ce titre, je ne puis m'empêcher de les aborder brièvement devant la Société. On voudra donc bien excuser la plus grande extension que va prendre ce rapport, en raison de l'importance et de l'actualité des questions abordées dans le travail de M. Bonnefous.

Le mémoire que M. Bonnefous soumet à notre examen a été composé à la suite de la discussion qui a eu lieu dans notre Société sur la colonie de Gheel. Frappé d'un côté des nombreux avantages de cette colonie, au point de vue du bien-être et de la liberté de circulation des aliénés, et de l'autre, des inconvénients graves qui résultent de la trop grande dispersion des malades sur une vaste surface

et des difficultés que présentent dans ces conditions le traitement médical actif et le contrôle administratif sérieux, M. le docteur Bonnefous a voulu faire savoir à la Société que l'asile des aliénés de Leyme (par suite de circonstances locales tout à fait fortuites, dont il ne songe nullement à s'attribuer le mérite), se trouvait dans des conditions de liberté de circulation et de travail en plein air toutes particulières, bien supérieures à celles qu'on rencontre dans les autres asiles d'aliénés de France. Il a voulu démontrer que ces conditions spéciales faisaient de l'asile de Leyme une sorte d'établissement mixte, intermédiaire entre les fermes agricoles des autres asiles et la colonie de Gheel. Il a voulu prouver qu'il réunissait ainsi de la manière la plus heureuse tous les avantages d'une grande liberté de circulation, du travail agricole en plein air et de la vie mêlée avec les habitants des campagnes, que l'on admire dans la colonie de Gheel, sans offrir les inconvénients signalés avec raison dans cette colonie, telle qu'elle est aujourd'hui constituée.

Sans partager, au même degré que M. le docteur Bonnefous, cette conviction que l'asile de Leyme réunit des qualités aussi opposées ; sans approuver même quelques-uns des usages établis dans cet asile (par exemple celui de laisser vagabonder à leur gré les aliénés au loin dans la campagne, sans autre garantie que celle de l'habitude contractée par eux de rentrer le soir au son de la cloche), j'ai néanmoins été frappé, en visitant l'asile de Leyme, du degré extrême de liberté laissée aux aliénés et des avantages qu'ils y rencontrent sous le rapport des travaux agricoles et des promenades en plein air. Je me garde bien sans doute de le présenter comme un modèle à suivre en tous points. Je ne dis pas qu'il ait résolu de la manière la plus pratique le problème si difficile de la plus grande somme de liberté possible à donner aux aliénés, sans nuire à la sécurité, au bien-être et au traitement de ces malades ; mais je pense que cet asile réalise sous plusieurs rapports un véritable progrès. Il mérite donc d'être connu et étudié par ceux qui doutent encore de la possibilité de laisser sans danger à la plupart des aliénés chroniques une plus grande dose de liberté que celle qui leur est accordée dans l'enceinte des cours ou des jardins de nos asiles. Cette expérience pratique, faite naturellement, par le seul effet de circonstances accidentelles, mérite d'être signalée à l'attention des observateurs. Il faut attirer sur elle l'examen de ceux qui ne croient pas que le progrès des asiles d'aliénés soit parvenu à son extrême limite, sous le rapport de la liberté laissée à ces malades ; de ceux qui pensent que, sans arriver à la liberté absolue et abusive que l'on doit toujours condamner, il est cependant possible de faire encore quelques pas en avant dans la voie de la liberté. Ce principe de la liberté a d'abord conduit Pinel à supprimer les chaînes des aliénés. Plus tard, il a fait remplacer les cellules isolées par des dortoirs et des salles de réunions, la camisole et les moyens mécaniques par la liberté de circulation dans des cours et des jardins, enfin par des travaux en plein air dans des fermes agricoles.

A une époque comme la nôtre, alors que l'exubérance sans cesse croissante de la population de nos asiles oblige les administrations à s'occuper des moyens les plus pratiques pour y porter remède, tous ceux qui ont à cœur l'amélioration du sort des aliénés doivent donc secouer le joug de la routine et des préjugés pour étudier avec toutes les précautions nécessaires, la difficile question des colonies agricoles et des limites dans lesquelles on peut et l'on doit les renfermer.

Gardons-nous certainement de procéder avec témérité et irréflexion, comme on le fait trop souvent en pareille matière. Ne nous jetons pas dans les extrêmes. Ne dépassons pas le but sous prétexte de chercher à l'atteindre. Ne répudions aucun des grands principes médicaux et administratifs que nous ont été légués par nos prédécesseurs. Ne nous associons pas aux gens du monde inexpérimentés, ni aux hommes enthousiastes et irréfléchis, qui, dans leur désir d'accorder la liberté à tous les aliénés, oublieraient volontiers les dangers que ces malades peuvent faire courir à eux-mêmes ou à la société, et les avantages qu'offrent au médecin, pour régulariser les idées et les actes des aliénés, ainsi que pour préparer leur guérison, les mesures si efficaces et si protectrices de l'isolement, de l'ordre, de la règle, de la discipline et de la réaction réciproque des malades les uns sur les autres. Ne renions pas les progrès si péniblement conquis par la philanthropie et la science de ceux qui nous ont précédés. Ne retombons pas, sous prétexte de liberté illimitée laissée aux aliénés, dans l'état d'abandon, de laisser-aller et de vagabondage, où se trouvaient ces malades dans les anciens asiles ou dans la société, en l'absence de toute règle et de toute direction médicale. Mais n'exagérons pas non plus outre mesure les bienfaits de cet ordre administratif et de cette loi uniforme, qui écrasent sous leur joug commun toutes les individualités, qui tuent toute initiative et tout effort spontané, pour faire plier toute volonté personnelle sous le niveau commun d'une règle trop absolue. Étudions pratiquement, sur les aliénés eux-mêmes, ce qu'il y a de mieux à faire pour concilier les exigences, souvent contradictoires, de leur bien-être avec celles de leur sécurité et de leur traitement.

Pour arriver à déterminer pratiquement le degré de liberté qu'on peut leur accorder sans danger, observons attentivement les expériences que la nature nous présente toutes faites, dans des localités exceptionnelles, telles que la colonie de Gheel ou l'asile de Leyme par exemple, et rendons-nous compte des inconvénients et des avantages de ces diverses organisations. C'est dans ce but que je vous demande la permission de faire connaître brièvement les faits principaux consignés dans le travail de M. Bonnefous sur l'asile de Leyme.

Cet asile, qui contient environ 420 malades des deux sexes, est situé dans le département du Lot, entre Figeac et Saint-Céré. C'est un établissement privé, qui reçoit des aliénés de quatre départements, le Lot, la Dordogne, la Corrèze et la Charente. La Corrèze n'y envoie en ce moment que des femmes, et la Charente, qui a actuellement dans cet asile des aliénés des deux sexes, n'en enverra plus dorénavant depuis la fondation d'un nouvel asile à Angoulême.

Cet établissement fut fondé en 1835, dans une ancienne abbaye, par un frère de Saint-Jean-de-Dieu, le frère Tissot. A cette époque, il était, sous le rapport des localités et de l'organisation intérieure, dans des conditions tellement déplorables, que l'on recule d'épouvante au récit de la situation affreuse dans laquelle se trouvaient alors les malheureux aliénés qui y étaient renfermés. Après un an et demi de séjour, le frère Tissot, n'ayant pu payer le prix des terrains et des bâtiments qu'il avait achetés, fut obligé de les rendre à leur ancien propriétaire, qui rentra dans la possession de son fonds, et qui, y trouvant des aliénés, continua à gérer cet établissement dans les conditions où il avait été fondé. Il s'adjoignit un médecin instruit et capable, M. le docteur Murat père, qui y réside encore aujourd'hui dans une honorable retraite. Cet asile privé continua ainsi à fonctionner dans des conditions très peu favorables jusqu'en 1844.

A cette époque, ce vaste terrain de 120 hectares, ainsi que les constructions de l'ancienne abbaye, furent vendus à une société. Le principal actionnaire de cette société, M. Cabriniat, devenu directeur en 1850, s'occupa de réformer complètement l'état des choses existant et de perfectionner cet asile qui présentait alors de bien grandes lacunes. Plusieurs inspections successives les avaient signalées à l'administration centrale. M. Parchappe, en dernier lieu, frappé de ces conditions détéstables, eut même la pensée de faire fermer la maison, si l'on ne consentait pas à la reconstruire presque complètement sur de nouvelles bases, conformément aux plans de l'administration supérieure. Placé dans cette pénible alternative, ou de fermer l'établissement, ou d'y faire des dépenses considérables qui dépassaient presque la limite de ses moyens, le nouveau directeur se mit courageusement à l'œuvre. Il entreprit de refaire un établissement presque entièrement nouveau, et grâce à une grande activité déployée avec intelligence, il est parvenu à son but en moins de dix années. Il a remplacé les anciennes constructions, dont on n'a conservé que des portions peu importantes et peu considérables. Une difficulté capitale a failli entraver cette œuvre de réorganisation. L'église de l'ancienne abbaye, qui se trouvait au centre de l'asile, était en même temps consacrée à la commune voisine. Il résultait de cette circonstance des inconvénients graves au point de vue de l'administration intérieure de l'établissement. Les propriétaires de l'asile de Leyme n'hésitèrent pas à faire un dernier sacrifice pour y remédier. Ils firent bâtir, à leurs frais, à un kilomètre de l'asile, sur un terrain appartenant à la commune, une église toute nouvelle pour l'usage des habitants des hameaux voisins, et, par suite d'un échange librement consenti avec les autorités ecclésiastique et administrative, ils rentrèrent eux-mêmes en possession de l'ancienne église qui devint la chapelle de l'établissement. Nous ne devons pas nous étendre ici sur la description des anciens ni des nouveaux bâtiments de l'asile de Leyme. Les anciens bâtiments ont disparu et les nouvelles constructions, établies conformément aux plans fournis principalement par Parchappe, réunissent toutes les conditions exigées aujourd'hui par la loi et par la médecine pour un asile bien organisé. Ce n'est pas au point de vue de ces constructions qui n'ont rien de spécial, mais au point de vue de sa situation topographique et de son organisation intérieure que l'asile de Leyme mérite de fixer un instant notre attention.

Cet asile est situé dans un pays tout à fait isolé, au centre d'une vallée très étendue et très fertile, entourée de tous côtes par une bordure de montagnes élevées et boisées, qui constituent comme une limite naturelle et une véritable enceinte pour le terrain de l'établissement, lequel comprend presque toute l'étendue de la vallée. C'est là une condition tout à fait exceptionnelle pour laisser circuler librement des aliénés, loin du contact avec des populations étrangères. Une grande route traverse cette vallée du sud au nord et établit une communication facile entre elle et les contrées voisines. Cette route passait même autrefois devant la porte de l'établissement, ce qui établissait des rapports trop continuels et trop immédiats entre les malades et les étrangers ; elle vient d'être détournée, à plus d'un kilomètre, par les soins de l'administration des ponts et chaussées et à l'aide du travail très actif d'un grand nombre d'aliénés. De plus, cette route, d'impériale qu'elle était, est redevenue départementale ; elle a vu, par conséquent, depuis quelques années, diminuer considérablement le nombre des voyageurs qui la traversent, au grand bénéfice de l'ordre et de la tranquillité de l'établissement. Les terrains de l'asile, avons-nous dit, comprennent la plus grande partie de la vallée, mais non sa totalité. C'est en cela déjà que l'asile de Leyme diffère, par l'effet des circonstances, des autres asiles d'aliénés !

La commune de Leyme, qui est représentée dans le voisinage de l'asile par quelques maisons seulement annexées à la nouvelle église, est composée d'un grand nombre de petits hameaux dispersés, soit dans la vallée même, soit sur les coteaux voisins, ou sur la crête des montagnes environnantes. Ces habitations de paysan ont chacune leurs jardins et leurs terres cultivées ; celles-ci se trouvent ainsi rapprochées des terrains appartenant à l'établissement, lequel possède néanmoins, comme nous l'avons dit, la plus grande partie de la vallée. Ce qui caractérise encore cet asile d'une manière toute spéciale, c'est que son terrain n'est pas entouré de murs. Il se confond sans limites appréciables avec les propriétés voisines. Ainsi, du centre de l'établissement l'œil parcourt dans toutes les directions toute l'étendue de la vallée, sans rencontrer aucun obstacle et sans autre limite que la bordure de montagnes qui sert d'enceinte à la vallée elle-même. Celle-ci, restreinte au nord et au sud, s'élargit considérablement dans les deux autres directions, de manière à laisser découvrir un vaste horizon. — On comprend immédiatement, sans qu'il soit nécessaire d'entrer dans plus de détails, les avantages comme les inconvénients de cet état de choses. Les bâtiments de l'asile, ainsi que leurs cours, sont entourés de murs, et fermés par des portes dont les gardiens seuls ont les clefs. Pendant la nuit, par conséquent, les aliénés sont tous enfermés et ne peuvent pas circuler dans la campagne. Il en est de même, pendant le jour, des malades que le médecin juge nécessaire de retenir dans les quartiers, soit comme alités, soit à cause de leur agitation ou des dangers qu'ils pourraient présenter. Mais lorsqu'il fait beau temps et que la saison le permet, le nombre des aliénés ainsi retenus dans les quartiers est extrêmement restreint. La plupart des malades passent leur temps hors de l'enceinte de l'établissement, soit pour se livrer à des travaux agricoles en commun, soit pour travailler ou se promener séparément, soit enfin pour faire dans la campagne des promenades par groupes sous la surveillance de gardiens. Or, dès que les aliénés ont franchi le seuil de l'enceinte des bâtiments, soit par bandes et directement surveillés, soit réellement libres et abandonnés à eux-mêmes (ce qui arrive beaucoup plus souvent que dans d'autres asiles), ils se trouvent au milieu d'un vaste espace de terrain, qui n'est pas enclos de murs et où ils peuvent à chaque instant être en rapport avec les paysans du pays qui travaillent au milieu d'eux, ou même avec des passants et des étrangers qui circulent fréquemment sur la route et dans les champs. De plus, ceux qui sont autorisés à se promener seuls et à errer à l'aventure dans ce vaste espace, travailleurs ou oisifs, peuvent aller au loin, se coucher sur l'herbe, s'égarer même dans les bois. Or, l'observation prouve que lorsque la cloche de l'asile, entendue dans toute la vallée, rappelle les aliénés au bercail, à l'heure des repas ou au moment de la rentrée, ils reviennent tous d'eux-mêmes à l'établissement, et rarement l'un d'entre eux manque à l'appel ! Voilà donc des aliénés, en général chroniques il est vrai, qui ont le droit de circuler à leur gré dans une vaste étendue de terrain, qui se trouvent en contact avec des paysans, des étrangers et des passants, qui, en un mot, ne sont pas soumis aux règles sévères jugées indispensables dans tous les grands asiles! Et cependant, l'expérience démontre que, dans ces conditions de liberté exceptionnelle, réputée dangereuse, il ne survient pas plus d'accidents que dans les asiles autrement organisés. Sans doute il y a souvent des aliénés qui s'égarent et que l'on est obligé de rechercher; mais les évasions ne sont pas fréquentes, et lorsqu'elles ont lieu les paysans des contrées environnantes ne manquent pas, comme à Gheel, de ramener les aliénés à l'asile, alléchés qu'ils sont par une récompense pécuniaire. Je ne juge pas en ce moment ce système. Il présente selon moi de graves inconvénients, au point de vue de l'abandon où on laisse les aliénés, et de l'absence de direction médicale pour leurs actes et leurs pensées de chaque instant. Je dis seulement qu'au point de vue du bien-être résultant de la liberté de circulation, et sous le rapport des dangers que l'on redoute en laissant les aliénés soustraits à la sphère immédiate de la surveillance, c'est là une expérience pratique bien probante. Elle mérite, comme celle de la colonie de Gheel, de fixer l'attention de tous ceux qui s'intéressent au bien-être de ces malades et à l'amélioration de leur sort, dans les limites du possible. D'ailleurs, là ne se borne pas à Leyme la liberté laissée à certains aliénés. Il en est qui travaillent à la ferme, qui conduisent les chevaux, qui soignent les bestiaux (comme cela a lieu dans beaucoup d'asiles de France); il en est d'autres qui, sortant de l'enceinte même des terrains de l'asile, accompagnent dans les environs les employés de l'établissement allant au marché, ou bien portant chez les paysans voisins les produits des cultures de l'asile; il en est même (mais ceci a présenté des inconvénients et n'est plus accordé aujourd'hui par la direction) qui ont été autorisés à travailler chez les paysans du voisinage et qui ne revenaient à l'asile que le soir pour se coucher. Enfin, il est quelques malades choisis par le médecin qui sont autorisés, comme à Gheel, à aller passer quelques jours dans leurs familles habitant les environs, et qui reviennent ensuite eux-mêmes à l'asile *sur parole*. Remarquez, messieurs, qu'en rapportant ici ces faits, je me garde bien de les juger. Je me borne au simple rôle de narrateur. Cette question du degré de liberté à accorder aux aliénés est, selon moi, extrêmement délicate et est loin d'être encore pratiquement résolue. Il convient donc de procéder à cet égard avec une extrême réserve. J'ajouterai même que plusieurs des règlements que je viens de rapporter me paraissent sujets à de grands abus et ne peuvent être appliqués qu'à quelques aliénés privilégiés bien connus et choisis par le médecin. Mon intention n'a pas été de traiter incidemment, dans un simple rapport de candidature, une question aussi vaste et aussi complexe que celle de la liberté des aliénés. J'ai voulu simplement, en attirant brièvement votre attention sur le point le plus essentiel du mémoire de M. le docteur Bonnefous, provoquer la réflexion sur un sujet qui me semble digne des méditations de tous les médecins spécialistes et qui ne peut être élucidé avec toute la maturité nécessaire que par les efforts collectifs et les observations variées de tous ceux qui sont appelés à diriger des asiles d'aliénés. Pour aujourd'hui, messieurs, j'aurai rempli mon but si les idées que je viens d'indiquer ont suffi pour vous faire apprécier le mérite du travail soumis à l'examen de la Société par M. le docteur Bonnefous, travail plein d'intérêt, dont je sollicite l'insertion dans les *Annales*, et qui a paru à votre commission justifier la nomination de M. le docteur Bonnefous comme membre correspondant de la Société médico-psychologique.

IV

LES ASILES D'ALIÉNÉS DE LA HOLLANDE (1)

— 1862 —

Ayant eu l'occasion de faire, au mois d'août 1861, un voyage en Hollande et de visiter les asiles d'aliénés de Dordrecht, d'Utrecht et de Meerenberg (près Haarlem), j'ai pensé qu'il ne serait pas sans intérêt de communiquer à la Société médico-psychologique l'impression générale que j'ai éprouvée dans cette visite rapide, et de faire suivre cet exposé sommaire de l'extrait du dernier rapport des commissaires hollandais, qui m'a été envoyé par le docteur Donkersloot, médecin de l'asile des aliénés de Dordrecht.

La première chose qui m'a frappé en visitant les asiles d'aliénés de la Hollande, c'est le degré très avancé de perfectionnement auquel sont arrivés ces établissements, au point de vue des constructions, comme à celui de l'organisation intérieure. Les Hollandais n'ont rien à envier aux autres pays, sous le rapport de leurs asiles d'aliénés, et l'Allemagne, l'Angleterre, la France et la Belgique, qui les ont précédés dans l'amélioration des institutions consacrées à ce genre d'infortune, trouveraient actuellement, en Hollande, des établissements qui, non seulement supporteraient la comparaison avec ceux de ces divers pays, mais qui leur offriraient des exemples dignes d'être imités.

L'amélioration du système général des asiles d'aliénés de la Hollande date environ de l'année 1837, époque à laquelle le célèbre Schroeder van der Kolk, professeur d'anatomie et de physiologie à l'Université d'Utrecht, s'inspirant des efforts généreux et persévérants tentés depuis longtemps en Belgique dans le même but par Guislain, entreprit la tâche difficile de doter son pays d'institutions analogues.

(1) Extrait des *Annales médico-psychologiques*, 1862.

Cette impulsion unique qui, depuis lors, s'est fait sentir dans tous les détails de l'organisation des asiles de la Hollande, a été la cause véritable du succès qui a couronné cette œuvre, et de la rapidité vraiment prodigieuse avec laquelle elle a été accomplie. Dans l'espace de vingt années, la Hollande, qui était tout à fait arriérée sous le rapport des soins donnés à ses aliénés, a vu s'élever successivement douze asiles, qui, dans ses diverses provinces, satisfont aujourd'hui à tous les besoins, et répondent dans leur ensemble et dans leurs détails, aux principales exigences de la philanthropie et de la science.

Au lieu d'utiliser de vieux bâtiments, partout on a cherché à construire autant que possible de nouveaux asiles. Tous ces établissements ont été faits d'après des principes uniformes. La plus grande unité règne ainsi dans les règlements administratifs qui les régissent et dans les idées qui dirigent les médecins. Un seul esprit les anime parce que tout est parti d'un seul homme. Cette direction supérieure a eu le double avantage d'imprimer une grande unité au système général de ces asiles, et de réaliser dans un très court espace de temps une réforme radicale qui partout ailleurs subit des lenteurs et des retards interminables, par suite des tiraillements et des luttes qui se produisent entre les divers pouvoirs chargés d'y coopérer.

En Hollande, les provinces ont contribué plus que l'Etat à la fondation des asiles d'aliénés. Quoique la dépense totale ait été considérable, elle s'est trouvée cependant singulièrement diminuée par les habitudes générales de ce pays, où toutes les habitations se font remarquer par un grand confortable et une exquise propreté, mais sans luxe exagéré, et où les matières premières, la brique et le sapin coûtent beaucoup moins cher que les pierres de taille ou le bois de chêne que l'on emploie dans d'autres contrées. On a pu ainsi fournir à toutes les parties de ces asiles, de l'espace, de l'air et de la lumière, faire de grands corridors, de grandes salles de réunion et de vastes dortoirs, donner beaucoup de largeur et de hauteur aux divers étages de ces bâtiments, sans avoir à craindre d'augmenter d'une façon démesurée les dépenses de fondation et d'entretien de ces asiles. Aussi, ce qui frappe le plus en visitant les établissements de la Hollande, c'est qu'on n'y a marchandé ni l'air ni la lumière. Tout y est grand et élevé. Ce qu'on y remarque surtout, c'est une extrême propreté unie à une grande simplicité. Nulle part excepté chez les pensionnaires, on ne trouve de luxe véritable ; on n'y voit aucun excès d'ornementation architecturale, ni aucune décoration intérieure exagérée ; partout règnent une propreté et un confortable tels qu'on pourrait croire que l'asile vient d'être ouvert et n'a pas encore été habité, au moment où on le visite, tant les peintures y sont fraîches et bien entretenues, et tant le nettoyage intérieur des salles, des dortoirs et des corridors, s'y fait avec soin et avec une sorte de coquetterie. Les asiles de la Hollande ressemblent, sous ce rapport, à ceux de l'Angleterre ; ils nous paraissent supérieurs à ce point de vue, à ceux de notre pays qui cependant ont déjà accompli dans cette voie de très notables progrès. L'aération, la ventilation, le chauffage, l'éclairage, y sont l'objet d'une attention toute particulière ; ils sont le plus souvent obtenus à l'aide de procédés mécaniques, tels que les machines à vapeur, le chauffage à l'air chaud ou à l'eau chaude, faits par des tuyaux répandus dans tout l'établissement, l'éclairage au gaz dans les cours les corridors, les dortoirs et les salles de réunion, enfin, un ventilateur général, ayant des ramifications dans toutes les parties de l'établissement et fonctionnant à l'aide d'une cheminée d'appel, à laquelle viennent aboutir des canaux dispersés dans toute la maison.

Les services généraux sont également très bien établis. La cuisine, la buanderie, la boulangerie, les magasins de toutes sortes ont reçu dans les asiles de la Hollande des perfectionnements nombreux ; les cours de service y sont multipliées, ainsi que toutes les annexes nécessaires à la bonne organisation de ces divers services. A l'asile d'Utrecht, par exemple, on a construit une nouvelle machine à vapeur de neuf chevaux, qui sert en même temps à la cuisine, à la buanderie, au séchage du linge, etc., en un mot, à tous les services généraux. Sous tous ces rapports, de même que sous le rapport des bâtiments consacrés aux aliénés et des soins de tout genre qui leur sont donnés, les asiles de la Hollande rivalisent donc de zèle et d'activité pour accomplir tous les ans de nouveaux progrès. On ne peut que féliciter au même degré tous les médecins et administrateurs de ces divers asiles qui, sous une impulsion unique, à laquelle ils sont tous disposés à rendre justice, poursuivent avec le même désir du bien et la même persévérance l'amélioration du sort des aliénés.

Une mention particulière doit néanmoins être accordée à l'asile de Meerenberg, près de Haarlem, le plus vaste et le plus parfait de la Hollande, et qui nous paraît devoir être cité comme l'un des plus remarquables, peut-être même comme le plus perfectionné que l'on puisse rencontrer, non seulement en Hollande, mais dans les autres pays. Cet asile ouvert en 1850, a été construit de toutes pièces, sur un plan uniforme, au centre d'un terrain de 32 hectares déjà planté, et qui constituait un parc appartenant à un riche commerçant hollandais. La maison de ce négociant est devenue l'habitation du médecin-directeur, située à l'entrée de l'établissement. Celui-ci a été bâti dans sa totalité au milieu du parc, qui a été découpé en vingt-quatre jardins, représentant les préaux des diverses sections de malades. De cette façon, les cours de chaque division sont remplacées par des jardins ; de plus, le reste du terrain, situé derrière l'asile, forme un parc indépendant qui sert à divers moments à la promenade des malades.

Cet asile, qui contient actuellement 210 aliénés, est bâti sur deux lignes parallèles, réunies par des bâtiments transversaux, et offrant de loin en loin des pavillons en saillie, qui rompent la monotonie architecturale et facilitent la séparation des diverses sections. Le bâtiment de l'administration est au centre, avec les services généraux au rez-de-chaussée : l'habitation des employés supérieurs, la salle d'école, la salle de musique et l'église catholique au premier étage. Au milieu de ce bâtiment central se trouve une grande tour, d'où l'on peut comtempler l'ensemble de l'établissement et toutes les contrées environnantes, jusqu'à la mer située à une lieue et demie environ.

Des deux côtés de ce bâtiment sont placées les habitations des pensionnaires des deux sexes, pensionnaires subdivisés en quatre classes, dont les chambres sont très convenablement meublées, et les salons richement décorés. Des corridors d'une grande largeur et d'une élévation extrême, très clairs, bien chauffés en hiver, éclairés au gaz pendant la nuit, permettent de circuler d'une section dans une autre, dans toute l'étendue de l'établissement, et d'aborder facilement les chambres de chaque pensionaire, tout en conservant à chacun d'eux sa liberté d'action et son indépendance. Les sections destinées aux malades tranquilles de chaque sexe, sont situées à la suite du corps de bâtiments consacrés aux pensionnaires. Dans ces sections, on trouve au premier étage des dortoirs très multipliés, contenant de deux à vingt lits au plus, très grands, très bien aérés, chauffés et ventilés, et contenant chacun un ou plusieurs gardiens. Ils communiquent par de larges escaliers avec les salles de réunion, salles à manger et salons, placés en général au rez-de-chaussée. Ceux-ci, à leur tour, sont en communication directe et facile avec les jardins qui existent pour chaque section des deux côtés du bâtiment, et permettent ainsi aux malades de rechercher ou de fuir alternativement le soleil, selon les heures du jour ou les saisons de l'année. Les divisions destinées aux agités, aux turbulents et aux gâteux, sont placées sur le plan postérieur de l'asile, ou sur ses côtés, et sont principalement composées de rez-de-chaussée. On y rencontre les mêmes avantages hygiéniques que dans les autres parties de l'asile, et chacune d'elles a également son jardin correspondant. Les cellules d'agités sont parfaitement disposées pour leur destination, sans aucun moyen de protection exagérée et avec une très bonne ventilation. Il n'y a pour chaque sexe que six cellules d'isolement, et trois cellules matelassées; encore le plus souvent sont-elles inoccupées. Le docteur Everts, médecin-directeur, qui a bien voulu nous accompagner lui-même dans cette visite, et qui nous a reçu avec une extrême bienveillance, nous faisait la remarque que des trois cellules matelassées qu'on avait cru nécessaires à l'origine de l'établissement, une seule était réellement employée, et que sur les six cellules simples d'isolement trois seraient parfaitement suffisantes, pour enfermer temporairement les malades violemment agités de chaque sexe. Ce médecin qui est très partisan en principe du système du non restraint, en admettant toutefois quelques rares exceptions, nous fit remarquer que le jour de notre visite, sur 34 malades qui composaient la section des agités (hommes), il n'y avait qu'une camisole: encore consistait-elle simplement en manches. Cette proportion varie évidemment selon les jours, mais elle est toujours très faible relativement à la totalité des malades agités, même chez les femmes (1).

(1) Nous avons fait la même observation favorable au système du non-restraint dans les asiles d'Utrecht et de Dordrecht. A Utrecht, une seule personne était maintenue le jour de notre visite dans tout l'asile. A Dordrecht, sur dix-huit malades

Derrière la section des gâteux, des agités et de l'infirmerie, se trouvent de nombreux ateliers de menuisiers, serruriers, cordonniers, matelassiers, etc. ; les malades sont même occupés à fabriquer des cigares. Après la cour des ateliers, en dehors de l'enceinte destinée aux malades, il existe une usine et un gazomètre, qui fournit le gaz nécessaire pour éclairer, à l'intérieur et à l'extérieur, toutes les parties de l'établissement. Enfin, en terminant cette description sommaire de l'asile de Meerenberg, mentionnons un magnifique temple protestant, placé à l'entrée de l'établissement, et dont la forme architecturale produit sur le visiteur l'impression la plus favorable.

Nous regrettons de ne pouvoir, dans une revue rapide, nous étendre plus longuement sur la description de ce superbe établissement de Meerenberg, qui pourrait selon nous, servir de modèle pour la construction de nouveaux asiles dans d'autres pays, ainsi que sur les divers détails de son organisation intérieure.

Avant de donner l'extrait du rapport des commissaires hollandais nous devons encore signaler très brièvement, et sous forme de simple énumération, les principaux faits qui nous ont paru les plus dignes d'attention dans les trois asiles que nous avons visités.

Les salles de réunion et les réfectoires sont en général situés au rez-de-chaussée, et les dortoirs au premier étage, ce qui est la meilleure condition pour l'ordre de l'établissement et l'exacte séparation des malades des diverses sections. A chaque division correspond un jardin ou une cour. Il existe au rez-de-chaussée comme au premier étage, de vastes corridors bien aérés, chauffés et éclairés au gaz, qui servent à la promenade des malades pendant l'hiver, sans nuire à l'aération ni à la lumière des salles ou des chambres qui leur sont contiguës. Les dortoirs, en général, ne sont pas trop grands et sont bien surveillés. A Dordrecht, par exemple, il y a deux surveillants par dortoirs de 12 à 15 malades. Il existe, en outre, beaucoup de dortoirs de deux à cinq lits, ce qui est rare dans les asiles des autres pays.

Les fenêtres sont presque toutes en fer et, selon l'habitude du

composant la section des hommes, il n'y avait pas une seule camisole ; nous n'en avons trouvé qu'une dans la section des femmes, chez une malade qui déchirait sans cesse et que l'on nourrissait avec la sonde depuis trois mois.

pays, à bascule ou à coulisse ; elles sont disposées de telle sorte que la partie supérieure seule peut s'ouvrir, ou bien les croisillons en fer de la croisée elle-même, ou indépendants d'elle, constituent une protection analogue à celle qu'on est obligé, dans d'autres pays, d'obtenir à l'aide de grillages extérieurs. De cette façon, les malades se trouvent préservés contre les accidents, sans persiennes, et sans aucun des moyens extraordinaires qui contrastent avec les habitudes des populations voisines. Nous avons souvent rencontré au premier étage, des salles de bains, ainsi que des lieux d'aisances parfaitement disposés, et qui ne répandent aucune odeur. Les cellules d'agités sont en général peu nombreuses, ce qui prouve la bonne organisation de ces établissements, d'autant plus que, ainsi que nous venons de le dire, l'emploi des moyens de contrainte y est également très exceptionnel. La proportion générale des gardiens est considérable. Il y a un assez grand nombre de pensionnaires de diverses classes, et ils sont bien logés et bien nourris. Nous avons trouvé également beaucoup d'ateliers de travail et des moyens de distraction variés pour les malades. Il y a une école spéciale pour les idiots dans les asiles de Meerenberg, de Dordrecht et de la Haye.

Parmi les particularités qui nous ont frappé, nous signalerons : des lavoirs très bien disposés, qui existent dans les dortoirs, ou dans leur voisinage, et où les malades viennent en commun faire leur toilette le matin en se levant ; des lits grillagés en bois ou en fer, destinés aux épileptiques ou aux agités, ayant pour but de les empêcher de se blesser, en sortant du lit, ou en se levant pendant la nuit ; des lits matelassés pour les épileptiques et des lits à cuvette très bas pour les gâteux ; enfin des couvercles en toile et bordés de cuir, pour maintenir les agités dans les baignoires ; ils nous ont paru pouvoir remplacer avec avantage les couvercles en tôle ou en bois, en usage dans la plupart de nos asiles, et que l'on hésite si souvent à employer à cause de leur aspect repoussant, qui les fait ressembler à de véritables instruments de torture.

Passant des détails de l'aménagement intérieur à l'organisation générale de ces établissements, nous dirons que dans les asiles de Hollande, les médecins sont souvent directeurs ; que là où ils sont soumis à un collège de régents, qui a la direction effective de l'établissement, leur autorité est rarement méconnue et l'esprit médical anime réellement, dans l'ensemble et dans les détails, les divers services de ces asiles. C'est là un bien précieux que beaucoup d'établissements des autres pays pourraient avec raison leur envier. C'est à cette unité dans la direction médicale et au fréquent emploi des moyens physiques dans le traitement de l'aliénation mentale, que les médecins hollandais croient pouvoir attribuer le chiffre considérable des guérisons signalé dans leur statistique, chiffre bien supérieur, en général, à celui des autres pays. Du reste, sous le rapport des moyens moraux, les médecins de la Hollande appliquent les mêmes principes qui nous dirigent tous : vie en commun, ordre, discipline et règle ; classement des malades en sections variées ; tendance constante à diminuer le nombre des agités par l'exercice en plein air, la liberté des mouvements et le travail ; réunion des aliénés dans des salons, des salles de réunion et des jardins, au lieu de les laisser isolés dans leurs chambres ou dans leurs cellules ; distractions nombreuses ; travaux variés dans les champs et dans des ateliers ; promenades extérieures ; exercices en commun pour le chant ou les cérémonies du culte, tous ces principes qui forment la base de l'organisation des asiles d'aliénés depuis un demi-siècle, ont reçu en Hollande l'application la plus large et la plus complète, et nous n'avons sous ce rapport aucune observation particulière à faire.

Nous nous bornerons à signaler en terminant deux faits relatifs au classement, qui nous paraissent mériter une mention spéciale.

L'un est relatif au mélange qui existe entre les épileptiques et les aliénés, que nous avons observé notamment à l'asile de Meerenberg (où se trouvent cependant 80 épileptiques), ce qui nous paraît une lacune fâcheuse dans l'organisation de cet asile.

L'autre, qui nous semble au contraire très digne d'éloge, au point de vue de la sécurité, c'est l'existence de dortoirs spéciaux pour les suicides que nous avons constatée à Meerenberg, dortoirs dans lesquels ces malades deviennent l'objet d'une surveillance spéciale de la part de gardiens qui se remplacent alternativement pour veiller auprès d'eux sans se coucher. Cette pensée, déjà conçue par Esquirol, et qui, pendant le jour, pouvait avoir l'inconvénient grave d'entretenir les idées de suicide, par le contact permanent des aliénés atteints de ces mêmes idées, ne semble pas présenter le même danger pendant la nuit. Nous pensons que tous les asiles devraient chercher à réaliser cette amélioration, dans la mesure du possible, ainsi que l'a du reste positivement demandé M. l'inspecteur général Parchappe, dans son ouvrage remarquable sur la fondation et la construction des établissements d'aliénés.

Après ces détails bien incomplets sur les asiles de la Hollande, tels que nous les avons visités cette année, il nous paraît intéressant de publier un extrait très abrégé du rapport fait par les commissaires du gouvernement hollandais sur l'état des établissements d'aliénés de la Hollande, pendant les années 1857, 1858 et 1859. Ces commissaires, parmi lesquels nous devons citer de nouveau les professeurs Schœder, van der Kolk, auteur de travaux très estimés (écrits en latin, en allemand ou en hollandais, sur l'anatomie, la physiologie et la pathologie du système nerveux), font tous les trois ans un rapport très étendu sur la situation morale et matérielle des asiles de la Hollande. Ce rapport, indépendamment des observations personnelles des commissaires pendant leurs inspections, contient la condensation des rapports partiels qui leur sont adressés par les médecins de ces divers établissements. Nous regrettons vivement que ces rapports, écrits en hollandais, ne puissent être lus en France, car ils fourniraient certainement des documents intéressants dont nous pourrions tous profiter. Grâce à l'obligeance du docteur Donkersloot (médecin de l'asile des aliénés de Dordrecht), qui a bien voulu m'envoyer un extrait du dernier de ces rapports, je puis le mettre sous les yeux de la Société et le faire connaître en abrégé. Ne pouvant publier ce rapport dans sa totalité, je supprimerai la première partie qui est relative aux améliorations de détail accomplies, pendant le cours de ces trois années, dans les asiles de la Hollande. L'énoncé de ces améliorations, dont la valeur ne peut être appréciée que sur place, m'a paru devoir être sans intérêt pour des lecteurs français, et je me contenterai de signaler les résultats les plus généraux contenus dans ce document officiel.

Rapport sur la situation des établissements d'aliénés de la Hollande pendant les années 1857, 1858 *et* 1859, *fait par les inspecteurs officiels du gouvernement hollandais.* (Extrait par le docteur Donkersloot, médecin de l'asile de Dordrecht.)

La Hollande possède aujourd'hui douze établissements d'aliénés dont voici les noms, ainsi que ceux des médecins qui y sont attachés :

	Médecins
Bois-le-Duc	H. Rapmund.
Zutphen, 1er	J. N. Ramder.
Zutphen, 2e	J. Hz. Ph. Kroon.
La Haye	J. Brouwerstarck.
Rotterdam	G. Vrolik.
Dordrecht	N. B. Donkersloot.
Delft	A. de Boer Vervoorn.
Meerenberg 1er	B. H. Everts.
Meerenberg, 2e	C. J. Van Persyn.
Meerenberg, 3e	J. J. Benken.
Meerenberg, 4e	W. F. Büchner.
Amsterdam	V. Möller.
Utrecht	J. B. Vanderlith.
Francker	B. Lammers, Van Bueren.
Deventer, 1er	G. C. C. Van Lehnep.
Deventer, 2e	P. C. Lindeboenn.
Maestricht	J. W. Germain.

Ces médecins sont exclusivement attachés à l'établissement ; ils ne peuvent faire d'autre pratique civile que la consultation, à l'exception de ceux de la Haye, de Rotterdam, de Francker, d'Amsterdam, de Maestricht, et le deuxième médecin de Deventer, auxquels il est permis de joindre la clientèle particulière à leurs fonctions publiques.

(Ici se trouvent les détails relatifs aux améliorations accomplies, pendant ces trois années, dans les bâtiments des divers asiles d'aliénés de la Hollande, et que nous croyons devoir supprimer.)

La population des établissements d'aliénés de la Hollande était, à la fin de l'année 1856, de 925 hommes, 1,031 femmes, soit 1956 malades. En 1857, 1858 et 1859, on a admis 1,000 hommes, 1,021 femmes, soit 2,021 malades. On a traité, pendant cette époque : 1,925 hommes, 2,052 femmes, total : 3,977 ; morts ou sortis : 941 hommes, 965 femmes, total : 1,907 ; restaient en traitement au 31 décembre 1859 : 984 hommes, 1,086 femmes, total : 2,070.

Ces malades étaient répartis dans les établissements de la manière suivante :

	Hommes.	Femmes.	Total.
Bois-le-Duc	145	116	261
Zutphen	147	143	290
La Haye	41	67	108
Rotterdam	56	92	148
Dordrecht	56	49	105
Delft	67	88	155
Meerenberg	207	261	468
Amsterdam	21	42	63
Utrecht	81	84	165
Francher	60	48	108
Deventer	68	61	129
Maestricht	35	35	70
	984	1086	2070

La proportion des morts, des guérisons et des sorties sans guérison, est la suivante :

	Hommes.	Femmes.
Morts	46,3	38,5
Non guéris	12,7	16,6
Guéris	41	44,9
	100	100

La proportion des hommes et des femmes réunis est de :

Morts	43,5
Non guéris	14
Guéris	42,5
	100

Le résultat des guérisons est d'autant plus favorable qu'il surpasse de 4,9 pour 100 celui constaté dans le rapport précédent, et que parmi les malades signalés comme non rétablis, il en est un certain nombre qui étaient très améliorés et qui même ont guéri après leur sortie.

Il résulte encore de cette statistique que parmi les hommes il y a eu plus de morts que de guérisons, et que l'inverse a eu lieu chez les femmes, résultat conforme à celui des rapports précédents.

Si l'on compare le nombre des aliénés à celui de la statistique générale, on trouve que la province de la Hollande septentrionale a fourni le plus grand nombre de malades, celle de Drenthe le moins considérable, et cela dans la proportion suivante :

En 1857. . . . . . :: 9,72 : 2,69
En 1858. . . . . . :: 9,38 : 2,44
En 1859 . . . . . . :: 9,26 : 1,89

Ces nombres sont établis sur une proportion de 10,000 habitants. Sur ce même nombre, en envisageant le pays tout entier, on trouve la proportion suivante : en 1857, 6,08, en 1858, 6,09 et en 1859, 6,11.

Le rapport constate que l'état sanitaire des établissements est très favorable. Le plus grand nombre de maladies (surtout les fièvres intermittentes) a été observé à Amsterdam, Bois-le-Duc, Francker et Meerenberg.

Indépendamment des affections qui ne sont pas spécifiées, le rapport des inspecteurs attribue le décès principalement aux quatre causes suivantes : apoplexie, 15 pour 100; marasme, 34 pour 100; diarrhée, 27 pour 100 et phtisie, 19 pour 100. Ainsi, comme dans les cinq années précédentes, la mort par marasme surpasse de beaucoup le nombre des morts par toute autre cause non comprise dans cette statistique. Le nombre des morts par marasme et par phtisie est même plus élevé que dans les cinq années précédentes, tandis que c'est l'inverse pour les morts par apoplexie et diarrhée.

Les inspecteurs ont exigé des médecins de tous les asiles un rapport sur les divers moyens de traitement qu'ils ont employés. Tous ces rapports signalent la nécessité d'une prompte admission des malades dans les établissements.

A Bois-le-Duc, un homme, aliéné depuis dix ans, guérit après avoir éprouvé une violente fièvre catarrhale. A Zutphen, une femme se rétablit à la suite d'une fièvre intermittente. On cite également à Meerenberg plusieurs cas remarquables de ce genre. A Rotterdam, un homme aliéné depuis vingt et un ans, guérit après une attaque de choléra, et à Bois-le-Duc, un malade, qui était dans l'asile depuis quinze ans, guérit subitement sans aucune cause connue.

Après avoir signalé les avantages des diverses formes du traitement moral, et principalement du travail régulier, surtout utile dans les états mélancoliques, le rapport énumère les différents médicaments employés dans les asiles. En tête de ces médicaments figure le tartre stibié, destiné, selon les médecins hollandais, à tempérer la trop grande excitation du cerveau et à l'empêcher de dégénérer en une inflammation incurable de la substance corticale. A Utrecht, on cite un cas de stupidité, avec forte congestion passive du cerveau, guéri par ce moyen.

Le rapport vante l'iodure de potassium, comme médicament actif dans les cas de production pseudo-membraneuses dans le cerveau, même quand elles sont déjà accompagnées de symptômes de paralysie. A Deventer, un jeune homme de vingt ans, entièrement anesthésique et atteint d'attaques cataleptiques, guérit par l'emploi de ce médicament. Chez un malade avec idées de grandeurs (à Maestricht), sur lequel ce médicament n'avait pas eu d'action, le chlorure de potasse, suivi de l'emploi de l'acide phosphorique, produisit, dit-on, la guérison et même l'amélioration des attaques épileptiques auxquelles ce malade était sujet.

On fait un grand éloge de la digitale comme moyen débilitant, soit seule, soit mélangée au sel de nitre ou à l'acide phosphorique. Les opiaciés, ainsi que les sédatifs en général, conservent leur réputation, surtout dans les cas de mélancolie pour combattre l'anxiété précordiale. Mais l'opium n'est pas seulement employé dans la mélancolie ; on a également obtenu des résultats favorables de son administration à haute dose, dans les cas de manie avec fureur, quand le teint est coloré, les yeux brillants, que les carotides battent avec violence, etc., etc. (A Meerenberg on a employé jusqu'à 15 grains d'opium par jour.)

La lupuline, avec ou sans camphre, a été utile dans tous les cas d'excitation génitale, et en particulier pour combattre la masturbation. Dans les agitations nerveuses, le camphre a été employé avec avantage, surtout dans les cas d'hystérie. Comme purgatif, on emploie principalement l'extrait d'aloès, mélangé tantôt avec la belladone, tantôt avec le tartre émétique, ou avec le borax en cas d'aménorrhée.

Parmi les ferrugineux, le pyrophosphate de fer et de soude a été souvent employé avec succès, surtout par le médecin de Zutphen. Ce sel a un goût agréable, est pris facilement par les malades et mieux supporté par des estomacs faibles que les autres préparations ferrugineuses.

Dans tous les cas de nutrition insuffisante et d'anémie, quelle que soit la forme de la maladie mentale, ce médicament est excellent; trois femmes guérirent de stupidité, trois de manie furieuse, une de mélancolie hystérique, une autre femme guérit de mélancolie religieuse et une autre d'hallucinations. A cette forme d'administration des ferrugineux, on doit encore ajouter l'emploi de l'iodure de fer et de sulfate de fer qui ont également donné des résultats satisfaisants.

Dans les cas de débilité, on administre égalementles toniques, tels que le quinquina, l'acide phosphorique, seul ou combiné. Dans des cas de stupidité, le quinquina fait merveille, selon le rapport de Meerenberg.

Comme emménagogue, on ordonne une infusion d'ipéca avec du borax et la poudre de Dower.

Parmi les médicaments externes, les bains figurent au premier rang; dans l'excitation maniaque, bains tièdes, avec jets d'eau froide sur la tête et sur le dos. Cependant les bains ne doivent pas être appliqués dans tous les cas.

Le rapport termine ce chapitre par l'énumération des moyens employés contre l'épilepsie: oxyde de zinc, valérianate d'atropine, hydrocyanate de fer.

Ce qu'on a obtenu de mieux par l'oxyde de zinc, c'est la diminution des accès.

Les autopsies sont faites avec beaucoup de soin dans tous les asiles, surtout dans les établissements de Zutphen, de Meerenberg, d'Utrecht et de Dordrecht. (Les médecins hollandais sont somatistes et attachent une grande importance aux plus simples altérations découvertes dans le cerveau et dans les autres organes.)

Cette réunion de tous les rapports particuliers des médecins dans le rapport général des inspecteurs, peut servir utilement la science, en portant à la connaissance de tous, les expériences individuelle faites par chacun des médecins dans les asiles qu'ils dirigent.

Service intérieur. — Plusieurs modifications ont eu lieu depuis trois ans. Le directeur et la directrice d'Utrecht ont été remplacés par un surveillant et une surveillante en chef, et l'on a conservé au médecin le titre de médecin directeur. On éprouve de grandes difficultés à avoir de bons serviteurs et il y a des changements fréquents. La proportion des domestiques aux malades est de 1,5 dans les asiles de Dordrecht et de Meerenberg, et de 1,13 dans celui de Bois-le-Duc, qui est le moins favorisé sous ce rapport. Les inspecteurs donnent à tous les asiles des témoignages de satisfaction dans leur inspection actuelle, comme dans la précédente. Ils se sont surtout réjouis de la douceur qui préside aux soins donnés aux aliénés, du calme qui règne dans les asiles, et de la satisfaction et de la reconnaissance exprimées par les malades à leur sortie. Ils se félicitent également de ce que les exercices du culte sont introduits dans tous les établissements. Ils disent que les médecins n'ont qu'à se louer de ce nouvel élément d'ordre et de discipline. Le nombre des malades qui y prennent part est considérable :

	Hommes.	Femmes.
	—	—
Bois-le-Duc	150	178
Zutphen	180	190
Rotterdam	presque tous les malades, excepté les épileptiques et les idiots.	
La Haye	60	79
Dordrecht	63	90
Delft	105	138
Meeremberg	206	231
Amsterdam	israélites, presque tous les hommes.	
Utrecht	61	73
Francker	65	66
Deventer	70	75
Maestricht	46	55

Les exercices du culte n'ayant lieu tous les dimanches que dans quelques établissements, plusieurs malades se rendent à l'église hors de la maison, ce qui a lieu surtout lorsque le nombre des individus d'une secte est trop faible pour qu'on puisse leur faire une église spéciale.

Quelques ministres du culte se plaignent de ce que leurs paroles sont inutilement perdues ; mais leur découragement est combattu par les médecins qui cherchent à leur faire comprendre le rôle utile qu'ils peuvent jouer auprès des aliénés.

Instruction. — Le rapport ne signale d'école pour les idiots, qu'à Meerenberg et à la Haye. Actuellement, il existe en outre une école à Dordrecht, et l'on se félicite des résultats inespérés qui y ont été obtenus.

Le travail est très largement appliqué. Dans les établissements qui possèdent de vastes potagers, ou qui sont situés hors des villes, presque tous les bras peuvent être employés au travail des champs. Mais lorsque ce moyen fait défaut, il est difficile de faire travailler tous les malades, surtout les hommes. On les occupe à tisser, à tresser des nattes, à confectionner des objets de vêtements, à faire de la charpente, de la menuiserie, de la peinture, à scier du bois et à tous les services intérieurs de la maison.

La promenade, la gymnastique, la musique, les jeux de toutes sortes, la lecture des journaux, tels sont les principaux moyens de distraction, employés pour faire oublier aux malades la privation de la liberté.

Les moyens de contrainte consistent en chaises de force, camisoles, et entraves pour les pieds. Les médecins hollandais ne croient pas possible l'abolition complète des moyens de contrainte. Ils préfèrent l'usage modéré de ces moyens au placement des malades dans des cellules ; mais ils pensent que leur emploi doit être très rare et qu'il doit ne jamais durer plus longtemps que les accès eux-mêmes.

La nourriture est en général très suffisante. Dans quelques établissements, elle est même luxueuse pour les classes supérieures, et très convenable pour les classes inférieures. On a augmenté généralement la quantité de viande et de lard. Une fois par semaine on sert du poisson. Dans quelques asiles, on donne deux fois par semaine de la bière.

En général, la figure des malades indique s'ils sont mieux nourris dans l'asile que chez eux.

Sous le rapport des habillements et du couchage, les inspecteurs ont trouvé des améliorations depuis trois ans, mais ils signalent encore quelques lacunes. Dans certains asiles, et principalement à Meerenberg, où se trouve le plus grand nombre d'épileptiques, il y a des lits matelassés en cuir, pour protéger ces malades pendant leurs attaques.

Le chauffage se fait principalement avec des poêles, excepté à Rotterdam, où la chaleur est conduite par des tuyaux à eau chaude, et à Meerenberg où elle est amenée par des tuyaux de vapeur ; mais l'expérience a prouvé que, lorsque la température extérieure est très basse, ce mode de chauffage est insuffisant et qu'il faut y suppléer par des poêles.

Excepté dans les asiles de Zutphen, de Maestricht, de Francker, et en partie dans celui d'Amsterdam, l'éclairage se fait au gaz, ce qui est une très grande amélioration.

Il resterait à parler de quatre établissements (Bois-le-Duc, Bockel, Nimègue et Grubbenhorste) qui, à la fin de 1859, contenaient un total de 63 aliénés; mais ces établissements sont temporaires et doivent être remplacés un jour par des asiles plus considérables. Les inspecteurs cependant se plaisent à rendre justice aux directeurs de ces asiles, qui ont fait tous leurs efforts pour faire le bien dans ces mauvaises localités.

En terminant ce travail, nous sommes heureux de pouvoir féliciter la Hollande des progrès incessants de ses asiles et des soins assidus que médecins et administrateurs s'efforcent de donner aux aliénés. Dans quelques endroits, des défauts inhérents aux localités, ou à quelques parties de leur organisation, s'opposent encore au développement continu du progrès ; mais le gouvernement, les directeurs et les médecins sont tous animés d'un même zèle qui ne peut qu'amener les plus heureux résultats.

V

LES LÉGISLATIONS ÉTRANGÈRES SUR LES ALIÉNÉS

ET

LES RÉFORMES PROPOSÉES A LA LOI DE 1838 (1)

— 1869 —

En présence des attaques si violentes et si injustes dont la loi de 1838 sur les aliénés est aujourd'hui l'objet, il nous a paru intéressant de rechercher quelles sont les dispositions des lois actuellement en vigueur dans les différents pays de l'Europe, sur les points principalement attaqués dans la loi de 1838, c'est-à-dire relativement aux conditions d'admission et à la surveillance des asiles d'aliénés, et d'examiner ensuite la valeur comparative des moyens proposés pour remédier aux prétendues lacunes que cette loi présenterait à ces divers points de vue.

Ce sujet peut paraître, au premier abord, entièrement étranger à nos études médicales. Mais les médecins ne doivent pas oublier que, dans la polémique si ardente soulevée aujourd'hui à l'occasion de la loi des aliénés, ce sont leurs droits, leur compétence, et jusqu'à leur honnêteté qui sont sérieusement contestés, et que les restrictions dont on prétend à l'avenir entourer leurs prérogatives seraient aussi nuisibles à la dignité et à la considération du corps médical qu'à la guérison des aliénés et à la sécurité publique.

Or, puisqu'on conteste nos droits, dans une question où ils sont pourtant incontestables, il importe de les revendiquer hautement, en défendant une loi qui les consacre et en montrant aux médecins eux-mêmes, quelquefois trop disposés à les méconnaître, les inconvénients graves qui résulteraient, dans la pratique, des diverses modifications proposées à cette loi bienfaisante.

(1) Extrait des *Archives générales de Médecine*, octobre 1869.

Cette étude, qui se lie de la façon la plus étroite aux droits et aux devoirs des médecins, n'est donc pas déplacée dans ce recueil et a, du reste, un véritable intérêt d'actualité.

Nous diviserons ce travail en deux parties.

Dans la première, nous analyserons rapidement les dispositions des lois étrangères, qui concernent l'admission des aliénés dans les asiles et la surveillance de ces établissements.

Dans la seconde partie, nous discuterons la valeur des moyens proposés pour remédier aux prétendus abus de la loi française, moyens qui ont leurs analogues dans quelques-unes des prescriptions des lois des divers pays de l'Europe. Nous chercherons à montrer que ces moyens, mis en avant dans le but de remédier à des inconvénients supposés, en entraîneraient de plus graves encore, et que, sous prétexte de protéger la liberté individuelle des gens sains d'esprits qui n'est pas menacée, ils nuiraient à la fois au traitement des aliénés, au secret des familles et à la sécurité publique.

Enfin, nous terminerons ce travail en proposant, comme seule réforme importante à cette loi tant décriée, la nomination d'une commission permanente chargée de la surveillance des asiles d'aliénés.

I. Législations étrangères.

Il serait impossible d'exposer avec tous les détails nécessaires les dispositions principales des législations étrangères relatives au régime des aliénés. Nous devons donc nous borner ici à deux points principaux : les conditions exigées pour l'admission des aliénés dans les asiles et la surveillance générale de ces établissements.

La plupart des pays de l'Europe ont subi l'impulsion qui leur a été imprimée par la loi française de 1838. A l'exception de l'Angleterre, qui avait déjà pris des mesures légales à l'égard des aliénés dès le commencement de ce siècle, et qui les a du reste singulièrement modifiées depuis cette époque jusqu'à nos jours, les autres nations de l'Europe n'ont commencé à réglementer la situation des aliénés que postérieurement à la loi française de 1838, à laquelle elles ont emprunté la plupart de ses prescriptions. Dans plusieurs contrées de l'Europe et particulièrement en Allemagne, le régime des aliénés est même encore soumis à de simples règlements locaux, qui diffèrent dans chaque contrée, et ne constituent pas une loi générale pour chaque pays politiquement distinct, comme la Prusse, l'Autriche, ou les divers États de l'Allemagne du Sud. Il n'existe donc en ce moment en Europe que sept lois véritables sur les aliénés, savoir : en France, en Angleterre, en Belgique, en Hollande, dans le canton de Genève, en Norvège et en Suède. Nous allons parcourir rapidement les dispositions de ces lois au point de vue spécial qui nous occupe.

1° *Conditions pour l'admission des aliénés dans les asiles.*

Les conditions exigées sous ce rapport par la loi française sont bien connues. Il y a en France deux espèces de placements pour les aliénés : les *placements volontaires* et les *placements d'office*.

Les placements d'office sont faits, dans chaque département, par les préfets qui demandent toujours un certificat de médecin constatant l'état mental du malade, mais qui n'y sont pas cependant obligés par la loi.

Les placements volontaires peuvent être faits moyennant deux pièces indispensables : 1° une demande d'admission, signée par un parent ou un ami, indiquant les nom, prénoms et qualités du malade à placer, et 2° un certificat de médecin constatant l'aliénation mentale, les particularités de la maladie et la nécessité de traiter le malade dans une maison de santé spéciale et de l'y tenir renfermé. Ce certificat doit avoir moins de quinze jours de date et être signé par un médecin qui n'est ni parent ni allié du chef de l'établissement où le malade doit être placé, ni de la personne qui a demandé le placement.

Comparons maintenant ces conditions d'admission de la loi française avec celles des autres lois étrangères.

La loi de Genève donne au lieutenant de police tous les droits que la loi française accorde aux préfets. Seulement, les placements purement volontaires n'existent pas dans le canton de Genève. Personne ne peut être admis dans un asile d'aliénés *sans un ordre écrit du lieutenant de police*. Tantôt ce magistrat accorde cet ordre sur la demande des parents ou du conjoint de l'aliéné; tantôt au contraire, il le donne spontanément et d'office. Il ne peut signer cet ordre qu'après avoir vu lui-même la personne prétendue aliénée, ou après l'avoir fait examiner par un auditeur délégué à cet effet, ou par le maire de la commune, à moins que cette visite ne soit remplacée par la production d'un certificat médical signé par un docteur de la Faculté de Genève, ou par un officier de santé du canton. Cet ordre n'a d'effet que pendant six mois ; il peut être renouvelé. Après le troisième renouvellement, il peut n'être signé que d'année en année. Le lieutenant de police doit donner connaissance, dans les vingt-quatre heures, au procureur général, des ordres qu'il a signés.

La loi belge ne diffère pas très sensiblement de la loi française ; cependant il existe entre ces deux lois quelques différences secondaires. Des placements volontaires ont lieu, comme en France, en vertu d'une demande signée par une personne quelconque, indiquant la nature des relations, ou le degré de parenté ou d'alliance qui existe entre elle et l'aliéné, et en vertu d'un certificat de médecin, qui doit réunir les mêmes conditions que celles exigées par la loi française. Mais, indépendamment de ce mode de placement, il y en a encore d'autres. L'admission d'un aliéné peut être demandée : 1° par le tuteur d'un interdit ou par l'administrateur provisoire d'un aliéné, en attendant l'interdiction ; 2° par l'autorité locale du domicile de secours d'un aliéné indigent ; 3° par l'autorité locale compétente d'après l'art. 95 de la loi communale ; 4° enfin, par la députation permanente du conseil provincial, ou, en cas d'urgence, par le gouverneur de cette province, sauf à en référer au conseil provincial lors de sa prochaine réunion. Dans tous les cas (excepté dans celui d'un interdit), il devra être annexé à la demande un certificat de médecin dans les conditions déjà indiquées ci-dessus pour les placements volontaires.

A ces dispositions légales antérieures à l'entrée, il faut ajouter les suivantes : Celui qui conduit un aliéné dans un asile doit faire écrire, sous ses yeux, la copie des pièces exigées, sur le registre légal de l'établissement, prescrit en Belgique comme en France, et sur lequel doivent se trouver inscrits tous les malades admis dans l'établissement.

Comme en France encore, le chef d'établissement doit, dans les vingt-quatre heures, donner connaissance aux autorités de l'entrée d'un aliéné ; seulement, au lieu de l'envoyer simplement au préfet, il doit adresser la copie de ces pièces : 1° au gouvernement de la province ; 2° au procureur du roi de l'arrondissement ; 3° au juge de paix du canton ; 4° au bourgmestre de la commune ; 5° au comité de surveillance de l'établissement ; 6° au procureur du roi de l'arrondissement du domicile habituel de l'aliéné, qui en informe l'autorité locale et les parents du malade.

Indépendamment de ces formalités relatives à l'entrée des aliénés, la loi belge, au lieu de demander, comme en France, un nouveau certificat du médecin de l'établissement quinze jours après l'entrée du malade, exige que, pendant les cinq premiers jours de l'entrée, il inscrive sur le registre une note relative à ce malade et que le sixième jour, il envoie au procureur du roi de l'arrondissement la copie de ces notes. La loi belge du reste, comme la loi française, prescrit au médecin d'écrire ensuite sur ce registre des notes mensuelles relatives à chaque malade.

La loi hollandaise accorde le pouvoir de placer les aliénés dans les asiles au président du tribunal de district. Ce magistrat peut être saisi d'office par le ministère public, ou bien par une demande de la famille du malade. A cette demande doit être annexé un certificat, signé par un médecin approuvé, n'étant pas attaché à l'établissement pour lequel la demande est faite. Ce certificat doit avoir moins de quinze jours de date. Lorsque ce certificat lui paraît suffisamment probant, le président du tribunal peut donner immédiatement l'ordre de placement. Dans le cas contraire, il doit mentionner ses doutes sur la demande qui lui est soumise, et en référer à la décision du tribunal. Après quinze jours écoulés, l'ordre du président ou la décision du tribunal ne peuvent plus être exécutés.

Après l'entrée de l'aliéné dans l'établissement, le médecin de l'asile doit noter tous les jours, pendant un mois, l'état de ce nouveau malade, et réunir ensuite toutes ces notes dans un rapport qui doit être envoyé, dans les six semaines au plus tard, au tribunal du district. A la suite de ce rapport, le tribunal décide si le malade peut être maintenu pendant un an. Pour cette décision, il peut se contenter du rapport du médecin de l'asile ; mais il peut aussi se faire renseigner par les personnes qui ont connu l'aliéné, ou avoir recours à toutes les sources d'information.

Après un an de séjour du malade dans un asile, on procède de nouveau de la même façon, et on renouvelle encore la même procédure après l'expiration de la seconde année. Mais lorsqu'après la troisième année de séjour, l'aliéné n'est pas guéri, le tribunal ne peut plus renouveler cette autorisation pure et simple, et l'on doit demander l'interdiction.

La loi suédoise et la loi de Norvège ont cela de commun que, dans ces deux pays, les familles, ou les autorités locales, qui veulent faire soigner un aliéné, ont le droit de s'adresser *directement* à la direction de l'hôpital ou de l'asile d'aliénés, sans passer par aucune autre autorité intermédiaire.

La loi suédoise exige d'abord un certificat de médecin, détaillant les causes et la nature de la maladie mentale, et rédigé d'après un questionnaire annexé à la loi. Elle réclame en outre une attestation du pasteur de la localité, ainsi que des réponses à un questionnaire annexé à la loi, réponses faites par le pasteur ou par d'autres personnes dignes de foi, sur les actes et la manière de vivre habituelle de l'aliéné. Elle demande enfin qu'il soit fait mention des ressources personnelles de l'aliéné, ou des personnes qui peuvent prendre ses soins à leur charge. Elle ajoute pourtant, qu'en cas d'urgence, le conseil du district ou la police peuvent confier directement un aliéné à l'hôpital, sauf à prévenir la direction que, dans un temps déterminé, on devra satisfaire aux conditions indiquées précédemment.

Lorsque l'hôpital des aliénés est rempli, la direction locale doit envoyer les demandes, à mesure qu'elles lui arrivent, à la direction supérieure, laquelle décide dans quel hôpital le malade devra être conduit.

La loi de Norvège admet également que la famille de l'aliéné le présente directement au chef de l'établissement, lequel décide, après examen du malade et des pièces qui sont produites, s'il doit être admis dans l'asile, soit au point de vue de son traitement, soit dans l'intérêt de la sécurité publique. Si la famille est mécontente de la décision prise par le médecin de l'asile, elle peut réclamer auprès de la commission supérieure de contrôle, dont nous parlerons tout à l'heure. Dans le cas où un aliéné trouble l'ordre public, ou bien n'a pas de famille, ou bien encore n'est pas bien soigné par elle, les autorités locales peuvent le faire admettre dans un asile. Toutes les fois qu'un aliéné est admis dans un asile, une copie des pièces inscrites sur le registre, prescrit par la loi, doit être envoyée, dans les vingt-huit heures, à la commission de contrôle qui prend alors toutes les informations nécessaires pour savoir si l'aliéné doit être laissé dans l'asile, oui ou non.

En résumé, ce qu'il y a de particulier dans les lois suédoise et norvégienne, c'est que, dans ces deux pays, on est très facile pour admettre directement les aliénés dans les asiles, et que, plus tard seulement, intervient une commission de contrôle pour décider, soit le maintien, soit la sortie du malade.

La loi anglaise établit une distinction fondamentale pour les admissions, selon que le malade est pauvre, ou selon qu'il peut être soigné sur ses propres revenus.

Les pauvres peuvent être admis sur la demande d'une autorité quelconque de la commune où ils résident, juge, pasteur, employé ou inspecteur du bureau des pauvres (Relieving officer ou Overseer). Ces fonctionnaires doivent déclarer qu'ils ont vu personnellement le malade. A cette demande doit être annexé un certificat de médecin, signé par celui-ci le jour même où il a visité le malade et sept jours au plus avant l'admission ; il doit être rédigé par un médecin qui n'est pas attaché à l'asile dans lequel doit avoir lieu le placement, ni parent ou allié du chef de l'établissement ou de la personne qui a signé la demande.

Pour l'admission d'un aliéné qui n'est pas pauvre, il faut d'abord une demande d'admission signée par un parent ou un ami du malade, et il faut, de plus, deux certificats de médecins. Ces médecins ne doivent avoir aucune part dans la maison désignée ; ils doivent avoir visité *séparément* le malade en question, l'avoir vu *le même jour* et moins de sept jours avant son admission. Si une seule de ces conditions manquait, le placement serait considéré comme nul.

Dans ces certificats, les médecins doivent signaler les diverses circonstances qui les ont portés à penser que la personne était aliénée, et distinguer nettement ce qui est le résultat de leur propre observation et des comptes-rendus faits par d'autres personnes.

Dans certaines circonstances urgentes, on peut pourtant recevoir temporairement un aliéné non indigent, avec une simple demande et un seul certificat de médecin, mais à la condition que la demande indique les circonstances qui ont empêché l'examen du second médecin et pourvu que, dans les trois jours qui suivront l'entrée du malade, un second certificat soit rédigé dans les conditions indiquées précédemment.

Dans les deux jours qui suivent l'entrée d'un aliéné, le médecin de l'établissement doit inscrire sur le registre des notes sur l'état du malade, et au bout de sept jours indiquer la forme de sa maladie.

Enfin, il doit, dans les sept jours, envoyer la copie de ces notes aux autorités chargées de visiter l'asile, c'est-à-dire aux *commissioners in lunacy* (dont nous parlerons tout à l'heure) pour les asiles qui sont sous leur juridiction immédiate, et aux visiteurs des bourgs ou des comtés pour les aliénés qui ont été placés par les autorités de ces bourgs ou comtés. Dans ce derniers cas, un duplicata des pièces doit être également envoyé aux *commissioners in lunacy*, qui sont chargés de visiter indistinctement tous les asiles de l'Angleterre.

2° *Surveillance des asiles d'aliénés.*

La loi française charge un certain nombre de fonctionnaires (le préfet, le procureur de la République, le président du tribunal, le maire de la commune, etc.), de visiter les asiles d'aliénés, à des époques indéterminées, pour s'assurer si toutes les prescriptions de la loi y sont exécutées. Le procureur de la République doit faire deux fois par an une visite dans les asiles publics, et tous les trimestres dans les asiles privés. Quant aux autres fonctionnaires susmentionnés, leurs visites sont facultatives et n'ont pas d'époques fixées.

Indépendamment de ces visites générales prescrites par la loi, l'article 9 ordonne au préfet de déléguer un ou plusieurs hommes de l'art pour visiter, dans les trois jours de leur entrée, tous les individus admis dans les asiles privés et lui faire un rapport sur leur situation mentale.

En outre, les règlements ont institué, pour tous les asiles publics d'aliénés de France, une commission de surveillance nommée par les préfets, renouvelable par portions tous les ans, et chargée de veiller à tous les détails de l'administration intérieure de ces asiles. De plus, il y a au ministère de l'intérieur trois inspecteurs généraux chargés de visiter alternativement tous les établissements d'aliénés.

La loi belge a tout un chapitre consacré à la surveillance et à l'inspection des asiles d'aliénés. La surveillance spéciale de ces asiles est confiée, dans chaque arrondissement, à un comité composé de 5, 7 ou 9 membres, y compris le commissaire d'arrondissement, qui en fait partie de droit. Les membres de ce comité sont nommés par un arrêté royal et renouvelés par moitié tous les deux ans. Le comité réuni visite, au moins une fois par an, tous les établissements situés dans son ressort. Dans l'intervalle de ces visites annuelles, il répartit la surveillance dont il est chargé entre ses membres, de manière que chaque établissement soit visité tous les deux mois. Le comité surveille tout ce qui concerne l'exécution des lois, ainsi que l'administration et le régime intérieur des asiles d'aliénés. Il peut même veiller à ce que les revenus des malades soient employés à améliorer leur position. Il est consulté sur les réformes et améliorations à apporter aux établissements dont la surveillance lui est confiée, et il communique ses avis et ses propositions au ministre de la justice, auquel il envoie tous les ans un rapport.

Indépendamment de ces comités locaux d'inspection, la loi belge a institué une surveillance générale des établissements d'aliénés du royaume, exercée par des inspecteurs, ou commissaires spéciaux, nommés par arrêté royal, qui reçoivent leurs instructions du ministre de la justice, et lui font, tous les ans, un rapport général, lequel est imprimé. La collection de ces rapports, publiés depuis la loi de 1850, renferme des documents très intéressants sur les améliorations successives qui ont été apportées, depuis cette époque, aux divers asiles de la Belgique.

La loi de Genève a mis les asiles d'aliénés du canton sous la surveillance du Conseil d'Etat. Le lieutenant de police et les personnes qu'il délègue, le procureur général et ses substituts, sont admis à visiter ces asiles toutes les fois qu'ils le jugent convenable. Pour faciliter ces visites, la loi de Genève, comme les lois des autres pays, a prescrit la tenue d'un registre, sur lequel se trouvent inscrits tous les renseignements concernant chaque malade, et qui doit être montré à toutes les personnes chargées de visiter l'établissement.

De plus, la loi a établi une commission supérieure, composée de trois membres du Conseil d'Etat, choisis par lui, commission qui est chargée de tout ce qui concerne les asiles d'aliénés du canton. Elle doit se réunir tous les mois et faire une visite trimestrielle. En outre, la commission en corps, ou chacun de ses membres individuellement, peuvent, en tous temps, faire des visites supplémentaires.

La loi hollandaise confie la surveillance des asiles d'aliénés aux membres du tribunal de district, qui sont également chargés d'ordonner les placements. Les membres de ce tribuual, avec le président de la commission médicale de la province ou du lieu où se trouve l'asile, ou bien (si celui-ci est empêché, ou est en même temps médecin d'un asile) avec un médecin faisant partie de cette commission, doivent, à des époques indéterminées, et au moins une fois par semestre, visiter tous les établissements de leur district, pour s'assurer que personne n'y est admis illégalement et que les aliénés y sont convenablement traités. Dans le but de faciliter cette surveillance, les administrations des asiles doivent envoyer, dans les vingt-quatre heures de l'entrée des malades, au tribunal du district, tous les renseignements qui concernent ces malades, ainsi que la nouvelle de leur entrée ou de leur sortie.

Indépendamment de cette surveillance locale, la loi hollandaise a encore institué une surveillance supérieure. Le ministre de l'intérieur nomme un médecin et un administrateur chargés de visiter, chaque année, plusieurs établissements désignés par le ministre, et cette désignation doit être faite de telle sorte que chacun des établissements existants soit visité au moins une fois par an. Un rapport général annuel doit être envoyé au ministre de l'intérieur.

En outre, il est toujours permis aux gouverneurs de province de visiter les asiles d'aliénés. Ceux-ci, en envoyant au ministre de l'intérieur les rapports annuels des procureurs généraux, des présidents de tribunal et des membres des commissions médicales, doivent y ajouter leurs observations. Le ministre de l'intérieur, dans un rapport au roi, doit à son tour condenser toutes ces observations partielles, en y ajoutant ses remarques et ses propositions personnelles.

D'après *la loi de Norvège*, la surveillance spéciale de tout établissement d'aliénés du royaume est exercée par des commissaires nommés par le roi. Cette commission se compose de trois membres, parmi lesquels doit se trouver un médecin. Dans l'exercice de leurs fonctions, ces commissions doivent se diriger d'après des instructions qui leur sont données par le ministre de l'intérieur. Du reste, tous les établissements peuvent être inspectés lorsque le roi le juge convenable, et il nomme dans ce but des inspecteurs spéciaux. — Il existe, en outre, en Norvège une commission supérieure appelée commission de contrôle. Elle doit visiter deux fois par an tous les asiles. De plus, la commission tout entière, ou quelques-uns de ses membres, peuvent entreprendre cette visite toutes les fois qu'ils le jugent nécessaire. Cette commission doit surveiller l'exécution des lois et tous les détails de l'administration intérieure. Les commissaires doivent rédiger un procès-verbal de leur visite, inscrire leurs observations sur le registre de l'établissement et faire un rapport au ministre de l'intérieur. Dans le cas où un malade réclame, ou bien si le médecin de l'établissement refuse la sortie d'un aliéné, celui-ci doit être examiné par la commission, deux fois dans l'espace de huit jours, et après ces deux visites, la commission peut ordonner la sortie. Toutes les communications ou réclamations concernant les asiles doivent être adressées à cette commission.

Selon *la loi suédoise*, la surveillance des asiles est exercée, d'abord par une direction locale, composée du capitaine du pays, président, de l'évêque, vice-président, et de quatre membres nommés par le roi, sur la présentation de la direction supérieure. (Celle-ci est composée de cinq membres de l'ordre du Séraphin, le premier ordre de Suède.) La direction locale a des attributions très étendues : elle est chargée de surveiller tout ce qui concerne l'administration intérieure de l'asile ; elle doit se réunir au moins une fois par mois, plus souvent si les affaires l'exigent, et faire un rapport général à la direction supérieure. Tous ceux qui veulent en appeler des décisions prises par la direction locale doivent s'adresser à la direction supérieure. Celle-ci est chargée de la surveillance générale de tous les établissements du royaume. Elle doit les visiter au moins une fois par an et plus souvent si elle le désire. Le livre de l'asile doit contenir toutes les observations faites par les inspections antérieures, et tous ceux qui ont visité les asiles doivent faire, tous les ans, un rapport, sur l'état de ces établissements, à la direction supérieure.

La loi anglaise offre, pour la surveillance des asiles d'aliénés, des dispositions plus nombreuses encore que celles des autres pays de l'Europe. De même qu'il existe dans ce pays deux catégories différentes d'autorités chargées de la fondation ou de l'autorisation des asiles publics et privés, de même aussi il y a deux catégories d'inspecteurs ou de visiteurs.

Et d'abord, il existe une commission supérieure chargée de l'inspection générale de tous les asiles de l'Angleterre et du pays de Galles. L'Écosse et l'Irlande ont chacune une commission analogue. La commission supérieure anglaise, nommée d'abord par le parlement, dépend du grand chancelier, est recrutée et renouvelée par lui et a fonctionné régulièrement depuis plus de vingt-cinq ans.

Ses rapports annuels, publiés depuis 1844, renferment les documents les plus précieux sur l'évolution successive des asiles d'aliénés de l'Angleterre.

Les membres de cette commission supérieure, au nombre de douze, parmi lesquels se trouvent des membres du parlement, des administrateurs, des magistrats et des médecins, portent le nom de *commissioners in lunacy*. Ils ont dans leur juridiction immédiate la ville de Londres et ses environs. Dans cette circonscription, ils autorisent eux-mêmes les asiles publics et les maisons privées qui sont placés sous leur contrôle direct et constant. Dans les autres parties de l'Angleterre et du pays de Galles, ils ne sont plus chargés des autorisations d'asiles, ou de maisons privées (lesquelles sont confiées aux justices de paix), mais ils ont le droit et le devoir d'exercer une surveillance générale sur tous les asiles situés en dehors de leur juridiction immédiate. Ces commissaires doivent tenir des séances semestrielles et des réunions spéciales pour les autorisations d'asiles ou de maisons privées. Toutes les maisons autorisées et tous les hôpitaux qui reçoivent des aliénés doivent être visités par eux quatre fois par an, quand ils sont dans leur juridiction immédiate, et deux fois dans les autres parties de l'Angleterre. Ils doivent faire tous les ans un rapport au lord chancelier sur toutes les maisons situées en dehors de leur juridiction. Ces commissaires ont également le droit de faire des règlements pour tous les asiles de l'Angleterre.

Les justices de paix, dans les autres parties de l'Angleterre, sont chargées, dans leurs sessions générales ou semestrielles, d'accorder des autorisations pour les maisons privées et de nommer des *visi-*

teurs (visitors) qu'elles remplacent au fur et à mesure des démissions, extinctions, etc. La liste des visiteurs de chaque bourg ou de chaque comté doit être publiée dans le journal de la localité. Les personnes intéressées dans une maison autorisée, les médecins ou employés divers de ces établissements, ne peuvent être nommés ni commissaires, ni visiteurs. Les visiteurs, qui sont médecins, chirurgiens ou pharmaciens, reçoivent des appointements.

Les asiles de bourg et de comté, ainsi que les maisons autorisées, qui ne sont pas sous la juridiction immédiate des *commissioners in lunacy*, doivent être inspectés quatre fois par an par les *visiteurs*.

Les propriétaires ou chefs de tout asile, maison autorisée ou hôpital recevant des aliénés, doivent montrer toutes les parties de la maison et tous les malades aux commissaires et aux visiteurs.

La loi trace aux commissaires et aux visiteurs l'indication des choses qu'ils doivent examiner dans chacune de leurs visites. Ils doivent toujours être deux pour visiter les asiles, et parmi ces deux visiteurs doit se trouver un homme de loi et un médecin, chirurgien ou pharmacien.

Dans chaque établissement doivent exister trois livres (livre des visiteurs, livre des malades et livre des observations médicales) destinés à être montrés aux commissaires et aux visiteurs et sur lesquels ils doivent inscrire leurs observations. Les chefs des maisons d'aliénés doivent envoyer, au fur et à mesure, la copie de ces livres et des observations inscrites par les inspecteurs, au secrétaire des *commissioners in lunacy*, pour les asiles qui sont sous leur juridiction immédiate, et aux clercs des justices de paix pour les maisons qui en dépendent. Un duplicata de ces dernières notes doit être adressé également aux *commissioners* qui sont chargés de l'inspection générale de tous les asiles de l'Angleterre.

Lorsque les commissaires ont inscrit sur les registres des observations concernant les asiles qui ne sont pas sous leur juridiction immédiate, la copie de ces notes doit être envoyée aux visiteurs locaux, lesquels sont tenus de venir voir eux-mêmes les choses ou les personnes qui ont été l'objet de ces observations.

Les lois anglaises, qui se sont succédé et corrigées l'une l'autre depuis le commencement de ce siècle, contiennent encore beaucoup d'autres dispositions compliquées sur le mécanisme de ces deux inspections générales et locales, dans le détail desquelles il nous est impossible d'entrer ici. Qu'il nous suffise d'ajouter, pour terminer ce qui concerne la surveillance exercée sur les aliénés en Angleterre, qu'indépendamment de ces inspections faites dans les asiles publics, dans les maisons privées autorisées et dans les hôpitaux qui reçoivent des aliénés, la loi anglaise, plus que toute autre loi européenne, a pourvu à la visite des aliénés qui se trouvent en dehors de ces établissements, c'est-à-dire dans des maisons particulières non autorisées et jusque dans leurs propres familles. Ce sujet mériterait une étude spéciale. Nous nous contenterons de dire ici que la loi anglaise donne au grand chancelier et au ministre de l'intérieur le pouvoir de faire visiter tout aliéné se trouvant dans une maison quelconque où l'on déclare qu'il est enfermé. Dans ce but, la loi a fait nommer par le grand chancelier deux *masters in lunacy* qui sont chargés, sous sa direction, de cette fonction importante.

II. Examen des moyens proposés pour réformer la loi de 1838.

Les détails dans lesquels nous venons d'entrer sur les lois relatives aux aliénés, actuellement en vigueur dans les divers pays de l'Europe, démontrent clairement que les législateurs se sont partout préoccupés des mêmes difficultés à vaincre et, malgré quelques diversités locales peu importantes, les ont résolues à peu près par les mêmes moyens.

Dans toutes les lois que nous venons de passer en revue, le certificat de médecin et la demande de la famille jouent, en effet, comme dans la loi française, le rôle principal pour le placement des aliénés dans les asiles, et tous les législateurs ont été plus préoccupés d'organiser une surveillance efficace et constante sur les malades qui y sont placés, que d'opposer des difficultés nombreuses à leur entrée. Or, c'est à un point de vue précisément inverse que se placent aujourd'hui, en France, les adversaires déclarés de la loi de 1838. Tandis que les étrangers ont imité notre législation, et en ont par cela même reconnu la valeur, nous cherchons au contraire, en France, à revenir en arrière, en détruisant l'œuvre que nous avons fondée. Loin de vouloir faciliter, par tous les moyens, comme on l'a fait dans tous les pays, l'entrée des aliénés dans un asile, à une époque peu avancée de leur maladie, alors qu'elle est encore susceptible de guérison, les adversaires de la loi actuelle s'efforcent de créer des obstacles à ces placements et de multiplier le nombre des formalités à remplir, dans la crainte de voir séquestrer comme aliénés des gens sains d'esprits.

C'est dans ce but qu'ils ont proposé plusieurs moyens que nous devons maintenant examiner.

Le premier de ces moyens, imité de la législation anglaise, consisterait à exiger deux certificats de médecin au lieu d'un, avant de pouvoir admettre un aliéné dans un asile. Ce moyen est certainement le plus acceptable de tous. Il ne changerait rien à l'économie générale de la loi et respecterait le principe de la compétence médicale dans les questions d'aliénation mentale. Il est, d'ailleurs, déjà mis en pratique en Angleterre et serait, dès lors, également réalisable en France. Mais serait-il réellement utile ? Si l'on suppose un médecin capable de prêter la main à une séquestration arbitraire, pourquoi ne pourrait-on pas en trouver deux ? Ce serait donc là une difficulté, et non une garantie de plus.

Cette garantie serait du reste plus fictive que réelle ; car, dans la plupart des cas, des deux médecins appelés, un seul connaîtrait réellement le malade, tandis que l'autre se contenterait d'un examen rapide et superficiel. D'ailleurs, dans la loi actuelle, nous avons déjà trois certificats médicaux, rédigés par des médecins placés dans des conditions diverses et examinant l'aliéné à des points de vue différents ; le médecin de la famille, avant l'entrée, le médecin de l'établissement au moment du placement, et le médecin de l'administration, qui doit contrôler les deux autres, dans les trois jours qui suivent l'entrée du malade ! N'est-ce pas suffisant ? Est-il nécessaire d'exiger un quatrième certificat ?

En multipliant outre mesure le nombre des certificats médicaux nécessaires pour le placement d'un seul malade, on s'exposerait d'ailleurs à se heurter contre un écueil que l'on a déjà rencontré en Angleterre. La crainte d'une responsabilité trop souvent mise en jeu conduirait beaucoup de médecins à refuser les certificats de ce genre. Or, de deux choses l'une : ou bien l'on éprouverait alors de grandes difficultés à trouver deux médecins consentant à prendre la responsabilité d'un placement, et l'on arriverait ainsi à laisser souvent en liberté des aliénés dangereux; ou bien quelques médecins prendraient peu à peu le monopole des certificats de ce genre, et la loi irait ainsi précisément contre le but qu'elle se serait proposé. Elle aurait voulu offrir plus de garanties à la liberté individuelle, et au lieu de laisser signer les certificats constatant l'aliénation mentale par les médecins de la famille, qui connaîtraient les malades, elle créerait indirectement une classe de médecins certificateurs, qui se substitueraient peu à peu à l'ensemble du corps médical. Les mêmes inconvénients se produiraient, à plus forte raison, si l'on adoptait un autre moyen également proposé par les adversaires de la loi actuelle, c'est-à-dire le serment préalable prêté par le médecin, avant de délivrer un certificat constatant l'aliénation mentale. Si ce serment était une simple formule, placée en tête du certificat, pour lui donner plus de solennité, ce serait là évidemment une formalité inutile, puisque tout médecin signant un certificat, dans le but de faire placer un aliéné, sait bien qu'il fait un acte important, engageant sérieusement sa responsabilité. Si au contraire, comme pour les experts devant les tribunaux, ce serment devait être prêté devant un magistrat quelconque (maire, commissaire de police, juge de paix ou juge d'instruction), il pourrait être alors envisagé à un double point de vue. S'il était reçu par ce magistrat sans observation, ce serait déjà pour les médecins une perte de temps considérable sans rémunération suffisante, et une formalité pénible à remplir, qui empêcherait beaucoup d'entre eux d'accepter une pareille mission, et retarderait souvent le placement des aliénés curables et dangereux. Mais, dans l'esprit de plusieurs adversaires de la loi, le serment préalable imposé au médecin, en présence d'un magistrat, aurait encore un but plus sérieux; ce serait de soumettre son affirmation au contrôle indirect du magistrat devant lequel le serment serait prêté. Or, dans ce cas, beaucoup de médecins reculeraient devant le contrôle exercé par un homme incompétent, et refuseraient encore plus énergiquement la signature du certificat qui leur serait demandé.

On voit combien d'obstacles pratiques se dressent devant les plus simples modifications proposées pour réformer la loi des aliénés. Que serait-ce pour les propositions plus graves et plus radicales que nous devons maintenant examiner?

L'une de ces propositions, qui a reçu l'approbation de plusieurs magistrats éminents, consisterait à ne permettre le placement des aliénés dans les asiles qu'après une enquête préalable faite par le juge de paix du canton.

Ce moyen paraît simple au premier abord, mais il est en fait presque irréalisable. Et d'abord, ce serait prendre pour juge d'une question essentiellement médicale un magistrat qui n'a, pour émettre ce jugement, aucune compétence spéciale. On ajoute, il est vrai, qu'un certificat de médecin figurerait parmi les pièces fournies au juge de paix, à l'appui de son appréciation; mais quel est le médecin qui accepterait de voir ainsi son opinion contrôlée, quelquefois même infirmée, par un juge qui n'aurait aucun des éléments nécessaires pour porter un jugement sérieux dans des questions aussi délicates.

Du reste, il suffit de réfléchir un instant pour comprendre combien ce moyen est impraticable. Se figure-t-on par exemple une famille, voulant faire placer un aliéné, forcée de le conduire devant le juge de paix, pour s'expliquer contradictoirement, en présence de ses parents et de son médecin, lesquels affirmeraient devant lui son état d'aliénation mentale? Si le malade résiste, comment pourra-t-on le contraindre, et s'il faut faire une enquête à domicile, quel moyen le juge de paix a-t-il entre les mains pour l'accomplir d'une manière sérieuse? Il n'a pas les agents et les nombreux moyens d'information que possède le commissaire de police qui, dans l'état actuel des choses, se livre souvent avec succès (surtout dans les grandes villes et à Paris, par exemple) à des enquêtes de ce genre, sans bruit et sans blesser les justes susceptibilités des familles et des malades eux-mêmes.

L'énoncé seul de ces difficultés suffit pour démontrer l'impossibilité pratique de ce projet, proposé pour réformer la loi de 1838.

Que dirons-nous, à plus forte raison, du troisième projet, également mis en avant par des personnes plus préoccupées du danger théorique des séquestrations arbitraires que des moyens d'exécution des mesures qu'ils voudraient faire adopter?

Croirait-on, par exemple, que l'on a été jusqu'à proposer de ne jamais permettre la séquestration d'un aliéné qu'après lui avoir fait subir un examen public et contradictoire devant un tribunal? Au lieu de voir dans un aliéné un malade qu'il s'agit de soigner, pour lequel l'isolement est une mesure thérapeutique utile, et que le médecin seul est apte à juger, on voudrait renverser toutes les données du problème, intervertir tous les rôles et méconnaître toutes les compétences, au point de le considérer comme un prévenu d'aliénation mentale, qui devrait trouver, dans un jugement public et contradictoire, les garanties que la loi française accorde à tous les accusés !

Dans ce système, aucun aliéné ne pourrait donc être privé de la liberté sans l'intervention du tribunal.

On comprendrait encore que, dans le but de substituer l'autorité judiciaire à l'autorité administrative, comme offrant plus de garanties d'indépendance, on proposât, ainsi qu'on l'a déjà fait lors de la discussion de la loi, de conférer au président du tribunal civil le droit de placement d'office que la loi a accordé au préfet.

Malgré les difficultés incontestables qu'il présenterait dans l'exécution, ce système, défendu aujourd'hui par un certain nombre de magistrats et en particulier par M. Tanon (1), ne serait pas absolument irréalisable.

Mais que dire du projet de soumettre le jugement de tous les cas d'aliénation mentale au tribunal lui-même ? Et d'abord, ces séances seraient-elles secrètes ou publiques ? Si elles sont secrètes, le tribunal ne sera en réalité qu'une commission, et on pourra toujours l'accuser de partialité ou de complaisance. Si elles sont publiques, les familles seront obligées de dérouler devant tout le monde leurs secrets les plus intimes, et que deviendra le secret médical lui-même?

Mais ces difficultés ne sont que le prélude d'autres plus graves encore. Le tribunal ne pourrait prononcer que sur enquête et sur la présentation de la personne aliénée. Or, quelles sont les familles qui oseraient affronter de pareilles exhibitions ? Et puis, sait-on bien quel serait le nombre de ces enquêtes ? A Paris, par exemple, le nombre des aliénés séquestrés est d'environ trois mille par an, ce qui établit une moyenne de douze aliénés par jour. Quel est donc le tribunal qui pourrait suffire à une pareille mission ?

(1) Tanon, *Étude critique de la loi du 30 juin 1838 sur les aliénés*. Paris, 1868. — Voyez aussi Théophile Mire, *Des aliénés et de leur capacité civile. Projet de réforme de la loi du 30 juin 1838*. Paris, 1869. — Dr Petit, *Communication au sujet de la loi sur les aliénés*. Nantes, 1869.

Du reste, pour faire l'enquête, on devrait entendre les témoins, interroger publiquement les familles, et dévoiler ainsi les détails les plus intimes ! Mais, supposons l'enquête faite, il faudrait amener l'aliéné. S'il résistait, emploierait-on la force ? et de quel droit ? puisque, dans ce système, on aurait enlevé au certificat du médecin la valeur décisive qu'il possède aujourd'hui, d'après la loi de 1838. Le tribunal serait donc obligé de se transporter au domicile de l'aliéné. Mais que de difficultés dans l'exécution ! Au milieu du bruit et du trouble général, ou bien le tribunal aurait la force de faire exécuter sa décision, et alors il prendrait les attributions de la police, ou bien il reculerait devant les difficultés d'exécution, et alors il laisserait la famille exposée aux plus graves dangers de la part du malade, par suite de l'excitation que la présence des magistrats aurait encore augmentée.

Supposons maintenant le cas où l'aliéné se présenterait lui-même volontairement devant le tribunal. L'enquête aurait appris que cet aliéné était dangereux, mais, au moment de l'interrogatoire public, il répondrait d'une manière très raisonnable. Alors le tribunal le remettrait en liberté, au risque de causer les plus grands malheurs.

Mais ce n'est pas tout. La loi de 1838 a prévu les cas d'urgence. L'article 19 de cette loi autorise les commissaires de police et les maires, à faire transporter directement les aliénés furieux dans les asiles spéciaux, sauf à en référer dans les vingt-quatre heures au préfet. Si on enlève à ces magistrats cette latitude, on s'expose aux plus grands dangers, et si on leur laisse cette faculté, que devient alors l'autorité exclusive du tribunal ? De plus, parmi les individus séquestrés aujourd'hui dans les asiles, il en est un certain nombre dont la folie se manifeste dans les hôpitaux. Il suffit actuellement du certificat du médecin et de la demande du directeur, pour que le commissaire de police fasse transférer immédiatement le malade dans un asile d'aliénés. Faudrait-il alors le transporter devant le tribunal, au risque d'aggraver son état et même de déterminer sa mort, pour satisfaire aux nouvelles exigences de la loi ? D'un autre côté, si on laisse subsister, pour ce cas particulier, les habitudes anciennes, on donne dans ce cas, au certificat de médecin, une valeur décisive qu'on lui enlève dans tous les autres. Enfin, le tribunal ne siège qu'à des heures déterminées, et si, dans l'intervalle, on arrête un aliéné violent et furieux, il faudra attendre au moins vingt-quatre heures, avant de prendre une décision et de soumettre le malade à un traitement dont la nécessité peut être urgente.

De tous ces faits nous concluons, avec l'auteur de la brochure remarquable intitulée : *Lettre à un député* (1), et à laquelle nous avons emprunté, à ce sujet, la plupart de nos arguments : « Le moyen proposé de soumettre tous les aliénés à l'examen préalable du tribunal est, à tous les points de vue, complètement inadmissible, et *la loi de 1838 a su garder la juste mesure entre le secret absolu et une légitime publicité, en réservant au tribunal le véritable rôle qui lui appartient, comme tribunal d'appel et non comme jury de placement.* »

III. Conclusions.

Nous venons d'examiner rapidement les principaux moyens mis en avant par les adversaires de la loi de 1838, dans le but de protéger la liberté individuelle, en créant des obstacles à l'entrée des aliénés dans les asiles qui leur sont consacrés.

C'est en effet à ce point de vue exclusif que se sont placés les adversaires de la loi. Ils ont été surtout préoccupés de la crainte chimérique, malheureusement trop répandue, qui consiste à croire qu'il suffit d'un séjour de quelques jours, ou même de quelques heures, dans une maison d'aliénés, pour rendre fou un homme sain d'esprit. Dans cette persuasion, aussi contraire au bon sens qu'à l'expérience de chaque jour, ils ont surtout réclamé des garanties nombreuses et efficaces avant l'entrée des aliénés dans les asiles. Or c'est à un point de vue précisément inverse que doivent se placer tous ceux qui désirent réellement améliorer cette loi d'une manière pratique.

C'est après et non avant l'entrée des malades dans les asiles que la loi doit exercer son action protectrice. Le contrôle sérieux effectué après l'entrée des aliénés dans les établissements publics ou privés, ne présente pas seulement un caractère répressif ; il a aussi un effet préventif, en inspirant à tous ceux qui auraient l'intention de mal faire une crainte salutaire par la certitude de la répression. Or, telle

(1) Stephan Senhert, *Des aliénés, lettre à un député*. Paris, 1869.

est selon nous la véritable voie à suivre. C'est dans ce sens seulement que nous comprenons la possibilité d'améliorer la loi actuelle, sans en changer l'économie générale, et sans modifier ses bases fondamentales. Nous devons convenir, en effet, avec l'auteur de la brochure citée plus haut (1), que, dans l'état actuel des choses, la surveillance des asiles publics et privés, établie par la loi de 1838, est réellement insuffisante. Les agents qui en sont chargés sont certainement très nombreux; mais, à cause de cette multiplicité même, ils comptent trop les uns sur les autres, et leur inspection, qui est du reste facultative, est souvent plus fictive que réelle. De plus, il n'existe aucun lien, ni aucune solidarité entre eux. Enfin, ils changent trop souvent pour posséder la continuité d'action, la compétence et le goût de leurs fonctions qui sont indispensables pour remplir sérieusement un rôle aussi important. Nous pensons donc que, sans changer la loi, et en développant simplement l'un de ses articles (l'art. 9 qui donne aux préfets le droit de faire visiter toute personne enfermée dans un établissement d'aliénés par un ou plusieurs hommes de l'art), on pourrait instituer, en France, une commission d'inspection qui rendrait de véritables services, et pour la création de laquelle les exemples donnés par les lois étrangères que nous avons analysées pourraient fournir de précieuses indications.

Bornons-nous à dire ici que, selon nous, cette commission devrait réunir, dans une mesure convenable, l'élément administratif, l'élément judiciaire et l'élément médical; qu'elle pourrait être composée de 5 ou 7 membres, selon l'importance des asiles ou des départements pour lesquels elle serait instituée; qu'elle devrait être permanente, afin de donner aux membres qui en feraient partie le temps et le désir d'étudier sérieusement les questions délicates qu'ils auraient à juger, et de faire, en quelque sorte, leur éducation spéciale; que les membres de cette commission devraient être convenablement appointés, afin de pouvoir se consacrer tout entiers à leurs fonctions et ne pas en être détournés par d'autres occupations plus importantes; enfin, que cette commission devrait avoir des attributions étendues pour surveiller, non seulement l'exécution des lois, mais tout ce qui concerne le régime intérieur et l'administration des asiles

(1) St. Senbert, *Lettre à un député*. Paris, 1869.

d'aliénés, sans envahir pourtant sur les droits des commissions de surveillance qui existent aujourd'hui, et qui devraient être conservées.

Resterait enfin à déterminer comment et par qui devraient être nommés les membres de cette commission. Ce serait là le point le plus difficile à résoudre. Pour satisfaire l'opinion publique et pour offrir aux yeux de tous des garanties incontestables d'indépendance, les membres de cette commission devraient être nommés, à l'élection, par leurs pairs. L'auteur de la brochure déjà citée, qui réclame aussi la création d'une commission semblable, voudrait, par exemple, la voir composée de trois personnes : un magistrat nommé par la cour, un avocat délégué par le conseil de l'ordre, et un médecin choisi par le corps médical. Mais cette combinaison, séduisante au point de vue théorique, nous paraît peu pratique dans l'état actuel de notre législation et de nos mœurs. Nous nous contenterions pour notre part, jusqu'à nouvel ordre, d'une commission d'inspection nommée par l'autorité administrative, pourvu qu'elle réunît les conditions principales que nous venons d'énumérer.

Telle est, à notre avis, l'amélioration pratique la plus importante qu'il conviendrait d'apporter à la loi de 1838.

Signalons encore, en terminant, deux autres lacunes importantes que cette loi nous paraît présenter, et auxquelles les législations étrangères, ainsi que nous l'avons dit précédemment, nous semblent avoir remédié plus complètement que la nôtre. Nous voulons parler d'abord de la gestion des biens des aliénés, qui est aujourd'hui abandonnée trop complètement à la discrétion absolue des familles, sans aucune intervention de la loi, laquelle n'admet pas d'intermédiaire entre la nomination d'un administrateur provisoire, mesure insuffisante et rarement appliquée dans les cas où elle pourrait être utile, et l'interdiction, mesure coûteuse, pénible pour les familles et pour les malades eux-mêmes, et à laquelle on ne devrait recourir qu'à la dernière extrémité (1). Nous voulons parler ensuite de la surveillance à exercer sur les aliénés laissés en liberté, ou placés chez des particuliers, dans des maisons religieuses ou dans leurs

(1) Consulter à ce sujet le chapitre très bien fait de M. Tanon dans la brochure mentionnée ci-dessus.

propres familles, surveillance que les législations étrangères, et surtout la loi anglaise, ont cherché à régulariser et que la loi française n'a même pas indiquée, probablement dans la pensée que l'on n'avait pas le droit de pénétrer dans la vie privée ni dans l'intérieur des familles.

Ces deux questions mériteraient un examen approfondi, mais elles ne peuvent trouver place dans le cadre restreint d'une revue critique, et nous avons hâte d'arriver à la conclusion que nous voulons tirer de l'ensemble de ce travail.

La loi de 1838 sur les aliénés est une loi sérieusement élaborée. Quoi qu'en disent ses détracteurs, elle n'a donné lieu, dans la pratique, à aucun abus grave depuis trente ans qu'elle est appliquée. Conçue à un point de vue essentiellement médical, pour favoriser le traitement rapide des aliénés curables, elle a rendu de véritables services à ces malades, ainsi qu'à la sécurité publique.

Exclusivement préoccupés aujourd'hui de sauvegarder la liberté individuelle et d'empêcher la séquestration arbitraire des hommes sains d'esprit, les adversaires de cette loi perdent complètement de vue les intérêts divers auxquels elle devait pourvoir et qu'elle est parvenue à concilier de la manière la plus heureuse. En effet, sans négliger en rien la protection de la liberté individuelle, dont il se sont montrés extrêmement soucieux, les législateurs de 1838 ont tenu compte également, dans une juste mesure, de tous les autres côtés de la question, qui sont actuellement tout à fait passés sous silence.

Faciliter l'entrée rapide des aliénés curables et dangereux dans les asiles qui leur sont destinés, tout en respectant le secret des familles et la liberté des gens sains d'esprit, telles étaient les exigences presque contradictoires auxquelles ils devaient faire face, et qu'ils sont parvenus à satisfaire de la manière la plus complète.

En voulant aujourd'hui augmenter outre mesure le nombre des formalités à remplir avant l'entrée des aliénés dans les asiles, les adversaires de la loi ne s'aperçoivent pas que, sous prétexte de poursuivre le fantôme imaginaire des séquestrations illégales, ils perdent de vue et mettraient sérieusement en péril les autres intérêts réels et respectables qui sont également en jeu, c'est-à-dire le traitement des aliénés curables, la sécurité publique et le secret des familles.

De plus, ils ne prévoient pas la conséquence inévitable qu'entraînerait, si elle était adoptée, la réforme qu'ils proposent et dont ils n'ont nullement calculé la portée ; ils ne voient pas que les moyens préconisés par eux iraient précisément contre le but qu'ils veulent atteindre, et compromettraient gravement la liberté individuelle, qu'ils ont la prétention de protéger. Si leurs réclamations étaient écoutées, on retomberait bientôt en France dans la situation fâcheuse où l'on se trouvait avant la promulgation de la loi de 1838.

On oublie trop, en effet, que, quoi qu'on fasse, les familles resteront toujours, en définitive, les seules maîtresses des décisions à prendre à l'égard des aliénés.

A l'exception des cas relativement rares dans lesquels un aliéné est arrêté sur la voie publique, ou signalé à l'autorité par les réclamations des voisins, qui pourrait en effet, dans la majorité des cas, faire connaître l'existence d'un aliéné et demander qu'il soit soigné hors de son domicile, sinon sa famille qui seule connaît réellement son état ?

Or, si vous arriviez à effrayer les familles par les exigences d'une législation presque impraticable, elles chercheraient à échapper aux prescriptions vexatoires de cette loi nouvelle et elles auraient recours à d'autres moyens pour faire soigner leurs malades et se protéger elles-mêmes. Au lieu de les placer, comme elles le font aujourd'hui, dans les établissements publics ou privés, qui sont soumis à des garanties légales tutélaires, elles reviendraient purement et simplement aux moyens anciens, qui sont encore aujourd'hui quelquefois employés, mais qui deviendraient de nouveau les procédés usuels. Elles séquestreraient, le plus longtemps possible, leurs aliénés à domicile, en dehors de toute surveillance légale et dans des conditions souvent détestables à tous les points de vue. Elles les mettraient dans des maisons tierces, chez des particuliers entièrement soustraits à la surveillance de la loi, ou dans des maisons religieuses dans lesquelles toute inspection légale est également impossible. Enfin, elles les conduiraient à l'étranger, dans les pays limitrophes de la France, en Belgique, en Allemagne, en Suisse ou en Italie, pays qui ont copié notre législation et qui, loin de songer comme nous à l'abandonner, sont disposés chaque jour à en mieux apprécier la valeur. Ainsi les réformes, préconisées dans le but de sauvegarder la liberté individuelle, tourneraient, par la force des choses, contre le but même que se seraient proposé leurs auteurs, et, tout en compromettant gravement les intérêts les plus sérieux engagés dans la question, c'est-à-dire le traitement des aliénés, la sécurité publique et le secret des familles, elles enlèveraient à la liberté individuelle elle-même la protection efficace qu'elle trouve aujourd'hui dans les garanties et les prescriptions salutaires de la loi que l'on voudrait détruire.

VI

RESPONSABILITÉ LÉGALE DES ALIÉNÉS (1)

— 1876 —

§ 1er. — Définition. Limites du sujet.

Le consentement unanime de l'humanité, le sentiment intime de chacun de nous, toutes les religions, toutes les philosophies, toutes les législations consacrent ce grand fait psychologique, base des actions humaines, de la morale et du droit, que l'homme est libre de choisir entre le bien et le mal, libre de se déterminer par sa volonté entre les différents motifs qui le sollicitent en sens divers, au moment d'accomplir un acte, et que, par conséquent, il est responsable moralement et punissable légalement, lorsqu'il a accompli, volontairement, un acte réprouvé par la morale et condamné par la loi. Le libre arbitre de l'homme, comme fait psychologique primordial, et la responsabilité morale et légale comme sanction de ce principe dans la pratique, dans la vie individuelle de l'homme, comme dans le fonctionnement des sociétés, voilà le grand fait qui domine l'existence humaine et qui sert de base à la morale, au droit et à toutes les législations.

Nous n'avons pas à discuter ici ce grand fait, au point de vue métaphysique. Nous savons bien que quelques écoles philosophiques, dans les temps anciens et dans les temps modernes, en ont nié l'existence. Les unes se plaçant au point de vue psychologique, ont soutenu que l'homme n'était jamais libre dans ses déterminations, puisque sa volonté était toujours dirigée par des motifs ou par des mobiles provenant de sa nature première, de son éducation ou du milieu social où il avait vécu ; que ces mobiles étaient plus ou moins puissants selon les individus et selon les circonstances ; que dès lors,

(1) Extrait du *Dictionnaire encyclopédique des Sciences médicales*, publié sous la direction de M. le Dr Dechambre, 3e série, t. III. G. Masson et Asselin, éditeurs.

l'acte accompli n'était pas le résultat d'une volonté libre, choisissant d'une manière indépendante, au milieu des motifs différents, mais, au contraire, la résultante obligée, fatale en quelque sorte, de l'ensemble des motifs qui sont intervenus dans la détermination, qui ont pesé chacun d'un poids différent, selon leur force relative, et qui ont entraîné l'acte accompli dans une direction déterminée; aussi facile à prévoir, dans une statique intellectuelle et morale qui serait élevée à la hauteur d'une science exacte, que peuvent être calculées aujourd'hui, dans la mécanique ordinaire, les résultantes de forces contraires, ou agissant ensemble, pour produire un mouvement déterminé. D'autres écoles philosophiques, se plaçant au point de vue organique et matérialiste, sont arrivées aux mêmes conclusions, par une voie différente. Elles ont cherché à prouver, par des faits nombreux, que les déterminations humaines sont constamment sous la dépendance de l'organisme, des tempéraments et de l'état des diverses fonctions de l'économie; qu'elles dérivent essentiellement de l'organisation cérébrale de l'individu, soit héréditaire, soit acquise, de l'influence exercée sur cette organisation primitive par l'éducation, par le milieu dans lequel l'homme a vécu, ou par les influences extérieures, physiques et morales qui se sont exercées sur lui dès l'enfance ou pendant tout le cours de son existence; que, dès lors, lorsque l'homme se détermine à un acte quelconque, ce n'est pas en vertu d'une volonté libre, mais en vertu de son organisation particulière, des forces physiques et des facultés psychiques spéciales dont l'ensemble constitue son individualité propre, ce que les philosophes ont appelé son *moi*; que, dans ces cas, la volonté n'est pas une force ou une faculté indépendante, mais la résultante obligée de toutes les autres facultés réunies agissant synergiquement, et produisant ainsi un résultat définitif qui n'est que la conséquence fatale de toutes ces forces combinées se complétant ou se combattant les unes par les autres. En partant du point de départ organique, les écoles matérialistes sont donc arrivées, au point de vue de la volonté humaine et de la responsabilité légale, aux mêmes conclusions que les écoles philosophiques fatalistes qui sont parties du point de départ de l'observation psychologique et de la théorie des mobiles enchaînant fatalement la liberté.

Nous n'avons pas à discuter ici la valeur relative de ces diverses doctrines philosophiques. Nous n'avons pas à nous prononcer en faveur de la supériorité des doctrines spiritualistes, qui proclament la liberté humaine comme base indispensable de la morale et du droit, sur les doctrines fatalistes et matérialistes, qui aboutissent à un résultat contraire. Ce que nous devons constater, comme un fait indiscutable, c'est que, malgré les protestations impuissantes de quelques écoles philosophiques, le sentiment intime et le sens commun de l'humanité, dans tous les temps et chez tous les peuples, dans l'ensemble de l'humanité et chez chacun de nous en particulier, proclament, d'une manière indubitable, ce grand fait de la liberté morale, et, par conséquent, de la responsabilité légale que chaque homme doit subir comme conséquence de la violation des lois humaines ; que la morale et la législation ne peuvent pas avoir d'autre base, et que les adeptes mêmes des écoles matérialistes et fatalistes sont obligés, dans la pratique, d'arriver aux mêmes conséquences que les partisans de la liberté morale.

Alors même qu'en théorie, on affirme que l'homme n'est pas libre d'agir de telle ou telle façon, dans un cas déterminé ; qu'il est fatalement entraîné à tel ou tel acte, en vertu de la puissance des mobiles qui se combinent ou se contre-balancent dans sa tête, ou en vertu de la force irrésistible de son organisation héréditaire ou acquise, les partisans de ces doctrines sont néanmoins obligés de conclure en pratique que la société humaine, c'est-à-dire la collectivité des hommes réunis en société, a le droit de se défendre contre les entraînements individuels qui nuiraient au bien-être des autres membres de la communauté. Sans avoir la prétention d'imposer aux infracteurs des lois morales ou des lois sociales, un châtiment ayant le caractère moral d'une expiation, ou le caractère pénal d'un exemple salutaire pour empêcher d'autres hommes de tomber dans la même faute (toutes choses qui supposent l'existence de la liberté humaine et de la responsabilité morale), ils sont néanmoins obligés d'accepter la responsabilité légale, c'est-à-dire le droit pour la société de se préserver contre des individus dangereux et criminels, en mettant en prison, en empêchant, en un mot, de nuire aux autres, ceux qui ont enfreint les lois humaines et violé les prescriptions établies par la société. Que l'on se place au point de vue des écoles spiritualistes, qui admettent le libre arbitre comme base des actions humaines de la morale et du droit, ou que l'on se place au point de vue des écoles matérialistes et fatalistes, on arrive, en pratique, au même résultat, c'est-à-dire, au droit de la société de se protéger elle-même, et à la responsabilité légale des individus qui ont commis des infractions aux lois existantes.

La responsabilité légale doit donc être admise comme un fait incontestable, servant de base à toutes les législations, et nous n'avons pas à discuter ici le principe philosophique qui lui sert de base. Partant de ce fait incontesté que l'homme sain d'esprit est rendu responsable de ses actes dans toutes les législations, nous devons lui opposer cet autre fait, également reconnu aujourd'hui chez tous les peuples civilisés, à savoir que cette responsabilité légale cesse de plein droit, lorsque l'individu accusé est atteint d'une maladie cérébrale qui lui enlève la liberté de se déterminer et qui l'entraîne à des actes impulsifs ou instinctifs auxquels il n'a pas eu la force de résister.

Opposer ces deux grands faits l'un à l'autre, c'est-à-dire l'irresponsabilité légale des aliénés à la responsabilité des hommes sains d'esprit, tel sera le but de ce travail. Nous allons étudier dans quelles conditions et dans quels états maladifs la loi doit admettre l'irresponsabilité absolue des individus accusés de certains actes punis habituellement par les lois, et dans quelles circonstances, au contraire, cette responsabilité pourrait être considérée comme en partie conservée, ou comme simplement atténuée, au lieu d'être regardée comme totalement absente.

§ 2. — Historique.

Dans tous les temps, et chez tous les peuples, les aliénés ont été entourés d'un respect superstitieux et adorés comme des saints ou redoutés comme de mauvais génies, selon le caractère de leur délire; tantôt, au contraire, ils ont été assimilés aux criminels, quand ils commettaient des actes violents, condamnés comme eux, mis en prison, confondus avec tous les infracteurs des lois, ou bien relégués dans les recoins les plus obscurs et les plus malsains des prisons ou des hospices : la société les traitant comme des bêtes féroces et se préservant, par les moyens les plus barbares, contre les dangers qu'ils pouvaient faire courir à tout leur entourage.

Il faut arriver jusqu'à une époque plus rapprochée de nous pour constater des procédés plus doux et plus humains vis-à-vis des aliénés, et pour trouver dans les lois des prescriptions plus équitables, en rapport avec le progrès des idées et des opinions chez les philosophes, les législateurs et les médecins, en même temps que dans l'opinion publique elle-même. Cependant, dans tous les temps, il s'est trouvé des hommes supérieurs qui ont réclamé en faveur des aliénés, et qui les ont considérés comme des malades que l'on devait chercher à guérir et non comme des criminels qu'il fallait punir.

Hippocrate, par exemple, dans plusieurs passages de ses ouvrages a envisagé la folie comme une maladie qui n'avait rien de plus divin ni de plus sacré que les autres, et qu'il fallait traiter comme les autres maladies, par l'hellébore ou par tout autre moyen thérapeutique.

Les autres médecins de l'antiquité : Arétée, Cælius Aurélianus, Celse, Galien, etc., en ont parlé dans les mêmes termes. Ces doctrines vraiment médicales se retrouvent aussi chez la plupart des médecins du moyen âge, qui ont généralement envisagé la folie à un point de vue médical et scientifique, à l'exception toutefois de quelques formes ou variétés de la folie, comme la démonomanie, pour lesquelles les doctrines régnantes de la théologie ou les préjugés du public réagissaient sur les opinions des médecins eux-mêmes et leur imposaient la croyance générale à la possession du diable et à la sorcellerie.

Il est juste de remarquer pourtant que le droit romain contenait déjà les prescriptions les plus sages au point de vue de la législation civile et criminelle concernant les aliénés, et que d'un autre côté, on trouve dans l'ouvrage de Paul Zacchias (1), médecin du pape Innocent X, publié au XVIIe siècle, les détails les plus circonstanciés et les opinions les plus conformes à nos doctrines modernes relativement aux formes les plus diverses de la folie, dans leurs rapports avec le droit civil et criminel, même en ce qui concerne la folie partielle.

Néanmoins, malgré ces manifestations isolées et incomplètes, on a continué, pendant des siècles, à maltraiter les aliénés et à en con-

(1) P. Zacchias, *Quæstiones medico-legales*. Lugduni, 1674.

damner un grand nombre comme criminels. Si ceux dont l'esprit était absolument troublé et qui n'avaient aucune conscience de l'acte accompli étaient quelquefois acquittés, comme n'ayant pas su ce qu'ils faisaient, *non compos mentis*, combien d'autres continuaient à être condamnés comme sorciers ou comme criminels.

Il faut arriver jusqu'au XVIIIe siècle pour constater un progrès réel dans la manière de traiter les aliénés au point de vue de leur irresponsabilité légale. Entre la façon de procéder des magistrats des divers pays à cette époque (en Allemagne, en Italie, en Espagne, en Angleterre et en France, etc.) et la manière d'agir qui est en honneur à notre époque il s'est accompli évidemment un progrès énorme, quoique les magistrats soient encore loin d'être arrivés, aujourd'hui, au degré d'indulgence pour les aliénés qu'exigeraient la médecine et la science. Mais, ce qu'il importe de remarquer, c'est que ces progrès se sont accomplis lentement, peu à peu, et comme par étapes. Il est donc intéressant, pour l'examen approfondi de la question qui nous occupe, d'étudier historiquement ces diverses étapes, afin de bien faire comprendre la voie suivie par la médecine légale des aliénés et le chemin parcouru pour aboutir au degré, encore insuffisant il est vrai, auquel nous sommes parvenus aujourd'hui. On n'a d'abord reconnu comme cas évidents d'exonération légale que les faits les plus caractérisés de folie générale complète, de démence absolue ou d'idiotisme incontestable, et l'on continuait à condamner comme criminels tous les autres aliénés, dont le délire était moins flagrant et moins facile à démontrer pour tous. Peu à peu, cependant, la folie partielle a été admise dans la législation et dans la pratique des tribunaux (comme Paul Zacchias et d'autres auteurs l'avaient déjà reconnue). Ce fut là certes un pas énorme accompli dans la voie de l'indulgence appliquée aux aliénés; mais, pourtant, combien d'aliénés atteints de folie partielle des plus caractérisées échappaient encore au jugement des magistrats et ont été absolument assimilés aux criminels et condamnés, comme eux, même encore aujourd'hui. Ce n'est qu'à notre époque, depuis l'impulsion donnée à notre science spéciale par Pinel, par Esquirol, et par leurs élèves leurs contemporains et leurs successeurs, en France et à l'étranger, ce n'est que depuis le XIXe siècle, en un mot, que l'on a accepté, dans le cadre de la folie entraînant l'irresponsabilité légale, les malades atteints de délire partiel restreint, les monomanes, les aliénés affectés de folie sans délire, de folie morale ou de folie des actes, enfin les aliénés atteints de folie transitoire ou temporaire de très courte durée.

Le champ de l'exonération légale s'est donc ainsi successivement agrandi depuis les temps les plus anciens jusqu'à notre époque. Un nombre de plus en plus considérable d'aliénés a joui du privilège de l'irresponsabilité à mesure que la médecine mentale a fait des progrès. Ces conquêtes de la médecine et de la science sur les magistrats et les lois, d'abord violemment combattues, puis, peu à peu, péniblement acceptées et sanctionnées par les lois et par la jurisprudence, sont enfin entrées dans le domaine de la pratique ; mais elles ne sont pas encore complètes. Il nous reste encore plusieurs points du terrain de l'irresponsabilité légale à conquérir sur les magistrats. Dans tous les pays, en Europe et en Amérique, ils protestent encore contre les doctrines médicales ; ils les regardent comme fausses et exagérées et refusent de considérer comme irresponsables, soit partiellement, soit totalement, des individus qui ont pourtant agi d'une manière évidente, sous l'empire d'un état maladif, entravant leur volonté, enchaînant leur libre arbitre, et leur donnant droit à l'indulgence de la loi et à l'exonération de toute responsabilité légale. Pour bien faire comprendre, dans leurs détails, ces progrès accomplis par les lois, dans la question de la responsabilité légale des aliénés et pour éclairer par l'histoire la question si complexe qui nous occupe, le meilleur moyen consiste à prendre pour exemple l'historique des lois anglaises relatives aux aliénés. Ces lois marquent, en effet, d'une manière successive et parfaitement nette, les diverses étapes de la législation, en ce qui concerne les différents critériums de la responsabilité légale des aliénés.

Nous allons donc exposer rapidement les progrès successifs de la législation anglaise relative aux aliénés ; nous comparerons ensuite brièvement l'état actuel de cette législation avec celle des autres pays. Cet historique rapide des critériums acceptés à diverses époques et dans divers pays, par les différentes législations, pour apprécier le degré de responsabilité légale des aliénés, sera une introduction utile pour l'examen de la question elle-même à laquelle ce travail est consacré, et simplifiera singulièrement la discussion à laquelle nous nous livrerons plus tard des diverses opinions aujourd'hui régnantes.

1° *Historique des lois anglaises sur la responsabilité des aliénés, comparées à celles des autres nations.*

Dans l'origine, la loi anglaise n'admettait que deux espèces d'aliénés, l'*idiot* et le *lunatique*. D'après cette loi, l'idiot est celui qui, de naissance et par une infirmité perpétuelle, est *non compos mentis*. Le lunatique, au contraire, a tantôt sa connaissance et tantôt ne l'a pas, *aliquando gaudet lucidis intervallis*, et par conséquent il est *non compos mentis* dans les moments où il n'a pas sa connaissance. Peu à peu cependant, on arriva à distinguer la folie partielle de la folie générale, mais en déclarant que la folie partielle ne pouvait pas exempter un individu de la responsabilité de ses actes criminels.

Voici comment s'exprimait à ce sujet lord Hale : « Il existe une folie partielle et une folie totale. La première peut être partielle quant aux choses, *quo ad hoc aut illud insanire*. Ainsi, quelques individus ont conservé l'usage de leur raison relativement à certains sujets et cependant présentent une démence particulière en ce qui concerne certains discours, certains objets ou certains faits. La folie peut être partielle aussi relativement aux degrés. C'est là la condition de beaucoup de mélancoliques qui manifestent leur faiblesse par l'expression de terreurs ou de chagrins excessifs, et qui cependant ne sont pas complètement privés de raison. Or, cette folie partielle ne les excuse pas quand ils commettent un acte répréhensible. Car certainement beaucoup de personnes qui sont coupables vis-à-vis d'elles ou des autres sont également sous le coup d'une sorte de folie partielle quand ils commettent ces actes. Il est très difficile de tracer la ligne de démarcation qui sépare la folie complète de la folie partielle ; mais il appartient aux juges et aux jurés d'établir cette distinction, en pesant bien toutes les circonstances du fait soumis à leur examen, afin d'éviter, d'un côté, une sorte d'inhumanité pour les perfections de la nature humaine, et, de l'autre, une trop grande indulgence accordée à d'horribles forfaits. »

Ainsi, à cette époque, la ligne de démarcation qu'il s'agissait de tracer dans les procès criminels n'était pas, comme aujourd'hui, celle qui existe entre la raison, la folie partielle et la folie totale, et l'on ne considérait pas comme une inhumanité de condamner comme un agent responsable de ses actes le malade atteint de folie partielle, quelque influence que la maladie eût pu exercer sur la production de l'acte contraire aux lois.

Ce principe, posé par lord Hale, fut dans la suite appliqué dans toutes les cours d'Angleterre. Ainsi, dans le procès d'Arnold, qui avait tué lord Onslow dans un état évident d'aliénation mentale, le juge Tracy s'exprimait ainsi : « Pour reconnaître qu'un homme est fou, au point d'échapper à la punition légale, il ne suffit pas qu'il ait l'esprit dérangé ou qu'il y ait, dans ses actes, quelque chose d'inexplicable, il faut qu'il soit totalement privé d'intelligence et de mémoire et ne sache pas plus ce qu'il fait qu'un enfant, une brute ou une bête sauvage ! Voilà les hommes que la loi ne frappe jamais. »

Faisons remarquer ici en passant un fait sur lequel nous insisterons plus tard avec plus de détails ; nous voulons parler de la différence capitale que la loi établissait, dès cette époque, entre les causes civiles et les causes criminelles. Tandis que la loi refusait d'exempter du châtiment les actes criminels, à moins que la raison de leur auteur ne fût totalement absente, elle invalidait, au contraire, les actes civils d'un individu et lui enlevait la conduite de ses affaires et de sa personne, pour peu qu'il y eût chez lui folie partielle, alors même que l'acte annulé n'avait aucun rapport appréciable avec la folie.

L'intelligence d'un homme pouvait ne pas paraître suffisante pour le mettre en état de diriger ses affaires, et pourtant elle était reconnue suffisante pour le rendre responsable d'un acte criminel. Il paraissait juste de pendre un homme qui n'était pas jugé apte à prendre soin de lui-même ou de ses affaires !

Ce fut, en 1800, dans le procès Hadfield, qui avait tiré sur le roi au théâtre de Drury-Lane, que la doctrine de lord Hale tomba pour la première fois en discrédit, et qu'on fit un premier pas en avant dans la législation relative aux aliénés. L'attorney général, dans son réquisitoire, invoquant la doctrine régnante de lord Hale, disait au jury que, pour exempter un homme de la punition légale pour cause de folie, il fallait démontrer que cet individu était complètement privé de mémoire et d'intelligence, au moment de l'acte. Erskine, qui défendait l'accusé, répliqua avec vigueur que, « si ces mots devaient être pris à la lettre, il n'y aurait pas une seule folie au monde qui présentât ces caractères ; que dans tous les cas dont a retenti le palais de Westminster, non seulement les aliénés ont montré de la mémoire et une connaissance parfaite de leurs rapports avec les autres hommes, mais encore se sont presque tous fait remarquer par leur subtilité et leur finesse. Le délire, dont l'acte soumis à la justice est le produit direct, constitue précisément cette espèce de folie qu'il est juste d'exempter de la peine. Le délire, quand il n'y a ni frénésie ni manie furieuse, voilà donc le vrai caractère de la folie. »

Il n'était pas douteux que Hadfield discernait le bien du mal et qu'il avait eu conscience de la nature de son action avant de la commettre ; il en avait manifesté l'intention, car il l'avait soigneusement préparée et il avait déployé de la ruse pour l'exécuter ; il s'attendait aussi à ce que cette action entrainerait pour lui un châtiment, puisque c'était là précisément son motif pour l'accomplir. Malgré cela, il était évident pour tous qu'Hadfield était fou, que son attentat était le produit de sa folie et, en effet, il fut acquitté. C'était substituer à l'ancienne règle, le délire, ou l'aberration mentale, comme critérium de la responsabilité légale des aliénés. Mais ce critérium lui-même ne fut pas longtemps en vigueur et fut bientôt détruit par d'autres décisions contradictoires.

Dans le procès de Bellingham, meurtrier de sir Spencer Perceval, en 1812, le jury rendit un verdict affirmatif et le condamné fut exécuté, bien qu'il fût parfaitement clair qu'il avait agi sous l'influence de conceptions délirantes.

Dans ce cas, le ministère public et le juge président furent d'accord sur ce point que, quoiqu'un homme fût incapable de gérer ses propres affaires, il pouvait encore être responsable de ses actes criminels, tant qu'il pouvait distinguer le bien du mal. Le critérium de la responsabilité se trouvait ainsi déplacé. Au lieu d'exiger que l'accusé, pour être exempt de tout châtiment, fût totalement privé de mémoire et d'intelligence et n'eût pas plus de connaissance de ses actes qu'une brute ou une bête sauvage, on invoquait la faculté de distinguer le bien du mal, comme pierre de touche de la responsabilité. Mais, dans cette affaire, la ligne de démarcation entre la responsabilité et l'irresponsabilité ne fut pas placée dans la faculté de discerner le bien et le mal, dans l'acte spécial qui était incriminé, mais dans cette faculté envisagée d'une manière générale. Car lord Mansfield s'exprimait ainsi : « Il ne suffit pas, pour être exempté de toute responsabilité, que l'accusé méconnaisse le caractère moral de l'acte particulier qu'il a accompli ; il faut encore qu'au moment où il a commis l'acte de violence, il ignorât complètement que le meurtre est un crime contraire aux lois divines et naturelles. »

On voit, d'après cet historique rapide, combien les principes de la législation anglaise étaient changeants et leur application mobile et incertaine.

Les choses restèrent ainsi, variables, selon les tribunaux et selon les circonstances, lorsque survint, en 1843, une affaire qui fit une grande sensation. Ce fut le meurtre de M. Drummond par Mac-Naughten, qui lui tira un coup de fusil sous l'influence de l'idée qu'il était un des persécuteurs qui le tourmentaient depuis longtemps et empoisonnaient son existence. Avant le meurtre, Mac-Naughten n'avait présenté, ni dans ses discours, ni dans sa conduite, aucun signe évident de folie. Et pourtant la folie fut admise par le jury et il fut acquitté. Cette décision du jury souleva, dans le public, une indignation générale que partagea la Chambre des Lords. Celle-ci adressa alors aux juges une série de questions sur la jurisprudence relative à la folie dans ses rapports avec les procès criminels. Les réponses motivées que firent les juges à ces questions constituent encore aujourd'hui tout le droit public anglais dans les cas où un aliéné comparaît comme accusé devant les cours de justice. Nous ne pouvons publier ici le texte complet de ces demandes et de ces réponses qui aurait cependant un intérêt historique ; mais voici, en quelques mots, quel en est le résumé : « Pour que l'excuse de la folie soit établie à la décharge de l'accusé, il faut démontrer qu'au moment où il accompli l'acte, il était, par suite d'une maladie de l'esprit, assez dénué de raison pour n'avoir conscience, ni de la nature, ni de la qualification de l'acte qu'il commettait, ou bien, s'il en avait conscience, pour ne pas savoir que ce qu'il faisait était mal. »

Il résulte clairement de ce résumé que la question du discernement du bien et du mal, envisagée en général, était abandonnée, et qu'elle ne devait être posée maintenant que *relativement à l'acte particulier soumis à l'examen*. De plus, circonstance importante, on ajoutait, relativement à cet acte particulier, cette phrase : *au moment où il avait été commis*.

Ce principe ainsi établi était bien différent de ceux qu'avaient admis précédemment les lois anglaises et bien plus favorable aux aliénés. Malheureusement, les réponses aux questions suivantes le limitent d'une façon bien fâcheuse dans la pratique. Voici en effet comment s'expriment les juges dans la réponse à la troisième question : « Dans le cas d'un délire partiel, si l'individu pour tout le reste n'est pas fou, on doit juger la question relative à sa responsabilité, *comme si les faits imaginaires de son délire étaient réels*. Si, par exemple sous l'influence de son délire, l'individu s'imagine que quelqu'un tente actuellement de lui enlever la vie et s'il le tue, se croyant dans le cas de légitime défense, il est excusable ; mais si, dans son délire, il croit que l'homme qu'il a tué avait diffamé son caractère ou préjudicié à sa fortune, et qu'il l'ait tué en raison de ces griefs imaginaires, la peine légale doit lui être appliquée. » Une autre exception se trouve encore proclamée dans le paragraphe suivant : « Quand bien même l'accusé aurait accompli l'acte incriminé sous l'influence du délire et dans le but, soit d'obtenir réparation d'un tort ou de se venger d'une offense, soit de procurer le bien général, il n'en demeure pas moins punissable, s'il sait, au moment où il a commis le crime, que cet acte est contraire à la loi du pays. » Or, il est évident qu'il y a contradiction entre ces deux critériums : avoir le discernement du bien ou du mal, ou bien savoir qu'un acte est contraire à la loi du pays. Un aliéné peut savoir en effet qu'il fait un acte contraire à la loi, tout en croyant bien faire, parce qu'il s'imagine qu'il est lui-même la loi, ou bien qu'il remplit un devoir en faisant un acte illégal dans le but de procurer le bien général.

Tel est l'état actuel de la législation anglaise. Il n'est pas étonnant qu'avec un critérium aussi arbitraire et aussi flottant que celui du discernement du bien et du mal, dans chaque cas particulier, les jugements rendus soient incertains et contradictoires et dépendent souvent du hasard plutôt que d'une saine interprétation des faits.

2° *États-Unis.*

Les choses ne semblent pas se passer beaucoup mieux en Amérique qu'en Angleterre. Aux États-Unis, en effet, on a admis généralement le critérium accepté en Angleterre.

Le principe posé en Amérique pour juger les cas d'aliénation mentale soumis au jugement des tribunaux est, comme en Angleterre, le suivant : Si l'accusé, au moment où il a commis l'acte, en connaissait la nature et la qualité ; s'il savait mal faire, en le faisant, il sera tenu pour responsable, alors même que sur certains sujets il puisse avoir été fou. Pour soustraire le coupable au châtiment, la folie doit être d'étendue et de degré tels, que toute capacité de discerner le bien et le mal en ce qui concerne l'acte incriminé soit complètement détruite.

Mais ce principe abstrait accepté en Amérique, comme en Angleterre, y a donné lieu également à des décisions de tribunaux, variables et contradictoires. Dans l'affaire Wier, en 1864, le chef de la justice s'exprimait ainsi : « Sans doute, pour tomber sous le coup de la loi, un homme doit pouvoir distinguer entre le bien et le mal et, quant à l'acte particulier qu'il est sur le point de commettre, il doit savoir qu'en le faisant il va mal faire et encourir une peine, mais il faut de plus *qu'il possède une force extérieure suffisante pour maîtriser les impulsions soudaines de son esprit en désordre. Le caractère distinctif de la folie c'est l'incapacité où est un homme de gouverner les opérations de son esprit !* ».

Nous voilà bien loin déjà du critérium absolu de la responsabilité basé sur le discernement du bien et du mal ! Dans l'affaire Boardmann contre Woodmann, et dans l'affaire Pike, les magistrats américains ont été plus loin encore. Le chef de la justice disait aux jurés : « Vous devez rendre un verdict de non-culpabilité si le meurtre a été la conséquence d'une maladie mentale de l'accusé. Ni le délire, dit-il, ni le discernement du bien et du mal, ni l'intention ou la ruse se révélant dans le projet et dans l'exécution du crime, ainsi que dans les précautions prises pour échapper à la justice et éviter d'être découvert, ni la capacité de reconnaître ses amis, de travailler, de négocier, de diriger ses affaires, ne sont, légalement parlant, des indices certains de l'état mental. *Tous les symptômes et toutes les preuves de l'aliénation mentale sont de pures questions de fait laissées à l'appréciation du jury. Ce ne sont pas des difficultés juridiques que le magistrat doive trancher.* »

Ces décisions des magistrats américains sont certainement un progrès sur tous les arrêts relatifs à la folie rendus en Angleterre. Elles conduisent à ce résultat de ne plus subordonner les jugements à un critérium de responsabilité absolu et théorique, comme celui du discernement du bien et du mal, mais de poser au jury simplement la question suivante : L'acte incriminé a-t-il été engendré ou produit par une maladie mentale ? C'est là évidemment un grand progrès sur le critérium absolu accepté par la législation anglaise, mais nous verrons plus tard que ce n'est pas encore la dernière limite à laquelle on doit arriver pour juger scientifiquement les cas d'aliénation mentale.

Les autres nations ne se sont pas liées par un critérium de responsabilité aussi étroit et aussi mal fondé que celui adopté par la législation anglaise.

3° *France.*

En France, par exemple, la loi s'est bien gardée de définir, dans des termes abstraits et absolus, les conditions de la responsabilité légale des aliénés. L'article de loi qui, en France, règle la matière est l'article 64 du code pénal. Il est ainsi conçu : « Il n'y a ni crime ni délit si le prévenu était en état de démence au temps de l'action. » D'après cet article, le critérium de la responsabilité repose donc uniquement sur le fait de l'existence de l'aliénation mentale chez le prévenu, au moment de l'action incriminée. Le même article a été posé récemment dans les statuts revisés de l'état de New-York qui déclarent : « Qu'aucun acte commis par un individu en état d'insanité ne peut être puni comme un crime et un délit. » Ces dispositions générales de la loi sont bien préférables à un critérium défini et absolu de la responsabilité légale des aliénés. Elles permettent aux juges de décider librement dans chaque cas particulier, d'après les circonstances ; elles leur laissent, par exemple, toute liberté d'exonérer un aliéné de toute responsabilité, alors même que l'acte incriminé serait sans liaison saisissable avec son délire, ou aurait été commis en vertu de motifs semblables à ceux qui dirigent les hommes sains d'esprit. C'est, en effet, sur ce point seulement qu'ont eu lieu en France les discussions sur lesquelles nous insisterons plus loin.

4° *Allemagne.*

En Allemagne, on n'a pas admis non plus de critérium légal absolu de la responsabilité, mais on n'a pas été tout à fait aussi large ni aussi libéral qu'en France. D'après le nouveau code pénal allemand : « Un acte n'est pas punissable lorsque, au temps de l'action, son auteur était dans un état d'inconscience ou de maladie mentale, *excluant la libre détermination de la volonté.* » L'exemption ne s'applique donc pas à tout désordre d'esprit, quel qu'il soit, mais seulement au degré de la maladie qui exclut la libre détermination de la volonté. Le critérium ne repose plus seulement sur le fait de la maladie mentale, mais sur le degré de conservation ou de disparition de la liberté morale. C'est encore un critérium philosophique et abstrait; ce n'est pas le critérium exclusivement médical et scientifique. Aussi cette législation a-t-elle permis à quelques auteurs allemands et en particulier au docteur Damerow (1), de soutenir la doctrine de la responsabilité partielle, dont nous parlerons plus tard, comme certains auteurs français. Le problème posé par la législation allemande est donc double : 1° déterminer les conditions du dérangement des facultés mentales qui doivent être considérées comme le résultat de la maladie, et 2° établir jusqu'à quel point ces conditions excluent la liberté morale. Dans un cas de folie partielle par exemple, on peut se demander si l'individu n'était pas libre lorsque l'acte accompli était sans rapport saisissable avec son délire ou lorsqu'il a été déterminé par des motifs analogues à ceux des criminels ordinaires, et, dans le cas d'affirmative, on peut faire condamner un individu atteint réellement de folie partielle.

Aussi le professeur Griesinger, de Berlin, pour éviter ce grave inconvénient, avait-il posé en principe, dans les dernières années de sa vie, que, dans tous ses rapports de médecine légale, il répondrait seulement à la première question posée par les magistrats, à savoir

(1) Dr Damerow, dans son travail sur *Sefeloge*, qui avait tenté d'assassiner le roi de Prusse.

si le prévenu était en état de maladie mentale au moment de l'action, mais qu'il s'abstiendrait toujours de répondre à la seconde, c'est-à-dire au degré de liberté ou de responsabilité morale que pouvait avoir conservé un accusé atteint d'une forme quelconque d'aliénation mentale.

De cette revue rapide des législations étrangères il résulte clairement que les critériums de la responsabilité légale des aliénés ont singulièrement varié selon les temps et selon les lieux, et qu'ils sont encore très variables, soit dans des pays différents, soit dans les mêmes contrées, selon les applications diverses que les magistrats et les médecins font des lois existantes.

On a commencé par n'admettre comme irresponsables que les aliénés atteints de folie totale et n'ayant aucune conscience de la nature de l'acte qu'ils accomplissaient dans une sorte de fureur aveugle, pas plus que l'enfant, la brute ou l'animal féroce.

Bientôt, cependant, on a reconnu la nécessité d'étendre la sphère de l'irresponsabilité légale en dehors de ce cercle si restreint et de l'appliquer également à un certain nombre d'aliénés atteints de folie partielle dont l'état de maladie était évident pour tous ; mais alors aussi se sont produites des divergences bien naturelles entre les magistrats chargés de juger des cas aussi difficiles. De là des critériums différents de responsabilité, qui ont été appliqués diversement selon les cas, par les cours judiciaires ou par les jurys selon les circonstances particulières des faits soumis à leur examen et qui ont même fini par entrer dans les lois et par devenir des règles absolues dans la jurisprudence de certains pays, en Angleterre et en Amérique par exemple.

Le premier de ces critériums a reposé sur le discernement du bien et du mal, considéré en général. Un individu ne pouvait être exonéré de toute responsabilité que lorsqu'il était prouvé qu'il n'avait aucune notion du bien et du mal, et qu'il ne savait pas, au moment de l'acte que l'action commise par lui était mauvaise en elle-même, ou contraire aux lois du pays.

Un second critérium a été celui du discernement du bien et du mal appliqué au cas particulier soumis à l'examen et non plus envisagé d'une manière générale. C'est encore le critérium admis actuellement par la législation anglaise.

Le troisième critérium a été celui du délire. Pour être exonéré de toute responsabilité, il fallait que l'acte incriminé eût été le résultat direct et immédiat d'un délire, ou d'une conception délirante, qu'il eût été déterminé par une conception imaginaire et non par un motif analogue à celui des criminels ordinaires ; encore, dans ce cas, ajoutait-on, il fallait faire subir à l'aliéné le même sort qu'on aurait imposé au criminel, si ce motif imaginaire de l'aliéné avait été réel.

Enfin d'autres législations, plus libérales pour les aliénés, n'ont pas reconnu ces critériums absolus et arbitraires. Elles se sont bornées à poser en principe que l'on devait exonérer de toute responsabilité tout individu atteint d'aliénation mentale, au moment de l'action, pourtant avec cette réserve importante que cette aliénation fût assez grave et assez permanente pour enlever à l'individu qui en était atteint toute liberté morale et toute possibilité de résister à l'entraînement de son état maladif. Cette réserve, qui a été maintenue en France et en Allemagne, dans la jurisprudence des tribunaux sinon dans le texte de la loi elle-même, a donné lieu et donne lieu encore aujourd'hui à de nombreuses discussions parmi les magistrats et même parmi les médecins. Elle a conduit plusieurs auteurs distingués, en France et à l'étranger, à proclamer la théorie qu'ils ont appelée de la responsabilité partielle. Cette théorie ne repose plus, comme les lois anglaises, sur des critériums abstraits et absolus de responsabilité légale, sur le discernement du bien et du mal, ou sur les motifs, délirants ou non, des actes accomplis ; elle repose sur ce fait général que le même individu peut être déclaré responsable ou irresponsable, selon que l'acte incriminé rentre ou ne rentre pas dans la sphère de son délire.

Ce sont ces théories diverses de la responsabilité partielle que nous allons maintenant examiner.

§ 3. — Examen critique des divers critériums proposés pour apprécier le degré de responsabilité légale des aliénés.

Nous venons de passer en revue rapidement, sous une forme historique, les divers critériums admis pour apprécier la responsabilité légale des aliénés. Il s'agit maintenant de soumettre ces divers critériums à la discussion. Il faut se demander s'ils sont acceptables dans la pratique, ou bien, s'il n'est pas plus rationnel de se maintenir sur le terrain de la loi française, et d'accepter purement et simplement, comme c'est notre avis, l'irresponsabilité absolue de tous les aliénés devant la loi, sans aucune exception ?

Nous n'aurons pas à nous livrer ici à une longue discussion pour combattre la valeur de la plupart des critériums que nous venons de résumer brièvement. Nous n'aurons à insister longuement que sur le dernier d'entre eux.

Tous ceux qui ont vu beaucoup d'aliénés, tous les médecins habitués à l'étude des maladies mentales savent parfaitement que la plupart des aliénés, à moins d'être dans un état de profonde démence ou de désordre maniaque des plus étendus, ont la conscience des actes qu'ils accomplissent. Presque tous ces malades, en effet, lorsqu'ils agissent, au milieu du délire, même le plus étendu, savent ce qu'ils font et peuvent en rendre compte. Ils ont donc la conscience de leurs actes, dans le sens psychologique du mot. Ce critérium admis dans les anciennes législations ne peut donc avoir aucune valeur légale, puisqu'il faudrait, si on l'admettait, rendre le plus grand nombre des aliénés responsables de leurs actes.

Il en est de même du critérium basé sur la conscience morale, c'est-à-dire sur le discernement du bien et du mal. Le sens moral, c'est-à-dire la faculté qui nous permet de distinguer le bien du mal, de juger intérieurement si un acte est, oui ou non, conforme aux lois de la morale ou aux lois humaines persiste dans la plupart des formes des maladies mentales, presque au même degré qu'à l'état normal. Ce qui manque à l'aliéné, en général, ce n'est pas l'appréciation abstraite ou intime de ce qui est bien ou de ce qui est mal, mais c'est la possibilité de suivre les inspirations de sa conscience et d'y conformer sa conduite. En commettant un acte violent ou nuisible, l'aliéné, en général, sait qu'il fait mal, mais il est irrésistiblement entraîné par sa maladie à faire tel ou tel acte, tout en appréciant théoriquement sa valeur morale. Il en est de même, quoiqu'à un moindre degré, du critérium admis aujourd'hui par la législation anglaise et relatif au discernement du bien et du mal dans le cas particulier soumis à l'examen du médecin expert. Cette appréciation de la valeur morale de tel ou tel acte en particulier peut être plus souvent obscurci chez les aliénés que le sens moral, envisagé d'une manière générale. Il est des mères, par exemple, qui, dans l'état de délire, croient bien faire en tuant leurs enfants, parce qu'elles le débarrassent d'une vie qui leur serait à charge, autant qu'à elles-mêmes, ou bien, parce qu'en vertu de leurs idées religieuses délirantes, elles croient, en les tuant, les envoyer au ciel. Il est d'autres aliénés également, dominés par des idées religieuses ou autres, qui croient faire un acte louable ou un acte méritoire, au point de vue de leur délire dominant, en tuant telle ou telle personne, ou en faisant tel ou tel acte répréhensible ou condamné par les lois. Le critérium spécial de la loi anglaise est donc préférable à celui qui repose sur le discernement du bien et du mal envisagés en général, mais il est encore très insuffisant. En l'admettant, comme on le fait généralement en Angleterre, on s'expose à faire condamner un grand nombre d'aliénés qui jugent très bien, même dans le cas particulier soumis à l'examen, qu'ils ont fait une action mauvaise ou contraire aux lois, mais qui y ont été entraînés malgré eux par une impulsion maladive, par une idée délirante ou par une hallucination auxquelles leur volonté n'a pas pu résister.

Il en est de même des autres critériums, également absolus, admis par divers auteurs et par diverses législations.

L'acte violent était-il motivé par une idée délirante, ou bien par un motif analogue à ceux qui dirigent l'homme à l'état normal? Si le malade a agi avec préméditation, en vertu d'un motif d'intérêt, de haine, de jalousie ou de vengeance, quoique aliéné, a-t-on dit, il doit être condamné, parce qu'il a été dirigé par un mobile analogue à celui qui détermine les criminels. Si, au contraire, il a agi en vertu de motifs morbides, il doit être exonéré de toute responsabilité, parce qu'il a été entraîné irrésistiblement par une tendance morbide. Mais l'observation attentive des aliénés prouve que ce critérium n'est pas acceptable cliniquement, puisqu'il est beaucoup d'aliénés qui agissent avec préméditation et avec de grandes combinaisons, qui sont mus par des mobiles ordinaires d'intérêt, de jalousie, de haine ou de vengeance, et qui cependant sont entraînés, malgré eux, à commettre ces actes violents, quoique motivés, en vertu de leur état pathologique, et doivent par conséquent être considérés comme irresponsables.

Il en est de même, enfin, du critérium d'Hoffbauer. Cet auteur avait admis que, pour juger du caractère délirant ou non de l'acte incriminé, il fallait raisonner comme si le motif de l'acte accompli par lui avait été réel au lieu d'être imaginaire. Ce critérium tout psychologique est absolument contraire à l'observation clinique. Il ne supporte pas un seul instant l'examen quand on se trouve en présence des faits eux-mêmes, tels qu'ils se présentent au jugement des médecins experts et il doit être abandonné. Il ne reste donc plus à discuter qu'un dernier critérium qui mérite un plus long examen. Il est devenu l'objet de nombreuses discussions parmi les médecins de tous les pays, et les experts sont encore très partagés à ce sujet. Ce critérium n'est guère applicable qu'à la folie partielle, mais il a une véritable importance par la fréquence des cas auxquels il pourrait s'appliquer. Il peut être résumé ainsi : quand un aliéné commet un acte condamnable par les lois, il agit ordinairement en vertu d'un motif. Eh bien, dit-on, la question que doit se poser, dans ces cas si nombreux, le médecin expert est celle-ci : Le mobile qui a déterminé l'aliéné était-il le résultat de son délire, ou bien au contraire étranger à la sphère du délire ! Les auteurs très nombreux qui ont posé sur ce terrain spécial la question médico-légale lui ont donné deux solutions différentes. Les uns, comme Casper, Molinier et Ott, ont déclaré que les aliénés monomanes pouvaient être condamnés dans les deux cas, aussi bien lorsque l'acte incriminé rentrait dans la sphère du délire que lorsqu'il y était étranger. D'autres, au contraire, plus nombreux, parmi lesquels nous citerons Damerow (1), Delasiauve, Belloc, Legrand du Saulle, etc., n'ont admis la responsabilité partielle des aliénés que pour les actes accomplis en dehors de la sphère délirante.

Voici comment s'exprime à ce sujet Casper (2) : « Nous voyons des milliers de monomanes qui sont restés toute leur vie dans le même état, sans qu'il se manifeste aucune réaction générale, et sans qu'ils puissent pourtant s'affranchir de leur idée fixe; ils en sont cependant maîtres ; ils l'avouent, ils en rient, ils consentent même à ce qu'on la combatte. *Ceux-là sont responsables, même des actions commises en vertu de leur idée fixe.* »

(1) *Sefeloge*, 1851.
(2) Casper, *Traité de médecine légale* (trad. franç., t. I, p. 351).

Victor Molinier (1), professeur à la faculté de droit de Toulouse, s'est exprimé ainsi : « En principe, tout individu qui a exécuté avec discernement un acte illicite et incriminé par la loi, doit être puni. En fait, une folie partielle peut ne pas exclure le discernement pour des actes par rapport auxquels il n'y a jamais eu de délire (2). »

Voici maintenant les paroles de M. Ott : « Pour ma part, je pense que *dans la folie partielle, l'aliéné peut-être responsable même d'actes qui n'ont pas d'autres mobiles que l'idée fausse qui constitue l'aliénation* (3).

M. Delasiauve à son tour s'est exprimé ainsi : « Le malade échappe à l'imputabilité, quand le délire est notoire, et lorsqu'il est bien que limité, le principe de l'acte répréhensible. Quand l'incrimination repose au contraire sur des faits dont le mobile est étranger à l'aliénation, il appartient alors aux experts de rechercher, dans leur prudence, en tenant compte des circonstances antécédantes ou actuelles, le degré d'influence que le sentiment morbide a pu exercer sur l'action du libre arbitre (4) ».

Belloc a soutenu la même opinion dans un rapport médico-légal publié en 1861 (5).

Enfin, Legrand du Saulle s'est exprimé ainsi dans un travail sur la responsabilité partielle, devenu le point de départ d'une discussion importante, qui a eu lieu, en 1863, à la Société médico-psychologique et dans laquelle plusieurs membres de cette Société se sont ralliés à la même opinion. Voici les paroles de Legrand du Saulle. « Un homme atteint de délire partiel cède à l'impulsion d'un penchant insolite. Devons-nous déclarer que la lésion circonscrite de son intelligence a bouleversé à ce point sa raison que parmi les actes qu'il a commis, on ne puisse fréquemment en laisser quelques-uns à sa charge? Irons-nous exclure tout discernement *lorsque le fait incriminé sera nettement en dehors des aberrations habituelles?* »

(1) Victor Molinier. *De la monomanie envisagée au point de vue de l'application de la loi pénale*, 1854.
(2) Victor Molinier, *Annales médico-psych.*, 1851, t. VI, p. 329.
(3) Ott, *Annales médico-psych.*, 1854, t. V, p. 329.
(4) Delasiauve, *de la monomanie au point de vue psychologique et légal*, *Annales médico-psych.*, 1853, t. V, p. 371.
(5) Belloc, *Annales médico-psych.*, 1861, t. VII, p. 236.

Nous pourrions multiplier beaucoup ces citations. Elles suffisent pour démontrer qu'un certain nombre de médecins et de jurisconsultes ont admis la théorie de la responsabilité partielle, chez les aliénés atteints du délire partiel, pour les actes accomplis en dehors du délire lui-même, ou même pour des actes dépendant de la sphère délirante, lorsque ces malades étaient supposés en état de pouvoir résister à l'entraînement de leurs idées maladives.

Ces théories de la responsabilité partielle reposent toutes sur la doctrine générale de la monomanie. Ceux qui croient que la monomanie peut consister uniquement dans une idée délirante implantée, comme une plante parasite, dans une intelligence restée saine sous tous les autres rapports, peuvent admettre également que l'individu atteint de cette idée fixe puisse lutter avec toutes les forces saines qui lui restent, contre l'entraînement de l'idée délirante et qu'il puisse ainsi rester libre d'agir ou de ne pas agir même, dans le sens de cette idée maladive. Mais quand on n'admet pas la monomanie, dans un sens aussi restreint ; quand on s'est convaincu, par l'observation attentive de tous les aliénés atteints de délire partiel, que le délire de ces aliénés n'est jamais aussi limité ; que non seulement le cercle des idées délirantes est toujours plus étendu, mais que chez tous les aliénés atteints de délire partiel, quelque restreint qu'il paraisse, il existe un terrain maladif, un sol pathologique préalable, indispensable pour que les idées fixes puissent s'y implanter et y prendre racine, on ne peut, à aucun prix, se rallier à l'opinion des partisans de la responsabilité partielle. Non seulement on se croit en droit de combattre les auteurs peu nombreux qui soutiennent que certains aliénés doivent être rendus responsables, même pour les actes accomplis dans le sens de leurs idées délirantes, mais on repousse également la doctrine, en apparence plus acceptable, des médecins qui veulent accorder aux aliénés la responsabilité de leurs actes, lorsqu'ils sont commis en vertu de mobiles étrangers à leurs idées maladives. La théorie de responsabilité partielle est la conséquence logique de la doctrine de la monomanie ; elle doit donc être combattue par les mêmes motifs qui ont conduit tant d'auteurs distingués à nier l'existence de la monomanie elle-même dans le sens rigoureux du mot.

Mais cette question a une telle importance, au point de vue de la médecine légale, qu'on ne peut se borner à cette réfutation vague et générale. Il importe de se livrer, à ce sujet, à une discussion sérieuse et approfondie, et c'est ce que nous allons tenter dans les pages suivantes.

Réfutation de la doctrine médico-légale de la responsabilité partielle. — Lorsque le philosophe et le médecin réfléchissent profondément sur les divers degrés du libre arbitre, à l'état sain et à l'état maladif, ils ne peuvent s'empêcher de reconnaître que la liberté humaine est variable, non seulement chez les différents hommes, mais chez le même individu selon les moments. Depuis l'homme le plus élevé en intelligence et en moralité, qui a reçu de la nature de hautes facultés intellectuelles et morales, développées harmoniquement et convenablement pondérées, qui joint à cet heureux privilège de la naissance, celui d'une éducation bien faite, laquelle a développé en lui les bonnes tendances et atténué les mauvaises, et qui lui a fait contracter de bonne heure l'habitude d'exercer de l'empire sur lui-même, de réfréner ses penchants, de se dominer en un mot ; depuis cet homme-type, en quelque sorte, qui représente le plus haut degré de la responsabilité humaine, jusqu'à ces malheureuses natures qui, non-seulement présentent une organisation native vicieuse, mais qui ont vécu dans un milieu désastreux, lequel a encore accru leurs fâcheuses dispositions, au lieu de contribuer à les réfréner (comme il en existe beaucoup, surtout parmi les populations des grandes villes, presque vouées dès le bas âge à peupler plus tard les maisons centrales, les prisons ou les bagnes); entre ces deux extrêmes, dis-je, de la liberté humaine à l'état normal, il y a une foule de degrés intermédiaires de responsabilité que le philosophe est forcé de reconnaître, lorsqu'il cherche à pénétrer profondément dans la nature intime de l'homme.

Il en est de même du médecin qui observe attentivement les aliénés. Il ne peut s'empêcher de constater qu'il existe des degrés nombreux d'irresponsabilité chez ces malades. Depuis les aliénés seulement excentriques, ou aliénés raisonnants, qui vivent encore dans le monde et jouissent de tous les privilèges de la liberté ; depuis les malades à délire très limité, qualifiés à tort du nom de monomaniaques, enfin jusqu'aux malades atteints de délires aigus voisins des délires fébriles, et à ceux qui sont affectés de maladies organiques du cerveau, ayant presque anéanti toutes les facultés intellectuelles et affectives, on observe comme une chaîne non interrompue d'états intermédiaires ; dans ces états, les malades eux-mêmes, comme les médecins, constatent la persistance de moins en moins évidente d'un certain degré de libre arbitre, qui permet à ces aliénés de déterminer volontairement, de s'abstenir de certains actes ou d'en accomplir d'autres, d'après des mobiles analogues à ceux qui dirigent l'homme à l'état normal, et étrangers à ceux qui leur sont inspirés par leur état maladif.

Non seulement le philosophe et le médecin sont contraints par l'observation de chaque jour d'admettre ces degrés divers de la responsabilité, chez l'homme sain et chez l'homme malade ; mais le législateur, le moraliste et l'éducateur se servent de cette connaissance pour diriger, élever ou punir différemment les enfants et les hommes, selon qu'ils reconnaissent en eux plus ou moins de force de volonté ou d'entraînement involontaire, et pour appliquer aux uns les mesures de la sévérité et aux autres celles de l'indulgence, et même du pardon. Les médecins qui dirigent de grands asiles d'aliénés emploient également à chaque instant, avec ces malades le blâme et l'éloge, les punitions et les récompenses, le mobile de la crainte ou celui de l'amour-propre et de l'émulation, pour tâcher d'obtenir d'eux qu'ils refrènent leurs impulsions maladives, dans la limite du possible.

Pour bien faire comprendre ces degrés différents de la responsabilité chez l'homme sain d'esprit et chez l'aliéné, nous ne connaissons pas de meilleur moyen que d'employer une comparaison très simple, celle de deux échelles, l'une ascendante, l'autre descendante, se touchant par la base.

L'échelle descendante représente les divers degrés de la responsabilité physiologique, depuis le point le plus élevé de liberté auquel l'homme puisse parvenir, par l'effet de la nature et de l'éducation, jusqu'à ces états mixtes de l'intelligence et du moral, qui sont placés tout à fait au bas de l'échelle, sur la limite de la raison et de la folie, et dont les divers représentants vont souvent plus tard peupler les maisons centrales ou les asiles d'aliénés.

L'échelle ascendante, au contraire, représente les degrés successifs de l'irresponsabilité à l'état maladif, depuis les états de folie raisonnante ou de folie lucide, dans lesquels la constatation de la maladie est souvent douteuse, jusqu'aux délires partiels, d'abord très restreints, puis de plus en plus étendus, enfin jusqu'aux états incoercibles, doués d'une sorte de fatalité maladive, où la part de la liberté humaine disparaît tout entière, c'est-à-dire jusqu'aux délires aigus, fébriles ou toxiques, et jusqu'aux maladies aiguës du cerveau autres que la folie.

Cette échelle physiologique descendante et cette échelle pathologique ascendante indiquent très clairement, selon nous, les différents degrés de la responsabilité humaine à l'état sain et de l'irresponsabilité à l'état maladif, et nous dispensent d'entrer ici dans d'autres détails pour bien faire comprendre notre pensée.

Mais, après avoir ainsi exprimé notre opinion sous le rapport théorique; après avoir indiqué la solution spéculative que peut recevoir, selon nous la question de la responsabilité partielle, tant que l'on reste dans le domaine de l'observation philosophique ou médicale, il s'agit maintenant d'aborder le terrain de la pratique, c'est-à-dire celui de l'application médico-légale. Il faut prouver que, sur ce terrain, les distinctions entre les divers degrés de responsabilité et d'irresponsabilité ne sont plus admissibles; qu'il existe une différence essentielle entre la responsabilité morale de l'homme et sa responsabilité légale; que, dans le domaine de la loi, on ne peut admettre les distinctions flottantes basées sur des degrés souvent inappréciables; qu'on a absolument besoin d'un critérium fixe, inébranlable, précis, facile à saisir, et qu'on ne peut se contenter, de l'appréciation individuelle, et sans point d'appui fixe, qui suffit au philosophe et au médecin.

La question posée aujourd'hui, en France, par les magistrats aux médecins experts, est toujours la même: L'individu soumis à l'examen était-il aliéné ou sain d'esprit au moment où il a accompli l'acte qui lui est reproché? S'il était sain d'esprit, on doit le condamner; s'il était aliéné, on doit l'absoudre, le considérer comme non coupable et l'envoyer ensuite dans un asile d'aliénés, par mesure administrative, s'il est regardé comme dangereux pour la société.

Telle est la jurisprudence actuelle: irresponsabilité et folie sont deux termes connexes et synonymes aux yeux des magistrats comme aux yeux des médecins. Le médecin expert, chargé par la justice d'examiner un individu soupçonné de folie et accusé d'un acte dit criminel, n'a donc qu'une seule question à décider : Cet individu était-il aliéné, et partant irresponsable, au moment où il a accompli l'acte incriminé ? Et c'est une jurisprudence aussi sage, qui fait au médecin la part si belle et si large et qui fournit à la médecine légale un critérium net et précis, le critérium de la maladie, que des médecins prétendent changer, au grand détriment des malheureux aliénés et de leur propre compétence ! Les magistrats nous ont concédé péniblement cette conquête précieuse ; ce n'est pas à nous de l'abandonner !

On ne s'imagine pas assez, en effet, les difficultés insurmontables que l'on rencontrerait dans la pratique, si on laissait échapper ce critérium positif de la maladie pour lui substituer celui de la responsabilité partielle de certains aliénés. Dès qu'on renoncerait à considérer l'irresponsabilité absolue comme liée nécessairement à l'état de folie, on ouvrirait la porte à toutes les discussions et à toutes les contestations possibles.

Comment limiter exactement la sphère dans laquelle s'exerce le délire ? Comment affirmer que tel acte, accompli dans tel moment, est totalement étranger aux conceptions délirantes de l'individu, tandis que tel autre acte, commis au même instant, doit être attribué à une impulsion maladive ? Comment fragmenter ainsi l'âme humaine et faire deux parts distinctes dans ce qu'il y a de plus indivisible chez l'homme, sa personnalité, son libre arbitre, sa responsabilité ? Comment le punir en même temps pour certains actes et l'absoudre pour certains autres ? Qui pourrait prétendre apprécier avec certitude ce qui se passe dans l'intimité même de la conscience, en dehors de tout témoin intérieur ou extérieur ? Qui pourrait peser, mesurer le degré d'impulsion qui a entraîné le malade à l'action et le degré de résistance qu'il a pu y opposer ? Qui a la prétention de posséder un *phrénomètre*, c'est-à-dire un instrument assez précis, assez rigoureux, pour calculer avec exactitude, dans cette statique intellectuelle et morale, dans ce mécanisme compliqué des facultés intellectuelles, morales et instinctives, la puissance des forces d'impulsion et le contre-poids exercé par les forces de résistance, et pour indiquer avec vérité de quel côté se trouve la résultante de toutes ces forces combinées agissant simultanément, c'est-à-dire l'acte accompli? Qui pourrait déterminer s'il a été le produit de la décision libre de l'individu, ou bien, au contraire, s'il a eu lieu malgré lui et à son insu, par suite d'une impulsion maladive supérieure à sa volonté? Cette mensuration exacte des forces psychiques et de leurs résultats est tout simplement impossible. Ceux qui tentent de la réaliser, médecins ou magistrats, livrent sa solution au hasard et à l'arbitraire des appréciations individuelles, variables selon les moments et selon les circonstances. Et c'est à l'aide de cette appréciation arbitraire, si sujette à l'erreur et sans critérium certain, que l'on voudrait décider de la vie ou de l'honneur des individus et de leurs familles!

Non, le médecin légiste, pour apprécier si un individu soumis à son examen doit être puni ou absous, s'il est coupable ou s'il doit être exonéré de toute responsabilité, a besoin d'un moyen de jugement plus certain et moins contestable.

Or, comme nous venons de le dire, il n'en est qu'un seul qui puisse remplir ce but, c'est celui que l'on tire de l'état de santé ou l'état de maladie du sujet examiné. Si, en l'observant attentivement, on arrive à se convaincre qu'il présente les caractères de l'état de raison, quel qu'ait été d'ailleurs chez lui l'entraînement de la passion ou des circonstances, on doit admettre qu'il était libre, qu'il aurait pu résister; que chez lui, les forces d'impulsion n'étaient pas irrésistibles et auraient pu être contre-balancées par les forces de résistance, s'il eût voulu s'en servir; par conséquent, qu'il est coupable et condamnable pour l'acte auquel il s'est livré. Tout ce qu'on peut alors demander pour lui, c'est le bienfait des circonstances atténuantes. Dans le cas opposé, au contraire, si le médecin expert arrive à constater l'état de folie du sujet confié à son examen, quels que soient la forme ou le degré de cette folie, quelque apparence de raison et de liberté morale que cet individu ait conservée, il doit être considéré comme irresponsable. On doit admettre qu'il a été entraîné malgré lui, que chez lui, les forces de résistance étaient insuffisantes pour lutter avec avantage contre l'entraînement des impulsions maladives, en un mot, qu'il n'est pas coupable qu'il n'était pas libre, et l'on doit l'absoudre comme malade! En dehors de ce critérium net et positif, on ne peut rencontrer dans la médecine légale que contradictions, obstacles insurmontables et situations insolubles. Si l'on admet, par exemple, que certains aliénés ont un délire assez limité, assez nettement circonscrit, pour qu'il soit facile de discerner si un acte accompli par eux, est oui ou non, compris dans la sphère de leur délire, ne voit-on pas immédiatement qu'il sera impossible de fixer une limite à cette extension du libre arbitre ou de la responsabilité partielle chez les aliénés? Qui pourra affirmer que le même individu, supposé libre dans un moment donné, le sera également dans un autre instant? Qui pourra mesurer les degrés divers d'intensité de la maladie, selon que le même malade sera dans une rémission ou dans un paroxysme? Qui peut être certain de la limite où s'arrête dans l'intelligence ce délire prétendu partiel, restreint à une seule idée ou à une seule série d'idées? Qui peut assurer que l'acte incriminé n'a pas été le produit indirect et détourné de cette situation maladive? Quel est le médecin qui, ayant jugé un jour qu'un acte a été indépendant du délire, ne serait pas exposé à s'apercevoir plus tard qu'il s'était trompé, que cet acte avait été réellement le point de départ indirect des conceptions délirantes, et qui ne serait pas ainsi obligé de rectifier le lendemain, à la suite d'une observation plus attentive, le jugement trop précipité de la veille?

Et puis, je le demande, où s'arrêter dans l'application de cette doctrine de la responsabilité partielle aux aliénés? S'arrêtera-t-on aux aliénés dits raisonnants, chez lesquels la maladie consiste plutôt dans l'altération des sentiments et des penchants que dans celle de l'intelligence? Mais ces malades, malgré leurs apparences de raison, sont précisément ceux chez lesquels peut-être les actes ont le plus d'irrésistibilité, chez lesquels la maladie réside surtout dans le caractère involontaire et automatique de ces actes plutôt que dans un trouble étendu de l'intelligence; par conséquent, ils doivent être considérés comme les moins libres dans l'accomplissement de ces actes, quoiqu'ils conservent en général beaucoup d'intelligence pour les expliquer et les justifier au besoin. S'arrêtera-t-on aux délires partiels les plus limités, aux prétendus monomanes, chez lesquels on croit pouvoir restreindre exactement le trouble intellectuel à une ou à quelques séries déterminées, en dehors desquels l'esprit resterait sain sous tous les autres rapports?

Sans contester, pour le moment, cette analyse psychologique, qui nous paraît tout à fait contraire à la véritable observation des aliénés, à quels monomaniaques serait-il possible de limiter le bénéfice ou le danger de la responsabilité partielle? Ceux qui, au premier abord, semblent avoir le délire le plus restreint, ne sont-ils pas souvent ceux qui présentent en réalité le délire le plus complexe, lorsqu'on les soumet à une observation plus complète et surtout plus prolongée dans des conditions différentes? Le même aliéné, atteint de délire partiel, n'est-il pas très différent de lui-même, selon qu'on l'observe dans un moment ou dans un autre, dans une période de rémission ou dans un paroxysme? Si l'on proclame la responsabilité partielle de certains monomaniaques, ne sera-t-on pas forcé également de l'admettre pour un grand nombre de mélancoliques qui sont souvent aussi rapprochés de la raison? Ne serait-ce pas alors étendre le principe de la responsabilité partielle à un nombre considérable d'aliénés (car tout le monde sait combien est grand le chiffre des aliénés atteints de délire partiel), alors qu'on croyait au contraire ne devoir accepter cette doctrine que pour quelques cas exceptionnels? Une fois entré dans cette voie, on ne peut plus s'arrêter. Les difficultés, les impossibilités surgissent à chaque pas, et elles sont insolubles dès que le principe de la culpabilité possible de certains aliénés a été accepté. Les maniaques eux-mêmes, dans certaines périodes, à certains moments de leurs accès, ne savent-ils pas parfaitement ce qu'ils font, lorsqu'ils veulent frapper ou faire une mauvaise action; ne pourraient-ils pas le plus souvent, se retenir au moment de l'accomplir, même au plus fort de leurs accès, s'ils étaient contenus par un mobile puissant, celui de la crainte ou de l'intimidation, par exemple? Où s'arrêter, lorsqu'on a laissé franchir à la responsabilité la seule limite naturelle, celle de la maladie? Où trouver, même chez les aliénés les plus automatiques et les plus incoercibles, la preuve certaine de l'irrésistibilité absolue de toutes les paroles et de tous les actes?

Nous concluons donc de cette longue discussion que tous les critériums de la responsabilité partielle précédemment énumérés doivent être repoussés; qu'il n'est pas plus juste de condamner un aliéné pour un acte qui paraît étranger à la sphère de son délire que pour un autre qui paraît s'y rattacher d'une façon plus ou moins étroite.

Nous ne pouvons donc comprendre, pour notre part, que l'on puisse scinder ainsi la personnalité humaine et déclarer, *dans le même moment*, un homme responsable de certains actes et irresponsable de certains autres, en vertu d'une appréciation plus ou moins arbitraire et toujours sujette à l'erreur.

§ 1. — Responsabilité complète ou incomplète dans certains états de trouble mental.

Mais si nous n'admettons pas la responsabilité partielle des aliénés ainsi comprise, c'est-à-dire portant sur certains faits et non sur certains autres, *dans le même moment*, nous sommes tout disposé, au contraire, à l'admettre *dans des moments différents*. Nous sommes tout prêt à proclamer qu'il est des périodes dans la vie des aliénés où l'on doit reconnaître, soit leur responsabilité entière, comme dans les périodes de prédisposition, d'intermittence ou d'intervalles lucides, soit leur responsabilité incomplète ou atténuée, comme dans les phases d'incubation, de rémission plus ou moins complète ou de convalescence. Nous admettons aussi que la question de la responsabilité complète ou incomplète peut être discutée dans certains états de trouble mental, en dehors de la folie proprement dite, comme la démence apoplectique et l'aphasie, l'hystérie, l'épilepsie et l'alcoolisme. C'est sur ce terrain restreint, étranger à l'aliénation mentale ou à la folie confirmée, que nous admettons la responsabilité partielle, incomplète ou atténuée. C'est à cette étude que nous allons consacrer la seconde partie de ce travail. Nous allons donc examiner successivement, au point de vue de la responsabilité légale des aliénés, les états suivants :

1° Les premières périodes des maladies mentales, ou période d'incubation et période prodromique;

2° La démence apoplectique et l'aphasie;

3° Les périodes d'intervalles lucides, d'intermittence et de rémission ;

4° Les périodes de prédisposition à la folie ;

5° L'hystérie ;

6° L'épilepsie ;

7° L'alcoolisme ;

8° Les états d'imbécillité ou de faiblesse d'esprit native.

Ce sont là des états mixtes, intermédiaires entre la raison et la folie, dans lesquels il est permis de discuter le degré de responsabilité, d'admettre la responsabilité entière ou la responsabilité atténuée selon les cas, et où il n'y a pas lieu d'appliquer le critérium de l'irresponsabilité absolue que, pour notre part, nous admettons, sans exception, pour tous les faits d'aliénation mentale réellement confirmée, ou nettement caractérisée. Après cette étude clinique nous terminerons ce travail par l'examen des mesures légales qu'il conviendrait de prendre à l'égard des individus acquittés par les tribunaux pour cause d'aliénation mentale.

1° *Premières périodes des maladies mentales. — Période d'incubation et période prodromique.*

Une des plus grandes difficultés de la question de la responsabilité se présente à l'occasion des périodes où la folie n'est pas encore complètement développée. Lasègue (1) a attiré, avec raison, l'attention des magistrats sur ce point, et le docteur Maudsley (2) y a également insisté. Il existe, en effet, des maladies mentales dont le développement est lent et insidieux. Elles passent alors inaperçues pour le public, pour les parents et même pour les médecins. Pendant longtemps, la métamorphose de l'esprit et du caractère ne se manifeste par aucun signe extérieur et n'a pour témoin que la conscience intime du malade. La maladie peut être déjà très développée, avoir même poussé dans l'esprit de profondes racines, sans que personne s'en soit encore aperçu et sans qu'aucun fait extérieur ait trahi cette profonde et radicale transformation du moral de l'homme. Dans ces conditions, il arrive souvent qu'un fait violent se produit tout à coup; qu'un crime ou un délit sont accomplis par un individu que personne ne soupçonnait atteint de maladie mentale. L'acte violent est, en quelque sorte, la première manifestation de la maladie. L'individu est alors conduit devant les tribu-

(1) Lasègue, *Responsabilité légale des aliénés. (Archives de médecine*, 1861.)
(2) Maudsley, *Crime et Folie*, p. 119.

naux, qui voient en lui un criminel et non un aliéné, qui le condamnent sans même consulter un expert, et, peu de temps après la condamnation, quelquefois même pendant la durée de l'instruction ou du procès, la folie éclate d'une façon évidente pour tous, ou bien se produit plus tard dans la prison. Ce sont là des faits qui ont été signalés dans tous les pays et qui se produisent tous les jours. Il ont été pris en considération dans la législation anglaise à l'occasion des asiles pour les aliénés dits criminels ; ils sont même devenus une cause d'erreur dans les statistiques sur la folie pénitentiaire qu'on attribue souvent à l'influence du régime cellulaire, tandis que la folie existait déjà à l'état d'incubation avant l'acte qui a motivé la condamnation. Dans ces cas d'incubation de la folie, la question de responsabilité peut être très douteuse, selon le moment où l'acte incriminé a été accompli. Si c'est tout à fait au début, la responsabilité peut être considérée comme existant encore, ou comme simplement atténuée ; plus tard seulement, quand la maladie est bien caractérisée, on doit exonérer complètement l'individu malade soumis à l'examen de la justice. Ces difficultés très grandes d'appréciation se présentent surtout pour des faits de faux, d'attentats à la pudeur ou de vols accomplis par des individus qui se trouvent à la période prodromique de la paralysie générale. Dans cette période, où il y a surtout perversion des affections et du caractère et désordre des actes, sans trouble manifeste de l'intelligence, l'appréciation des actes commis est très délicate et la question de responsabilité est souvent difficile à trancher. Selon le cas, on peut la déclarer conservée, atténuée ou complètement disparue (1).

2° *Démence apoplectique. — Aphasie.*

Lorsque la démence est très prononcée, après plusieurs attaques d'apoplexie, le diagnostic en est très facile : le trouble de l'intelligence, très caractérisé, ne peut laisser aucun doute dans l'esprit de personne sur l'irresponsabilité de l'individu, dans cet état avancé de la démence. Mais il n'en est pas de même dans beaucoup de cas où

(1) Voy., à ce sujet, Brierre de Boismont et Legrand du Saulle, *Période prodromique de la paralysie générale.* (*Ann. d'hyg.*, 2e série, tome XIV, p. 405.)

l'altération des facultés intellectuelles est très légère, ou peu saillante à première vue. La difficulté est d'autant plus grande alors que, le plus souvent, dans ces cas, le médecin n'est pas appelé à se prononcer sur l'état intellectuel du malade pendant sa vie, mais, au contraire, après sa mort, à l'occasion d'un testament qui est attaqué; il n'a pas alors d'autres moyens de jugement que les enquêtes et contre-enquêtes qui renferment fréquemment les témoignages les plus contradictoires. Aussi conçoit-on que, dans ces circonstances, les experts puissent se prononcer en sens inverse sur la responsabilité ou la capacité civile des individus atteints de démence apoplectique légère, et que les magistrats puissent assez souvent valider des testaments faits dans de semblables conditions mentales.

On doit d'abord poser en principe que beaucoup d'apoplectiques frappés d'hémiplégie conservent néanmoins leur intelligence à un degré très suffisant pour que leur responsabilité soit entière, ainsi que leur capacité civile. Il faut un degré prononcé de démence pour entraîner, dans ces cas, l'irresponsabilité ou l'incapacité de faire un testament. L'étude clinique des divers degrés de la démence apoplectique, et de la démence sénile, peut seule éclairer la justice à ce sujet; le public et les magistrats sont réellement incompétents pour se prononcer, dans ces cas difficiles, en connaissance de cause.

Ce que nous disons de l'apoplexie s'applique également à l'état mental des aphasiques. Ici la perte plus ou moins complète de la parole est un nouvel obstacle pour juger de l'état réel de l'intelligence et partant de la responsabilité chez les aphasiques; mais il existe plusieurs modes d'expression de la pensée, et, tandis que l'écriture est ordinairement à peu près aussi altérée que la parole, la persistance du geste et de certaines intonations de voix peut permettre d'apprécier, avec assez d'exactitude, l'état réel de l'intelligence chez les aphasiques et de valider ou d'invalider un testament fait dans ces conditions. Il est impossible, dans ces cas, d'établir une règle générale, et l'on doit se baser exclusivement sur l'examen de chaque cas particulier. Plusieurs faits de ce genre ont été soumis à l'appréciation des experts et des tribunaux depuis quelques années, et, dans certains cas, des testaments faits par des aphasiques, ayant presque complètement perdu la parole, ont été validés (1).

3° *Rémissions, intermittences et intervalles lucides.*

Les partisans les plus convaincus de l'irresponsabilité absolue de tous les aliénés, quelle que soit la variété de leur délire, sont obligés de reconnaître que la responsabilité légale et la capacité civile peuvent reparaître pendant les périodes de suspension momentanée de la maladie, de même qu'on l'admet nécessairement pour les cas de guérison, c'est-à-dire de retour complet à la raison. Toutes les législations ont reconnu l'existence des intervalles lucides, les unes pour leur accorder le privilège de la responsabilité et de la validité des actes civils, les autres, comme le Code français, pour dire que l'interdiction des aliénés doit être prononcée lorsque l'individu est dans un état habituel d'imbécillité, de démence ou de fureur, alors même qu'il existerait de temps en temps quelques intervalles lucides. Mais la loi et les experts ont eu le tort, en général, de donner à ce mot un sens trop restreint, et de considérer ces intervalles lucides comme des intervalles de très courte durée, apparaissant comme un éclair au milieu d'un nuage, et ne durant que le temps nécessaire pour faire un testament valable, ou accomplir un acte civil quelconque; car c'est au point de vue des actes civils que cette distinction a été surtout admise par les magistrats, beaucoup plus que pour les actes criminels. Mais, sous ce rapport, la clinique de l'aliénation mentale n'a pas confirmé les prévisions de la théorie ou de la jurisprudence. Si quelques médecins ont admis, dans quelques cas rares, la possibilité de ces intervalles lucides de très courte durée (une heure, quelques heures, un jour, deux jours), dans quelques formes chroniques de la folie et même à l'approche de la mort, il en est d'autres, au contraire, qui ont contesté absolument l'existence de semblables intervalles lucides dans la folie, quelles que soient sa forme et ses périodes (2).

(1) Voy. mon *Rapport sur un cas d'aphasie avec hémiplégie droite pour lequel on demande l'interdiction*, soumis à l'examen de la Société de médecine légale, par un médecin de Cavaillon (*Annales d'hygiène*, 1869, 2e série, tome XXXI), et plus loin, *Cas d'aphasie*.

(2) Voy. Billod, *Des intervalles lucides chez les aliénés.* (*Ann. médico-psychol.*, p. 1861.)

L'existence des intervalles lucides d'aussi courte durée, assez *complets* pour motiver le retour *complet* de la responsabilité légale, est donc encore contestable scientifiquement. S'ils existent, comme je le crois, dans quelques cas exceptionnels, c'est du moins un fait rare, sur lequel on ne peut faire reposer une règle de jurisprudence. Mais il en est tout autrement de la périodicité dans la folie, de l'intermittence des accès, de leur reproduction à intervalles rapprochés ou éloignés, et des rémissions très prononcées et souvent très prolongées, qui surviennent dans certaines formes de la folie. C'est là un fait clinique incontestable, très fréquent, reconnu de tous et dont les magistrats doivent tenir compte dans leurs jugements, comme les médecins. Il existe évidemment des folies périodiques à type intermittent ou très rémittent. Or, dans ces cas si nombreux, qui se rencontrent aussi bien dans les formes mélancoliques que dans les formes maniaques, la question de la responsabilité se pose naturellement dans toute sa netteté et dans toute sa rigueur. Une intermittence vraie est en réalité une guérison temporaire ou momentanée. On doit, dès lors, lui appliquer la règle applicable à la guérison elle-même, c'est-à-dire considérer l'individu qui se trouve dans cet état comme jouissant de toute sa raison, partant, de toute sa responsabilité légale et de sa capacité civile. La seule difficulté, dans ces cas (et elle est souvent très grande), est une difficulté clinique, une question de diagnostic. Il s'agit, pour l'expert d'établir, par des preuves péremptoires et certaines, que l'individu soumis à l'examen était bien, au moment de l'action, dans une véritable période d'intermittence, dans un état de guérison réelle et non apparente, et non pas dans une simple rémission plus ou moins prononcée, ou dans un état de dissimulation du délire par la volonté du malade, comme cela arrive si souvent, par exemple, dans les périodes de rémission du délire de persécution. Ce problème clinique est souvent très difficile à résoudre, et c'est là un des points les plus délicats de la médecine légale des aliénés (1). Mais en principe, on ne peut nier que les périodes d'intermittence vraies existent souvent dans les maladies mentales et que, pendant ces périodes, l'individu doit être considéré comme ayant recouvré sa responsabilité morale et sa

(1) Voy. Linas, article *Lucidité, intervalles lucides*. (*Dict. encyclop. des sciences médicales*, 1869, 2e série, t. III, p. 145.)

capacité civile. La question légale est bien plus difficile à trancher pour les cas de simples rémissions plus ou moins prononcées ou plus ou moins prolongées. Ici le doute est permis. La question à résoudre devient une question de degré et par conséquent la solution ne peut être absolue ; elle ne peut être formulée en principe par des règles uniformes, et dépend nécessairement de l'examen de chaque fait particulier. Dans ces cas, les partisans même les plus résolus de l'irresponsabilité absolue peuvent admettre une atténuation de la responsabilité, proportionnelle à l'intensité de la maladie ou de la rémission. Mais, comme je l'ai déjà dit plusieurs fois, cette responsabilité n'est pas partielle dans le même moment ; elle n'existe pas pour certains actes, alors qu'elle serait supprimée pour certains autres ; elle est variable selon les moments et non au même instant ; elle est nulle pendant les périodes d'accès et peut être considérée comme complète ou comme simplement atténuée pendant les périodes de rémission, que le médecin clinicien peut seul constater et proclamer. L'étude de ces rémissions et de leurs degrés dans les diverses formes et aux différentes périodes des maladies mentales, serait un des sujets les plus intéressants de la médecine légale des aliénés ; mais ce chapitre est encore à faire, à un point de vue scientifique et clinique. Cette étude a été surtout tentée pour les rémissions de la paralysie générale (Baillarger, Sauze, Legrand du Saulle).

4° Périodes de prédisposition aux maladies mentales. Aliénés héréditaires.

Les individus prédisposés aux maladies mentales, chez lesquels la puissance de l'hérédité morbide a été accumulée pendant plusieurs générations (et souvent avec facteurs convergents, c'est-à-dire avec hérédité double, du côté du père et du côté de la mère), ne sont pas certainement voués d'une manière fatale à la folie. Les lois de l'hérédité morbide sont extrêmement complexes, et une foule d'éléments contraires, que la science est encore aujourd'hui hors d'état d'analyser, peuvent intervenir, pour en contre-balancer les effets, soit avant, soit après la naissance. Il est même de règle, que, dans la série des transmissions héréditaires, certains individus échappent à la loi de l'hérédité et présentent même quelquefois des facultés éminentes, qui, au lieu de les faire figurer parmi les aliénés, les font classer parmi les hommes supérieurs, surtout au point de vue de certaines facultés spéciales, comme la poésie, la peinture, la musique, le calcul, la sculpture, etc. Mais ces individus appartenant à des familles d'aliénés (même ceux qui ont des facultés supérieures), présentent le plus souvent des traits particuliers dans leur constitution physique, dans leur caractère et dans leur intelligence, qui les distinguent des autres hommes, et qui leur donnent une marque particulière, possible à reconnaître par des personnes habituées à ce genre d'étude et qu'une science plus avancée permettra de préciser d'une manière plus exacte.

La question de la prédisposition, opposée à celle de la maladie confirmée, a été le point principal de la discussion, dans l'affaire Jeanson, entre MM. Bulard et Bonnet d'une part, et Morel et moi d'autre part (1).

Dès leur enfance, ces individus sont différents, sous beaucoup de rapports, des autres enfants du même âge. La conformation de la tête, quelques vices de conformation dans un organe quelconque, des tics, des mouvements nerveux, du bégaiement, du strabisme, des paralysies partielles, des mouvements nerveux ou choréiformes, un état névropathique spécial, des bizarreries dans la santé, des affections nerveuses précoces, voilà pour le physique, dans les cas les moins intenses, sans parler de déformations organiques plus graves comme on en observe chez les enfants plus complètement dégénérés, tels que les imbéciles ou les idiots. Au moral, des dispositions spéciales du caractère correspondent à ces anomalies physiques. Ces enfants diffèrent tellement de la plupart des autres enfants du même âge, qu'on peut difficilement les soumettre au même régime, à la même éducation commune. Ils présentent de grandes bizarreries et de grandes singularités de caractère. Ils ont des colères incoercibles, des instincts pervers, des dispositions à la férocité ou aux actes violents, brusques et instantanés. Ils sont ingouvernables, et se font renvoyer de tous les collèges où leurs parents les ont placés. S'ils sont élevés dans la famille, ils sont indisciplinés, revêches,

(1) Voy. plus loin, p. 267.

impossibles à gouverner, et, selon la situation sociale de leurs parents, ils doivent être réprimés d'une manière particulière, soumis à une éducation spéciale ou envoyés dans des maisons de répression et de correction. Dans quelques cas, au contraire, ils présentent la forme de l'inertie, de l'affaissement et ne peuvent être soumis aux règles habituelles des autres enfants, pour des motifs précisément inverses.

L'intelligence de ces enfants prédisposés présente les mêmes singularités et les mêmes contrastes que leur moral. Il y a chez eux une grande inégalité dans le développement relatif des diverses facultés intellectuelles ; il y a désharmonie, ou absence d'équilibre, entre elles ; les unes sont très développées et les autres au contraire à l'état rudimentaire ; des mémoires spéciales sont extraordinairement développées, à côté de lacunes flagrantes dans d'autres facultés supérieures ; des aptitudes particulières pour le dessin, la peinture, la musique, le calcul existent à côté de lacunes énormes dans les facultés de jugement, de comparaison et de réflexion. Ces enfants ne peuvent être dirigés, comme les autres, par leurs instituteurs. Tandis qu'ils brillent d'une manière exceptionnelle dans certaines directions, de manière à faire la joie et l'orgueil de leurs parents et de leurs professeurs, tandis qu'ils sont proposés comme exemples aux autres enfants, ou cités comme de petits prodiges, ils sont, au contraire, à d'autres points de vue, d'une faiblesse désespérante ; ils sont les derniers de leurs classes sous certains rapports, alors qu'ils sont les premiers dans certaines facultés spéciales. Une grande débilité intellectuelle relative caractérise le plus souvent ces individus, malgré certaines facultés qui étonnent. En tenant compte de l'ensemble de leurs facultés, il serait plus juste de les rapprocher des simples d'esprit, des imbéciles et des idiots, par les grandes lacunes de leurs principales facultés, que de les assimiler aux petits prodiges ou aux hommes de génie par leurs facultés spéciales précoces et exceptionnellement développées. De même au moral, avec leurs instincts violents, pervers et incoercibles, ils sont, en somme, presque dépourvus de sens moral et plus voisins des jeunes criminels, prédisposés à tous les vices et à tous les crimes que les autres enfants, nés dans des conditions normales et régulières. C'est là l'origine commune du crime et de la folie, et, comme le dit Moreau, de Tours, les futurs aliénés ou les futurs criminels ont souvent une même origine ou un même point de départ, *in radice conveniunt.*

Los enfants ainsi prédisposés, quand ils arrivent à l'époque de la puberté, et même auparavant, ont souvent à subir des crises physiques et morales qui peuvent opérer dans leur organisation et dans leur moral de véritables transformations. Ils sont fréquemment sujets, vers l'âge de douze ou treize ans, à des convulsions, à des mouvements nerveux et choréiformes, et à des accidents nerveux ou cérébraux d'une nature anormale, qui surprennent beaucoup les médecins ordinaires qui ne connaissent pas ces prédispositions spéciales et les accidents nerveux d'une nature toute particulière qui en sont la conséquence habituelle. Ces enfants peuvent être pris aussi d'accès de délire infantile, qui a des caractères particuliers, méritant une description spéciale, et surtout remarquable par de nombreuses hallucinations et par des mouvements choréiformes.

A la suite de ces crises physiques et morales le mouvement de la puberté s'accomplit chez eux d'une façon souvent incomplète et insuffisante, soit au point de vue du développement de la taille ou de l'ensemble de l'organisme, soit sous le rapport des organes génitaux et de leurs fonctions. Ces fonctions présentent en effet, souvent chez ces individus de bizarres anomalies qui n'ont pas été suffisamment étudiées et qui mériteraient de devenir l'objet d'un système complet d'observation. A la suite de ces accidents nerveux d'espèces variées, l'état moral de ces individus prédisposés à le folie héréditaire peut prendre alors deux directions différentes. Dans le chemin de leur vie il se produit une sorte de bifurcation : les uns deviennent des êtres abaissés ; ils perdent l'activité de leurs facultés précoces, et cette disparition de quelques facultés brillantes, qui masquaient le fond de faiblesse relative de leur intelligence, le laisse apparaître dans toute sa nudité. Ils se montrent alors tels qu'ils sont, c'est-à-dire des êtres affaiblis intellectuellement, des faibles d'esprit à divers degrés, des demi-imbéciles, ou des individus au-dessous de la moyenne de l'intelligence normale. C'est la voie de l'imbécillité, de la démence précoce ou de l'idiotie, comme l'a très bien fait remarquer Morel. Les autres, au contraire, suivent une autre voie, moins connue, mais non moins réelle et qui, selon moi, rattache étroitement, par l'origine comme par la symptomatologie, les folies raisonnantes aux débilités intellectuelles, à l'idiotie partielle, et à l'imbécillité.

Ces individus deviennent étranges, bizarres, d'un caractère fantasque, en dehors de toutes les règles ordinaires. Ce sont des excentriques, des originaux, des gens insociables et impossibles à soumettre aux lois communes, qui se soustraient malgré eux et par un vice de nature, à toutes les obligations de la vie générale ou des convenances sociales. Ils violent ainsi toutes les lois en vertu desquelles la société humaine existe et se perpétue, et deviennent des êtres exceptionnels qui ne peuvent vivre de la vie commune. Leur intelligence n'est pas troublée comme dans les autres espèces de folie, mais leur caractère et leur moral sont pleins d'anomalies. Or ces anomalies de la partie morale ou affective de l'homme entraînent des désordres dans la conduite et dans les actes. Au lieu de tourner à la débilité intellectuelle et à l'imbécillité, ces individus tournent à la folie morale ou à la folie des actes ; mais, comme il faut souvent des années avant que cette espèce de folie vienne à se caractériser nettement et à être reconnue par tous, d'une manière incontestable, ils sont alors, pendant très longtemps, livrés à tous les désordres et à toutes les excentricités d'action qui rendent leur vie aussi irrégulière que possible et qui peuvent les amener devant les tribunaux, s'ils ne les conduisent pas dans les asiles d'aliénés. Ce sont de vrais fléaux de famille. Ils se font d'abord renvoyer violemment des pensions, institutions, séminaires, couvents, maisons religieuses ou maisons de correction où on les a placés. Ils font le désespoir de leurs parents et de leurs instituteurs. Ils ont des instincts vicieux précoces, qui les font considérer comme des êtres cyniques, féroces ou dangereux. On ne peut pas plus les garder dans la famille que dans l'éducation commune. Ils s'engagent alors comme mousses dans la marine ou comme volontaires dans l'armée. Ils se font mettre dans les compagnies de discipline, renvoyer des régiments, condamner par des conseils de guerre ; ils insultent leurs supérieurs, s'évadent, ou se font remplacer, échappent miraculeusement, ou par protection, à des condamnations qui paraissaient inévitables, et commencent alors une existence des plus aventureuses. Ils font des voyages lointains ; ils cherchent fortune à l'étranger, puis ils reviennent dans la famille, après mille péripéties et des insuccès de tout genre que n'expliquent que trop la bizarrerie et l'excentricité de leur caractère, ainsi que l'absence de pondération de leurs facultés intellectuelles. Rentrés dans la famille, comme l'enfant prodigue, ils ne peuvent y rester ; ils se mettent en lutte avec tout leur entourage et recommencent une nouvelle série d'aventures et de malheurs. Pleins d'oppositions et de contrastes, ils passent facilement d'un extrême à l'autre. Après des orgies et des débauches précoces, ils surprennent quelquefois et édifient leur entourage par une brusque conversion, par l'éclat et la sincérité de leur repentir. Ils entrent alors dans un couvent et s'y font remarquer par leur ferveur, leur conduite exemplaire et l'exagération de leur piété ; mais ces ardeurs religieuses n'ont qu'un temps ; les irrégularités et les révoltes de leur caractère insubordonné, égoïste, orgueilleux et indisciplinable ne tardent pas à se faire sentir ; ils ne peuvent se soumettre à la règle sévère qu'on leur impose et ils scandalisent alors par l'éclat de leur révolte ceux qu'ils avaient d'abord édifiés par leur conversion, si subite et en apparence si sincère. Ils rompent alors brusquement avec la retraite et les habitudes sévères de la vie religieuse, pour recommencer une existence de débauches et de scandales. Ils se livrent successivement aux professions les plus diverses, sans pouvoir s'attacher à aucune ; ils ne peuvent se fixer à rien ; ils changent de lieu, de situation, de milieu, de relations, d'occupations et de modes d'existence. Rien ne peut les retenir dans la voie droite et régulière, ni les supplications de leurs parents, ni les conseils de leurs amis, ni les malheurs de tout genre que leur conduite leur inflige à chaque instant. L'expérience personnelle et les dures épreuves de la vie qui servent ordinairement à corriger les natures les plus insoumises, quand elles sont susceptibles de modifications, n'ont pas de prise sur ces natures exceptionnelles, mal nées, vouées au mal dès la naissance et que rien ne peut modifier, ni l'expérience des autres, ni leur expérience personnelle. Ils parcourent ainsi la vie au milieu des péripéties les plus variées, des incidents les plus graves et souvent les plus grotesques, côtoient constamment la police correctionnelle et la cour d'assises, ou bien l'asile d'aliénés, et ils finissent souvent par arriver à l'un ou l'autre, soit séparément, soit successivement. Tantôt ils sont considérés comme des criminels et tantôt comme des aliénés, selon les actes auxquels ils se livrent et selon les circonstances au milieu desquelles ils ont vécu. Or, l'on comprend combien ces cas sont difficiles à apprécier au point de vue de la responsabilité légale. C'est la zone mitoyenne entre le crime et la folie ; ce sont les états mixtes, comme le dit Moreau, de Tours. Dans ces cas, on doit juger individuellement chaque fait particulier. Il faut arriver, par une étude attentive et clinique, à déterminer si ces individus sont encore à la période de prédisposition et doivent être considérés comme responsables de leurs actes, totalement ou partiellement, ou bien, au contraire, s'ils ont déjà franchi la limite de la folie raisonnante, s'ils sont entrés de plain-pied dans la maladie et s'ils doivent jouir du bénéfice de l'irresponsabilité absolue.

3° *Hystérie.*

L'hystérie est une névrose qui entraîne rarement à sa suite des troubles intellectuels pouvant mériter le nom de folie. C'est là ce que diront tous les médecins qui ont observé dans la pratique civile un grand nombre d'hystériques. Si les aliénistes croient plus volontiers à la fréquence des troubles intellectuels dans l'hystérie, c'est parce qu'ils ne sont appelés à voir que les hystériques présentant précisément, à divers degrés, ce genre de symptômes. Ces malades offrent souvent des troubles de caractère plus ou moins prononcés qui leur impriment un cachet particulier et qu'on a désignés sous le terme générique de *caractères des hystériques*. Elles sont fantasques, disposées au mensonge et à l'invention ; elles sont romanesques, aimant la domination, et capricieuses ; elles ont des sympathies et des antipathies non motivées; des gaietés folles, alternant avec des tristesses passagères et sans motifs ; mais ces traits de caractère, qui sont habituels dans l'hystérie, ne sont que des modifications passagères dans l'humeur ou les dispositions mentales des malades ; il faut des phénomènes morbides bien plus prononcés pour caractériser un véritable état de folie et enlever aux hystériques la responsabilité morale et la responsabilité légale.

Cependant, il ne faudrait pas non plus exagérer dans ce sens la responsabilité de toutes les hystériques. Il en est quelques-unes, surtout celles qui ont dans leurs ascendants des aliénés, ou chez qui l'hystérie n'est qu'une des formes de l'hérédité morbide, chez lesquelles il se produit de véritables accès de trouble mental très caractérisés, ou même un état de folie continue, sous forme de folie raisonnante, ou d'état maniaque proprement dit. Ces phénomènes ont surtout lieu chez les hystériques qui présentent des symptômes physiques atténués, ou un diminutif de l'hystérie, ainsi que j'ai essayé de le démontrer ailleurs (1).

6° *États d'imbécillité ou de faiblesse d'esprit native, Simples d'esprit, êtres dégénérés ou incomplets.*

Ces états de dégénérescence incomplète, que l'on rencontre plus souvent qu'on ne croit dans la société, constituent pour le philosophe, le moraliste et pour le médecin légiste une des plus grandes difficultés, et il est impossible de leur appliquer un critérium absolu. C'est dans ces cas surtout que la théorie de la responsabilité partielle ou atténuée peut trouver son application raisonnable, même aux yeux de ceux qui repoussent cette théorie pour tous les aliénés proprement dits. Ces êtres incomplets, arrêtés dans leur développement dès leur naissance, possèdent les principaux attributs de l'espèce humaine et plusieurs facultés principales qui leur permettent d'apprécier la moralité de leurs actes, de discerner le bien et le mal, et de s'abstenir de commettre des actes contraires aux lois. On ne peut donc les considérer comme irresponsables et privés absolument de libre arbitre. Ce serait pousser trop loin la limite de l'indulgence que de les exempter de toute pénalité et de les absoudre, quand même, de tous les actes malfaisants qu'ils peuvent commettre ; mais, d'un autre côté, ils sont évidemment incomplets dans leur organisation primitive; ils ont de profondes lacunes dans leurs facultés intellectuelles et morales, et ils ne peuvent opposer à l'entraînement de leurs passions ou de leurs facultés instinctives un contre poids suffisant, égal à celui des natures plus heureusement douées ; ils ne peuvent donc être assimilés absolument aux hommes jouissant de la plénitude de leurs facultés. Ce sont des êtres mal nés, mal équilibrés, dont la constitution native trouve souvent sa base première dans

(1) *Annales médico-psychologiques*, 1866, et *Études cliniques sur les maladies mentales et nerveuses*, 1890, p. 499.

une prédisposition héréditaire et dans les maladies des ascendants, (alcoolisme, hystérie, épilepsie, hypochondrie ou névropathie, sinon folie confirmée des parents). Ils sont, dès leur naissance, marqués du sceau de l'hérédité morbide, et souvent également prédisposés au crime ou à la folie. Ces individus sont des types intermédiaires entre les criminels et les aliénés, et, sous ce rapport, très difficiles à juger au point de vue de la responsabilité légale. Ce sont les cas flottants et intermédiaires, qui peuplent alternativement les maisons centrales, les maisons de correction et les asiles d'aliénés, et qui ont fait, surtout depuis le commencement de ce siècle, l'objet de tant de recherches encore très incomplètes sur les rapports du crime et de la folie (1).

Nous ne pouvons nous appesantir ici sur ces cas mixtes, si difficiles à apprécier, et qui mériteraient de devenir l'objet d'une étude tout à fait spéciale. Nous devons seulement les signaler comme le plus grand écueil et la plus grande difficulté de la question de la responsabilité légale. Ces individus ont non seulement, en général, des instincts pervers, mais ils offrent presque toujours une intelligence faible, surtout au point de vue des facultés supérieures de l'humanité. Chez eux, la ruse et la finesse suppléent à l'intelligence absente et la simulent, sans la remplacer. C'est dans cette catégorie d'êtres mal nés et incomplets que se rencontrent beaucoup de gens qui peuplent les maisons de correction, les prisons et les maisons centrales. On a souvent fait la remarque, en effet, que les criminels ont le front bas et étroit, la tête renflée en arrière et rétrécie dans sa partie antérieure ; qu'ils ont une configuration difforme ou bizarre du crâne, des déformations de la taille, des vices de conformation variés, en un mot, des signes physiques de dégénérescence, en même temps que de grandes lacunes intellectuelles et morales. Mais, tant que ces anomalies sont peu prononcées et que ces individus se maintiennent dans une mesure presque normale, on ne peut les considérer comme des malades. Si le médecin et le philosophe ont le droit de les regarder comme des individus incomplets et entachés d'un vice héréditaire et de les envisager comme moins libres moralement que les hommes

(1) Voy. Ferrus, *Des Prisonniers*. Paris, 1850. — Félix Voisin, *De l'Identité de quelques-unes des causes du suicide, du crime et des maladies mentales*. Paris, 1872. — Morel, *Traité des Dégénérescences physiques, intellectuelles et morales*. Paris, 1857. — Prosper Despine. — Maudsley, *Crime et Folie*.

mieux doués et mieux organisés dans l'ensemble de leurs facultés, les magistrats, les jurisconsultes et les législateurs ne peuvent pas, au point de vue de la loi, tenir compte de ces différences de nature qui existent entre les hommes : elles sont trop nombreuses, trop difficiles à préciser pour pouvoir servir de base à un jugement pratique et équitable. On ne saurait plus où s'arrêter, dans cette échelle descendante de la moralité et de l'intelligence humaines, et l'on arriverait peu à peu à assimiler complètement les criminels et les aliénés, comme l'ont fait le docteur Dally, Prosper Despine et tant d'autres. Le médecin légiste est obligé d'admettre arbitrairement un type uniforme dans l'humanité, et de supposer tous les hommes égaux devant la loi, malgré l'inégale répartition des facultés chez les différents hommes. Le médecin légiste ne peut s'arrêter que devant la limite de la maladie, ou du degré extrême de la débilité intellectuelle et de la faiblesse morale natives. Là réside la difficulté pratique pour distinguer, d'une manière nette et scientifique, les degrés extrêmes de débilité intellectuelle qui peuvent permettre d'exonérer complètement un individu de toute responsabilité légale, et les degrés intermédiaires, encore très prononcés cependant, qui méritent l'indulgence et qui peuvent justifier une responsabilité atténuée, ou une diminution de la pénalité, sans entraîner cependant l'irresponsabilité complète. Ce sont les caractères généraux de cette débilité intellectuelle native que la science devra s'attacher à préciser de plus en plus.

7° *Alcoolisme.*

Les lois édictées contre les ivrognes, dans tous les temps et dans tous les pays, ont eu deux tendances inverses. Certains législateurs ont vu dans l'ivresse une circonstance atténuante, diminuant la responsabilité de ceux qui en étaient atteints, sans cependant la supprimer complètement, excepté dans les cas d'hébétude ou d'obtusion de toutes les facultés. D'autres, au contraire, l'ont considérée comme une circonstance aggravante. Ils se sont basés sur ce fait, que l'individu qui s'enivrait, le faisait volontairement, tout en sachant que l'ivresse pouvait lui faire commettre des actes répréhensibles et contraires aux lois ; que, s'il n'était pas responsable des actes commis dans son état d'ivresse, il l'était au plus haut degré de l'ivresse elle-même, cause première des actes contraires aux lois, et qu'il était ainsi doublement coupable, d'abord pour s'être enivré, et, ensuite, pour s'être livré à des actes violents dont il aurait pu s'abstenir, même en état d'ivresse, cet état n'enlevant pas toujours complètement la responsabilité, et permettant encore à l'individu d'exercer un certain empire sur lui-même et de résister à ses impulsions violentes. On pourrait citer, dans les législations des différents peuples, des articles de lois rédigés dans ces deux directions différentes, dans le sens de l'extrême sévérité ou dans le sens de l'indulgence pour les ivrognes.

Mais nous ne voulons pas parler ici de l'ivresse accidentelle, ni même de l'ivresse habituelle, qui est devenue pour certains ivrognes de profession une seconde nature, et pour laquelle on a créé, en Angleterre et en Amérique, des asiles spéciaux de séquestration (1). Nous voulons parler de l'état morbide particulier auquel on a donné, depuis Magnus Huss (2) le nom d'*alcoolisme aigu et chronique*. Sous ce nom, on comprend aujourd'hui tous les degrés de l'intoxication alcoolique, à symptômes physiques et à symptômes psychiques. Or ces états, très divers symptomatiquement, comportent naturellement des décisions très différentes, au point de vue de la responsabilité légale des individus qui en sont atteints.

Il y a d'abord les accès violents de *delirium tremens* aigu, dans lesquels le trouble des facultés intellectuelles est aussi général et aussi complet que dans les états maniaques les plus violents et les plus aigus. Dans ces cas, évidemment, les malades doivent être considérés, pendant leurs accès, comme de véritables aliénés maniaques et jouir, comme eux, du privilège de l'irresponsabilité absolue. Il en est de même de certains états d'alcoolisme chronique, dans lesquels les individus sont dans la stupeur, l'obtusion des facultés et une véritable démence. Il en est encore ainsi de ces états de trouble mental à prédominance lypémiaque, avec hallucinations de l'ouïe et de la vue, terreurs imaginaires, craintes incessantes, et disposition au suicide et à l'homicide que Lasègue a si bien décrits sous le nom d'*alcoolisme subaigu* (3).

(1) Voy. Achille Foville fils, *Moyens pratiques de combattre l'ivrognerie proposés et appliqués en France, en Angleterre et en Amérique* (*Annales d'hygiène*, 1872, t. XXXVII, p. 5).

(2) Magnus Huss *Alcoolismus chronicus*, 1852.

(3) *Archives générales de médecine*, 1869.

Mais les troubles psychiques de l'alcoolisme aigu ou chronique ne sont pas toujours aussi nettement caractérisés, de manière à constituer un état incontestable de lypémanie, de manie ou de démence, c'est-à-dire une véritable aliénation mentale. Il y a dans l'alcoolisme de nombreux degrés, des états intermédiaires entre la raison et la folie, dont l'appréciation médico-légale est souvent très difficile. Il existe des périodes dans la marche de l'intoxication ; il y a des moments où le malade boit davantage et d'autres où il boit moins ; des phases d'accès et des périodes de rémission ou d'intermittence ; des moments où, même en buvant moins, les alcooliques ont l'esprit réellement plus troublé, et d'autres, au contraire, où, tout en buvant davantage, ils ont néanmoins plus de lucidité dans les idées : car la lucidité ou le trouble ne sont pas toujours en rapport avec la quantité de liquide ingéré dans le moment même, mais dépendent de l'accumulation antérieure, ou des phénomènes de nutrition, d'absorption, de sécrétion et d'assimilation, qui sont très variables chez les individus, selon les moments où on les observe. Il y a, de plus, les périodes d'incubation ou d'évolution du mal, pendant lesquelles le délire n'a pas encore éclaté d'une manière évidente pour tous, mais n'est pas moins réel dans l'état intermédiaire à la veille et au sommeil, époque où les ivrognes se livrent surtout à des actes violents contre leurs femmes, leurs enfants, contre eux-mêmes ou contre des personnes qu'ils accusent d'être leurs ennemis ou leurs persécuteurs. Il existe également des intervalles de rémission entre les accès pendant lesquels persistent souvent, à un certain degré, les accusations mensongères, mais très persévérantes, que les alcooliques conservent souvent très longtemps dans leur esprit, même après la guérison des accidents cérébraux les plus aigus et les plus violents, comme, par exemple, les accusations de jalousie contre leurs femmes, et qui les poussent souvent à des actes violents, même dans les intervalles de leurs accès. Enfin, il y a, même dans l'alcoolisme chronique, de véritables suspensions assez prolongées de la maladie ou de guérison temporaire, pendant lesquelles ces malades recouvrent leur raison, et partant leur responsabilité entière. Le médecin légiste doit tenir compte, avec le plus grand soin, de toutes ces diversités, et doit se conduire différemment selon chaque fait particulier. Dans les cas de folie alcoolique incontestable, il doit les exonérer complètement de toute responsabilité. Dans les cas de guérison momentanée et dans les intervalles des accès, il doit les faire considérer comme totalement responsables. Enfin, dans certains états intermédiaires entre la raison et la folie, dont l'appréciation doit être réservée exclusivement au médecin expert, il peut défendre la thèse d'une responsabilité incomplète ou atténuée.

8° *Epilepsie.*

La responsabilité légale des épileptiques est une des questions les plus difficiles de la médecine légale. Elle ne peut être évidemment résolue d'une manière absolue, et l'expert doit se guider, pour la résoudre, sur l'observation exacte et minutieuse de chaque cas particulier. Cette question a été traitée, à des points de vue très différents, par des magistrats et des médecins, à la Société de médecine légale ; et les opinions les plus diverses se sont produites dans cette discussion (1).

Cependant, il est quelques points de repère qui peuvent être posés pour guider l'expert dans l'examen de ces cas difficiles.

L'épilepsie est une maladie cérébrale qui entraîne souvent à sa suite des désordres intellectuels, mais on ne peut poser en principe que tous les épileptiques sont aliénés, et surtout qu'ils le sont à tous les moments de leur existence. L'opinion des médecins aliénistes et celle des médecins ordinaires est même très différente sous ce rapport. Tandis que les premiers soutiennent que les épileptiques présentent presque tous un degré quelconque de trouble mental, les autres affirment, au contraire, que la plupart des épileptiques sont sains d'esprit. La vérité est entre ces deux extrêmes. Il est évident que l'on rencontre dans la pratique civile un certain nombre d'épileptiques jouissant de leur raison, et n'ayant jamais offert de trouble mental ; mais, d'un autre côté, il est également certain que beaucoup d'épileptiques ont le caractère et le moral très altérés, que l'épilepsie constitue une forte prédisposition à l'aliénation mentale, et que lorsqu'on est atteint de cette maladie, on est très exposé à être pris tout à coup d'un

(1) Voy. *Annales d'hygiène*, octobre 1875, t. XLIV, p. 401, et t. XLV, p. 333.

accès de délire, alors même que jusque-là le malade n'aurait offert aucun trouble mental caractérisé. Il ne serait donc pas juste de dire que l'épileptique devait être considéré *a priori* comme responsable de ses actes, et que l'irresponsabilité serait l'exception pour les épileptiques. On doit affirmer, au contraire, que, lorsqu'un épileptique est conduit devant les tribunaux, pour un crime ou pour un délit, la présomption doit être en faveur de l'état de folie plutôt qu'en faveur de l'état de raison du prévenu.

Mais il importe de ne pas se borner à ces généralités vagues, et il convient de pénétrer plus avant dans le cœur du sujet. Il faut considérer chez les épileptiques trois états différents : 1° l'intervalle des accès convulsifs ; 2° les périodes qui précèdent ou suivent immédiatement les accès convulsifs ; 3° les accès de trouble mental qui se produisent sans relation directe et immédiate avec les accès convulsifs.

I. Dans l'intervalle des accès, presque tous les épileptiques présentent des inégalités d'humeur, des bizarreries de caractère, des variations très grandes dans le degré de leur intelligence ou dans leur irritabilité. Ils sont très différents d'eux-mêmes selon les moments, difficiles à vivre, querelleurs, disposés à s'emporter et à s'irriter facilement. Ces dispositions de caractère alternent souvent chez eux avec des dispositions inverses qui les rendent obséquieux, câlins jusqu'à la bassesse, complimenteurs et d'une grande souplesse apparente, contrastant avec la violence de leurs actes dans d'autres moments. Ce sont là des perturbations morales, des altérations du caractère connues de tous ceux qui vivent avec les épileptiques, et qui existent chez le plus grand nombre d'entre eux. C'est un état mental particulier auquel on a donné le nom de caractère des épileptiques. Mais tant que l'influence de la névrose sur les facultés psychiques se borne à ce degré, on ne peut, à aucun points de vue, considérer ces malades, dans les intervalles de leurs accès convulsifs, comme de véritables aliénés et les exonérer de toute responsabilité. Tout ce que l'on pourrait admettre alors, et seulement dans les cas extrêmes, ce serait une responsabilité atténuée, je ne dis pas partielle ; on pourrait plaider, en faveur de ces malades, les circonstances atténuantes, s'ils accomplissaient, dans ces conditions mentales, un acte violent justiciable des tribunaux, mais non les exonérer de toute responsabilité légale.

II. Les accès d'épilepsie sont souvent précédés, pendant quelques minutes ou pendant plusieurs heures, de prodromes psychiques qui constituent un véritable accès temporaire de trouble mental. Quelque courte que soit cette période d'aliénation mentale avant les accès convulsifs, les malades peuvent accomplir des actes violents ou délictueux dont ils ne doivent pas être considérés comme responsables, puisque ces actes sont évidemment sous la dépendance de l'accès convulsif qui est en train de se produire. Il en est de même des actes violents qui surviennent à la suite des accès d'épilepsie, ou dans l'intervalle de deux attaques. Dans tous ces cas, où la relation immédiate entre l'accès convulsif et le trouble mental ne peut pas être contestée, le doute n'est pas permis et le privilège de l'irresponsabilité doit être acquis au prévenu. Mais les difficultés commencent lorsqu'il s'est déjà écoulé un certain temps entre la cessation de l'accès convulsif et la production des actes délictueux ou criminels qui sont soumis à la justice. La relation directe entre l'acte incriminé et l'accès d'épilepsie devient plus douteuse et plus difficile à démontrer, et il faut alors avoir recours à un autre critérium pour trancher la difficulté. La question du temps écoulé depuis la cessation de l'accès perd nécessairement de son importance, à mesure que l'on s'éloigne de l'accès, et il faut au juge et à l'expert d'autres élément pour se prononcer. Paul Zacchias avait admis, comme criterium purement théorique, qu'on devait exonérer de toute responsabilité tout épileptique ayant commis un acte violent dans les trois jours qui avaient précédé ou qui suivaient une attaque d'épilepsie. Mais on ne peut admettre une limite aussi arbitraire. Il est, en effet, des épileptiques qui reviennent à eux-mêmes très peu de temps après l'accès d'épilepsie, tandis qu'il en est d'autres chez lesquels le trouble mental persiste pendant plusieurs heures, plusieurs jours, et même jusqu'à dix jours après l'accès convulsif. On ne peut donc se contenter d'un critérium aussi arbitraire, et il faut ici, comme pour tous les cas d'aliénation mentale, rechercher ses moyens de jugement et d'appréciation dans l'observation clinique attentive des malades et dans la connaissance exacte des caractères propres à la folie épileptique. Ici, comme dans toutes les autres questions médico-légales, la solution du problème réside dans l'examen clinique de chaque cas particulier, mis en rapport avec l'observation des cas analogues, et la médecine légale se réduit toujours à une question de diagnostic.

III. Les accès de trouble mental qui se produisent chez les épileptiques, à une distance plus ou moins grande des accès convulsifs, c'est-à-dire dans leurs intervalles et en dehors de leur action directe et immédiate, doivent être observés en eux-mêmes, dans leurs caractères propres, et c'est de cette étude clinique que doit résulter l'opinion du médecin expert, relativement à la responsabilité de ces malades, par rapport aux actes accomplis pendant leurs accès. Or, ces accès de trouble mental, dus à l'influence de la névrose épileptique, ont été étudiés d'une manière spéciale. Ils présentent un ensemble de caractères qui leur sont propres et qui permettent de les reconnaître, alors même que l'on n'aurait aucun renseignement sur l'existence même de l'épilepsie. C'est ce que j'ai cherché à démontrer dans mon travail sur l'*état mental des épileptiques* (1), et ce qui est aujourd'hui assez généralement admis. Il existe deux espèces différentes de trouble mental chez les épileptiques. L'un, auquel j'ai donné le nom de *grand mal intellectuel* des épileptiques, et qui est habituellement connu sous le nom de manie avec fureur, s'accompagne d'un grand désordre d'idées et d'action, dure plus longtemps et n'offre pas, en général, de difficultés au point de vue de la médecine légale, à cause du trouble très étendu et très facile à constater des idées et des actes. L'autre, au contraire, que j'ai désigné sous le nom de *petit mal intellectuel des épileptiques*, est souvent d'un jugement beaucoup plus difficile, surtout si le médecin n'a pas constaté personnellement ses manifestations, et s'il est obligé, comme cela a lieu presque toujours en médecine légale, de le juger à travers les récits souvent contradictoires des personnes qui y ont assisté, ou d'après les comptes rendus le plus souvent très-incomplets et pleins de lacunes du malade lui-même. Ces accès de trouble mental peuvent être d'assez courte durée et ils peuvent présenter peu d'intensité dans leurs manifestations, deux circonstances qui se trouvent souvent réunies et en rendent l'appréciation très difficile. Ces accès ont tous pour caractères communs

(1) *Archives générales de médecine*, 1860 et 1861, et *Etudes cliniques sur les maladies mentales*, Paris, 1890.

d'avoir une invasion rapide et une durée relativement courte, de présenter une lucidité relative de l'intelligence avec une tendance très prononcée aux actes violents, d'avoir une terminaison aussi brusque que leur invasion a été rapide, de présenter chez le même malade absolument les mêmes caractères à tous les accès, et d'être suivis, après leurs cessation, d'une grande obtusion des souvenirs, en ce qui concerne les faits qui ont eu lieu pendant l'accès, ou même d'une suppression complète de la mémoire. Les malades ne se rappellent, en général, que les derniers faits qui ont eu lieu vers la fin de l'accès, mais ils ont oublié presque tous ceux qui ont précédé.

Le plus souvent, ces malades ont quitté brusquement leur domicile, leur atelier, leurs occupations, ou le lieu où ils travaillaient, pour marcher devant eux à l'aventure, dans les rues ou dans les champs, sans but déterminé et sans se rendre compte de l'espace qu'ils parcouraient. Pendant cette course vagabonde plus ou moins prolongée, leur esprit est dominé par les pensées les plus tristes et les plus effrayantes. Toutes les idées les plus sinistres qu'ils ont éprouvées à diverses époques de leur existence renaissent tout à coup dans leur mémoire, et s'accompagnent de conceptions délirantes, d'illusions et d'hallucinations, ou de sentiments haineux et violents. Il y a chez eux un singulier mélange de demi-obtusion de l'intelligence et d'une sorte de lucidité relative pour répondre à certaines questions qui leur sont adressées par les personnes qu'ils rencontrent sur leur passage. Ils sont surtout dominés par des terreurs imaginaires et des craintes fantastiques; ils croient qu'on les menace, qu'on les injurie, qu'on veut les tuer, leur faire du mal d'une manière quelconque. Les impulsions les plus violentes et les plus dangereuses surgissent inopinément et sans motif dans leur esprit et les poussent immédiatement à l'action. Tantôt ils sont portés au suicide et tantôt à l'homicide et au milieu de cette confusion générale des idées, qui n'est pas exempte d'une certaine lucidité relative, ils se jettent à l'eau ou cherchent à se donner la mort d'une manière quelconque, ou bien ils s'emparent du premier objet qui leur tombe sous la main et se précipitent avec violence et instantanément sur la première personne qu'ils rencontrent, la frappent à coups redoublés et souvent ensuite se mettent à courir devant eux tête baissée et frappent successivement plusieurs personnes, faisant ainsi plusieurs blessures et plusieurs victimes.

Après ces actes accomplis, il survient ordinairement comme une détente subite, une sorte de soulagement de l'angoisse terrifiante qui dominait ces malades, et ils reviennent alors tout à coup à eux-mêmes, ne conservant le plus souvent qu'un souvenir très incomplet quelquefois même presque nul, de tous les faits qui se sont produits pendant leurs accès.

Telle est, en abrégé, la description des accès de trouble mental liés à l'épilepsie, qui sont soumis à l'appréciation des médecins légistes. La connaissance exacte des caractères spéciaux de ces accès est le véritable critérium qui peut servir à en apprécier la valeur légale. Malgré les apparences de lucidité relative que ces malades peuvent présenter pendant leurs accès, et malgré la lucidité complète qu'ils recouvrent après leur cessation, on ne peut les considérer comme responsables des actes accomplis pendant des accès de trouble mental aussi caractérisés, alors même qu'ils auraient été de courte durée. La conviction du médecin, déjà suffisamment établie par le seul fait de l'existence de ce trouble mental, est corroborée et rendue plus irrésistible encore, lorsque s'appuyant sur la connaissance exacte des symptômes spéciaux de la folie épileptique il peut remonter de la constatation de ces faits psychiques à la découverte de l'existence de l'epilepsie chez ces malades. Il démontre alors que, non seulement on a eu affaire à un cas de manie temporaire ou instantanée, mais à un fait de manie épileptique et il constate chez ce malade l'existence antérieure ou actuelle de l'épilepsie, soit sous la forme de grandes attaques nocturnes ou diurnes, soit sous la forme vertigineuse. La nature spéciale du délire permet, dans ces cas, de démontrer l'existence de l'épilepsie qui avait été simplement méconnue, ou qui avait passé inaperçue. Dans d'autres cas plus rares, on ne peut prouver avec certitude l'existence actuelle ou ancienne de l'épilepsie chez ces malades, mais on découvre chez eux quelques-uns de ses symptômes, tels que les absences momentanées, les ronflements pendant le sommeil, les ecchymoses de la face ou du cou au moment du réveil, la morsure de la langue, l'incontinence des urines pendant la nuit et l'on peut induire légitimement de l'existence de ces symptômes isolés, à la réalité de l'épilepsie chez ces malades et cette prévision se trouve plus tard vérifiée par l'apparition d'une véritable attaque complète d'épilepsie. Ce sont là les cas auxquels on a donné, dans ces dernières années, le nom d'*épilepsie larvée.*

En résumé, dans l'épilepsie, comme dans l'aliénation mentale, la question de la responsabilité légale se réduit à une question de diagnostic. Lorsque l'épileptique a commis un acte violent, en dehors de l'influence des accès convulsifs, ou des accès de trouble mental, il doit être considéré comme responsable de ses actes, ou du moins on ne peut lui appliquer que le bénéfice des circonstances atténuantes : lorsqu'au contraire il a accompli ces actes sous l'influence d'un accès de trouble mental lié directement aux attaques, ou bien se produisant dans leurs intervalles, on doit le déclarer irresponsable.

§ 5. — Distinctions établies entre les actes civils et les actes criminels.

L'irresponsabilité que la loi accorde à tous les aliénés, quelle que soit la forme de la folie, pour les actes criminels commis dans l'état d'aliénation mentale, doit également s'appliquer, au même degré et dans les mêmes conditions, aux actes civils accomplis par eux. Si un homme n'est pas considéré comme coupable pour un acte criminel, il ne doit pas, dans le même moment, être déclaré capable d'accomplir en connaissance de cause et en pleine liberté de volonté, un acte civil considéré par la loi comme valable. Ce même aliéné que l'on exonère de toute responsabilité, au point de vue criminel, ne peut, sans inconséquence, être considéré, dans le même moment comme capable de faire un testament, un legs, une donation ou une vente valables, ou bien de se marier, d'autoriser le mariage de ses enfants, de donner une procuration, de signer un acte quelconque, de témoigner en justice, etc., etc. L'irresponsabilité absolue de tous les aliénés, sans exception admise dans la juridiction criminelle, ne peut être soumise à des exceptions et être remplacée par la responsabilité partielle quand il s'agit de la juridiction civile. Cependant c'est là ce qui a été admis par plusieurs auteurs et par plusieurs législations et c'est là le principe qui est tous les jours mis en pratique par les tribunaux. Les lois anglaises, par exemple, ont établi des distinctions entre les actes civils et les actes criminels que nous avons précédemment énumérées. En France, le même article du Code s'applique aux actes civils et aux actes criminels. La législation n'a donc pas sanctionné les distinctions que nous avons indiquées dans les lois anglaises. Mais, en pratique, les tribunaux font tous les jours infraction à la rigueur de ces principes. Ils valident, par exemple, des testaments faits par des aliénés, tandis que ces mêmes malades auraient été exonérés de toute responsabilité s'ils avaient été traduits devant la justice pour des actes criminels. Plus souvent encore, les magistrats refusent d'interdire des aliénés qu'ils exonéreraient de toute responsabilité s'ils étaient accusés d'un acte criminel quelconque. Ils laissent ainsi à l'aliéné la faculté d'exercer ses droits civils, de donner des signatures valables, alors qu'ils lui enlèvent, d'autre part, la responsabilité de ses actes, quand il se livre à un acte quelconque contraire aux lois existantes.

Les magistrats français montrent ainsi moins de souci de la fortune des individus et de leurs familles que de leur honneur et de leur vie, tandis qu'en Angleterre et dans d'autres pays, on a été souvent dirigés par des principes contraires. Les tribunaux français interdisent fréquemment comme prodigues et pourvoient d'un conseil judiciaire certains individus que pourtant ils ne déclarent pas aliénés et auxquels ils retirent le droit de gérer leur fortune, sans leur enlever cependant la responsabilité de leurs actes criminels ; d'un autre côté, ces mêmes tribunaux laissent leurs droits civils à de véritable aliénés, auxquels pourtant ils refusent toute culpabilité au point de vue criminel. Il est remarquable, du reste, que la loi de 1838 ne dise pas que tout aliéné séquestré dans un asile doit être par cela même privé de l'exercice de ses droits civils ; elle ne s'exprime à ce sujet que d'une manière dubitative. L'article 35 de cette loi est, en effet, ainsi conçu : « Les actes accomplis par un individu séquestré dans un asile d'aliénés *peuvent* toujours être attaqués pour cause de démence. » La contestation des droits civils est donc, dans ce cas, facultative et non de droit absolu. Lorsqu'il s'agit d'actes civils accomplis par des aliénés, la magistrature française semble avoir adopté une jurisprudence qui repose sur ce principe que c'est l'acte en lui-même que l'on doit examiner pour savoir si on doit le valider ou l'invalider, et non l'état mental de l'individu, qui devrait être l'objet d'un examen direct ou rétrospectif au moment de l'acte. C'est là, selon nous, un principe tout à fait vicieux et anti-médical, contre lequel on ne saurait trop s'élever. Cependant, on ne peut nier que c'est là encore aujourd'hui le principe généralement adopté, non seulement par les tribunaux, mais même par beaucoup de médecins, surtout quand il s'agit d'un testament à valider ou à invalider, après la mort de l'individu qui l'a rédigé. On conçoit, dès lors, pourquoi les décisions relatives à la responsabilité criminelle ou à la capacité civile sont si différentes dans la pratique, malgré l'unité de la législation qui règle la matière puisque l'on part, dans les deux cas, de principes différents. Quand il s'agit d'actes criminels accomplis par des aliénés, les magistrats et les médecins sont d'accord pour examiner cliniquement l'état mental du malade au moment de l'accomplissement de l'acte, et prononcent sa responsabilité ou son irresponsabilité d'après son état mental au temps de l'action.

Lorsqu'au contraire, il s'agit d'actes civils et surtout d'un testament, on accorde peu d'importance à l'examen rétrospectif de l'état mental de l'individu, souvent difficile à apprécier à travers des témoignages incomplets et contradictoires, et l'on concentre toute son attention sur l'examen direct du testament lui-même. Ce testament est-il bien rédigé, correct, écrit de la main de liindividu lui-même, conforme à ses intentions connues, bien libellé, daté et signé, lisiblement écrit et irréprochable au point de vue de la forme, les magistrats sont alors tout disposés à le déclarer valable même quand il serait démontré que l'individu était dans un état incontestable et souvent déjà ancien d'aliénation mentale. Si, au contraire, le testament est mal rédigé ; s'il contient des bizarreries ou des lacunes, des dispositions excentriques, les tribunaux cassent souvent ces testaments, alors même qu'il serait démontré, comme cela arrive souvent, que l'individu était un simple original ou un excentrique, et non un véritable aliéné privé de toute responsabilité légale. Souvent les mêmes magistrats auraient condamné comme criminel l'individu dont ils valident le testament après sa mort. La cause d'erreur, dans ces cas, tient à ce que les écrits des aliénés sont bien loin de témoigner de leur véritable état mental. Tel écrit, en apparence très lucide, peut avoir été fait par un aliéné dont l'intelligence est très troublée, tandis que tel autre écrit, en apparence peu cohérent, peut venir d'un aliéné très lucide dans son langage.

§ 6. — Mesures à prendre vis-à-vis des individus acquittés pour cause d'aliénation mentale.

Dans l'état actuel de la législation française et dans celle de plusieurs autres pays, les prévenus reconnus aliénés pendant l'instruction, en faveur desquels les tribunaux rendent une ordonnance de non-lieu, ou les accusés qui sont acquittés pour cause d'aliénation mentale, par les tribunaux ou les jurés, sont purement et simplement remis en liberté. Le parquet, s'il craint un danger quelconque, peut attirer sur eux l'attention de l'autorité administrative, mais cette autorité seule peut prendre un arrêté pour les faire séquestrer d'office dans un asile d'aliénés, et le médecin de cet asile reste toujours libre de les remettre en liberté, lorsqu'il les juge guéris, et qu'il ne les croit plus dangereux pour eux-mêmes, pour la société.

Depuis longtemps déjà, des auteurs distingués, médecins et magistrats, dans tous les pays, se sont élevés contre les dangers que peut présenter cette jurisprudence. Des sociétés savantes ont réclamé des modifications de la loi sur ce point; dans quelques pays même, en Angleterre et en Amérique, par exemple, des mesures législatives ont été prises pour combler cette lacune de la législation actuelle.

Trois moyens principaux ont été proposés ou mis en pratique dans différents pays pour remédier aux inconvénients signalés. Le premier consiste à substituer, pour le placement des aliénés reconnus dangereux, l'autorité judiciaire à l'autorité administrative. Le second consisterait à poser en principe que la séquestration administrative des aliénés dangereux et homicides serait perpétuelle, alors même que le médecin de l'asile aurait déclaré la guérison obtenue. Le troisième enfin, qui a été appliqué en Angleterre, en Amérique, et que l'on propose aujourd'hui en France et dans divers pays de l'Europe, consiste dans la création d'asiles spéciaux, ou de sections spéciales annexées aux asiles d'aliénés ou aux prisons, pour renfermer tous les aliénés dangerenx, dits criminels, c'est-à-dire ayant eu affaire d'une manière quelconque à la justice.

Nous allons examiner successivement ces trois moyens proposés ou mis en pratique sous diverses formes dans différents pays.

1° *Substitution de l'autorité judiciaire à l'autorité administrative pour le placement, le maintien et la sortie des aliénés dits criminels dans les asiles d'aliénés.*

Ce moyen de protection contre les aliénés dangereux et surtout contre les aliénés homicides a été, de tout temps, préconisé par la magistrature. Elle s'est toujours plainte de ce que la loi ne lui avait pas réservé le droit de faire suivre le jugement qui acquitte un individu pour cause d'aliénation mentale d'une clause additionnelle ordonnant la séquestration dans un asile pour un temps déterminé, ou même pour un temps défini, dont la magistrature serait seule appelée à décider ou à faire cesser ultérieurement la durée. Dans tous les pays, des demandes de ce genre ont été adressées par la magistrature à l'autorité compétente, et dans plusieurs États de l'Europe ou de l'Amérique, des mesures législatives ont été prises dans ce sens.

En France rien n'a encore été tenté pour remédier à cette lacune de la législation et la loi de 1838 laisse à l'autorité administrative et aux médecins des asiles d'aliénés toute liberté d'action sous ce rapport.

Des propositions variées ont pourtant été faites dans ce but par des médecins, par des magistrats ou par diverses sociétés savantes.

Voici comment s'exprime à ce sujet Amb. Tardieu (1) :

« Il existe une lacune fort grave dans la législation française. Lorsqu'un inculpé, traduit devant la justice, a été, soit pendant l'instruction, soit après sa comparution aux assises, reconnu en état de démence, et par conséquent non coupable du crime dont il est l'auteur, aucune règle fixe n'est prescrite, ni suivie à son égard. Renvoyé purement et simplement de l'accusation portée contre lui, il peut être mis par le ministère public à la disposition de l'autorité administrative qui ordonnera son placement dans un asile public d'aliénés. Dans d'autres cas, il est rendu à sa famille qui peut, mais

(1) Tardieu, *Étude médico-légale sur la folie*, 2e édit. Paris, 1880, p. 52, 53.

n'y est nullement tenue, le faire admettre dans une maison de santé. Mais la loi n'ayant prescrit aucune formalité particulière pour la séquestration d'un prévenu, d'un détenu ou d'un condamné aliéné, celui-ci reste dans le droit commun. Il en résulte que la séquestration peut être nulle ou de courte durée, et pour peu qu'il s'agisse d'une de ces folies à rémissions plus ou moins complètes, les aliénés les plus dangereux pourront être remis en liberté et la société ne sera pas protégée contre le retour de leurs déplorables entraînements. »

La société de législation comparée a délibéré sur le même sujet, et elle a proposé les articles suivants qui ont été introduits dans le projet de modification à la loi de 1838 présenté à l'Assemblée nationale en 1872 par plusieurs députés, MM. Th. Roussel, Jozon et Alb. Desjardins. Dans ce projet, on propose (art. 43 et 44) la création d'asiles ou de quartiers spéciaux dans lesquels les aliénés ayant commis des crimes ou des délits, des prévenus ayant été l'objet, soit d'une ordonnance de non-lieu, soit d'un jugement ou arrêt d'acquittement pour cause de démence, pourraient être envoyés par ordre de la chambre des mises en accusation dans des asiles ou dans des quartiers spéciaux d'asiles. Un ordre semblable, rendu après une enquête faite par un ou plusieurs médecins, serait nécessaire pour autoriser les individus placés dans ces asiles ou dans ces quartiers, à en sortir.

Le congrès médical international qui s'est réuni cette année à Bruxelles a mis également à son ordre du jour la question des aliénés dangereux ou criminels, et est arrivé à formuler les conclusions suivantes :

« Toutes les fois qu'un acte criminel ou délictueux aura été commis par un individu reconnu irresponsable pour cause d'aliénation mentale, le juge, après avoir constaté et déclaré la non-culpabilité, devra ordonner son internement dans un asile déterminé, d'où il ne pourra sortir qu'en vertu d'un autre jugement contradictoire comme le premier. » (Décision approuvée dans la séance générale du 15 septembre 1875, sur le rapport fait par M. Ingels, au nom des 5e et 8e sections du congrès des sciences médicales de Bruxelles.)

Enfin, le docteur Gallard a lu à l'Académie de médecine de Paris (séance du 19 octobre 1875) une note, dans laquelle il a de nouveau attiré l'attention sur cette lacune de la loi et demandé la substitution de l'autorité judiciaire à l'autorité administrative (1). Dans cette note il réclame la modification dans ce sens d'un article du Code pénal et d'un article du code d'instruction criminelle. Voici la teneur de l'*article premier* de son projet de loi : « L'article 66 du Code pénal serait complété par la disposition additionnelle suivante, qui en formerait le second paragraphe :

« Lorsque, par suite de l'état mental de l'accusé, il aura été décidé qu'il est irresponsable, il sera acquitté, mais il devra être conduit dans une maison de santé ou un hospice déterminé par le jugement, pour y être soigné et détenu jusqu'à son entier rétablissement.

« Ce jugement entraînera nécessairement l'interdiction de l'accusé dont la mise en liberté ne pourra être ordonnée que par un autre jugement rendu suivant les formes exigées par la loi pour la mainlevée de l'interdiction. »

Tous ces projets sont conçus dans le même esprit et reposent sur les mêmes craintes et les mêmes préoccupations. On est effrayé des dangers que peuvent faire courir à eux-mêmes, à leurs familles, ou à la société, les aliénés dangereux, qui ont déjà prouvé, par un fait soumis à la justice, les dangers qu'ils pouvaient présenter ; or, pour protéger la société et les hommes sains d'esprit on veut exagérer les mesures de précautions et rendre plus difficiles les sorties en réservant le jugement aux procédés plus lents et plus prudents de la magistrature, au lieu de l'abandonner, comme aujourd'hui, à l'arbitraire et à la décision sommaire de l'autorité administrative ou des médecins des asiles d'aliénés. Mais la magistrature est-elle réellement l'autorité la plus compétente pour trancher de pareilles questions et possède-t-elle tous les éléments scientifiques et administratifs nécessaires pour les résoudre avec équité et en pleine connaissance de cause ? Nous ne le pensons pas. Selon nous, l'autorité administrative a seule en sa possession les documents nécessaires pour statuer sur le placement de ces malades dans les asiles d'aliénés et surtout sur le moment où leur sortie peut devenir opportune, ou même nécessaire. D'un autre côté, le médecin de l'asile, qui a suivi ces malades depuis le début de leur affection et qui a pu observer les

(1) Gallard, *Dispositions législatives qu'il conviendrait de prendre contre les actes violents des aliénés et des épileptiques reconnus dangereux* (*Ann. d'hyg.*, 2e sér., t. XLII, p. 449).

diverses phases de leur évolution morbide, peut seul se prononcer avec une véritable compétence sur leur guérison et leur sortie ; le tribunal est tout à fait incompétent pour trancher à distance de pareilles questions qui sont exclusivement du domaine médical.

2° *Séquestration perpétuelle des aliénés dangereux et surtout des aliénés homicides.*

On a vu si souvent des aliénés homicides, acquittés pour un meurtre commis dans un état d'aliénation mentale transitoire, être repris de nouveau d'impulsions homicides, dans un nouvel accès présentant la même forme et les mêmes impulsions, que plusieurs médecins ont proposé de retenir, indéfiniment séquestrés, les aliénés homicides, alors même qu'ils seraient complètement guéris de l'accès pour lequel ils avaient été enfermés. Quelques médecins pratiquent même ce système dans leurs asiles, sous leur propre responsabilité, en se basant sur les dangers que de pareils malades pourraient faire courir à la société ou à leurs familles, par le retour périodique de leurs impulsions homicides.

Aubanel est, je crois, le premier en France qui ait exprimé cette opinon et qui ait émis le vœu de voir édicter une loi autorisant la séquestration perpétuelle des aliénés homicides (1).

Dans une discussion qui a eu lieu sur ce sujet à la société médico-psychologique, plusieurs membres se sont ralliés à cette opinion qu'ils ont cherché à appuyer sur une phrase d'Esquirol, lequel aurait déclaré que la folie homicide ne guérissait jamais radicalement et était sujette aux rechutes. Certains médecins d'aliénés, non seulement en France, mais dans d'autres pays, pratiquent ce système. Ils retiennent enfermés, pendant des années, des aliénés ayant commis des meurtres avant leur entrée, dans la crainte d'assumer sur eux la responsabilité d'un nouveau crime accompli par les mêmes malades rendus à la liberté, et l'autorité administrative approuve en général cette conduite, quand les médecins en prennent la responsabilité. Legrand du Saulle (2) a rapporté le fait très curieux

(1) Aubanel, *Annales médico-psychologiques*, t. VII, p. 252, 1846.
(2) Legrand du Saulle, *Annales*.

sous ce rapport d'une séquestration prolongée pendant cinq années par l'autorité préfectorale, malgré l'opinion du médecin de l'asile qui déclarait la guérison obtenue, et par conséquent, contrairement aux prescriptions de la loi de 1838. Ce fait, ainsi que beaucoup d'autres que l'on pourrait citer, prouve, mieux que tous les raisonnements les difficultés pratiques de la question et les solutions diverses qui lui sont données en pratique, selon les localités ou les circonstances, malgré le texte uniforme de la loi qui régit la matière en France, mais qui est très différemment appliquée, selon la diversité des cas soumis à l'examen des médecins ou des autorités administratives.

Il nous paraît impossible d'établir, sous ce rapport, une règle absolue, un critérium fixe et immodifiable ; l'application doit nécessairement varier selon les malades, selon les formes de maladies et selon les circonstances. D'un côté, on comprend qu'un médecin placé à la tête d'un asile d'aliénés apporte une grande réserve avant de déclarer guéri et de remettre en liberté un aliéné homicide qui a déjà commis un ou plusieurs meurtres et qu'il le conserve plus longtemps qu'un autre malade, afin de s'assurer de la réalité et de la solidité de sa guérison. On comprend encore mieux sa prudence poussée à l'extrême, s'il s'agit d'un malade exceptionnellement dangereux, qui a déjà commis plusieurs meurtres, ou dont la folie présente le caractère périodique, avec retour des impulsions homicides à chaque accès, comme cela a lieu souvent dans les manies épileptiques, alcooliques, ou dans certaines folies périodiques à prédominance d'impulsions homicides. Mais, malgré toutes ces circonstances qui commandent évidemment une extrême réserve et qui peuvent justifier la prolongation de la séquestration, une ou même plusieurs années après la cessation des manifestations morbides, je ne puis admettre, pour ma part, que la médecine et la loi puissent poser en principe la séquestration perpétuelle des aliénés homicides d'une manière absolue. Je crois que le médecin chargé de la responsabilité d'un grand asile d'aliénés et qui voit constamment ses malades doit rester, comme il l'est aujourd'hui, le seul juge compétent de cette question délicate et qu'aucun article de loi, ni aucun jugement de tribunal, ne doit pouvoir, sous ce rapport, entraver sa liberté d'appréciation.

3° *Asiles spéciaux pour les aliénés dits criminels.*

Ce moyen est celui qui a été le plus généralement proposé, pour remédier aux dangers qui résultent de la liberté laissée aux aliénés reconnus dangereux. En Angleterre cette idée n'est pas restée à l'état théorique ; elle a été appliquée dans la législation et dans les faits.

Dès l'année 1843, les autorités irlandaises émirent le vœu de voir fonder un asile spécial pour les aliénés criminels et cette création fut décidée près de Dublin. Cet asile fut, en effet, construit à Dundrum, dans les années suivantes et ouvert en 1850. Il a fonctionné depuis cette époque d'une manière régulière. Après quatorze ans d'existence, les commissaires irlandais, dans leur rapport en 1864, revenant sur l'historique de cette institution et sur son fonctionnement, en font le plus grand éloge et se félicitent des services qu'elle a rendus.

En Ecosse, on n'a pas créé d'asile spécial. On s'est borné à placer un certain nombre d'aliénés dits criminels dans une section particulière de la prison de Perth. Les commissaires écossais, dans leur rapport de 1857, donnent à cet égard des explications détaillées et exposent les motifs pour lesquels ils ne sont pas partisans de la création d'asiles spéciaux pour les aliénés criminels.

En Angleterre, dès 1844, c'est-à-dire dès leur premier rapport général, les *commissioners in lunacy* ont demandé la création d'asiles spéciaux pour les aliénés criminels, et ils ont émis, depuis lors, la même opinion dans tous leurs rapports successifs. Ces vœux, exprimés par les commissaires, ont eu pour résultat de faire adopter successivement des mesures législatives variées, qui figurent dans les actes parus depuis 1845 jusqu'à ce jour, et qui sont confirmatives ou rectificatives les unes des autres. Tous les ans, les commissaires ont insisté sur les mêmes arguments qui, à leurs yeux, militaient en faveur de la création d'asiles spéciaux pour les aliénés criminels, et à force de répéter ces motifs, ils ont fini par décider les pouvoirs publics à voter la fondation d'un asile spécial, qui a été construit à Broadmoor. La division des femmes de cet asile a été ouverte en 1863. Les commissaires donnent des détails sur l'organisation intérieure de cet asile. Ils constatent qu'en décembre 1864, il renfermait 309 malades, dont 213 hommes et 94 femmes. Ils se félicitent de cette création, tout en déplorant que l'installation n'en soit pas encore complète, et ils indiquent les principes qui, dans leur opinion, doivent servir de base aux admissions dans cet asile.

Dans les divers pays de l'Europe et en Amérique, la question est encore aujourd'hui à l'ordre du jour et a été très discutée. Les uns ont demandé la création d'asiles spéciaux pour les aliénés dits criminels, en prenant pour modèles ceux qui existent déjà en Angleterre; les autres, au contraire, ont combattu ces projets, en se basant sur des motifs qui méritent d'être exposés brièvement.

En France, Brierre de Boismont (1) est le premier qui ait demandé la création d'asiles spéciaux pour les fous criminels, à l'instar de l'Angleterre. Il s'est appuyé sur plusieurs arguments qui ont été reproduits depuis par des auteurs qui ont défendu la même opinion, et en particulier par Legrand du Saulle. Aujourd'hui, la question est plus que jamais à l'ordre du jour, et elle est devenue l'objet de l'attention des administrations publiques qui cherchent à réaliser cette idée sous des formes diverses, d'une manière plus ou moins restreinte.

Les auteurs qui ont plaidé en faveur de ces institutions se sont basés sur trois ordres de considérations principales. Ils ont d'abord fait valoir les inconvénients que présentait, au point de vue des malades, de leurs familles et de la société, le mélange des aliénés ayant eu des démêlés avec la justice et de ceux qui n'ont jamais été traduits devant les tribunaux. On a dit que ce mélange constituait une douleur et une honte pour les malades non criminels, une tache pour leur famille, en même temps qu'une injustice sociale, la société ne devant pas réunir dans le même lieu et placer dans les mêmes conditions des individus qui avaient été flétris par la justice et ceux qui n'avaient jamais commis aucun acte criminel et avaient seulement le malheur d'être des malades dignes de pitié et de soins assidus, et non de la punition que doit entraîner la violation des lois.

Le second ordre de considérations mis en avant par les partisans

(1) Brierre de Boismont, *De la nécessité de créer un établissement spécial pour les aliénés vagabonds et criminels* (*Annales d'hygiène*, 1846, t. XXXV, p. 396).

des asiles spéciaux pour les aliénés criminels, est tiré de la nécessité de protéger plus efficacement la société contre le retour des actes criminels déjà commis une fois par les aliénés. Par cela même, dit-on, ils doivent être considérés comme dangereux et séquestrés d'une manière plus sévère et avec des précautions légales et matérielles spéciales, que n'exigent pas au même degré les autres aliénés, qui n'ont encore commis aucun acte violent de nature à les conduire devant les tribunaux.

Enfin, on a encore fait valoir un troisième ordre de considérations, que l'on pourrait caractériser en disant qu'elles sont de nature préventive. Elles reposent sur l'existence de l'état mixte entre la folie et la raison, qui se rencontre chez un certain nombre d'individus mal nés, incomplètement développés, dégénérés, ou ayant subi une sorte d'arrêt de développement, natures incomplètes et vicieuses qui se font arrêter à chaque instant pour des délits plus ou moins graves (vagabondage, insultes aux agents, voies de fait, vols peu importants, mendicité, etc.). Ce ne sont ni des aliénés proprement dits, ni des criminels ordinaires. Ils ne peuvent être envoyés convenablement, ni dans des prisons, ni dans des asiles d'aliénés. Il conviendrait donc de créer pour ces êtres mixtes des asiles mixtes, intermédiaires entre les prisons et les asiles d'aliénés, participant des caractères des uns et des autres, au point de vue des règlements et des localités. Il serait possible de les y retenir plus longtemps et avec plus de garanties pour la sécurité de la société, soit avant, soit après des acquittements judiciaires, soit même à titre préventif, à la suite de simples délits (comme on le fait pour les enfants dans les maisons de correction), afin d'empêcher la production de plus grands malheurs, pouvant résulter de la prolongation de leur état de liberté.

S'appuyant sur ces divers motifs, des médecins, des magistrats et des administrateurs ont demandé et demandent encore aujourd'hui, en France et à l'étranger, la création d'asiles spéciaux pour les aliénés criminels, ou bien des sections spéciales pour ces malades, comme annexes des asiles d'aliénés ou des prisons. Il existe déjà à Bicêtre un quartier de sûreté pour les maladies de ce genre, et l'on va ouvrir prochainement un quartier semblable dans la maison centrale de Gaillon.

Pour ma part, je ne crois pas à l'utilité de cette création. Je pense que des règlements spéciaux relatifs au maintien ou à la sortie de ces malades dans les asiles d'aliénés ordinaires, suffiraient parfaitement pour satisfaire aux exigences de cette situation spéciale, qui ne peut motiver une séparation absolue. En effet, les malades dits criminels sont-ils réellement des aliénés? S'ils sont aliénés, peu importe qu'ils aient comparu devant la justice. Ils ne sont ni plus ni moins aliénés, parce que le hasard d'un acte quelconque les a conduits devant les tribunaux ; ils ne sont ni plus ni moins dangereux, parce qu'ils se sont livrés à un acte violent ou délictueux, que ceux qui ont été séquestrés avant d'avoir eu le temps d'accomplir un acte de ce genre et qui l'auraient peut-être commis plus tard, si on les avait laissés en liberté. Ce n'est pas en vertu d'un fait accompli que l'on doit juger du degré de danger que peut présenter un aliéné. Il est des malades très dangereux dans les asiles qui n'ont eu aucun démêlé avec la justice, et il en est d'autres au contraire, envoyés comme criminels, à la suite de condamnations judiciaires, qui sont parfaitement inoffensifs, après leur entrée dans les asiles, par exemple les paralytiques, arrêtés pour vols ou pour faux dans la première période de leur maladie. C'est d'après l'état mental des aliénés que l'on doit juger du degré de danger qu'ils présentent et non d'après un seul acte, quelque violent ou criminel qu'il soit, accompli avant leur entrée. Or, les asiles d'aliénés doivent être organisés de telle sorte, au point de vue des localités, des règlements et de la surveillance, qu'ils contiennent des quartiers ou des sections offrant toutes les garanties désirables pour préserver contre les évasions ou contre les accidents de tout genre les aliénés dangereux, qu'ils aient ou non commis des actes délictueux ou criminels.

Si, au contraire, les individus que l'on voudrait placer dans les asiles spéciaux pour les aliénés dits criminels, ne sont pas encore de véritables aliénés; s'ils appartiennent à cet état mental mixte, intermédiaire entre la raison et la folie, sur lequel s'appuient les partisans de ces asiles spéciaux, eh bien, qu'ils continuent à être envoyés dans les prisons, dans les maisons de détention ou de correction, dans les dépôts de mendicité ou ailleurs, comme on le fait aujourd'hui, et qu'ils ne soient définitivement transportés dans les asiles d'aliénés que lorsque leur maladie sera complètement développée, et aura revêtu les caractères incontestables d'une forme bien déterminée de maladie mentale. L'objection tirée de la honte qui rejaillit sur les autres malades ou sur leurs familles, par suite du mélange, dans le même asile, des aliénés ordinaires avec ceux qui ont été flétris par la justice, ne nous touche pas davantage que les autres arguments mis en avant par les partisans des asiles spéciaux. Nous plaçant au point de vue élevé des sentiments humanitaires de la philanthropie moderne, nous n'admettons pas de crime, de honte, ni de flétrissure, là où il y a maladie. Si l'individu acquitté par les tribunaux est un aliéné, il a cessé par cela même d'être un criminel. C'est un malade qui mérite la sympathie et la compassion, au même degré que les autres, et il ne peut y avoir aucune honte pour les autres aliénés ni pour leurs familles, à se trouver confondus avec lui. Le nom de criminel accolé à celui d'aliéné nous paraît une monstruosité, en contradiction flagrante avec nos lois et avec nos mœurs, et qui ne doit à aucun titre être introduite dans les règlements de l'Assistance publique ou des asiles d'aliénés. Dès lors qu'un individu dit criminel est reconnu aliéné, il doit cesser d'être considéré comme coupable et rentrer purement et simplement dans le droit commun.

En résumé, nous ne voyons aucune raison valable en faveur de la création d'asiles spéciaux pour les aliénés dits criminels. Nous ne trouvons pas que ce moyen puisse remédier efficacement au danger redouté de la part des aliénés dangereux laissés dans la société, ou rendus trop tôt à la liberté. On ne pourrait y porter remède, dans une certaine mesure, que par des règlements spéciaux appliqués dans les asiles d'aliénés ordinaires à tous les aliénés dangereux, qu'ils aient eu ou non des démêlés avec la justice.

§ 7. — Bibliographie.

CHOTT. *Diss. de momento libertatis et imputationis*. Tubing., 1764. — BOSE (E.-G.). *De morbis mentis delicta excusantibus*. Lipsiæ, 1774. — PINEL. *Résult d'obs. pour servir de base aux rapports juridiq. dans les cas d'aliénation mentale*. In *Mém. Soc. d'émul.*, t. VIII, p. 675 ; 1817. — GROOS. *Ueber Spontaneität, moralische Freiheit und Nothwendigkeit*. In *Nasse's Zeitschr.*, p. 23, 1824. — LUTHER. *Ueber die Zurechnungsfähigkeit bei gesetzwidrigen Handlungen*, etc. Eisenach, 1824. — GEORGET. *Remarques médico-légales sur la liberté morale*. In *Arch. gén. de méd.*, 1re série, t. VIII, p. 317 ; 1825. — GROOS. *Unters. über die moralischen und organ. Bedingungen des Irreseyns und der Lasterhaftigkeit.* Heidelberg, 1825. — VOGEL. *Ein Beitrag zur gerichtsärztlichen Lehre von der Zurechnungsfähigkeit*, etc.; 2te Aufl. Stendal, 1825. — GEORGET. *Des maladies mentales, considérées dans leurs rapports avec la législation civile et criminelle.* Paris, 1827. — HOFFBAUER. *Die Psychologie in ihrer Hauptanwendung auf die Rechtspflege*, etc. Halle, 1808. Trad. fr. de CHAMBEYRON, 1827.— COLLARD DE MARTIGNY. *Questions de jurisprud. méd.-lég.*, etc.; *la monomanie homicide et la liberté morale; la responsabilité légale des médecins.* Paris, 1828. — BRIERRE DE BOISMONT. *Considérations médico-légales sur l'interdiction des aliénés.* Paris, 1830. — CASSINI. *Rapp. sur le mém. précédent.* In *Ann. d'hyg. publ.*, t. III, p. 192 ; 1830. — GROOS. *Der Skepticismus in der Freiheitslehre in Beziehung zur strafrechtlichen Theorie der Zurechnung.* Heidelberg, 1830. — WATSON (A.). *Medico-legal Cases of Homicide in which Insanity was pleaded in Exculpation.* In *Edinb. med. Journ.*, t. XXXVIII, p. 45 ; 1832. — ESQUIROL. *Question médico-légale sur l'isolement des aliénés.* Paris, 1832. — DU MÊME. *Quest. méd.-lég. sur l'isol. des alién.* In *Ann. d'hyg. publ.*, t. IX, p. 131 ; 1833. — JÖRG. *Die Zurechnungsfähigkeit der Schwangeren und Gebärenden.* Leipzig, 1837. — LEURET. *Nécessité de séquestrer de bonne heure les aliénés dangereux.* In *Ann. d'hyg. publ.*, t. XXIV, p. 360; 1840. — MARC. *De la folie considérée dans ses rapports avec les questions médico-judiciaires.* Paris, 1840. — CORMAK (G.-A.). *On transient Insanty, chiefly in reference to forensic Medicine.* In *Monthly Journal of Med. Sc.*, t. III, p. 903 ; 1843. — RAY. *A Treatise on the Medical Jurisprudence of Insanity.* Boston, 1844, seconde édition. — *What is Insanity in Law which extinguishes Responsability?* In *Monthly Journ. of Med. Sc.*, t. V, p. 141 ; 1845.— AUBANEL. *Rapports judiciaires et considérations médico-légales sur quelques cas de folie homicide.* In *Annales méd.-psych.*, 1845-1846. — BRIERRE DE BOISMONT. *De la nécessité de créer un établissement spécial pour les aliénés vagabonds et criminels.* In *Annales d'hygiène et de médecine légale*, 1846, t. XXXV, p. 396.—HORN (W.). Art. *Zurechnungsfähigkeit.* In *Encycl. Wörterb. der. med. Wissensch.*, Bd. XXXVII, p. 110 ; 1849. — FERRUS. *Des prisonniers, de l'emprisonnement et des prisons*, 1850. — MOREAU (de Tours). *Un chapitre oublié de la pathol. mentale*, 1850. — BRIERRE DE BOISMONT. *Période d'incubation de la paralysie générale.* In *Annales médico-psych.*, 1852. — BILLOD. *Des intervalles dits lucides chez les aliénés.* In *Annales médico-psychol.*, 1852. — DELASIAUVE. *De la monomanie au point de vue psychologique et légal.* In *Annales méd.-psych.*, 1833 et 1854. — KNAGG. *Unsoundness of Mind considered in Relation to the question of Responsability for criminal Acts.* London, 1854. — MOLINIER. *De la monomanie envisagée sous le rapport de l'application de la loi pénale.* In *Ann. méd.-psych.*, 1854. — OTT. *De la folie générale et de la folie partielle*, etc. In *Annales méd.-psych.*, 1854. — RENAUDIN. *Observations médico-légales sur la mo-*

nomanie. In *Ann. méd.-psych.*, 1854. — BAILLARGER. *Des rémittences prolongées de la paralysie générale*, etc. In *Union médicale*, 1855. — DAMEROW. *Affaire Sefeloge. Compte rendu* in *Annales médico-psych.*, 1855. — MOREL. *Traité des dégénérescences*, 1857. — SAUZE. *Des rémissions dans le cours de la paralysie générale*. In *Annales médico-psych.*, 1858. — DELASIAUVE. *Des pseudo-monomanies*. In *Annales méd.-psych.*, 1859. — MOREAU (de Tours). *Psychologie morbide*, 1859. — BRIERRE DE BOISMONT. *Etudes médico-légales sur la perversion des facultés morales et affectives dans la période prodromique de la paralysie générale* (*Ann. d'hyg.*, t. XIV, p. 405, 1860). — FALRET (J.). *Etat mental des épileptiques*. In *Arch. génér. de méd.*, 1860-1861. — BAILLARGER. *Responsabilité des épileptiques*. In *Bull. de l'Acad. de méd.*, 1861. — LEGRAND DU SAULLE. *Des intervalles lucides et de leur valeur médico-légale*. In *Gaz. des hôpit.*, 1862. — CASPER. *Traité pratique de médecine légale*. Trad. fr., 1862. — BELLOC. *Rapport médico-légal sur le nommé Lambert*. In *Annales méd.-psych.*, 1861. — LEGRAND DU SAULLE. *Responsabilité partielle des aliénés*. In *Annales méd.-psych.*, 1863. — FALRET (J.). *De la responsabilité morale et légale des aliénés*. In *Ann. méd.-psych.*, 1863. — DALLY. *Considérations sur les criminels et les aliénés criminels*. In *Annales méd.-psych.*, 1863. — BILLOD. *Responsabilité partielle des aliénés*. In *Annales méd.-psych.*, 1864. — DELASIAUVE. *Discussion sur la responsabilité partielle*. In *Ann. méd.-psych.*, 1864. — LASÈGUE. *Responsabilité légale des aliénés*. In *Arch. gén. de méd.*, 1864. — BAILLARGER. *Responsabilité des épileptiques*. In *Bull. de l'Acad. méd.* et *Annales méd.-psych.*, 1864. — FALRET (J.). *Folie raisonnante*. In *Annales méd.-psych.*, 1866. — D'ESPINE (Prosper). *Psychologie naturelle*, 1868. — LASÈGUE. *Alcoolisme subaigu*. In *Arch. génér. de méd.*, 1869. — BONNET et BULARD. *Affaire Jeanson*, 1869. — MOREL. *Affaire Jeanson*. In *Ann. d'hyg. et de méd. lég.*, 1869. — FALRET (J.). *Affaire Jeanson*. In *Annales d'hyg. et de méd. lég.*, 1869. — DU MÊME. *Rapport sur un cas d'aphasie avec hémiplégie droite, pour lequel on demande l'interdiction* (*Ann. d'hyg. publ. et de méd. lég.*, 1869, 2e série, t. XXXI, p. 430). — DU MÊME. *Asiles pour les aliénés criminels*. In *Annales méd.-psych.*, 1869. — BERTRAND. *Lois sur les aliénés en Angleterre, en France et dans les autres pays*, etc. Paris, 1870. — *Procès-verbaux de la Société de législation*. Paris, 1872. — VOISIN (F.). *De l'identité de quelques-unes des causes du suicide, du crime et des maladies mentales*, 1872. — SOCIÉTÉ DE LÉGISLATION COMPARÉE. *Procès-verbaux de la commission chargée d'étudier les modifications à introduire dans la loi du* 30 *juin* 1838. Paris, 1872. — Amb. TARDIEU. *Etude médico-légale sur la folie*, 1872, 2e édit. Paris, 1880. — LEGRAND DU SAULLE. *Traité de médecine légale*, 1873. — ECHEVERRIA. *Criminal Responsability of Epileptics*. In *American Journal of Insanity*, 1873. — MAUDSLEY. *Responsability in mental Disease*, 1874; trad. en français sous le titre : *Crime et folie*, 1874. — BUCKNILL et TUKE. *Psychological Medicine*, 3e édit., 1874. — DE KRAFFT-EBING, *La responsabilité criminelle et la capacité civile dans les états de trouble intellectuel*, traduit par Chatelain, 1875. — Gallard. *Note sur les aliénés dangereux*. In *Union médicale*, oct. 1875 et *Dispositions législatives qu'il conviendrait de prendre contre les actes violents des aliénés et des épileptiques reconnus dangereux* (*Ann. d'hyg. publ.*, t. XLV, p. 364). — Dechambre. *Même sujet*. In *Gaz. hebdomad.*, 1875, p. 673. — Société de médecine légale. *Discussion sur la responsabilité des épileptiques*. In *Ann. d'hyg. et de méd. légale*, 1875, t. XLIV, p. 401, et t. XLV, p. 333.

VII

DES ALIÉNÉS DANGEREUX (1)

— 1868 —

I. Des aliénés dangereux au point de vue social.

Je viens soumettre à votre examen la question des aliénés dangereux, au moment même où vous proposez cette étude comme question de prix. C'est assez dire l'importance que vous lui accordez et l'intérêt, non seulement permanent, mais d'actualité, qu'elle vous paraît présenter. Quoi qu'on fasse, en effet, elle s'impose à nous de toutes parts. La nécessité de son examen ressort, impérieuse et inévitable, de toutes les discussions qui ont eu lieu depuis quelques années, dans la presse, dans les assemblées politiques, devant les tribunaux et jusque dans les sphères les plus élevées du pouvoir, sur la loi de 1838 et sur les asiles d'aliénés.

Il est en effet, dans la nature des choses, quand on s'occupe des rapports des aliénés avec la société, de rechercher, d'une part quels sont les aliénés curables et incurables, et d'autre part quels sont les aliénés dangereux et inoffensifs ? Ces deux ordres de faits sont connexes. Il en est des aliénés dangereux et inoffensifs comme des aliénés curables et incurables et tout ce qu'on a dit de ces derniers, à deux points de vue diamétralement opposés, depuis bien longtemps déjà, peut s'appliquer exactement aux aliénés dangereux et inoffensifs.

Il importe d'abord de distinguer soigneusement le côté purement scientifique de la question de son côté légal et pratique. Sans doute, au point de vue absolu et scientifique, toute distinction rigoureuse entre les aliénés dangereux et inoffensifs est aussi impossible à établir que celle entre les curables et les incurables. Le médecin qui chercherait à tracer cette limite, s'exposerait à de nombreuses erreurs. Je reconnais volontiers, avec la plupart des aliénistes de

(1) Discours prononcé à la Société médico-psychologique dans la séance du 27 juillet 1868.

notre époque, que tous les aliénés, sans exception, doivent être considérés comme dangereux, ou du moins qu'ils peuvent le devenir. Jamais un médecin consciencieux n'affirmera que tel aliéné est nécessairement dangereux, et que tel autre restera toujours inoffensif. Qui pourrait, en effet, se flatter de calculer à l'avance les mouvements violents et tumultueux qui peuvent se passer dans la tête humaine, pendant tout le cours d'une existence, sous la double influence des impulsions variées venues du dedans et des circonstances plus variées encore venues du dehors. Bien téméraire, assurément, serait celui qui oserait tirer ainsi l'horoscope fatal d'un individu, même sain d'esprit, à plus forte raison d'un aliéné, soumis à toutes les fluctuations imprévues, souvent si brusques et si violentes de la maladie! Dès lors qu'un individu est aliéné, il est, par ce seul fait, irresponsable et sujet à tous les entraînements plus ou moins irrésistibles de la maladie, dont personne ne peut calculer la violence ou l'intensité, surtout si l'on y ajoute l'influence de certaines circonstances extérieures également impossibles à prévoir. Si donc le médecin d'un asile public ou privé, qui délivre un certificat constatant qu'un aliéné est dangereux ou inoffensif, était responsable, non seulement moralement, mais légalement et avec une sanction pénale, des accidents qui pourraient résulter de cette décision; s'il devait être condamné par les tribunaux, dans le cas où l'aliéné déclaré par lui inoffensif, et remis comme tel en liberté, commettrait un meurtre ou un acte violent réputé crime ou délit par la loi, certainement alors je comprendrais et je serais le premier à pratiquer l'extrême réserve qui sert aujourd'hui de règle à la plupart des médecins aliénistes de France et de l'étranger et qui les a portés à adopter une jurisprudence, établie tacitement en quelque sorte et qui est devenue presque générale. Elle consiste à poser en fait et à admettre en droit, que tout aliéné, par cela même qu'il est aliéné et privé de sa liberté morale, est dangereux, ou peut le devenir; qu'il doit être comme tel maintenu dans un asile, ou soumis à une surveillance continue dans sa famille et dans la société; qu'en un mot, il est susceptible à chaque instant de commettre un acte violent pouvant mettre en danger sa propre personne, ou celles avec lesquelles il se trouve en rapport, ou bien de compromettre d'une manière quelconque l'ordre public. Tout cela est certainement très exact scientifiquement. On ne peut affirmer, d'une manière absolue, qu'un aliéné, si inoffensif qu'on le suppose, ne commettra jamais aucun acte nuisible, ni à la société, ni à lui-même. Le médecin qui ferait une pareille déclaration serait bien imprudent et prendrait sur lui une bien grave responsabilité. Son affirmation pourrait, du reste, être cruellement démentie par l'événement et il ne devrait affronter ce danger à aucun prix, si les lois existantes les soumettaient à une pénalité en cas d'accident. Mais ce n'est pas dans ces termes absolus et exclusivement théoriques que doit être posée une question qui s'impose à nous forcément dans la pratique. Au point de vue administratif et légal, il ne s'agit pas de certitude absolue, mais de simples probabilités ou de fortes présomptions. Or c'est sur ce terrain nouveau que les médecins doivent consentir à se placer. Nous ne pouvons pas longtemps éluder cette question pressante et l'écarter par une fin de non-recevoir. Si nous refusons de l'étudier, d'autres la trancheront, sans nous, malgré nous et contre nous. Elle est soulevée de toutes parts et nous ne pouvons plus l'éviter. Sachons donc l'examiner franchement, avec les éléments que la science et l'observation mettent à notre disposition, au lieu de la repousser sans cesse comme oiseuse ou comme insoluble. Ce n'est pas en reculant devant les difficultés qu'on peut arriver à les surmonter; il faut oser les attaquer de front. On ne peut indéfiniment se soustraire à l'examen de questions qui passionnent l'opinion publique et dont elle cherchera la solution en dehors de nous, si nous persistons à lui refuser les éléments que nous possédons seuls pour coopérer à cette solution, dans les limites du possible.

La nature des choses, les termes de la loi et les nécessités de l'assistance publique se réunissent pour donner à l'étude de cette question une importance qu'elle ne semble pas avoir au premier abord.

La loi de 1838, de même que les autres lois sur les aliénés dans tous les pays, repose essentiellement sur la distinction entre les aliénés curables et incurables, et entre les aliénés dangereux et inoffensifs, au point de vue de la sécurité publique, comme au point de vue de l'assistance des aliénés. La première question que l'on se pose en effet, avant de prendre une mesure administrative relative à un aliéné, est celle de savoir s'il est dangereux de le laisser en liberté ou de le replacer dans la société, ou bien au contraire s'il peut être considéré comme inoffensif. Or aux médecins seuls il appartient de résoudre cette question, essentiellement clinique, avant le placement des aliénés dans les asiles, comme après leur séquestration. S'ils refusent d'exprimer une opinion, dans la crainte de se compromettre ou d'engager trop fortement leur responsabilité, les administrateurs ou les magistrats décideront arbitrairement, sans compétence et sans éléments suffisants de jugement, cette question inévitable, qui est la seule base sur laquelle puisse reposer une détermination relative à la sécurité publique. Si l'aliéné est déclaré dangereux, personne n'hésitera en effet à le faire séquestrer, en vue d'éviter un malheur pour lui-même, pour sa famille ou pour les personnes qui l'entourent, ou bien une cause de trouble et de désordre pour la société. Si, au contraire, il est regardé comme inoffensif, on pourra attendre, pour son placement, le désir de sa famille, ou la constatation de son indigence et de l'impossibilité où il se trouve de travailler pour vivre et de subvenir à ses besoins.

Il en est de même pour les aliénés déjà placés dans les asiles, que l'on songe à renvoyer dans la société. S'ils sont considérés comme dangereux, on ne doit pas hésiter à les conserver dans l'établissement et même à les signaler à l'administration comme devant être placés d'office. Si, au contraire, ils sont jugés inoffensifs, on peut alors légitimement se demander s'il ne serait pas possible de les replacer dans leur famille, ou de les rendre à la liberté, soit à titre d'essai, soit à titre définitif, en supposant qu'ils trouvent des moyens d'existence, ou une surveillance et une protection suffisantes, en rapport avec leur situation physique et morale.

La distinction entre les aliénés dangereux et inoffensifs, imposée par la loi, a donc par elle-même une véritable importance au point de vue de la sécurité publique et de celle des aliénés eux-mêmes. Elle en a une non moins grande sous le rapport de l'assistance des aliénés, envisagée à un point de vue exclusivement philanthropique. Les discussions qui ont eu lieu dans notre Société, il y a quelques années, ont démontré clairement que le choix entre les divers modes d'assistance, acceptables pour les aliénés, reposait entièrement sur les quatre catégories d'aliénés curables et incurables, dangereux et inoffensifs. Selon que ces malades appartiennent à l'une ou à l'autre de ces catégories, les placements sont hâtés ou retardés, favorisés ou enrayés, obligatoires ou facultatifs, pour les départements et pour les familles, qui ne veulent s'imposer que des charges indispensables et qui ne peuvent dépasser les limites de leurs moyens.

Les mêmes questions surgissent de nouveau plus tard, pour les aliénés séquestrés dans les asiles, lorsqu'on se demande s'ils doivent y être conservés indéfiniment, ou bien renvoyés dans leurs familles et dans la société, et soumis à d'autres modes d'assistance moins dispendieux, et plus en rapport avec les conditions nouvelles de leur situation mentale.

Ces questions sont d'autant plus fréquemment posées aujourd'hui que l'encombrement sans cesse croissant des asiles d'aliénés oblige impérieusement les administrations à prendre des mesures pour diminuer les charges énormes qu'elles ont à subir et les portent à rechercher les moyens de concilier les exigences de la sécurité et du traitement avec celles de l'assistance obligatoire pour les malades indigents. Or, c'est sur l'incurabilité ou sur le caractère inoffensif que peut reposer la sortie d'un certain nombre d'aliénés des asiles, où ils prennent la place des aliénés curables et dangereux. Cette distinction, indispensable pour prendre des mesures relatives à la sécurité publique, reparaît donc, aussi impérieuse et aussi inévitable, lorsque les administrations veulent prendre un parti relativement à l'assistance des aliénés si nombreux dont la charge leur incombe; et si les médecins refusent d'émettre un avis à cet égard, les administrateurs sont obligés de se prononcer à leur place.

Nous devons donc étudier cliniquement la question des aliénés dangereux pour fournir des éléments scientifiques de détermination aux administrateurs comme aux médecins chargés de prendre une décision. On dira, je le sais, qu'il n'est pas possible d'établir à cet égard des règles générales; qu'on ne peut affirmer, *a priori*, qu'un malade est nécessairement dangereux ou inoffensif, par cela seul qu'il appartient à telle catégorie ou à telle période de maladie mentale. On ajoutera que le médecin praticien, contraint de se prononcer dans un de ces cas où il ne peut indiquer que des degrés de probabilité, ne possède, pour décider une si grave question, que les renseignements résultant de l'examen direct et individuel de chaque malade en particulier. C'est, en effet, à cet examen qu'il doit avoir recours en dernier ressort; mais au lieu d'abandonner ce jugement au caprice et à l'arbitraire des médecins dans chaque cas particulier, il est utile et possible de tracer quelques règles générales qui puissent leur servir de guide dans ce diagnostic et dans ce pronostic, si difficiles à formuler.

Mais, avant de passer en revue les diverses catégories d'aliénés, au point de vue du danger qu'ils peuvent présenter, il importe d'abord d'examiner deux questions préliminaires : 1° quel est le sens plus ou moins étendu que l'on doit attacher au mot *aliéné dangereux*, et 2° quelle est l'autorité qui doit être appelée à prononcer sur ce danger?

Le mot *danger*, dans ses applications légales aux aliénés, peut recevoir et a reçu, dans les différents pays et à différentes époques, les interprétations les plus diverses. Au premier abord, quand on prononce le mot d'aliénés dangereux, il semble qu'il ne s'applique qu'aux cas extrêmes, c'est-à-dire aux cas où les aliénés font courir de véritables dangers à la vie de ceux qui les entourent ou à leur propre existence, en d'autres termes aux cas de tendance à l'homicide et au suicide. Mais, en y réfléchissant, on ne tarde pas à reconnaître que la société doit protéger, non seulement la vie, mais la propriété et l'honneur des individus, ainsi que l'ordre public. Dès lors, le nombre des aliénés qui peuvent porter atteinte à ces divers titres, à la sécurité publique, se trouve singulièrement augmenté. Tout aliéné qui présente une tendance au vol, ou à l'incendie, ou bien qui par ses actes, par sa tenue ou par son langage, nuit à la tranquillité, ou au bien-être de ceux qui l'entourent ; tout aliéné qui trouble l'ordre, par son costume, par ses cris, par des discours proférés en public, par une manifestation quelconque qualifiée crime ou délit par la loi, et même par le vagabondage, devient, par cela seul, un aliéné dangereux aux yeux de la loi, et l'autorité doit le faire enfermer, au nom de la sécurité et de l'ordre publics. De plus, on comprend facilement que ce qui peut être toléré, sous ce rapport, dans les petites localités, ou dans les campagnes, ne peut plus l'être dans des villes plus considérables, et devient même absolument intolérable, à Paris ou à Londres par exemple. Dans ces villes si démesurément grandes, la police doit veiller sur les moindres infractions faites aux lois ou aux règlements, sous peine de voir ces infractions augmenter rapidement dans des proportions inquiétantes. On ne doit donc jamais oublier que le nombre des aliénés considérés comme dangereux, et comme tels placés d'office par l'autorité administrative, doit être infiniment plus considérable dans les grandes villes que dans les campagnes.

Une autre difficulté se présente journellement pour l'application de la loi sur les aliénés dangereux. Elle réside dans les moyens de constater le danger d'une manière sérieuse et dans l'autorité qui doit être appelée à décider une question aussi grave. Si l'on s'en tenait à l'opinion acceptée aujourd'hui par la plupart des médecins spécialistes, cette question serait sans doute facile à résoudre. Il suffirait de faire constater par un médecin qu'un individu est aliéné, ou même idiot et imbécile, pour en conclure qu'il est par cela même dangereux. Tout aliéné pouvant, à un moment donné, se livrer à un acte violent ou nuisible pour l'ordre public, devrait être enfermé, par anticipation, dans l'intérêt de la sécurité publique. Mais si l'on admet, au contraire, avec la loi, avec l'opinion publique et avec la pratique administrative de tous les pays, qu'il est des aliénés réellement dangereux que l'autorité doit faire enfermer d'office, tandis qu'il en est d'autres que l'on peut laisser sans inconvénients dans la société et dans leurs familles, jusqu'à ce qu'ils se soient livrés à des actes pouvant faire craindre un danger sérieux, alors les difficultés deviennent très grandes pour distinguer ces deux catégories d'aliénés dans la pratique. Qui sera juge, en effet, du danger et du degré de danger ? Ce jugement devrait évidemment être réservé à un médecin, qui est l'homme le plus compétent pour décider une pareille question. C'est ce que la loi admet dans une certaine mesure. Elle déclare, en effet, que les aliénés ne seront séquestrés qu'après un certificat médical, constatant, non seulement leur état d'aliénation mentale, mais les particularités de leur maladie ; or, parmi ces particularités figurent évidemment, au premier rang, les penchants à l'homicide, au vol, à l'incendie, ou au suicide, et les actes pouvant les rendre dangereux à un titre quelconque. La loi ajoute, du reste, que ce certificat doit conclure à la nécessité de placer le malade dans un établissement spécial et de l'y tenir renfermé. Ces détails contenus dans la loi démontrent évidemment que le législateur a entendu faire prononcer le médecin, non seulement sur l'aliénation mentale, mais sur le caractère plus ou moins dangereux qu'elle présente. Cependant, en pratique, quel est celui qui, dans une commune ou dans une grande ville, signale un aliéné à l'attention du médecin, en lui demandant un certificat? Quand il s'agit des placements volontaires, n'est-ce pas la famille du malade, et, pour les placements d'office, n'est-ce pas un des agents de l'autorité, un garde champêtre, un gendarme, ou un agent de police, qui font un rapport à leur chef c'est-à-dire au maire, au capitaine de gendarmerie ou au commissaire de police? Ce sont donc les représentants de l'autorité qui signalent les aliénés, dangereux ou non, aux préfets des départements, lesquels seuls, d'après la loi, ont le droit de les placer d'office dans les asiles. Sans doute un certificat de médecin est ordinairement annexé à la demande de la famille, ou aux rapports des agents de l'autorité, mais c'est le préfet qui prononce en dernier ressort sur le placement des aliénés et sur le caractère dangereux ou inoffensif qu'ils présentent. Eh bien! sur quels faits et sur quelles preuves l'autorité préfectorale se base-t-elle, le plus souvent, pour porter un semblable jugement? Sur une enquête souvent très incomplète, faite par les agents les plus subalternes de l'autorité, dans le pays même où habitait l'aliéné. Or, il arrive trop souvent que, dans ces circonstances, les familles ou l'autorité locale, désirant obtenir le placement d'un aliéné, forcent un peu les traits du tableau, représentent par exemple un malade comme ayant voulu mettre le feu, ou comme ayant cherché à tuer et à se tuer, tandis que ces faits sont souvent de pures suppositions. Néanmoins, comme beaucoup d'aliénés peuvent réellement devenir dangereux, il vaut mieux certainement tomber dans cet excès d'exagérer les craintes de danger qu'offrent ces malades que de les diminuer. Aussi, la jurisprudence adoptée généralement en France et à l'étranger, pour le placement des aliénés dans les asiles et pour l'appréciation du danger qu'ils peuvent présenter, est-elle très raisonnable et très digne d'approbation. Elle est bien autrement pratique et profitable à la société que la doctrine inverse, soutenue aujourd'hui dans les articles de journaux et dans les brochures qui attaquent la loi de 1838. Chacun sait, en effet, que les auteurs de ces articles, ou de ces brochures, ont prétendu que l'on devrait toujours attendre qu'un aliéné eût réellement commis un acte violent avant de songer à l'enfermer comme dangereux.

II. Des aliénés dangereux au point de vue clinique.

Après l'examen de ces questions préliminaires, nous arrivons maintenant à l'objet principal que nous nous proposons dans ce discours, c'est-à-dire à l'étude des diverses catégories d'aliénés, au point de vue du danger plus ou moins grand qu'ils peuvent présenter.

1° *Aliénés en général.*

Assurément, si tous les aliénés réalisaient immédiatement les actes violents qu'ils ont conçus, il n'y aurait pas de jour où ils ne fussent exposés à accomplir quelque acte dangereux.

Mais, heureusement, il n'est pas dans la nature de l'homme, et surtout il n'est pas dans la nature de l'aliéné, de passer immédiatement de la pensée à l'action.

Un grand intervalle sépare, dans l'état normal et dans l'état maladif, ces deux temps en apparence connexes d'un même phénomène. Penser une idée et la réaliser sont deux choses essentiellement distinctes, qui dénotent même deux catégories différentes d'individus et de caractères. Les uns réfléchissent beaucoup et n'aboutissent presque jamais à l'action ; chez les autres, au contraire, l'exécution suit de très près la conception de l'idée.

Or, les aliénés appartiennent presque tous à la première de ces catégories. Ils pensent beaucoup, mais ils agissent peu. De plus, leurs actes sont rarement en accord avec leurs pensées ou avec leurs paroles. Les idées qui les poussent à l'action ont souvent plusieurs années d'existence. C'est presque toujours après avoir ruminé pendant un temps très long une même idée ou un même fait, après les avoir incessamment retournés en tous sens dans leur esprit, qu'à la suite d'une circonstance accidentelle, ou d'une cause occasionnelle peu importante, cette idée longtemps restée à l'état de conception vague, passe tout à coup à l'action. Le plus souvent même, c'est plutôt sous l'influence d'une excitation temporaire venue du dedans, c'est-à-dire sous l'influence d'un paroxysme, que par suite d'une circonstance extérieure accidentelle, que se produit le passage à l'acte.

Les aliénés, en un mot, sont des rêveurs. Ils vivent dans le monde intérieur plutôt que dans le monde extérieur. Ils roulent incessamment dans leur esprit les mêmes pensées qu'ils tournent et retournent en tous sens. Ils reviennent mentalement sur leur passé. Ils recherchent dans leurs souvenirs des circonstances insignifiantes pour leur accorder une importance extraordinaire, en rapport avec les idées qui les préoccupent actuellement; ils puisent, à chaque instant, dans le monde extérieur, des arguments à l'appui de l'élaboration intellectuelle à laquelle se livre leur esprit en travail. Tout est exploité par eux dans le sens de leur délire, le passé, comme le présent. Les circonstances anciennes, depuis longtemps oubliées, ou passées inaperçues, sont ressuscitées par la mémoire, et les faits les plus insignifiants, se produisant au moment même, sont tous passés au crible délire. Or, tandis qu'il se livre à cette élaboration lente et successive de sa pensée délirante, l'aliéné fait facilement abstraction du monde extérieur. Il vit à l'écart des choses et des hommes ; il recherche la solitude ; il devient insociable ; il se renferme en lui-même ; il fuit les hommes qui le blessent, et ne lui fournissent que des sujets de douleur ou de préoccupation pénible.

L'aliéné devient ainsi un rêveur égoïste, qui se concentre dans sa propre personnalité, voit toutes choses à travers le prisme de son esprit faussé, et se détache de plus en plus du monde qui l'entoure. C'est ainsi qu'on peut expliquer comment des aliénés, incessamment tourmentés par des sensations ou par des influences pénibles, qu'ils attribuent au monde extérieur, peuvent cependant, pendant des années, vivre en liberté, au milieu de monde qui les blesse, sans réagir avec violence par les actes, contre les choses où les personnes qui les entourent. C'est que l'aliéné rumine sans cesse les mêmes pensées. Il les exprime volontiers par la parole, mais il passe rarement à l'action, et il met très peu ses actes en rapport avec ses discours. Cependant, le passage à l'acte a lieu encore assez souvent chez les aliénés pour que l'on doive toujours se mettre en garde contre sa possibilité. Pour cela, il faut : 1° que le caractère antérieur du malade ait été actif, résolu, décidé, violent et prompt à passer à l'acte; 2° qu'une certaine dose d'excitation, due à un paroxysme, vienne s'ajouter à l'état passif habituel du malade; 3° que les idées qui poussent à l'action aient été longtemps ruminées par l'aliéné, ou bien au contraire, qu'il soit entraîné par une impulsion irrésistible et non réfléchie.

2° Premières périodes des maladies mentales.

C'est dans les périodes où l'aliénation n'a pas encore été reconnue et passe même souvent inaperçue, que se produisent la plupart des actes violents accomplis par les aliénés. Le passage à l'acte est, en effet, la plupart du temps un signe d'acuité dans les maladies mentales. L'aliéné chez lequel surgissent involontairement des séries d'idées jusque-là inconnues pour lui, des dispositions sentimentales nouvelles, ou des impulsions instinctives qui le poussent dans des directions différentes, reste longtemps indécis et tiraillé au milieu de ces entraînements divers. Il est comme surpris de ce monde nouveau dans lequel il a pénétré à son insu et qui l'absorbe malgré lui. Il s'étonne et s'afflige de cette métamorphose, dont il a en grande partie conscience. Il se livre à une lutte des plus pénibles, pour ne pas se laisser entraîner dans l'abîme, et sa raison vacillante est alternativement victorieuse ou vaincue dans ce combat incessant qui se produit dans son for intérieur. Il craint lui-même de succomber dans la lutte, et redoute constamment de devenir aliéné. A cette époque, le malade parvient encore souvent à s'arrêter sur la pente qui l'entraîne. Il se retient assez à temps pour ne pas accomplir les actes violents que son intelligence maladive a conçus, ou que sa sensibilité morbide exaltée le pousse à réaliser, alors même que sa raison les réprouve. A cette période, le malade reste donc le plus souvent spectateur passif du drame qui se déroule dans sa tête. Simple rêveur, contemplateur de sa propre pensée, il peut encore ne pas passer à l'action. Quelquefois, cependant, il succombe à l'entraînement, même à cette période prodromique ou d'incubation. Mais ce n'est pas dans cette première évolution de la maladie qu'ont lieu surtout les actes violents chez les aliénés. C'est un peu plus tard, c'est-à-dire à la période d'invasion, lorsque le premier paroxysme éclate. Alors, le malade est vaincu dans la lutte ; toute résistance a cessé, et l'entraînement à l'acte est presque irrésistible. C'est dans cette violente explosion des maladies mentales, dans cette phase essentiellement aiguë, période d'augment ou de paroxysme (soit dans les formes maniaques, soit dans les variétés dépressives et expansives du délire partiel), que se produisent le plus souvent les actes violents chez les aliénés. Alors les malades, poussés fortement à l'action par leurs conceptions délirantes qui ne comportent plus le doute, par leurs impulsions instinctives trop puissantes pour rencontrer un contre-poids suffisant, ou par leurs dispositions de sentiments tellement impérieuses qu'elles ne reconnaissent plus le contrôle de la réflexion, alors, dis-je, ces malades ne peuvent plus se contenir et accomplissent les actes les plus violents et les plus dangereux. C'est à cette première période qu'ils attirent l'attention publique par quelque action d'éclat. Si dans quelques cas exceptionnels, on reconnaît assez tôt leur maladie pour les faire conduire dans un asile d'aliénés, avant que ces actes aient été commis, d'autres fois, au contraire, ils sont amenés devant la justice pour répondre de faits réputés crimes ou délits, qu'ils ont accomplis sous une influence maladive; bien heureux alors, si une ordonnance de non-lieu permet de les envoyer dans un asile d'aliénés, avant leur condamnation.

Mais ce qu'il importe au praticien de savoir, c'est que c'est surtout dans la période aiguë des maladies mentales qu'ont lieu les actes les plus dangereux accomplis par les aliénés. De là, la nécessité d'isoler ces malades de bonne heure, pour les préserver, eux et la société, contre de grands malheurs, qui sont presque inévitables au moment où la folie fait explosion; tandis que plus tard, après plusieurs années passées dans les asiles, lorsque ces malades sont arrivés à l'état chronique, ils deviennent de plus en plus rêveurs, contemplateurs inactifs de leur propre pensée et partant beaucoup moins dangereux, excepté quand surviennent des paroxysmes d'excitation plus ou moins prononcée, qui peuvent rendre momentanément aux périodes chroniques les caractères des périodes aiguës.

3° *Épileptiques.*

On a répété, sous toutes les formes, que les épileptiques étaient les plus dangereux de tous les aliénés. En thèse générale, on a eu raison. Ils sont, en effet, presque tous querelleurs, disposés à la colère et aux actes violents. Pour s'en convaincre, il suffit d'observer, pendant quelque temps, un service ou un quartier d'épileptiques dans un asile d'aliénés. On y voit survenir à chaque instant entre ces malades, des discussions qui aboutissent très rapidement à des voies de fait. Cependant, lorsqu'on veut étudier à fond le degré de danger que peuvent présenter ces malades, il faut spécifier davantage et établir quelques catégories. D'abord, ce qui constitue le plus grand danger des épileptiques laissés en liberté dans la société, c'est que leurs accès se produisent très rapidemeut, sans que l'on ait le temps de s'apercevoir de leur invasion. Ces malades passent, dans un espace de temps très court, d'un état de calme à un état de fureur et rien ne permet de prévoir cette transformation. De plus, il est dans l'essence de la plupart de ces accès de pousser les malades à l'action. Ils ont besoin de marcher, de courir, de vagabonder, et en marchant ainsi tête baissée, ils se précipitent contre tous les obstacles qui s'opposent à leur passage. Ils sont dominés intérieurement par une anxiété vague des plus pénibles, et ils cherchent à s'y soustraire par des manifestations violentes dirigées contre les personnes ou contre les objets extérieurs.

Mais, indépendamment de ces caractères communs, ce qu'il faut surtout rechercher, ce sont les caractères différentiels.

Or, il est des épileptiques qui ont très peu de trouble mental, et qui doivent même être considérés comme non aliénés. Ceux-là, évidemment, malgré les perturbations légères du caractère qu'ils présentent habituellement, ne doivent pas entrer en ligne de compte dans la question qui nous occupe.

De plus, il est quelques épileptiques exceptionnels, dont le caractère reste doux et bienveillant, malgré leur maladie, et qui ne sont pas disposés aux actes violents. Ceux-là doivent encore être considérés comme inoffensifs. Ce qu'il faut donc surtout examiner, avant de se prononcer sur le degré de danger que peut présenter un épileptique, c'est le caractère particulier des accès de trouble mental qu'il a éprouvés précédemment. On peut poser en principe, dans l'épilepsie comme dans la plupart des folies périodiques, que tous les accès d'un même individu se ressemblent d'une manière vraiment extraordinaire ; les paroles et les actes des accès précédents se reproduisent avec une étonnante uniformité, aux accès suivants. On peut donc juger par le passé de ce que sera l'avenir. C'est là un excellent critérium qui ne peut guère tromper.

Ainsi, en résumé, il faut tenir compte : 1° du caractère habituel, violent ou doux, de l'individu malade ; 2e de la rapidité d'invasion des accès et de l'instantanéité des actes ; 3° enfin de la marche antérieure de la maladie et de ses caractères particuliers, parce que les accès suivants sont calqués absolument sur les accès précédents.

Une dernière remarque importante à faire, pour l'épilepsie comme pour l'hystérie, c'est que dans les cas d'épilepsie mal caractérisée, ou d'*épilepsie larvée*, les symptômes intellectuels et moraux sont souvent en raison inverse des symptômes physiques. Moins l'épilepsie convulsive est évidente, plus les accès de trouble mental, courts, instantanés, violents, sont à craindre, surtout si les vertiges l'emportent sur les grandes attaques. Aussi, dans *le petit mal intellectuel des épileptiques*, les actes de suicide, de meurtre ou de violence, sont-ils beaucoup plus à redouter encore que dans les grands accès de manie avec fureur, dans lesquels, du reste, il est bien plus facile de se prémunir contre les accidents auxquels exposent ces aliénés.

4° *Alcooliques.*

Si l'on ne comprenait sous le nom d'aliénés alcooliques que ceux qui sont atteints de delirium tremens aigu, la question du danger que peuvent faire courir ces malades serait bientôt résolue et il n'y aurait jamais à hésiter sur la nécessité de leur séquestration.

Mais l'alcoolisme revêt des formes très variées, non seulement dans ses symptômes physiques, mais dans ses manifestations mentales. Or ces états variés mettent souvent les médecins et les magistrats dans de grandes perplexités, en présence d'aliénés alcooliques enfermés à une période aiguë de leur affection et qui, après un certain temps passé dans l'asile, semblent avoir recouvré momentanément la raison. Ces malades n'éprouvent plus alors ni hallucinations visuelles ou auditives terrifiantes, ni conceptions délirantes de nature pénible ; ils ne se croient plus poursuivis, injuriés, tourmentés. Ils reconnaissent volontiers qu'ils ont été victimes d'illusions produites par l'abus des boissons alcooliques et qu'ils ont eu tort d'accuser ou de soupçonner leurs femmes, leurs enfants et les personnes avec lesquelles ils étaient en rapport. Ils voient les choses du monde extérieur sous leur véritable jour, et les impressions du dehors ne sont plus altérées en passant à travers le prisme de leur délire. Ces malades se montrent doux, bienveillants et dociles ; ils se soumettent facilement aux règlements de l'asile ; ils s'occupent à des travaux manuels, ou se livrent à des occupations intellectuelles ; ils supportent avec patience et résignation le temps d'épreuve que le médecin leur impose pour s'assurer de leur entière guérison, et pour rompre, par une hygiène nouvelle, les habitudes fâcheuses dès longtemps contractées et si difficiles à déraciner. Mais, après plusieurs mois écoulés dans cette période intermédiaire, la question de la sortie de ces malades se pose nécessairement, soit au nom de la loi, qui ne peut tolérer la séquestration indéfinie d'un individu ayant récupéré la plénitude de ses facultés, soit sur la demande des familles, ou des malades eux-mêmes, qui commencent à réclamer la liberté. Alors le médecin se trouve placé dans une position des plus embarrassantes. Pour se décider, il doit prendre en considération les faits qui se sont produits dans les accès antérieurs. Si, dans les précédents accès de trouble mental alcoolique, ces malades ont manifesté des tendances prononcées au suicide, au vol, à l'homicide, ou aux actes violents, le médecin doit être extrêmement circonspect avant de remettre en liberté de pareils malades, même après leur guérison. S'il ne peut s'empêcher de les rendre à leur famille, il doit du moins prévenir les parents du danger qu'ils peuvent courir, si une fois en liberté ces malades se remettent à boire, comme c'est malheureusement si fréquent ; car l'abus des boissons alcooliques reproduit presque toujours aux accès suivants, les mêmes symptômes physiques et moraux qui ont signalé les accès antérieurs. Un ivrogne, comme cela arrive si souvent, qui a été dominé, par exemple, par des soupçons de jalousie et qui a voulu tuer sa femme pendant la nuit, se trouve de nouveau tourmenté par les mêmes pensées lorsqu'il recommence à boire ; il peut, d'un jour à l'autre, renouveler les mêmes tentatives, si l'on n'a pas la précaution de le faire enfermer de nouveau dès les premiers symptômes qui présagent l'imminence d'un nouvel accès. Trop souvent, pour avoir méconnu de pareils indices, et pour n'avoir pas voulu suivre les conseils des médecins, de malheureuses femmes deviennent les victimes de la fureur alcoolique de leurs maris, qui avaient déjà failli les tuer une première fois et qui réussissent à accomplir cet homicide, sous l'influence d'un nouveau paroxysme.

5° *Maniaques.*

Pour les aliénés atteints de délire général avec excitation, il ne peut exister aucun doute, dans l'esprit de personne, sur les dangers de tout ordre qu'ils peuvent présenter, ni sur la nécessité de les séquestrer au plus vite dans les asiles. Ce sont les plus désordonnés de tous les aliénés, ceux qui attirent le plus l'attention publique par le désordre et l'irrégularité de leurs actes, par l'incohérence de leurs paroles et par la terreur qu'ils inspirent. Ils représentent le tableau type de la folie, telle que l'imaginent les gens étrangers à l'observation des aliénés ; par conséquent, aucun homme de bons sens ne se refusera à enfermer de pareils malades, qui sont incessamment exposés à des dangers personnels, par leur incurie, par leur audace ou par leur négligence complète des précautions les plus vulgaires, de même qu'ils exposent de la façon la plus évidente la sécurité générale et l'ordre public. Et pourtant, si l'on étudiait de plus près ces malades ; si l'on ne s'arrêtait pas simplement aux apparences ; si l'on pénétrait plus avant dans leur intérieur, on s'apercevrait aisément qu'ils commettent sans doute un grand nombre d'actes nuisibles pour eux-mêmes, ou pour les autres, par suite d'irréflexion et de mouvements irréguliers, mais que, dans beaucoup de cas, quand leurs penchants violents ne sont pas surexcités outre mesure, quand ils n'éprouvent pas le besoin impérieux de frapper ou de briser toutes les résistances, quand ils ne sont pas mus par une agitation intérieure s'élevant jusqu'au degré de la rage et de la fureur, beaucoup de maniaques sont plus doux et plus bienveillants qu'ils ne le paraissent. Ils sont plus portés à parler avec volubilité qu'à agir avec violence. Ils sont, dès lors, plus nuisibles, au point de vue de l'ordre et de la tranquillité publique par leurs vociférations, par leurs chants, par leur loquacité intarissable et par leur tendance à déchirer et à se déshabiller, qu'ils ne sont à redouter, pour la sécurité des autres et pour la leur, au point de vue des actes violents qu'ils accomplissent. Les maniaques, en un mot, sont souvent moins dangereux que certains aliénés atteints d'un délire partiel concentré et dissimulé.

Ceux-ci ont toutes les apparences de la raison, mais ils combinent en silence, avec les ressources infinies d'un esprit encore très actif, mis au service d'un système délirant, tout un plan prémédité qui fait explosion par un acte violent, accompli à un moment donné, dans les conditions les plus favorables à sa réalisation.

Le maniaque frappe aveuglément et sans but, par pur besoin de mouvement désordonné et irrégulier. L'aliéné partiel, au contraire, défiant et sournois, prépare lentement et avec art les machinations les plus infernales et arrive souvent à son but en déjouant toute surveillance avec ingéniosité et persévérance. Les plus dangereux de tous les aliénés sont donc ceux que l'on soupçonne le moins et qui, à première vue, pourraient paraître les plus inoffensifs.

6° *Aliénés atteints de délire partiel. — Délire de persécution.*

Le délire de persécution est une des formes les plus fréquentes des maladies mentales et une de celles qui entraînent le plus souvent à des actes violents. Trop fréquemment, en effet, des aliénés se croyant tourmentés, poursuivis par des ennemis imaginaires, après avoir longtemps subi des tortures de toutes sortes et s'être violemment irrités contre ceux auxquels ils attribuaient, finissent par se livrer à des actes dangereux, soit pour eux-mêmes, soit pour ceux qu'ils accusent de leur faire du mal.

Mais, pour déterminer avec quelque précision le degré de danger que présentent ces aliénés, il faut tenir compte de plusieurs circonstances importantes. La première de ces circonstances, c'est le caractère antérieur du malade. La maladie imprime assurément à tous les aliénés de cette catégorie des caractères communs singulièrement identiques, qui constituent ce que l'on peut appeler la marque de l'état morbide; mais à côté de ces caractères communs à tous les délires de persécution, il existe quelques signes différentiels. Parmi eux figure, au premier rang, *le caractère antérieur du malade.* Il garde, même au sein de la maladie, sa nature spéciale, et il conserve une part d'influence assez grande, surtout au point de vue des actes accomplis. Ainsi par exemple un individu qui, avant de devenir aliéné persécuté, avait un caractère ardent, impétueux, prompt à l'action, disposé à l'irritation et à la colère, conservera ses dispositions natives dans sa folie. Elles agiront puissamment sur sa conduite et détermineront chez lui plus facilement des actes violents que chez un individu d'un naturel doux, patient et habitué à tout supporter sans se plaindre.

Quand on veut juger du danger que peut offrir un aliéné atteint du délire de persécution, il faut donc commencer par se rendre bien compte de la nature antérieure du malade. Le second caractère important à noter, c'est la *personnification du délire*. Il est en effet des persécutés qui passent des années entières dans un état de délire vague et indéterminé. Ils se disent tourmentés de mille manières. Ils éprouvent les sensations anormales les plus douloureuses. Ils se croient en butte à des tortures de tous genres ; mais ils ne peuvent arriver à formuler d'accusation précise contre personne. Ils s'imaginent être les victimes de tout leur entourage ; ils accusent, la plupart du temps, le personnage anonyme ON, mais ils ne peuvent préciser avec netteté, ni les motifs de ces tortures, ni surtout les personnes qui les leur infligent. Ces persécutés peuvent bien changer souvent de domicile, écrire aux autorités pour se plaindre des persécutions auxquelles on les soumet et pour réclamer aide et protection; ils peuvent même s'en prendre accidentellement au premier venu et le rendre responsable de tout le mal qui leur arrive, mais le plus souvent, ils se contentent de dire, en thèse générale, qu'ils sont victimes d'ennemis acharnés à les perdre, et ne peuvent formuler aucune accusation déterminée contre telle ou telle personne en particulier. Or ces persécutés (et ils sont nombreux), qui, même après plusieurs années de maladie, ne peuvent donner un corps à leur délire, sont beaucoup moins dangereux que ceux qui se trouvent précisément dans des conditions inverses. Ceux-ci, partis du même point de départ que les précédents, arrivent plus rapidement à donner une forme bien arrêtée à leur délire. Leur esprit, en quête d'explications pour les douleurs morales et physiques si variées qu'ils éprouvent, finit par découvrir une véritable coordination au milieu de ces craintes vagues et indéterminées. Ils systématisent leur délire; ils le formulent et ils parviennent à préciser avec assez d'exactitude les causes de leurs souffrances, ou les personnes qui les leur imposent. Quelquefois même un seul individu est accusé par eux d'être la cause unique, ou le véritable agent de leurs tortures physiques et morales. Or, lorsque l'aliéné se croit ainsi poursuivi par une seule personne, il se met, le plus souvent à la poursuivre à son tour. Comme le dit très bien Lasègue, de persécuté il devient persécuteur. Dès lors, on doit concevoir les plus grandes craintes pour la personne sur laquelle se sont concentrés son délire et ses préoccupations.

Un autre caractère dont on doit tenir grand compte, pour apprécier le danger que peuvent offrir les aliénés atteints de délire de persécution, c'est l'existence des *hallucinations de l'ouïe*. Ce symptôme, si fréquent à la seconde période de cette forme de maladie mentale, alors que les interprétations délirantes du début se sont transformées en véritables voix qui semblent venir du dehors, a une grande importance au point de vue du passage à l'acte. Ce phénomène donne aux conceptions délirantes des aliénés la vivacité et le caractère incontestable d'une sensation actuelle, et les pousse incessamment à l'action. En présence de voix revêtant le caractère impératif, l'aliéné qui a longtemps hésité, se détermine enfin à agir, et il agit avec d'autant plus d'énergie que les voix ont elles-mêmes plus d'intensité et plus de fréquence.

Enfin, pour apprécier avec justesse le danger que peuvent offrir certains aliénés persécutés, il importe de ne pas se laisser induire en erreur par les apparences de raison que présentent souvent ces malades et par l'extrême dissimulation dont quelques-uns nous donnent fréquemment le spectacle. Il arrive souvent, en effet, que les aliénés persécutés, ne rencontrant autour d'eux que l'incrédulité et le doute, de la part de ceux auxquels ils ont fait part de leurs craintes et de leurs accusations, se décident enfin à se taire et même à nier leurs préoccupations. Ils renferment alors en eux-mêmes tout leur délire ; ils affectent même une tranquillité factice, soit pour détourner les soupçons de tous, quand ils sont en liberté, soit pour obtenir leur sortie, quand ils sont enfermés dans les asiles. En dehors des paroxysmes très intenses qu'ils éprouvent de temps en temps, et pendant lesquels leur délire éclate à tous les yeux, ces malades parviennent donc à tromper ceux qui les entourent sur la réalité de leur délire. Ils sont alors d'autant plus à craindre qu'ils ont été plus longtemps méconnus, et leur rage et leur colère concentrées font explosion avec d'autant plus de violence qu'elles ont été plus longtemps comprimées.

7° *Autres aliénés affectés de délire partiel.*

Les considérations que nous venons de présenter relativement aux aliénés atteints de délire de persécution, variété la plus fréquente du délire partiel, s'appliquent avec la même vérité aux autres malades atteints *d'aliénation partielle, dépressive ou expansive*. On peut en effet diviser, au point de vue du passage à l'acte, tous les aliénés affectés de délire partiel en deux catégories principales. Les uns, dominés par des idées fixes d'une nature quelconque, sont, comme nous l'avons déjà dit tout à l'heure, des rêveurs, qui concentrent toutes leurs idées en eux-mêmes et ne sont guère disposés à les réaliser dans leurs actes. Ces aliénés vivent en quelque sorte d'une vie contemplative. Ils peuvent ainsi conserver pendant de longues années un délire intérieur très compliqué et arriver à un degré de systématisation avancée, sans que ces conceptions délirantes multiples et coordonnées autour de quelques pensées mères, réagissent d'une manière sensible sur leur conduite. Malgré ce délire intérieur, ils continuent souvent à remplir leurs fonctions, ou les devoirs de leur profession. S'ils n'éprouvaient pas fréquemment le besoin de faire des confidences, personne ne se douterait, d'après leur conversation habituelle et surtout d'après leurs actes, qu'ils sont réellement atteints d'aliénation mentale. On rencontre tous les jours dans la société des aliénés de ce genre, qui continuent à circuler librement au milieu des autres hommes, sans donner lieu à aucune plainte et sans qu'aucune action nuisible de leur part puisse motiver leur séquestration.

Mais il en est tout autrement des aliénés partiels de la seconde catégorie. Ceux-là ne peuvent contenir l'explosion de leur délire et le renfermer dans leur for intérieur. Ils éprouvent le besoin impérieux de passer à l'action. Non seulement ils communiquent à tout venant leurs préoccupations délirantes, mais ils accusent ceux qui les entourent; ils les injurient, ils les menacent et ils se portent même envers eux à des actes violents. Tantôt ils croient avoir à se plaindre de ceux avec lesquels ils vivent et veulent alors se prémunir contre les influences fâcheuses exercées sur leur personne;

tantôt, au contraire, profondément convaincus de la vérité des conceptions délirantes qui les dominent, ils veulent les faire partager à tous. Ils se font alors les propagateurs de leurs idées politiques, scientifiques ou religieuses. Non contents d'avoir fait des découvertes, ils désirent les répandre au dehors ; ils veulent faire des prosélytes et opérer des réformes dans la science, dans la religion et dans la société. En résumé, leur délire devient actif et ils cherchent à le communiquer par tous les moyens qui sont à leur disposition. Ils écrivent des lettres et des brochures ; ils font des discours ; ils adressent des réclamations aux autorités ; en un mot, ils se livrent à des actes, tantôt inoffensifs et tantôt dangereux, qui, tôt ou tard, entraînent leur séquestration dans un asile d'aliénés.

Ce qu'il faut surtout prendre en considération, au point de vue du danger que peuvent présenter ces malades, c'est l'existence ou la non-existence de paroxysmes d'excitation, alternant avec de longues périodes de calme et de rémission. La plupart des aliénés atteints de délire partiel offrent en effet des alternances plus ou moins prononcées de paroxysmes et de rémissions ; mais il en est quelques-uns chez lesquels cette variabilité dans la marche de la maladie est extrêmement prononcée. Or, c'est pendant ces paroxysmes, qui surviennent dans le cours des aliénations partielles même les plus chroniques, que se produisent la plupart des actes violents accomplis par ces malades. Il faut une certaine dose d'excitation, ajoutée à l'état habituellement passif des aliénés, pour leur donner la force nécessaire pour passer à l'action. C'est dans ces périodes d'accès ou d'excitation que l'on voit les aliénés atteints de délire partiel commettre des meurtres, des incendies, ou d'autres actes violents qui peuvent les conduire devant les tribunaux. Ceux qui présentent de fréquents paroxysmes, pendant lesquels leur maladie acquiert tout à coup une vivacité inaccoutumée, sont donc les plus dangereux de tous, et ceux pour lesquels la séquestration dans un asile devient la plus nécessaire ; seulement, il ne faut jamais perdre de vue que ces paroxysmes diminuent ordinairement de fréquence et d'intensité à mesure que la maladie devient plus ancienne et avance vers la chronicité.

8° *Aliénés chroniques.*

Ceci nous amène naturellement à dire quelques mots *des aliénés chroniques à délire systématisé, tendant plus ou moins vers la démence.* Ces malades, qui constituent l'immense majorité de la population des asiles, sont, en thèse générale, les moins dangereux de tous les aliénés. Si l'on excepte ceux déjà signalés précédemment, qui conservent pendant les périodes de chronicité le caractère dangereux des périodes aiguës, les aliénés chroniques, envisagés en masse, en dehors des paroxysmes qu'ils peuvent présenter, doivent être considérés comme généralement plus inoffensifs que les autres aliénés. Ils sont tous arrivés, par suite de l'ancienneté de leur maladie, à un délire stéréotypé et ils présentent constamment les mêmes caractères, aussi bien dans leurs discours que dans leurs actes. Ils répètent à tout venant les mêmes idées, absolument dans les mêmes termes, sans modification aucune, et ils sont dans leur conduite aussi uniformes que dans leurs discours. Ils adoptent presque tous un certain lieu, ou une certaine attitude, et ils renouvellent indéfiniment les mêmes actes, comme ils redisent les mêmes paroles. Les uns tournent en cercle, les autres se promènent de long en large dans le même endroit ; ceux-ci parlent seuls presque constamment, ceux-là se livrent à des gestes ou à des mouvements monotones. C'est l'habitude qui joue le principal rôle dans la conduite de ces aliénés. Aussi est-on parvenu aisément, dans les asiles de tous les pays, à les soumettre à la règle, au travail et à la discipline. Ils constituent la matière molle et malléable sur laquelle le système administratif des asiles modernes a pu facilement laisser son empreinte. Une fois soumis à cet ordre général, ils revêtent, à un certain degré, les apparences de la raison ; ils prennent en quelque sorte la livrée de l'aliéné chronique et ne paraissent presque pas malades, si on les envisage à distance, comme on le fait par exemple dans les asiles où le travail agricole est régulièrement organisé, ou bien dans la colonie de Gheel. Quoique leur délire intérieur persiste avec tous les caractères de la chronicité, ces malades peuvent fournir un contingent assez nombreux à la catégorie des aliénés dits inoffensifs. Plusieurs d'entre eux pourraient sans inconvénients être renvoyés dans leurs familles ou employés utilement dans des colonies agricoles. Seulement, en faisant un choix parmi ces malades, les médecins des asiles doivent tenir grand compte de la remarque générale que nous avons faite précédemment ; ils doivent noter avec soin ceux qui éprouvent de temps en temps des paroxysmes d'excitation, pendant lesquels ils récupèrent momentanément la plupart des caractères des périodes aiguës, parce que ces aliénés chroniques peuvent alors redevenir temporairement dangereux.

9° *Aliénés raisonnants.*

Avant de passer aux idiots et aux imbéciles, il nous reste encore à dire quelques mots des aliénés qui présentent, à divers degrés, les caractères de l'état connu sous le nom de folie raisonnante. Ces malades restent la plupart du temps dans la société ; d'autres fois, ils sont conduits devant les tribunaux et condamnés par les lois comme responsables de leurs actes, et ce n'est qu'exceptionnellement qu'ils sont enfermés dans les asiles d'aliénés. Encore parviennent-ils fréquemment à en sortir, soit sur la demande de leurs familles, soit par l'intervention de l'autorité ou de la justice. Sans offrir habituellement un danger absolu au point de vue des actes de meurtre ou de suicide, ils sont pourtant, à d'autres points de vue, essentiellement nuisibles dans la famille et dans la société. Il faut avoir reçu les confidences de ceux avec lesquels ils ont été en rapport pendant de longues années, et qui ont été forcés de vivre avec eux d'une vie intime, pour se faire une juste idée des malheurs de tout ordre que ces malades répandent partout autour d'eux. Il n'est pas d'existence plus misérable que celle qui se trouve rivée à une pareille chaîne et personne n'est plus à plaindre que les maris, les femmes ou les enfants des aliénés raisonnants. La vie, dans ces conditions, constitue une sorte d'enfer anticipé et jamais séparation ne peut être ni plus légitime ni mieux motivée. Il n'est pas d'inventions mensongères, de calomnies infâmes, de dénonciations horribles, d'actes obscènes ou cyniques, de menaces ou d'actes violents de tout genre que ces malades ne soient capables d'accomplir vis-à-vis de ceux qu'ils poursuivent de leur haine ou de leurs sentiments pervers et monstrueux ! Et cela, tout en conservant vis-à-vis du public les apparences de la raison; tout en se faisant passer pour des modèles de vertu et de patience, et tout en déversant sur les personnes qu'ils accusent les sentiments mauvais qui les caractérisent eux-mêmes! Aussi doit-on regarder ces aliénés comme des êtres essentiellement dangereux, qu'il convient d'isoler à tout prix de la société et de la famille, où ils ne peuvent causer que des désordres, des dissensions intestines et des maux incalculables.

10° *Idiots et imbéciles.*

De tous les individus dont l'intelligence troublée ou incomplète expose la société à des dangers, les idiots et les imbéciles sont ceux que l'on laisse le plus souvent en liberté, dans l'état actuel de notre législation et de nos mœurs. Il semble, en effet, que leur inertie, leur absence de spontanéité et de ressources intellectuelles, les rendent incapables de se livrer, avec la suite et la persévérance nécessaires, aux déterminations qui sont indispensables pour arriver à l'accomplissement d'un acte violent. C'est ce qui a lieu, en effet, dans un grand nombre de cas. Pourvu que l'idiot trouve dans sa famille aide et protection, pourvu que l'on veille à la satisfaction de ses besoins les plus urgents et qu'on le préserve contre les actes désordonnés, qui pourraient devenir dangereux, on comprend que, surtout dans les campagnes et dans les endroits où la population est peu agglomérée, on les laisse séjourner dans leurs familles, sans les placer dans les asiles d'aliénés. Cependant, lorsqu'il s'est agi de la mise en vigueur de la loi de 1838, Ferrus a beaucoup insisté, et avec raison, sur les dangers de tout ordre que pouvaient faire courir à eux-mêmes ou à la société, les idiots et les imbéciles, au même titre que les aliénés. Il a fait remarquer que ces êtres dégradés offrent le plus souvent les plus mauvais instincts qui les poussent presque fatalement à l'action, parce qu'ils ne trouvent dans leur intelligence incomplète ou nulle, aucun contre-poids pour les arrêter. Ils sont souvent violents, disposés à frapper, à battre, à mordre, à voler ou à incendier. De plus, non seulement ils sont incités par nature à accomplir ces actes nuisibles ou dangereux, mais alors même qu'ils n'en auraient pas la pensée, ils peuvent servir d'instruments dociles entre les mains de gens plus intelligents qu'eux, qui cherchent à exploiter leur faiblesse dans l'intérêt de leurs passions. En outre, ils sont souvent doués d'instincts érotiques, qui les poussent à accomplir les actes les plus obscènes, même en public ; ils deviennent ainsi des exemples scandaleux pour la morale publique.

D'autres sont d'un aspect hideux et repoussant. Ils vagabondent dans les rues, avec des vêtements déguenillés, ou presque en état de nudité. Ils ne peuvent donc être laissés en liberté, sans troubler, d'une manière évidente, la décence et l'ordre public. Enfin, ils sont exposés à devenir les victimes d'accidents de tous genres et surtout l'objet de la raillerie publique, qui les irrite et provoque quelquefois de leur part des réactions terribles. On a vu fréquemment des idiots, errant dans les rues ou dans les campagnes, sans cesse provoqués par les taquineries des passants, se porter, d'une manière instinctive, à des actes violents. On doit donc reconnaître que beaucoup d'idiots sont dangereux, au point de vue des actes qu'ils peuvent commettre, et le danger de les laisser en liberté est encore singulièrement augmenté par le trouble que leur présence dans les villes ou dans les campagnes apporte à chaque instant à l'ordre et à la tranquillité publique.

Cependant, d'un autre côté, on ne peut pas soutenir que tous les idiots et tous les imbéciles sans exception doivent être enfermés dans les asiles d'aliénés. Leur nombre est trop considérable pour que l'on puisse jamais songer à une mesure aussi générale. Ce serait du reste décharger imprudemment les familles d'un soin qui leur incombe naturellement et d'un devoir qu'elles remplissent souvent avec dévouement, qui est même pour plusieurs d'entre elles un besoin et la satisfaction d'un sentiment infiniment respectable.

Il faut donc arriver à distinguer parmi les idiots et les imbéciles ceux qui offrent le plus de probabilités de danger et ceux qui semblent au contraire devoir rester inoffensifs. Sous ce rapport, deux choses doivent être principalement prises en considération. La première c'est l'examen direct de l'individu lui-même. Il est des idiots généralement inertes, peu disposés aux actes violents, que l'on peut laisser dans leurs familles, à la condition qu'ils y soient suffisamment surveillés et que leurs parents puissent pourvoir à leurs besoins. Il en est d'autres, au contraire, qui, même surveillés, sont d'un caractère tellement violent et ont de si mauvais instincts que l'on doit tout craindre de la part de pareils êtres, incessamment poussés au mal par l'effet de leur mauvaise nature. L'étude clinique des diverses catégories d'imbécillité et d'idiotisme mises en rapport avec les causes qui les ont produites et avec les signes physiques qui les accompagnent le plus habituellement, permettra de faire progresser cette partie de la science, qui est encore aujourd'hui très incomplète. On arrivera ainsi à mieux distinguer pratiquement les idiots et les imbéciles les plus dangereux de ceux qui peuvent rester toute leur vie inoffensifs. Les études entreprises, dans ces dernières années, sur l'hérédité qui existe entre les maladies nerveuses et mentales d'une part, et les diverses espèces d'imbécilité et d'idiotisme d'autre part, nous permettent déjà de poser quelques jalons dans cette voie à peine ouverte, où il convient de s'engager plus résolûment. Les travaux de Morel (1), par exemple, nous ont appris que les enfants idiots ou imbéciles descendant de parents alcooliques, hystériques ou épileptiques, sont ordinairement vicieux et pervers, doués des plus mauvais instincts, disposés au vol, aux actions obscènes et aux actes violents. Ils les accomplissent d'autant plus facilement qu'à côté de ces tendances dépravées coexistent chez eux quelques facultés intellectuelles isolées, qui leur fournissent des ressources, inattendues pour l'accomplissement d'actes exigeant une certaine combinaison. Ceux au contraire chez lesquels l'arrêt de développement de l'intelligence paraît en rapport avec des lésions cérébrales organiques, survenues dans le sein de leur mère, ou dans les premières années après la naissance, sont en général beaucoup plus inoffensifs, parce qu'ils ont moins d'instincts violents et que leur intelligence est plus profondément anéantie.

III. Conclusions.

Après avoir passé en revue les principales catégories des aliénés et avoir indiqué sommairement les principes qui doivent servir de guide aux médecins pour apprécier, avec plus ou moins de probabilité, le danger qu'ils peuvent présenter, il nous reste maintenant à tirer la conclusion de ce trop long discours. Lorsqu'on réflé-

(1) Morel, *Traité des dégénerescences*. Paris, 1857.

chit sérieusement aux dangers de tout ordre que peuvent causer les aliénés; lorsqu'on récapitule, par la pensée, les nombreux accidents qui remplissent à chaque instant les tribunaux, les journaux politiques et les annales de la science, on s'arrête effrayé en présence de si fréquents malheurs, et dominé par une crainte bien légitime, on réclame des lois et des règlements très sévères contre ces malades, pour opposer, à l'avenir, une digue efficace au renouvellement de pareils événements.

Il en est des accidents si fréquents causés par les aliénés laissés en liberté, comme des accidents de chemin de fer et de tous les accidents en général, les incendies ou les épidemies par exemple, qui frappent vivement les populations et attirent, d'une façon éclatante l'attention publique! Tant que l'on est sous le coup de la panique momentanée, on ne trouve jamais les lois assez rigoureuses pour arriver à réprimer un si grand mal. On accuse successivement tous les employés de l'administration de négligence et d'incurie; on fait remonter la responsabilité jusqu'au gouvernement lui-même et l'on demande avec instance de nouveaux règlements et une répression plus efficace. Aucun moyen ne semble assez énergique pour préserver la société contre la reproduction de pareilles catastrophes.

Plus tard, au contraire, lorsque le souvenir de ces affreux malheurs s'est progressivement effacé, lorsque l'on a perdu la vivacité d'impression résultant d'un événement récent, on se demande à quoi peuvent servir tant de règlements compliqués, qui paraissent un obstacle pour la circulation publique et pour la facilité des transactions. On n'est plus frappé que du caractère vexatoire des mesures qui ont été prises, en vue d'accidents possibles sans doute, mais qui paraissent alors presque invraisemblables. S'élevant dès lors avec violence contre l'abus des règlementations inutiles, on réclame de l'administration plus de tolérance dans l'application des lois existantes et plus de facilités pour l'exercice journalier de la circulation publique. Les administrations elle-mêmes se relâchent de l'extrême sévérité des ordres donnés au moment de la terreur générale, et elles montrent plus de laisser-aller dans l'exécution des règlements qui, à une certaine époque, avaient paru plus nécessaires. Mais, dans ces conditions de plus grande latitude laissée à tous, l'opinion publique et les administrations se trouvent tout à coup réveillées de leur quiétude par un coup de foudre, c'est-à-dire par un nouvel accident, qui provoque de nouvelles plaintes et de nouvelles réactions en sens inverse !

Action et réaction, oscillation incessante des idées d'un pôle à l'autre, telle est la loi générale de l'humanité dans toutes les questions qui sont de nature à passionner l'opinion. Or c'est là ce qui est arrivé également pour la question des aliénés dangereux. Pendant de longues années, on a vécu sous l'empire de la terreur salutaire qu'inspiraient ces malades. Les médecins, comme la société tout entière, dans la crainte de leur voir commettre les actes les plus violents, demandaient à grands cris la séquestration la plus rigoureuse pour ces malheureux malades. On les aurait volontiers placés dans des prisons pour le reste de leurs jours, et sacrifiés impitoyablement à l'intérêt général, sans admettre qu'on pût songer un seul instant à adoucir leur sort, à leur fournir des moyens d'exercice et de travail en plein air et à leur concéder une certaine dose de liberté qui paraissait complètement incompatible avec leur propre sécurité ou avec la sécurité publique. Peu à peu cependant, la philanthropie moderne, fille de la charité chrétienne, est parvenue à appliquer aux aliénés les principes d'hygiène et d'humanité que l'on avait déjà proclamés comme indispensables pour les prisonniers eux-mêmes. On a ainsi progressivement augmenté, dans toute l'Europe, depuis le commencement de ce siècle, la somme de liberté et de bien-être dont peuvent jouir les aliénés dans les asiles les mieux organisés de tous les pays. Aujourd'hui, on prêche une véritable croisade contre la séquestration en général et contre les asiles fermés eux-mêmes. On réclame comme un droit imprescriptible pour les aliénés et comme un devoir absolu pour la société, la liberté illimitée pour ces pauvres malades, sans s'inquiéter des dangers auxquels exposerait inévitablement une semblable réforme et on perd complètement de vue les accidents de tout ordre que produisent, tous les jours et dans tous les pays, les aliénés que l'on n'a pas assez tôt séquestrés. Tel est le courant d'idées de l'époque actuelle. Il entraîne tous les esprits et nous ne pouvons lui opposer, pour le moment, que des digues impuissantes, tant il est rapide et irrésistible! Mais la loi de la réaction suivant nécessairement l'action, qui gouverne le monde moral comme le monde physique, ramènera tôt ou tard l'opinion publique en sens inverse, et cela d'autant plus rapidement et plus sûrement qu'elle aura été plus vivement entraînée.

Après quelques années passées dans cet aveuglement général, de graves accidents causés par des aliénés, dans des circonstances d'une notoriété exceptionnelle, viendront tout à coup éclairer l'opinion qui s'est laissé égarer. Ils lui ouvriront tellement les yeux qu'elle passera immédiatement d'un extrême à l'autre et voudra presque revenir aux rigueurs excessives de l'ancien temps, qui ne sont pourtant plus de notre époque ! Tâchons donc, Messieurs, de prévenir, à l'avance, ce revirement si brusque et presque inévitable de l'opinion publique. Examinons sérieusement les circonstances dans lesquelles les aliénés sont plus spécialement dangereux, afin de fournir des éléments scientifiques au jugement des médecins et des administrateurs chargés de trancher chaque jour ces questions délicates. Sachons nous tenir à égale distance d'une confiance sans bornes et d'une terreur puérile et non raisonnée. Cherchons à apprécier les conditions dans lesquelles les aliénés vraiment dangereux doivent être placés pour éviter d'horribles accidents, mais sachons aussi reconnaître que beaucoup d'aliénés sont plus inoffensifs qu'on ne le croit généralement. Acceptons, pour ces catégories de malades, très probablement inoffensifs, des conditions plus douces d'existence, qui assureront leur bien-être et permettront un mode plus convenable d'assistance, sans compromettre, d'une manière notable, les garanties de sécurité que la société est en droit d'exiger. Cessons de proclamer, d'une manière absolue, le principe général que tous les aliénés sont nécessairement dangereux et qu'ils doivent être tous soumis indistinctement, sans acception des formes ou des périodes de leur affection, au même degré de séquestration. Profitons de l'expérience acquise, sur une grande échelle dans tous les établissements de l'Europe, où l'on augmente successivement la somme de liberté accordée à ces malades, sans avoir à le regretter au point de vue de leur sécurité ni de celle de la société ; profitons aussi de l'expérience spéciale, faite d'une manière si surprenante dans la colonie de Gheel et en général dans toutes les colonies agricoles où l'on recueille des aliénés.

Tenons-nous, en un mot, également éloignés des deux opinions extrêmes, qui sont l'une et l'autre exagérées, c'est-à-dire de la séquestration appliquée à tous les aliénés sans exception et de la liberté de circulation laissée indistinctement à tous ces malades.

Ici, comme en toute chose, la vérité est entre les extrêmes, et nous devons nous garder de toutes les exagérations. Etudions donc cliniquement, sur les aliénés eux-mêmes, les formes et les périodes des maladies mentales, qui permettent de prévoir, avec quelque probabilité, le degré de danger que peuvent présenter ces malades et par cette étude consciencieuse, nous fournirons des éléments pour la solution de l'une des questions pratiques les plus délicates que l'on puisse aborder dans notre spécialité.

VIII

DES ASILES SPÉCIAUX POUR LES ALIÉNÉS DITS CRIMINELS (1)

— 1868 —

Dans un premier discours, nous avons envisagé la question des aliénés dangereux au point de vue de la loi et de l'assistance publique, ainsi qu'au point de vue de l'observation clinique. Je me propose aujourd'hui d'examiner un autre aspect du sujet, qui sans être lié au précédent d'une manière indissoluble, s'y rattache néanmoins par des liens assez nombreux pour qu'il soit difficile de les séparer. Je veux parler de la création *d'asiles spéciaux pour les aliénés dits criminels*, c'est-à-dire pour les aliénés dangereux traduits devant les tribunaux, ou ayant subi une condamnation judiciaire.

Ces asiles spéciaux existent déjà en Angleterre et plusieurs médecins distingués proposent d'en fonder de semblables en France. Pour ma part, cette fondation ne me paraît justifiée, ni au point de vue de l'intérêt social, ni au point de vue des aliénés eux-mêmes. Je vous demande donc la permission de vous exposer les motifs de mon opposition. Je diviserai ce discours en trois parties. Dans la première, je ferai l'historique rapide de la question. Dans la seconde, je mentionnerai les points principaux de la législation anglaise sur ce sujet. Dans la troisième enfin, je discuterai les motifs mis en avant par les partisans de ces asiles spéciaux et je chercherai à démontrer l'inutilité de leur création.

I. Historique.

Dans les trois royaumes unis de la Grande-Bretagne et de l'Irlande, il faut remonter jusqu'au commencement de ce siècle pour trouver l'origine des vœux exprimés en faveur de cette fondation

(1) Discours prononcé dans la séance du 16 novembre 1868 de la Société médico-psychologique.

spéciale. En 1800, à la suite d'un meurtre célèbre accompli par un aliéné, les pouvoirs publics se préoccupèrent sérieusement des dangers que faisaient courir à la société les aliénés criminels, et plusieurs actes législatifs furent adoptés, dès cette époque, relativement aux aliénés de cette catégorie. Depuis lors, de nombreux articles furent ajoutés successivement à cette législation. Beaucoup de médecins, des directeurs d'asiles et de prisons et des membres des commissions législatives du parlement exprimèrent, à divers intervalles, des vœux très explicites en faveur de cette nouvelle institution, et ces vœux arrivèrent peu à peu à se réaliser dans les lois et dans les faits.

Depuis longtemps déjà, il existait à l'asile de Bedlam à Londres, une section spéciale destinée à recevoir les aliénés criminels. Des divisions du même genre se rencontraient aussi dans quelques autres asiles de la Grande-Bretagne et surtout dans les prisons. Mais c'est en Irlande que l'idée d'un asile réellement distinct pour les aliénés criminels a été réalisée pour la première fois.

Dès l'année 1843, les autorités irlandaises émirent le vœu de voir fonder un asile spécial pour les aliénés criminels et cette création fut décidée près de Dublin. Cet asile fut, en effet, construit à Dundrum dans les années suivantes et ouvert en 1850. Il a fonctionné depuis cette époque d'une manière régulière. Après quatorze ans d'existence, dans leur rapport en 1864, les commissaires irlandais, revenant sur l'historique de cette institution et sur son fonctionnement, en font le plus grand éloge et se félicitent des services qu'elle a rendus.

En Ecosse, on n'a pas créé d'asile spécial. On s'est borné à placer un certain nombre d'aliénés dits criminels dans une section particulière de la prison de Perth. Les commissaires écossais, dans leur rapport de 1857, donnent à cet égard des explications détaillées et exposent les motifs pour lesquels ils ne sont pas partisans de la création d'asiles spéciaux pour les aliénés criminels.

En Angleterre, dès 1884, c'est-à-dire dès leur premier rapport général, les *commissioners in lunacy* ont demandé la création d'asiles spéciaux pour les aliénés criminels, et ils ont émis, depuis lors, la même opinion dans tous leurs rapports successifs. Ces vœux, exprimés par les commissaires, ont eu pour résultat de faire prendre successivement des mesures législatives variées, qui figurent dans les actes parus depuis 1845 jusqu'à ce jour, et qui sont confirmatives ou rectificatives les unes des autres. Tous les ans, les commissaires (surtout dans leur 8e rapport) ont insisté sur les mêmes arguments qui, à leurs yeux, militaient en faveur de la création d'asiles spéciaux pour les aliénés criminels, et à force de répéter ces motifs, ils ont fini par décider les pouvoirs publics à voter la fondation d'un asile spécial, qui a été construit à Broadmoor. La division des femmes de cet asile a été ouverte en 1863, et une grande partie de la division des hommes en 1864. Dans leur rapport de 1865, les commissaires donnent des détails sur l'organisation intérieure de cet asile. Ils constatent qu'en décembre 1864, il renfermait 309 malades, dont 213 hommes et 94 femmes. Ils se félicitent de cette création, tout en déplorant que l'installation n'en soit pas encore complète, et ils indiquent les principes qui, dans leur opinion, doivent servir de base aux admissions dans cet asile.

En France, Georget est le premier qui, en 1828, ait exprimé le désir de voir créer des sections spéciales pour les aliénés ayant subi une condamnation judiciaire.

Brierre de Boismont (1) a émis le même vœu, en s'appuyant sur des considérations que nous allons développer tout à l'heure et sur l'exemple de l'Angleterre, dont il a cité les lois et les tentatives partielles de réalisation en faveur de cette institution.

En 1863, Legrand du Saulle a soutenu la même opinion, dans notre Société, à l'occasion de la discussion sur la responsabilité partielle. Parchappe (2) a aussi examiné cette question. Il a admis la création d'un asile spécial, ou bien de sections distinctes dans certains asiles ou dans les prisons, pour les aliénés criminels, et il paraît, en définitive, s'être prononcé pour cette dernière solution, d'annexer un quartier d'aliénés à quelques maisons centrales.

En France, on ne peut citer, comme réalisation de cette idée, que le quartier de sûreté de Bicêtre, construit sur le modèle de certaines prisons cellulaires américaines. Ce quartier de sûreté présente de grands inconvénients pour les aliénés ; il ressemble beaucoup trop à une prison ; il ne s'applique guère qu'à 25 ou à 30 malades,

(1) Brierre de Boismont, *Annales d'hygiène*, 1846.

(2) Parchappe, *Des principes à suivre dans la fondation et la construction des asiles d'aliénés*. Paris, 1851-53.

réunis par le hasard plutôt que par la nécessité d'une plus grande surveillance, et l'on regrette de le trouver cité avec éloges dans l'ouvrage de Parchappe.

Aujourd'hui encore, dans les conseils du gouvernement, on parle de créer de semblables sections, soit dans les asiles d'aliénés, soit dans les maisons centrales ; il est donc utile d'étudier sérieusement cette question.

II. Législation anglaise.

Les lois anglaises, relatives aux aliénés dits criminels, sont très nombreuses. Elles contiennent des dispositions qui se corrigent les unes par les autres et qui donnent lieu ainsi à une grande complication. Cependant, on peut résumer assez brièvement les principes qui ont servi de base à ces divers articles de loi, destinés à réglementer la situation des aliénés criminels et leur placement dans les asiles. En partant de l'idée, adoptée en Angleterre, de créer des asiles spéciaux pour les aliénés ayant commis des actes justiciables des tribunaux, on ne pouvait cependant se décider à y placer tous les aliénés de ce genre, sans exception. Le nombre en eût été trop considérable. Il fallait donc établir des distinctions, soit au point de vue des actes accomplis, soit au point de vue des divers temps de la procédure. Or les lois ont admis d'abord que l'on n'enfermerait dans les asiles spéciaux que les aliénés ayant commis des crimes contre les personnes, ou même en général des crimes monstrueux par eux-mêmes ou par les circonstances qui les avaient accompagnés.

C'était déjà un moyen de diminuer considérablement le nombre des admissions. Mais une distinction plus importante encore ressort clairement de la lecture des divers articles de loi, et sert de base, en Angleterre, au classement des aliénés dits criminels. Sans entrer dans les détails des différents temps de la procédure anglaise, dont l'exposé exigerait des développements trop considérables, nous nous servirons des termes usités en France, quoiqu'ils ne correspondent pas exactement à ceux de la législation anglaise, parce que ces derniers seraient trop compliqués et nuiraient à la clarté de notre exposé.

On peut diviser en trois temps principaux toute procédure criminelle, aussi bien en Angleterre qu'en France et dans les autres pays du monde.

Un individu, arrêté à la suite d'un acte réputé crime ou délit, est d'abord conduit devant un premier magistrat chargé de l'interroger. Que ce magistrat s'appelle commissaire de police, juge de paix, procureur impérial ou juge d'instruction, il représente le premier degré de l'instruction, ou de l'enquête judiciaire. Or il arrive très souvent en Angleterre, comme en France, que ce magistrat, en soumettant l'individu à un premier interrogatoire, s'aperçoit bientôt qu'il est réellement aliéné, ou bien concoit à son égard des soupçons tels qu'il en appelle à un médecin expert pour juger son état mental. Lorsque la folie de l'individu, prévenu d'un crime ou d'un délit, est ainsi constatée, dès les premiers temps de la procédure, alors qu'aucune mesure judiciaire n'a encore été prise contre lui, les lois anglaises, comme les lois françaises, donnent à ce premier magistrat le droit de s'adresser à l'administration pour le faire transférer dans un asile d'aliénés. Or le nombre des aliénés ainsi arrêtés et renvoyés dans les asiles par mesure administrative, à la suite d'une ordonnance de non lieu, est extrêmement considérable, beaucoup plus même qu'on ne l'imagine au premier abord Il constitue une part très grande dans les entrées des asiles d'aliénés. Si donc les lois relatives aux admissions dans les asiles pour les aliénés criminels comprenaient ceux qui appartiennent à cette catégorie, ce ne serait plus un seul asile de ce genre qui serait nécessaire, pour l'Angleterre par exemple, mais plusieurs asiles considérables ; encore ne pourrait-on jamais suffire au nombre des entrées ! Ce n'est donc pas cette catégorie d'aliénés que la loi anglaise a voulu séparer de ceux des autres asiles et placer dans des conditions spéciales. A l'exception de quelques cas exceptionnels, ayant attiré l'attention publique par la grande notoriété de l'acte accompli, ou par la monstruosité des circonstances qui l'ont accompagné, la plus grande partie des malades de cette catégorie sont envoyés dans les asiles d'aliénés ordinaires et ne sont pas dirigés sur les établissements consacrés aux aliénés criminels.

Voilà donc déjà une première catégorie, et une catégorie très considérable, qui doit être exclue des asiles spéciaux pour les aliénés criminels, quoique ces malades aient réellement commis des actes qui les ont fait conduire devant les tribunaux.

Il existe encore une seconde catégorie d'aliénés qui doit subir le même sort que la précédente ; c'est celle des individus reconnus aliénés pendant le cours de l'instruction judiciaire, ou pendant la durée du procès. Or, ces individus, reconnus malades avant d'avoir été condamnés, sont envoyés directement, comme les précédents, dans les asiles ordinaires, sans passer par la prison. N'ayant pas été flétris par la loi, ils ne sont pas considérés comme criminels et peuvent dès lors, sans inconvénients, être mélangés avec les aliénés.

Reste maintenant la dernière catégorie. C'est la plus considérable de toutes et la seule sur laquelle puisse porter le choix pour l'admission dans les asiles d'aliénés criminels. Ces aliénés ont réellement subi une condamnation judiciaire. Ils ont donc été considérés comme coupables et envoyés comme tels dans une prison. Là, plus ou moins longtemps après leur entrée, ils ont été reconnus aliénés. L'aliénation pouvait exister au moment du crime, ce qui est le cas le plus fréquent, ou bien elle s'est manifestée seulement dans la prison, ce qui est beaucoup plus rare qu'on ne l'imagine. Quoi qu'il en soit, ces aliénés, condamnés comme criminels, peuvent seuls être admis dans les asiles spéciaux. Encore faut-il que les actes commis par eux aient été assez violents et assez graves pour qu'il devienne fâcheux de les mélanger avec d'autres malades, n'ayant pas eu les mêmes antécédents.

Par ce résumé rapide des trois catégories principales d'aliénés ayant comparu devant la justice, vous voyez, Messieurs, que les lois anglaises, tout en proclamant la nécessité de placer dans des asiles spéciaux les aliénés dits criminels, ont pourtant singulièrement restreint leur nombre. Elles ont admis que beaucoup de ceux appartenant à la 1re, à la 2e et quelquefois même à la 3e catégorie que nous venons d'indiquer, devaient être placés dans les asiles ordinaires et non dans les asiles spéciaux pour les criminels.

Quels sont donc les motifs qui ont conduit les législateurs à demander des asiles distincts pour certains aliénés dits criminels et non pour tous ? C'est là ce qu'il s'agit maintenant d'examiner.

III. Motifs allégués en faveur des asiles spéciaux pour les aliénés dits criminels.

L'idée de créer des asiles spéciaux pour les aliénés criminels paraît au premier abord une véritable monstruosité ! Ces deux mots semblent, en effet, tellement incompatibles qu'on ne peut comprendre comment on a pu jamais songer à les associer !

Dire qu'un individu est aliéné, c'est éloigner de lui toute idée de criminalité.

Le mot d'*aliéné criminel* est donc plus inadmissible et plus cruel encore que celui d'aliéné incurable. Or, de même qu'on s'est élevé avec raison contre le titre d'établissement d'incurables donné autrefois aux asiles consacrés aux aliénés chroniques, de même, à plus forte raison, doit-on repousser le nom d'asiles pour les aliénés criminels, qui perpétue une erreur et des préjugés qui ne sont plus de notre époque ! Cette dénomination est une sorte de protestation permanente contre les progrès accomplis depuis le commencement de ce siècle, qui ont fait considérer les aliénés comme des malades dignes de sympathie et de pitié et qui les ont fait séparer à tout jamais des criminels infracteurs des lois ! Alors même que la chose devrait être conservée, il conviendrait donc de changer le nom ! S'il est utile de créer des asiles pour les aliénés condamnés par la justice, au moins faudrait-il, dès lors qu'on les considère comme des aliénés, leur enlever l'épithète de criminels, qui ne doit jamais s'appliquer à de pauvres malades dépourvus de responsabilité et partant de culpabilité.

Mais laissons de côté le mot et examinons de près la chose en elle-même.

Comment a-t-on pu jamais songer à créer des asiles spéciaux pour les aliénés frappés par la justice ? Ces aliénés, arrêtés comme coupables d'actes qualifiés crimes ou délits par la loi et acquittés comme irresponsables, ou bien d'abord condamnés et plus tard seulement reconnus aliénés, ces aliénés, dis-je, diffèrent-ils, sous un rapport quelconque, de tous ceux qui sont envoyés dans les asiles, sans avoir été préalablement traduits devant la justice ? N'est-ce pas par suite d'un simple hasard que les uns sont enfermés après un acte commis, tandis que les autres l'ont été auparavant afin de les empêcher d'en commettre ? N'est-ce pas là le résultat de circonstances toutes fortuites, qui seules décident de l'avenir différent de ces deux catégories d'aliénés ? Cette distinction tout artificielle n'est-elle pas, du reste, plus apparente que réelle ? Ne trouve-t-on pas, en effet, parmi les aliénés dirigés sur les prisons, à la suite d'une condamnation judiciaire, toutes les formes, toutes les variétés et toutes les périodes des maladies mentales ? N'existe-t-il pas, parmi eux, comme parmi les autres aliénés envoyés dans les asiles, des paralytiques, des idiots, des épileptiques, des maniaques, des mélancoliques, des déments, etc. ?

Pour s'en convaincre, il suffit de se demander quels sont les aliénés capables de commettre certains actes réputés criminels, tels que l'homicide, le vol, l'incendie, les actes obscènes, etc., etc., sans parler du vagabondage et d'autres actes moins importants considérés comme des délits ? N'est-il pas évident que tous ces actes peuvent être commis par des aliénés appartenant aux formes les plus diverses des maladies mentales ?

Ils ne diffèrent en rien, excepté par l'acte accompli, de tous les aliénés qui sont enfermés journellement dans les asiles ordinaires. La contre-preuve est, d'ailleurs, bien facile à faire. On n'a, pour cela, qu'à visiter les asiles spéciaux consacrés en Angleterre aux aliénés dits criminels, ou bien à lire les comptes rendus annuels publiés par les médecins qui les dirigent. On se convaincra ainsi, d'une manière indubitable, que ces asiles renferment des aliénés de toutes les catégories, et qui ne diffèrent sous aucun rapport de ceux que l'on rencontre dans les autres asiles. Les directeurs de ces établissements ont eu, du reste, la franchise de l'avouer très catégoriquement dans leurs rapports, et les commissaires anglais eux-mêmes, qui ont cependant poussé, pendant longtemps, à la création de ces asiles spéciaux, n'ont pas craint non plus de faire, à diverses reprises, le même aveu. Les aliénés ayant commis des crimes, tels que meurtres, vols, viols, incendies, etc., sont donc absolument semblables, sous tous les rapports, aux aliénés qui appartiennent à la même variété morbide, mais que le hasard des événements n'a pas poussés à accomplir des actes de ce genre, quoique ceux-ci fussent en quelque sorte commandés par la nature de leur maladie.

Ils sont même quelquefois plus inoffensifs et moins dangereux que beaucoup d'autres malades arrêtés avant d'avoir eu le temps de se livrer à des actes violents, mais qui y sont en réalité très portés, soit par leur caractère normal, soit par la nature spéciale de leur affection.

Quelles sont donc les raisons principales que l'on a fait valoir en faveur de la création de semblables asiles ? Ces raisons sont au nombre de trois :

1° *Motif de sécurité.*

On a d'abord soutenu que les individus condamnés à la suite d'actes dangereux pour la société, alors même qu'ils étaient reconnus aliénés, devaient être séquestrés dans des conditions de sécurité tout à fait spéciales, afin d'éviter le plus possible leur évasion et de protéger la société, d'une façon plus certaine, contre le retour de malheurs analogues à ceux qu'ils avaient déjà causés avant leur condamnation. Sans doute, dit-on, ces individus sont des malades ; comme tels, ils ont droit à tous les soins que nécessite leur affection ; par conséquent, ils ne doivent pas être, comme autrefois, confondus pêle-mêle avec les prisonniers et enfermés dans les prisons, où leur maladie s'aggraverait par le régime cellulaire, ou bien ne recevrait pas les soins nécessaires à leur guérison ; mais, d'un autre côté, ce sont des malades plus dangereux que les autres ; dès lors, on doit prendre à leur égard des précautions spéciales, motivées par les craintes légitimes qu'ils inspirent et les tenir séquestrés dans des asiles offrant plus de garanties contre les évasions que les asiles ordinaires, surtout alors que la tendance progressive de notre époque consiste à donner aux habitants de ces asiles une liberté de plus en plus grande, à les laisser même circuler librement dans de vastes champs en culture, où les évasions deviennent chaque jour plus faciles.

A mesure que les asiles d'aliénés s'éloignent davantage de la prison pour se rapprocher des habitations ordinaires, il devient de plus en plus nécessaire, dit-on, de créer quelques asiles spéciaux, intermédiaires aux asiles d'aliénés et aux prisons, pour y renfermer les malades plus particulièrement redoutables, qui ont subi des condamnations judiciaires, à la suite d'actes vraiment dangereux pour la société.

Telles sont les considérations qui ont conduit beaucoup d'administrateurs et de médecins distingués, en Angleterre comme en France et dans d'autres pays, à demander des sections spéciales dans les asiles d'aliénés ou dans les prisons, ou bien des asiles complètement distincts, pour les aliénés dits criminels.

Ces motifs, considérés d'une manière générale, paraissent au premier abord sérieux et rationnels ; mais, en les examinant de près, à un point de vue essentiellement pratique, on peut, selon nous, les combattre avec avantage, ou du moins en réduire singulièrement la valeur.

Et d'abord, tous les asiles d'aliénés, alors même qu'on augmenterait encore le degré de liberté dont jouissent déjà ces malades, doivent, au moins dans certaines sections, présenter toutes les garanties nécessaires pour préserver contre les évasions les aliénés dangereux pour eux-mêmes et pour la société. Il est impossible, en effet, que tous les asiles ne contiennent pas au moins quelques malades très dangereux, ayant besoin d'une surveillance spéciale et exigeant, à ce point de vue, quelques précautions particulières. Or si ces précautions sont prises dans tous les asiles, pour quelques malades, pourquoi ne les appliquerait-on pas également à ceux qui, ayant été condamnés par les tribunaux, seraient signalés comme plus particulièrement dangereux! Quelle raison aurait-on, pour appliquer aux uns des mesures qu'on n'appliquerait pas aux autres ? N'est-il pas évident que certains aliénés, n'ayant pas été arrêtés ou condamnés, peuvent être aussi dangereux, et même plus dangereux, que ceux qui ont subi par hasard une condamnation judiciaire? On ne doit donc jamais oublier, quand on se place au point de vue de la sécurité, que si des précautions spéciales doivent être réclamées pour les aliénés dangereux, elles ne doivent pas l'être uniquement pour ceux qui ont été condamnés comme criminels. Aliénés dangereux et aliénés criminels ne sont pas deux expressions synonymes, tant s'en faut? Or telle est précisément la confusion à laquelle on se laisse trop souvent entraîner. On soutient que les aliénés ayant commis des actes graves doivent être soumis à une surveillance spéciale, et en cela on a parfaitement raison; mais on a le tort de croire que les aliénés condamnés par les tribunaux pour un de ces actes sont les plus dangereux de tous ! On prend, en un mot, la condamnation préalable comme critérium du danger que peuvent présenter les aliénés ! Beaucoup d'aliénés venant des prisons et envoyés par cela seul dans les quartiers de sûreté des asiles, ou dans les asiles spéciaux en Angleterre, se trouvent ainsi soumis à une surveillance sévère et à un régime cellulaire des plus pénibles, alors qu'ils sont pourtant souvent tranquilles et inoffensifs. D'autres malades au contraire, entrés directement dans les asiles ordinaires, sans avoir passé par les tribunaux, soit parce qu'ils n'avaient pas encore commis d'actes violents, soit parce qu'en ayant commis, ils ont été jugés de suite aliénés, sont infiniment plus dangereux, et exigent beaucoup plus de surveillance qu'un grand nombre de ceux qui viennent des prisons et qui, comme tels, sont soumis à un régime spécial. C'est ce que l'on constate par exemple tous les jours au quartier de sûreté de Bicêtre, lorsqu'on le compare aux autres sections du même hospice ! Quelques malades, enfermés à la sûreté, pour des actes peu importants, tels que des vols ou des délits divers, par exemple des paralytiques à la première période, sont réellement inoffensifs et devraient jouir des bienfaits de la demi-liberté que leur offriraient les autres sections de l'asile. Or, ils se trouvent soumis à une prison cellulaire continue, par suite de leur condamnation préalable, tandis que d'autres malades, entrés directement dans le service des aliénés ordinaires, sont au contraire plus dangereux et plus redoutables qu'eux. Sans doute l'administration laisse aux médecins le droit de faire transférer ces aliénés spécialement dangereux, au quartier de sûreté, lorsqu'ils leur inspirent des inquiétudes sérieuses, au point de vue des violences auxquelles ils pourraient se livrer, comme sous le rapport de l'évasion. D'un autre côté, les aliénés placés au quartier de sûreté peuvent, à leur tour, être momentanément ramenés, par mesure administrative, dans les autres sections de l'asile, par exemple à l'infirmerie, lorsqu'ils ont besoin de soins spéciaux. C'est là assurément une atténuation du mal dans la pratique, mais c'est aussi une infraction grave au principe qui sert de base à la création des quartiers spéciaux pour les aliénés criminels, et partant, une constatation implicite des inconvénients inhérents à ce système, puisqu'on est obligé de corriger, dans l'application, ce que ce principe a de trop rigoureux! Du reste, cette latitude laissée aux médecins ne s'applique qu'à quelques cas exceptionnels, et est rarement mise en pratique. De plus, elle n'est applicable que lorsque la translation des aliénés dits criminels a lieu dans une autre section d'un même asile tout à fait spécial. La distance et les deux directions distinctes rendraient ces échanges de malades extrêmement difficiles, et dans tous les cas très rares, alors même qu'on les admettrait en principe.

D'ailleurs, une chose que l'on ne doit jamais perdre de vue, quand on veut se tenir sur le terrain de la pratique, c'est le nombre réellement très restreint des malades que les partisans de ces asiles spéciaux songent à y placer, et partant le peu d'importance de ce nombre si limité, en comparaison de celui bien autrement considérable des aliénés vraiment dangereux! Le quartier de sûreté de Bicêtre ne contient actuellement que 25 malades environ sur 800 aliénés que renferme cet hospice. L'asile de Broadmoor a 300 malades et il est le seul asile de l'Angleterre. L'asile de Dundrum, pour toute l'Irlande, n'a que 120 aliénés. Il en est de même de la prison de Perth, qui remplit le même rôle pour l'Écosse. En parlant en faveur de la plus grande sécurité offerte par les asiles spéciaux pour les aliénés criminels, on plaide donc, en réalité, pour une très minime partie des aliénés dangereux, et non pour la grande majorité. On croit proposer des mesures spéciales de protection pour les aliénés les plus dangereux, et l'on oublie, ou l'on ignore, que le plus grand nombre des aliénés dangereux, se trouvent soustraits en fait à ce classement arbitraire et qu'ils restent confondus avec les aliénés les plus inoffensifs dans les asiles ordinaires. Or, si ces asiles présentent des garanties suffisantes pour contenir la grande majorité des malades dangereux et pour préserver la société contre leur évasion, pourquoi n'offriraient-ils pas aussi ces mêmes conditions pour le petit nombre des aliénés dits criminels qui ne se distinguent des autres aliénés dangereux que par le fait accidentel de leur condamnation judiciaire et nullement par les caractères fondamentaux de leur maladie?

De plus, c'est une erreur de croire que, dans les asiles spéciaux pour les aliénés criminels, à moins d'en faire de véritables prisons cellulaires, on puisse offrir des garanties réellement plus sérieuses contre les évasions que celles que l'on rencontre dans les sections d'agités de nos asiles. La sécurité résultera-t-elle par exemple du nombre plus considérable des gardiens ? Mais ne peut-on pas établir, dans les asiles ordinaires, des quartiers où le nombre des gardiens serait plus considérable, pour veiller sur les aliénés plus spécialement dangereux, comme les suicides et les homicides ou pour les malades ayant besoin de soins particuliers à divers points de vue ? Parchappe, par exemple, n'a-t-il pas demandé la création, dans tous les asiles, d'un quartier spécial, dit de surveillance continue, comme condition essentielle de son programme ? D'un autre côté, compter, pour la plus grande sécurité, sur la disposition des localités, sur la construction spéciale des cellules, des salles communes ou des cours, sur les portes et fenêtres plus solides et mieux fermées, et sur les murs plus élevés, c'est s'exposer à revenir en arrière, en se rapprochant des anciens asiles ou des prisons, dont tout doit tendre au contraire à nous éloigner. D'ailleurs, dans les limites acceptables sous ce rapport, on peut créer, dans tous les asiles, un quartier offrant ces conditions spéciales de sécurité, dans lequel on placerait, non seulement les aliénés dits criminels, mais tous les aliénés reconnus par le médecin comme les plus dangereux, quel qu'ait été leur mode d'admission dans les asiles. Ce serait là certainement un moyen de classement bien préférable au critérium tout à fait vicieux qui sert aujourd'hui de base unique pour distribuer les malades entrants dans les quartiers de sûreté, ou dans les autres sections du même asile.

Enfin, une dernière considération que nous ne devons pas négliger, c'est que le nombre des évasions effectuées dans ces asiles ou dans ces quartiers spéciaux, est aussi grand et même quelquefois plus considérable que dans les asiles ordinaires. Ceci s'explique, non seulement par la nature des malades que l'on y enferme et qui ressemblent plus ou moins aux prisonniers ordinaires, mais surtout par les conditions plus dures de la détention qui, en l'absence de toute liberté de circulation et de toute distraction, concentre l'activité intellectuelle des malades sur le désir de la liberté et sur les moyens à employer pour sortir d'un lieu où le système cellulaire est appliqué avec une rigueur presque égale à celle des prisons ! Dans les asiles de tous les pays on a fait cette remarque, bien digne de fixer nos méditations et de modifier quelques-uns de nos principes les plus arrêtés, que le nombre des évasions est presque toujours en rapport avec le degré de répression appliqué aux aliénés. Dans une certaine mesure, bien entendu, plus on accorde aux aliénés de liberté compatible avec leur état et moins il y a de tentatives d'évasion. Celles-ci augmentent, au contraire, en raison directe de l'excessive sévérité employée à l'égard de ces malades, sous le rapport des localités comme des règlements. Cela ne veut pas dire assurément que l'on doive donner aux aliénés une liberté absolue, ni les laisser sans surveillance aucune et sans les moyens de protection nécessaires ; mais cela veut dire que ce n'est pas en exagérant la compression et la sévérité des règlements, que l'on diminuera le nombre des évasions, et que l'on offrira à la société les plus sérieuses garanties contre les dangers auxquels l'exposent les aliénés !

2° *Motif moral.*

La seconde raison que l'on a mise en avant en faveur de la création des asiles spéciaux pour les aliénés criminels est une raison toute morale. Aux yeux des partisans de ces asiles ce motif est le plus important de tous! Mélanger, dit-on, avec les aliénés ordinaires, des individns ayant commis les crimes les plus atroces, qui ont attiré sur eux l'attention publique, et qui ont acquis ainsi, dans leur pays, une triste notoriété, c'est blesser profondément les sentiments les plus honorables des familles et des aliénés eux-mêmes, qui, n'ayant pas commis de crimes semblables, peuvent être impressionnés péniblement, et d'une façon souvent nuisible pour leur guérison, par ce contact repoussant avec des individus qui ont soulevé l'indignation publique. Les aliénés, en effet, comme leurs parents, ne peuvent se décider à les considérer comme des malades, à cause de la profonde horreur qu'inspirent les actes auxquels ils se sont livrés ! Tel aliéné par exemple, condamné par les tribunaux, et envoyé plus tard dans un asile, a tué sa femme après l'avoir coupée en morceaux ; tel autre s'est rendu coupable d'un grand nombre d'assassinats, ou d'empoisonnements, qui en ont fait la terreur de toute une contrée et qui ont rendu son nom malheureusement célèbre dans le pays même où se trouve l'asile dans lequel on l'enferme comme malade! N'est-ce pas là, dit-on, une honte infligée à des aliénés honnêtes et à leurs familles, que de les confondre pêle-mêle, dans la même maison, avec de pareils monstres dont le voisinage seul fait frémir d'horreur! N'est-ce pas, en un mot, faire rejaillir sur les autres aliénés et sur leurs familles, la tache de leur condamnation judiciaire, qui n'est pas suffisamment lavée, aux yeux du public, par leur état actuel de maladie mentale?

Telle est, dans toute sa force, l'objection sans cesse renouvelée, en France et en Angleterre, contre le mélange de certains grands criminels devenus aliénés, avec la masse des malades qui n'a jamais eu aucun démêlé avec la justice, et que doit protéger, contre ce contact impur, le droit sacré de la maladie et du malheur!

Mais parler ainsi, n'est-ce pas partager les préjugés du public, les encourager par son approbation et même leur accorder une importance qu'ils n'ont pas? Peu importe, en effet, la notoriété du crime, ou l'horreur des diverses circonstances qui l'ont accompagné. Dès que l'individu, ayant commis une action monstrueuse, ou un crime atroce, est déclaré aliéné, il acquiert, par cela seul, des droits à la pitié et à la sympathie de tous, et la tache ou la honte de sa condamnation judiciaire disparaissent complètement, pour faire place à la compassion et au respect dus à un homme malheureux. Ce sont là des principes qui ont prévalu dans tous les pays depuis quatre-vingts ans, c'est-à-dire depuis la réforme des asiles d'aliénés! Or, les médecins doivent faire tous leurs efforts pour propager ces principes, pour les faire accepter par tous, au lieu de contribuer à perpétuer les préjugés contraires, en leur donnant une sorte d'approbation tacite, par la création d'asiles qui reposent sur ces idées fausses et arriérées.

Favoriser ces préjugés publics, en leur accordant une valeur qu'ils n'ont pas, c'est donc, selon nous, marcher au rebours du progrès! C'est revenir en arrière, à l'époque où l'on ne voulait jamais voir un malade dans un criminel, dont les actions monstrueuses excitaient l'indignation publique, au lieu de provoquer la compassion et une pitié affectueuse.

Bien loin d'entretenir ces préjugés d'un autre âge, les médecins doivent aujourd'hui faire tous leurs efforts pour les combattre, par tous les moyens en leur pouvoir. Or, le meilleur moyen consiste précisément à favoriser l'entrée des aliénés dits criminels dans les asiles consacrés à tous les autres aliénés, où ils recevront les mêmes soins et où ils seront l'objet des mêmes égards que s'ils n'avaient jamais commis aucun acte violent ayant attiré sur eux la vindicte des lois. Dès que l'aliénation mentale est reconnue, toute tache résultant de la condamnation judiciaire est effacée par cela même, pour le malade comme pour sa famille. Il doit donc être considéré comme les autres aliénés et placé avec eux dans les mêmes conditions de localité, sans aucune distinction appréciable. Plus on rendra ce mélange intime et fréquent et plus on contribuera à diminuer la répulsion que peuvent éprouver les autres aliénés, ou leurs familles, pour ces pauvres malades qui sont plus à plaindre qu'à blâmer, puisqu'ils ont été poussés, malgré eux, par la maladie, à des actes horribles qu'eux-mêmes réprouvent le plus souvent et dont ils déplorent la réalisation.

Du reste, en supposant même que cette raison, dont, pour notre part, nous n'admettons pas la valeur, eût quelque importance dans certains cas très exceptionnels, ayant attiré, d'une manière spéciale, l'attention publique, par l'énormité des forfaits ou par l'extrême notoriété dont ils sont devenus l'objet, le nombre des aliénés criminels qui se trouvent dans ces conditions spéciales est tellement minime qu'il ne peut motiver la création d'asiles spéciaux applicables indistinctement à tous ceux qui ont subi une condamnation judiciaire. Si quelques criminels exceptionnels, devenus aliénés, devaient être séparés, à tout prix, des autres aliénés, on pourrait, à la rigueur, comme l'a demandé Parchappe, créer pour eux une section spéciale dans certaines prisons, ou dans des maisons centrales, afin de les isoler des autres prisonniers, sans cependant les placer dans les asiles d'aliénés. Mais on m'accordera que le nombre des aliénés criminels, ayant acquis une si triste célébrité, est extrêmement restreint. Or, ce n'est pas en se basant sur l'existence de ces faits exceptionnels que l'on peut justifier la création d'une institution nouvelle devant s'appliquer à un bien plus grand nombre de malades. Tout le monde reconnaîtra en effet que tous les aliénés condamnés par la justice ne présentent pas ce même inconvénient d'humilier, par leur contact, les autres aliénés et leurs familles. Or, pour ceux-là du moins, c'est-à-dire pour la presque totalité des aliénés dits criminels, la raison tirée de l'excessive notoriété du crime disparaît, et avec elle la nécessité de les séparer des autres aliénés en les plaçant dans des asiles spéciaux !

3° *Motif légal.*

Le troisième motif que l'on a encore fait valoir, en faveur de la création de ces asiles spéciaux pour les aliénés criminels, peut être appelé un *motif légal ;* il ne s'applique qu'à la catégorie des aliénés ayant été réellement condamnés. Lorsqu'un individu a été condamné, il ne peut, dit-on, être soustrait à l'action de la loi, tant que sa peine n'est pas expirée, sans une intervention de l'autorité judiciaire. Le pouvoir administratif n'a pas le droit de faire sortir de prison un individu qui est sous le coup d'une condamnation, pour le placer dans une maison de santé, ou dans un asile d'aliénés. Les lois des divers pays de l'Europe diffèrent sans doute sous le rapport des difficultés plus ou moins grandes apportées à ces translations, mais le principe est partout le même. Tout individu condamné, alors même qu'il devient aliéné, appartient à la prison ; il doit donc rester sous le coup de la loi jusqu'à l'expiration de sa peine, et des obstacles assez nombreux s'opposent partout à son transfèrement dans un asile d'aliénés. C'est là ce qui est arrivé, par exemple, fréquemment en Angleterre. D'un côté, certains directeurs de prison ont refusé de livrer un aliéné criminel, dont la peine n'était pas encore expirée, malgré l'ordre de placement donné par les commissaires des asiles ; d'un autre côté, quelques directeurs d'asiles d'aliénés n'ont pas consenti à admettre, au milieu de leurs malades, un individu qui leur était amené de la prison, avant l'expiration de sa peine, parce que la loi leur imposait pour lui une responsabilité plus grave que pour les autres aliénés. Des difficultés légales, dans le détail desquelles nous ne pouvons entrer ici, s'opposent donc souvent à la translation d'un prisonnier atteint d'aliénation mentale dans les asiles d'aliénés ordinaires. Elles ont été un des principaux motifs qui ont conduit les commissaires anglais à demander la création d'asiles spéciaux, intermédiaires aux asiles ordinaires et aux prisons, où l'on pût placer ces aliénés dits criminels, en laissant néanmoins à la loi toute son action et à la société toutes les garanties exigées pour l'exécution rigoureuse des arrêts de la justice.

Mais il est facile de faire à cette objection deux réponses qui nous paraissent péremptoires. Et d'abord, les difficultés soulevées de temps en temps par quelques magistrats, ou par quelques directeurs de prison, plus préoccupés de leur responsabilité personnelle que du véritable esprit de la loi, sont des difficultés exceptionnelles et en quelque sorte accidentelles. Dans presque tous les pays de l'Europe, et en particulier en France, on passe outre, en général, à ces sophismes et à ces subtilités de légistes. Dès qu'un prisonnier est déclaré aliéné par le médecin d'une prison, le directeur de cet établissement en fait part au pouvoir administratif, ou au pouvoir judiciaire selon les cas, et l'autorité compétente donne l'ordre de transférer ce condamné, devenu fou, dans un asile d'aliénés. Les obstacles, qui surgissent de temps en temps, sont donc plus théoriques que pratiques, et l'on parvient en général à les tourner, même dans l'état actuel de la législation, dans les divers pays de l'Europe. Mais, alors même que, dans quelques pays, la législation actuellement en vigueur opposerait des empêchements sérieux à la translation des criminels devenus aliénés dans les asiles ordinaires, ce ne serait pas, à nos yeux, une raison suffisante pour regarder cette législation comme immuable et pour demander la création d'asiles spéciaux, dans le seul but de satisfaire aux exigences momentanées d'une législation incomplète et vicieuse. Au lieu de rester dans les anciens errements, rien n'est plus facile que de réclamer des modifications à la loi, en rapport avec les progrès de la science et de la philanthropie. Rien n'oblige à favoriser des habitudes ou des préjugés d'une autre époque. Le progrès doit tendre à les modifier, au lieu d'en demander, par de nouvelles créations, la consécration en quelque sorte définitive. S'il est vrai que les lois actuelles constituent un obstacle à la translation des criminels dans les asiles d'aliénés, demandons la réforme de ces lois plutôt que la création d'asiles spéciaux. Si nous voulons des réformes, qu'elles soient au moins dans le sens du progrès et non dans un sens rétrograde. Réclamons la modification des lois, si elles sont défectueuses et contraires aux progrès de la science, mais ne nous appuyons pas sur l'existence de ces lois mauvaises pour demander la fondation d'institutions plus mauvaises encore.

IV. Conclusion.

De la discussion à laquelle nous venons de nous livrer, nous concluons, Messieurs, que la seule chose admissible, à la rigueur, serait la création de petits quartiers d'aliénés annexés à quelques maisons centrales, pour certains malades tout à fait exceptionnels, par leur caractère essentiellement dangereux, ou par l'extrême notoriété des actes qu'ils auraient accomplis, mais qu'il n'y a pas lieu de fonder des sections spéciales dans les asiles, ni à plus forte raison des asiles complètement distincts, pour les aliénés dits criminels.

IX

AFFAIRE JEANSON

ACCUSATION D'INCENDIE ET DE MEURTRE

— 1869 —

I. CONSULTATION MÉDICO-LÉGALE DE M. LE Dr B.-A. MOREL (1)

Jeanson est-il coupable ou est-il aliéné ? en d'autres termes : au moment où il a commis le triple acte de vol, d'incendie et d'homicide, était-il en état de démence ou a-t-il été contraint à ces actes par une force supérieure à sa volonté ? (Code pénal, art. 64.)

A cette question, les experts primitivement nommés, MM. les docteurs Bonnet et Bulard, médecins en chef de l'asile des aliénés de Maréville (2), n'hésitent pas à répondre : *Rien ne nous autorise à dire que Jeanson ait été aliéné avant, pendant ou après l'acte incriminé.*

Les conclusions de ces honorables médecins, pour être précises, catégoriques et affirmatives au dernier chef, sont cependant mitigées par les réserves qui suivent :

« Toutefois, disent-ils, en raison des conditions particulières où l'ont placé et les antécédents héréditaires de ses ascendants et parents, et aussi la fièvre typhoïde que Jeanson a eue à l'âge de huit ans, l'inculpé nous paraît prédisposé à l'aliénation mentale.

« Enfin, ajoutent les experts, ces influences morbides ont certainement contribué à diminuer très notablement chez Jeanson la force de résistance ordinaire et normale aux impulsions passionnelles. »

Ces réserves sont très importantes et nous y reviendrons dans le cours de cette consultation ; mais l'affirmation que Jeanson n'était, aux yeux des experts, aliéné ni avant, ni pendant, ni après l'acte

(1) Lue à la Société de médecine légale, le 10 mai 1869, par le Dr B.-A. Morel. (*Annales d'hygiène*, 1869, 2e série, tome XXXII, p. 153.)
(2) Bonnet et Bulard, *Affaire Jeanson*. Nancy, 1869.

d'homicide, est tellement positive qu'elle a dû peser de tout son poids sur les décisions de la cour et sur la conscience de MM. les jurés.

Les experts soutiennent cette thèse, dans un rapport volumineux, qui est un chef-d'œuvre d'investigations médico-légales. A leur travail très consciencieux vient s'ajouter leur autorité personnelle. Ils sont chefs d'un grand service d'aliénés. Ils ont vu, examiné et observé Jeanson pendant plusieurs mois. Aucune de ses paroles n'a été perdue dans l'intérêt des motifs qui pouvaient confirmer la criminalité de l'acte inculpé et conséquemment la responsabilité de celui qui l'avait commis. Jeanson a été soumis à une surveillance incessante. Un infirmier expérimenté a été spécialement attaché à la personne du prévenu et pouvait rendre un compte exact de ses faits et gestes. La surveillance, on peut le dire sans exagération, a été exercée jour et nuit, et, si l'accusé avait été capable de jouer la simulation, on peut affirmer, sans crainte de se tromper, que sa ruse eût été bientôt déjouée.

I. Examen du rapport des experts de l'asile de Maréville MM. les docteurs Bonnet et Bulard.

Le rapport de MM. les médecins de Maréville, rapport que j'ai profondément médité, est, comme je l'ai déjà dit, une œuvre que je regarde comme des plus consciencieuses. Pendant quatre mois, ils ont examiné, observé Jeanson. Ils l'ont, moyennant leurs investigations quotidiennes, poussé dans ses derniers retranchements. Ils ont fouillé les plis et replis de sa conscience, de manière à ne laisser de refuge ni à la simulation, si elle avait voulu se produire, ni aux motifs que l'accusé aurait pu alléguer, soit pour excuser son crime, soit pour en diminuer la gravité. Si donc les experts ont péché, cela a été, je le dis d'avance et sans critique malveillante, plutôt par excès de zèle que par négligence ou par tiédeur dans l'exercice de leurs fonctions.

Et cependant, que répond l'accusé à la demande, cent fois répétée sous toutes les formes, des motifs qui ont pu le pousser à tuer son ami Jouatte, car les experts veulent absolument trouver des motifs déduits, soit de l'immoralité de l'inculpé, soit d'un sentiment de basse et horrible vengeance ?

Dans vingt interrogatoires successifs, Jeanson a été généralement calme, impassible, indifférent même à la situation, mais il a continuellement nié qu'il existât des rapports immoraux entre lui et Jouatte, ou qu'une vengeance préméditée contre son malheureux camarade ait armé sa main de l'instrument fatal.

Ce calme, cette impassibilité, cette absence de sensibilité et de remords, ces joies insolites qui pendant son séjour à Maréville le portent parfois à chanter à tue-tête des heures entières, enfin, ce contraste perpétuel entre les paroles et les actes de Jeanson et entre les impressions qu'il devrait éprouver sont, il est vrai, des faits qui impressionnent assez les experts pour leur faire dire que Jeanson est un individu étrange, qu'il n'est pas comme les autres hommes sains d'esprit. Cette manière d'agir de l'inculpé fait la même impression à l'individu chargé de sa surveillance et qui, depuis des années, a l'habitude d'observer les faits et gestes des aliénés.

Nous établirons, dans le cours de ces débats, comment ces faits sont considérés, par nous, comme des phénomènes pathologiques qui nous aideront à bien fixer la nature de la maladie nerveuse dont Jeanson est atteint et qui nous permettront de rapporter à sa véritable origine morbide un acte qui ne pourrait susciter assez de réprobation, s'il était le produit d'une volonté libre et réfléchie. Mais analysons d'abord les réponses de Jeanson à propos des mobiles qui ont pu le porter à accomplir un acte homicide aussi épouvantable. Étudions, d'après le propre rapport des experts, la nature des actes de l'inculpé, et cela depuis sa première enfance jusqu'à son entrée à Maréville, et pendant son séjour dans cet asile. Nous pourrons ensuite, tout en faisant la part bien légitime des appréciations de mes honorables confrères, et en nous aidant même de leurs appréciations, arriver à formuler avec plus de sûreté nos propres opinions sur l'état mental de Jeanson, que nous considérons comme ayant accompli un acte inconscient et conséquemment excusable, malgré les horribles circonstances qui ont accompagné sa perpétration.

Aux nombreuses demandes que lui font les experts sur les mobiles qui ont pu le pousser à un pareil acte, aux reproches qu'ils lui adressent sur son insensibilité, son indifférence, son absence de remords, l'accusé répond invariablement :

« Ah ! je ne sais pas ce que j'ai fait. Si j'avais cent existences à donner, je les donnerais pour que la victime ne soit pas morte. Quand j'ai mis le feu à la salle d'étude, j'ai commencé à comprendre la gravité de mon acte, et la pensée m'a saisi que la justice allait s'emparer de moi et que je serais emprisonné. Alors cela m'a exalté... Je n'ai pas voulu laisser derrière moi celui que j'aimais et je lui ai coupé le cou...

« Mais, lui dit-on, il est hideux, horriblement lâche de tuer quelqu'un d'endormi. Le sommeil de votre pauvre camarade aurait dû vous désarmer. Sans donte, je le sais, répond Jeanson ; mais j'ai été emporté par une force que ma volonté n'a pu dominer ; *mon impulsion a été irrésistible.* »

On lui demande s'il n'a pas eu l'idée de secourir son malheureux condisciple à l'agonie. Non, dit-il, *j'étais anéanti...* En effet, dans cet instant fatal, il n'a pas eu une larme à verser. Il n'a pas manifesté la moindre sensibilité. « Sans doute, je n'aurais pas recommencé, ajoute-t-il avec calme, mais je n'ai rien éprouvé. »

Interrogé sur les motifs qui ont pu le déterminer à accomplir un acte semblable, il répond : « Les choses se sont tellement pressées rapidement que je ne suis pas bien sûr des motifs qui m'ont guidé... Je charge peut-être la vérité, mais puisque je n'étais pas fou quand j'ai commis le crime, que maintenant encore on ne peut pas dire que je le sois non plus, il faut bien expliquer les faits et alors je m'arrête aux motifs les plus plausibles. Je leur donne un corps et une réalité qu'ils n'avaient peut-être pas, quand j'ai agi ; car je ne pourrais pas affirmer que l'idée que j'allais être arrêté et que j'allais pour ainsi dire être séparé de Jouatte, soit le vrai motif qui m'ait fait l'assassiner. Cependant ce doit être là le motif le plus plausible, je le répète. Après l'incendie, j'étais tellement obsédé, excédé en remontant au dortoir... Il me semblait que j'étais poursuivi par des fantômes et que, déjà, le fait était connu de tout le monde, et qu'on me poursuivait, que j'allais être pris. Alors j'ai agi et j'ai agi vite... J'ai bien eu un instant l'idée d'éveiller Jouatte, mais j'étais trop *obsédé*, trop pressé et je lui ai appliqué le rasoir sur le cou. »

Faisons remarquer, par avance, qu'il ne vient pas un instant à l'idée de Jeanson de se faire considérer comme aliéné. Il serait même malheureux, dit-il, et comme humilié d'être affligé d'une pareille maladie. Les pauvres êtres en démence qui l'entourent lui causent une certaine pitié ou plutôt comme une espèce de répulsion. Cependant, il ne peut s'empêcher de dire qu'il passait depuis longtemps pour un *original*, un *excentrique*, et nous verrons plus tard comment il faut interpréter cette originalité, cette excentricité, ainsi que tous les actes qui s'y rattachent.

Quant à la lettre qu'il écrit à ses parents, qu'*il traite d'êtres dénaturés et sur lesquels il appelle la malédiction de Dieu et des hommes*, il avoue qu'elle est l'impression des sentiments haineux qui, dans son cœur irrité, surgissaient parfois avec une violence et une impétuosité inouïes, quand il pensait aux mauvais traitements que lui avait valus dans sa famille son caractère obstiné, indomptable, incoercible. Ces haines se réveillaient parfois encore au souvenir des circonstances les plus futiles, tel que le refus que lui faisaient ses parents de lui donner de l'argent pour acheter des instruments de musique, pour voyager ou pour satisfaire tel autre caprice. Enfin, il explique encore les sentiments horribles exprimés dans cette lettre par l'envie qu'il avait que ce factum tombât entre les mains de M. le supérieur afin de se faire chasser du séminaire, dont le séjour lui était devenu odieux. Au reste, cette lettre n'est pas la seule qui dénote chez l'inculpé le trouble des facultés intellectuelles et affectives. Nous en citerons d'autres que la conscience de MM. les jurés saura apprécier comme elles méritent de l'être.

Jusqu'à présent, nous ne voulons pas plaider la folie de Jeanson ; mais les faits que nous venons de citer et les aveux de l'inculpé sur les mobiles de ses actes, commencent à éclairer la situation. Ils soulèvent déjà un coin du voile qui recouvre la personnalité de Jeanson, en tant que l'on ne veuille encore voir en lui qu'un coupable ayant agi avec liberté d'esprit, avec discernement, préméditation, un être endurci, en un mot, et privé de remords. Beaucoup de personnes pourront être de l'avis que Jeanson n'est qu'un criminel, ou bien ne verront chez lui que l'originalité, l'excentricité, la perversité même du caractère. Elles pourront ajouter que les mauvaises dispositions de l'esprit et du cœur que l'on observe chez l'accusé ont été mises en action par de puissants éléments passionnels, tels que l'amitié ardente qu'il porte à son camarade Jouatte et le désespoir anticipé à l'idée de le quitter et de le perdre, mais ces mêmes personnes n'admettront jamais que les passions de Jeanson, si violentes qu'elles puissent être, soient de nature à faire excuser l'acte homicide.

Nous comprenons ces réserves, nous respectons ces scrupules; mais nous ne pouvons nous empêcher de dire d'avance que l'état mental de Jeanson doit être étudié, ainsi que nous le ferons dans la seconde partie de ce travail, jusque dans les conditions maladives de ses ascendants, si l'on veut se faire une idée tant soit peu exacte d'un jeune homme « dont la volonté, au dire même des premiers experts, était fréquemment absente, ou l'esclave de ses sentiments passionnels, qui sont très nombreux : *colère*, *orgueil*, *paresse*, *amour*. »

Pour l'instant, nous nous contentons de poser à tous les hommes de bonne foi et en nous plaçant momentanément en dehors des données de la science médico-légale, la question suivante : si Jeanson avait été doué d'un sens droit, d'une de ces volontés qui grandit et s'épure dans la lutte, aurait-il employé ces moyens détournés pour indiquer qu'il n'avait aucun goût pour l'état ecclésiastique et que le séjour du séminaire lui était devenu intolérable? Mais non! Il préfère se jeter corps et âme dans un désespoir irréfléchi et se laisser aller sur la pente des résolutions les plus atroces, les plus imprévues même, au dire de celui qui les a exécutées, puisqu'il ne cesse de répéter sous mille formules diverses, mais identiques au fond : « qu'il ne sait pas comment ce malheur est arrivé ; que c'est pour lui chose incompréhensible ; que c'est encore pour lui comme un rêve, comme un cauchemar, qu'il a des regrets, mais des remords, point; puisque le remords n'est que le partage des criminels qui ont prémédité leur forfait. »

C'est là, du reste, ce que Jeanson m'a répété à moi-même, lorsque revenant de Munich, au mois de juin 1868, je le vis à l'asile de Maréville dont j'ai été autrefois le médecin en chef. « J'ai des regrets, m'a-t-il dit ; je donnerais cent existences pour que pareil malheur ne soit pas arrivé; mais je n'éprouve aucun de ces remords que doivent éprouver les véritables criminels qui ont la conscience préliminaire d'un acte malfaisant, qui l'ont prémédité, préparé, qui en ont calculé le profit. »

je ne lui en ai pas demandé davantage, n'ayant pas mission de l'examiner; mais j'en ai vu assez pour me convaincre que, quoique privé de remords, Jeanson n'était pas absolument dépourvu de sensibilité. Mais il est difficile de mettre en mouvement chez lui la fibre émotive; il voudrait pleurer et ne trouve aucune larme. Il est atone, indifférent et raisonneur, mais toutefois sans fanfaronnade. Je remarquai aussi qu'il jouissait de la faculté de raisonner et de réfléchir, en ce sens qu'il pouvait discuter l'acte affreux pour lequel il est incriminé, en examiner la portée et se faire une idée approximative assez juste de la *folie en général* et de la folie raisonnante en particulier. « De ce que je ne paraisse pas aliéné, dit-il aux experts qui l'interrogent, ce n'est pas une raison pour que je ne le sois pas..... Voyez autour de nous : pas un ne dira qu'il est fou et cependant ils le sont tous. Et puis il y a plusieurs sortes de folie, *la folie qui dure et celle qui a des intervalles et des intermittences.* »

Mais si, de ce que Jeanson discute, raisonne; si, de ce qu'il fait des appréciations aussi justes que lucides sur les phénomènes intimes de la conscience, on voulait arguer qu'il n'a jamais été aliéné, ni avant ni pendant la perpétration du meurtre commis par lui, on se tromperait étrangement en principe. Et à ce propos, je crois utile, dans l'intérêt de l'humanité souffrante et abstraction faite, pour un instant, de la personnalité de Jeanson, de signaler une erreur très préjudiciable qui existe à propos de ces aliénés qui, placés en face de la justice, sur le banc des accusés, étonnent par leur maintien et par la lucidité de leurs réponses, quand ils ne révoltent pas leurs juges par l'absence de leurs remords.

On a cru à tort, et c'est encore une opinion partagée par beaucoup de personnes, que l'aliéné était un être inconscient, incapable de jugement, de raisonnement, de réflexion, et, de plus, aussi ridicule, aussi excentrique dans son maintien extérieur, qu'il était parfois cruel et même atroce dans ses actes. Sans doute, beaucoup de ces êtres déchus se trouvent dans cette double situation, et le public se trompe rarement en les regardant comme des insensés. Mais beaucoup d'autres aussi raisonnent, réfléchissent : *Ratiocinantur ut cæteri sanæ mentis homines*, a dit un ancien médecin légiste du XVIe siècle (Paul Zacchias), et cela à une époque où beaucoup d'aliénés passaient pour des sorciers, des maléficiers et des possédés. Le même médecin ajoute : « Il en est qui ont la conscience de leurs actes et la mémoire exacte des choses : *Sunt qui exquisita rerum memoria pollent.* »

L'accusé que nous avons sous les yeux n'a certainement jamais lu P. Zacchias; mais, en se repliant sur lui-même, il dit comme ce médecin : il y a plusieurs sortes de folie, la folie qui dure et celle qui a des intervalles, des intermittences : *Sunt quorum morbus per circuitus rediit*; *habent dilucida intervalla* (1).

Mais n'anticipons pas sur les conclusions à porter à propos d'un état mental qui n'est pas une monstruosité isolée dans l'étude des maladies de l'esprit, ainsi que nous en fournirons la preuve péremptoire dans le cours de cette étude médico-légale. Voyons, au contraire, à accumuler toutes les preuves destinées à faire comprendre la nature de cet acte homicide, qui serait en réalité quelque chose d'insolite, d'épouvantable, de profondément triste et humiliant pour la dignité humaine, si on ne l'examinait qu'au point de vue absolu de la perversité du cœur de l'homme, sans pouvoir le dégager de l'influence fatale exercée par l'état de souffrance et de maladie du système nerveux.

Interrogé à nouveau, par MM. les médecins de Maréville, sur les motifs qui l'ont déterminé à commettre un pareil acte, sur les sensations qu'il a dû éprouver, sur les remords qui ont dû être la conséquence de ce crime, Jeanson répond invariablement avec un calme une quiétude et avec des interprétations que l'on chercherait en vain chez les véritables criminels ou chez ceux qui auraient commis un pareil acte sous l'influence d'une vengeance à exercer. Il dit :

« Je me suis laissé arrêter sans opposition et la journée s'est passée pour moi comme un rêve..... Mon crime me paraissait comme tel et j'ai pleuré en prison quand j'ai reçu la visite de ces messieurs du séminaire. J'ai eu du repentir, mais du remords point. Mon crime est plus que de l'égarement, c'est de la férocité; je n'y comprends rien. J'aimais Jouatte, c'est vrai ; mais il y a tant de jeunes gens qui en aiment d'autres plus que j'aimais celui-là et qui ne se sont cependant pas rendus coupables d'un pareil crime. » On lui demande : Ce crime vous est-il indifférent ? Vous ne ressentez donc plus rien ?

(1) P. Zacchias, *Quæstiones medico-legales*, 1642.

« J'y pense très peu, répondit-il. Il me semble que j'aie rêvé il y a quatre ou cinq jours et je ne me représente pas ma position. A mesure que l'on me fait raconter le crime, il me semble que *je rapporte un rêve ou quelque chose que je viens de lire.* »

D. Qu'est-ce que cette affection que vous aviez pour Jouatte? *R.* Je l'aimais beaucoup. — *D.* Etait-ce de l'amitié ou de l'amour? *R.* C'était de l'amour, mais non pas comme vous le comprenez, c'est-à-dire quelque chose de matériel. Mon âme était tout à lui... Je l'aimais *primo* pour l'échange de nos deux cœurs..... *secundo*, pour pouvoir, étant unis par une affection réciproque, nous perfectionner tous les deux, en nous racontant mutuellement chacun ce que l'on disait de nous pour en tirer profit et pour nous corriger; *tertio*, pour nous aider dans nos études, en faisant chacun pour l'autre les devoirs que l'autre ne savait pas faire ou n'avait pas eu le temps de faire; *quarto*, enfin, pour pouvoir confier l'un à l'autre nos pensées, nos chagrins, aussi bien que nos joies.

Il proteste et protestera toujours, disent les experts, contre toute autre interprétation d'un fait que l'on observe avec des nuances plus ou moins accentuées dans les maisons d'éducation de l'un et de l'autre sexe; sans doute, ces sortes d'attachements ne sont pas sans danger, en ce sens que l'amitié platonique, si pure qu'on veuille la supposer en principe, peut parfaitement tourner à un réalisme matériel et sensuel. Mais nous ne pensons pas que tel ait été le cas de Jeanson, qui, au moment de la perpétration de l'acte incriminé, nous paraît avoir été dans toute l'exaltation d'un amour platonique, sans préjudice du dépit que lui cause l'indifférence de Jouatte. Nous ne croyons pas davantage qu'il ait eu aucune relation immorale avec un autre jeune élève actuellement sorti du petit séminaire, et dont la lettre se trouve au dossier de l'accusé : « Si j'ai tué Jouatte, répond-il encore à une nouvelle demande faite dans le sens de la recherche d'un mobile à l'homicide qu'il a commis, c'est que je ne voulais pas laisser un être cher après moi. Quant à vos suppositions, finit-il par dire avec une certaine énergie aux experts, elles sont fausses. Il est inutile d'insister; j'ai déjà donné plus de mobiles à ma conduite dans cette affaire qu'il n'y en a réellement. »

Mais, ces moments de réaction énergique sont de courte durée. Quand il a fait une réponse de ce genre, Jeanson retombe bientôt dans son état de quiétude, d'indifférence, d'*insensibilité*, pour me servir de l'expression favorite des experts. Mais à propos de son insensibilité, Jeanson fait une réflexion très juste : « Si j'avais été insensible, 1° je n'aurais pas aimé; 2° je n'aurais pas commis le crime..... Ah ! maintenant j'ai bien des motifs d'être insensible..... tout m'est égal..... je me laisse faire. »

Les faits et gestes de Jeanson, dans les commencements au moins de son séjour à Maréville (car plus tard la situation changera), les faits et gestes de Jeanson, dis-je, sont d'ailleurs en rapport, d'après l'observation des experts, avec ce calme, cette quiétude extraordinaires dans une pareille circonstance. L'inculpé dort bien ; ses fonctions physiologiques s'exercent d'une manière normale. On le trouve calme, dans une attitude normale, n'offrant rien d'étrange. Il est à une table, lisant un livre de prières. Son maintien est correct. Il a dans tout l'air général quelque chose qui respire l'absence de préoccupation. Et cependant il avoue que ce qu'il a fait est horrible..... il le sent maintenant et il est préparé à tout. Son corps est entre les mains des hommes et son âme est à Dieu. — On lui demande : Vous êtes-vous quelquefois dit que vous avez plongé toute une famille dans la douleur et que la vôtre peut, par votre fait, être couverte de honte! » — « Si j'avais pensé à cela, ajoute-t-il (avec une justesse d'appréciation que je ne puis assez faire ressortir), si j'avais pensé à cela, *je n'aurais pas fait ce que j'ai fait ; mais je n'y ai pas pensé.* »

Ainsi en est-il de ces aliénés qui ont cédé au mouvement impulsif irrésistible, qui est la caractéristique de leur état mental. *Je ne sais ce que j'ai fait, comment je l'ai fait. Que l'on fasse de moi ce que l'on voudra ; j'étais poussé, je suis bien malheureux ; un moment avant je n'avais pas l'idée de ce que j'ai fait.* Telles sont les réponses invariables (non pas des délirants par persécution, qui préméditent un meurtre, qui l'exécutent en connaissance de cause et choisissent leur victime), mais des aliénés instinctifs qui, comme Jeanson, discutent, raisonnent et se présentent à nous avec une lucidité tellement parfaite et une insensibilité tellement grande en apparence, que le vulgaire a bien de la peine à ne pas les regarder comme criminels et à ne pas les ranger dans la classe des assassins endurcis. C'est là sans doute un redoutable mystère, mais devant l'interprétation duquel nous ne reculerons pas dans le cours de ce débat. Nous avons juré de dire la vérité et toute la vérité, et cette recherche de la vérité sera le but de tous nos efforts.

Je signalerai seulement en passant le défaut, l'absence d'insensibilité auxquels les experts reviennent constamment dans leur interrogatoire de Jeanson, et auxquels ils semblent attacher une grande importance dans le sens de la responsabilité de l'inculpé. Mais c'est précisément cette insensibilité qui est, je ne puis assez le répéter, la caractéristique de l'état de certains aliénés. Quand cette insensibilité existe dans la sphère des fonctions physiques, on l'appelle *anesthésie*, absence de douleur. C'est là un phénomène très commun dans les affections du système nerveux. On a vu des aliénés déments, de simples hystériques se mutiler, se brûler, se lacérer de la manière la plus cruelle, sans paraître rien ressentir.

Mais cette absence de la douleur ne se fait pas seulement remarquer dans la sphère matérielle de notre être. On l'observe dans cette autre sphère immatérielle que l'on appelle la *faculté affective*, et qui n'est pas seulement *l'âme raisonnante, mais l'âme aimante, l'âme qui souffre des souffrances des autres* et qui s'assimile avec spontanéité, et cependant avec connaissance de cause, toutes les joies, toutes les douleurs de l'humanité.

Or, chez la plupart des aliénés, cette sensibilité morale est absente. Ils sont frappés, non seulement dans la partie intellectuelle et raisonnante, mais dans la partie affective de leur être. Ils ne sont plus capables de s'assimiler les joies et les douleurs de ceux qui devraient leur être chers; ils les immolent souvent à leur aveugle fureur, et cela sans regrets, sans remords rétrospectifs. Nos asiles sont peuplés de ces êtres insensibles, indifférents, apathiques, qui ont commis les actes les plus atroces, et chez lesquels l'idée de remords n'a jamais pu surgir, malgré qu'ils possèdent le souvenir et la conscience des actes qui leur sont reprochés. Les interroge-t-on sur les motifs de leur insensibilité, sur les mobiles de leurs actes homicides, incendiaires et autres, ils donnent les mêmes raisons que Jeanson ; *ils ne savent pas ce qu'ils ont fait, comment ils l'ont fait ;* ils disent qu'*ils ne savent pas comment ils ont pu commettre de pareils actes ;* d'ailleurs, la justice des hommes est là..... on peut faire d'eux ce que l'on voudra. C'est là ce que me répétait une femme de Maréville qui, alors que j'étais médecin en chef de cet asile, avait été admise comme folle pour avoir noyé ses enfants et s'être jetée à l'eau après les y avoir précipités.

Je vois encore, à plusieurs années de distance, une femme du même asile qui avait tué sa petite fille le jour de sa première communion, pour lui éviter le danger de la damnation. Elle était d'une insensibilité qui révoltait jusqu'aux préposés et employés, accoutumés cependant à observer de pareils faits. *Qu'on fasse de moi ce que l'on voudra*, répétait-elle, *ce qui est fait est fait, je n'y puis rien ; je n'ai pas de remords, j'ai voulu sauver mon enfant.* Cette femme est morte quelque temps après, dans le dernier degré de marasme, sans que le moindre regret ait pénétré dans son cœur, malgré le souvenir parfaitement conservé chez elle de l'acte qu'elle avait commis.

Dans d'autres circonstances, les aliénés savent ce qu'ils ont fait. Ils ont obéi à un ordre direct, comme chez certains hallucinés atteints de délire religieux, ou bien ils ont cédé à des hallucinations ou à des sensations morbides qui les ont poussés à l'homicide. Mais, dans ces cas encore, loin d'avoir aucun remords, ces malheureux se vantent parfois de ce qu'ils ont fait ou tenté de faire et se plaignent souvent de n'avoir pas réussi.

A l'asile de Maréville vivent encore deux individus que j'ai connus dans leur plus tendre enfance et dont j'ai même été le camarade d'études.

L'un d'eux, appartenant à l'une des plus honorables familles de la Meurthe, avait tué sa femme sur l'ordre de Dieu qui lui enjoignait de l'immoler pour lui éviter les dangers de ce monde de perdition. Le salut éternel de sa femme dépendait de ce sacrifice..... Il lutta longtemps contre la volonté divine, il immola sa femme en connaissance de cause et après ce meurtre accompli, il alla communier en action de grâces et alla ensuite se livrer tout satisfait entre les mains de la justice, se glorifiant de ce qu'il avait fait. A la demande que je lui adressais parfois s'il avait du remords, il répondait indigné : « Autant demander à Abraham s'il avait des remords en se disposant à immoler son fils Isaac. »

L'autre aliéné, auquel je fais allusion et sous les desseins homicides duquel j'ai failli périr, avait immolé un jeune garçon de seize ans. Dans son idée délirante, cette mort devait effrayer les ennemis imaginaires qui le persécutaient. Ce délire dure encore aujourd'hui et il suffit de vouloir susciter des remords chez cet homme pour le mettre en fureur.

Jeanson n'a sans doute aucun rapport avec ces deux derniers aliénés, mais il présente comme eux cette insensibilité morale qui est la caractéristique générale des aliénés. Jeanson appartient à une catégorie spéciale de malades d'esprit, et, dans la triste nomenclature historique de ceux qui ont commis des actes similaires, j'en choisirai un qui a les plus grandes analogies avec l'inculpé, par la raison bien simple qu'il appartient à la même variété maladive. Rimbaud, tel est le nom du triste héros d'une tentative d'assassinat commise au petit séminaire d'Aix, en Provence, sur la personne d'un de ses condisciples. Il nous aidera à comprendre la nature des actes instinctifs que peuvent commettre ces malheureux voués, dès leur naissance, aux conséquences fatales d'une hérédité de mauvaise nature.

Dans le séminaire d'Aix, au milieu de la nuit, le 21 juin 1857, l'élève Ch. Depousier recevait, pendant son sommeil, un coup d'épée qui détermina dans la région du cou une blessure étendue et profonde, et au bras gauche une autre blessure ayant, comme la précédente, deux ouvertures. L'auteur de cet attentat, le nommé Rimbaud, âgé de dix-neuf ans, comme Jeanson, avait été se livrer immédiatement entre les mains du commissaire de police, et les réponses qu'il fait à la justice sur les mobiles du crime, sont absolument les mêmes que celles de Jeanson. Comme Jeanson aussi, Rimbaud a été soumis à une surveillance incessante, il a subi de nombreux interrogatoires, mais, ainsi que Jeanson, il n'est jamais sorti des explications qui suivent : « Depuis assez longtemps et notamment depuis plusieurs mois, je sentais se produire dans mon être un changement inouï. La plupart de mes affections anciennes avaient disparu ; d'autres plus nouvelles et particulièrement celle de mon condisciple Depousier avaient acquis un degré de violence que je ne puis comprendre encore aujourd'hui. Cet élève était devenu pour moi le monde entier ; je lui aurais avec joie tout sacrifié ; je lui aurais donné ma vie ; je ne sollicitais qu'un peu d'affection de sa part ; je n'exigeais pas autre chose ; je ne désirais rien de plus. Mes sentiments à son égard étaient très exaltés, mais toujours purs ; ils n'ont pas cessé ensuite un seul jour de l'être. Quel mobile m'a poussé à tuer celui que j'adorais plus que moi-même? Je ne puis au juste vous l'expliquer parce que je ne puis moi-même le comprendre entièrement. Toutefois, voici les principales idées qui occupaient mon esprit dans la journée même de l'événement. Mes classes touchant à leur fin (le temps n'avait guère duré pour moi, tant à mes yeux l'avenir avait de réalité et se confondait avec le présent), mes classes touchant à leur fin, je ne pourrai plus le voir, me dis-je, je ne pourrai plus lui donner les marques de mon affection, tandis que d'autres pourront l'aimer et le lui dire. Eh bien ! en le tuant, personne ne l'aimera. Le refus de Depousier de correspondre à mes vœux n'a été qu'une cause accidentelle qui, tout en faisant naître en moi du dépit, n'a pas été la seule cause déterminante de ma résolution. L'idée d'une vengeance à exercer sur lui n'a pas occupé un seul instant mon esprit. »

Rimbaud, disent les experts (1), est revenu à plusieurs reprises sur cette affirmation et dans toutes les conversations qu'il a eues avec nous, il a protesté de la pureté de son affection. Dans cette circonstance son accent, sa physionomie ont toujours pris le caractère d'énergique sincérité que la vérité seule peut avoir. C'est ainsi que parlent les aliénés quand ils racontent sérieusement les conceptions, même les plus extravagantes et qu'ils en garantissent la parfaite exactitude.

Il rejette bien loin de lui l'accusation d'immoralité; c'était de l'amitié, de l'amour si vous voulez, ne cesse-t-il de répondre, mais ce n'était pas ce que vous pensez. En effet, dit le docteur Aubanel en faisant allusion à Rimbaud, « un amour immoral de cette nature s'exerçant pour ainsi dire sans retenue, au su même de quelques personnes de la maison, ne s'observe guère que dans les bagnes ou les prisons ou chez des individus d'une grande perversité. C'est alors une passion brutale qui se manifeste sans exaltation, sans

(1) Aubanel, médecin en chef de l'asile des aliénés de Marseille, *Annales médico-psychologiques*, janvier 1859. — René, professeur de médecine légale à la Faculté de Montpellier, Bouisson, professeur de clinique chirurgicale à la même ville, Cavalier, médecin en chef de l'asile des aliénés de Montpellier, *Médecine légale des aliénés ; Tentative grave d'homicide avec préméditation ; Rapport médico-légal sur l'état mental de l'accusé ;* Montpellier, 1859.

élévation de la pensée ». L'inculpé Rimbaud, au contraire, parle à d'autres élèves de sa passion; il en parle en termes exaltés; il en fait même la confidence à son supérieur.

« J'ai bien pu, dit Jeanson, quand on m'a pressé, poussé, questionné pour savoir quel avait été le mobile, la cause qui m'avait fait agir, j'ai bien pu indiquer le motif de ne pas laisser derrière moi Jouatte, que j'aimais. Je ne suis pas sûr que ce soit là le vrai motif, mais en y réfléchissant bien et devant les interrogatoires que l'on m'a fait subir, il m'a semblé que c'était le motif le plus plausible, *mais de la vengeance*, il n'y en avait pas l'ombre; je n'avais aucun motif de lui en vouloir. » Et, comme la première fois que nous lui avons parlé de ce sentiment, ajoutent MM. les docteurs Bonnet et Bulard, il s'en est défendu de manière à nous convaincre : « *La vengeance*, dit-il, *elle m'a guidé quand j'ai mis le feu, mais non contre Jouatte.* »

Nous avons fait ressortir l'importance que les experts de Jeanson attachent à l'insensibilité, à l'indifférence du prévenu, à l'absence chez lui de remords. Voyons à ce propos ce que disent les experts de Rimbaud.

On lui demande comment il se trouvait la veille du crime. Il était parfaitement calme, parfaitement tranquille, répondit-il. Jeanson aussi n'a jamais si bien dormi que la veille de son acte homicide. Descendu une première fois à minuit, pour accomplir son *plan infernal*, comme il l'appelle, il a été effrayé par un violent coup de tonnerre et il est remonté se coucher. Il s'est endormi profondément, jusqu'à deux heures du matin, et il s'est réveillé en disant : « Tiens, voilà le paresseux qui dort encore. » « Au moment de la réalisation de mon crime, dit Rimbaud, j'étais dans un trouble inexprimable. Je ne savais ce que je faisais et je ne me rappelle pas la sensation que j'ai dû éprouver quand j'ai donné le coup meurtrier..... *Mais la pensée d'un remords après le meurtre ne m'est pas seulement venue*. Le jour même que j'ai pris la fatale détermination que vous savez, je ne songeais plus qu'au moyen de la réaliser. Mais encore une fois, ce n'est pas par vengeance que j'ai cherché à tuer mon ami Depousier. » Et les experts ajoutent : « Rimbaud n'a jamais, même au milieu d'une rémission assez longue, jugé sainement. »

Quelle frappante analogie avec l'état mental de Jeanson après le meurtre qu'il a commis ! Et que l'on ne pense pas que cette analogie soit l'effet du hasard. Non, il ne peut y avoir de hasard dans ces dispositions qui sont la conséquence forcée d'une même situation maladive. Rimbaud et Jeanson ne se sont jamais connus ; ils sont frères par le lien pathologique qui les unit. Ils ont les mêmes tendances, le même langage ; ils ont la même absence de remords, la même insensibilité et cela en dehors de tout esprit de fanfaronnade, anisi que cela se voit parfois chez les criminels endurcis. Dans l'un et l'autre cas, les experts constatent les mêmes phénomènes maladifs, les mêmes symptômes précurseurs, avec cette nuance toutefois que chez Jeanson l'idée de sacrifier Jouatte ne lui est guère venue qu'après avoir mis le feu.

« Le feu m'a grisé, dit-il. La flamme qui m'attirait me poussait d'y jeter des aliments pour l'entretenir. Je me sauvais par-dessus les tables, je courais fouiller dans les pupitres, j'étais d'une agilité extraordinaire. Ce n'est que quand je n'ai plus pu y tenir, à cause de la fumée et que je me suis senti perdu, ce n'est qu'à ce moment que l'idée de Jouatte, que j'aimais et qui ne m'aimait pas, m'est venue, en même temps que la pensée de lui donner la mort. Alors j'ai pris mon rasoir dans mon pupitre, avec l'intention de lui donner la mort. Je n'ai pas mis une minute à franchir les escaliers, tant j'allais vite. »

Comment est-il possible, ajouterons-nous de notre côté, lorsqu'à travers les flammes de l'incendie on voit se dérouler le drame sanglant de la mort de l'infortuné Jouatte, comment est-il possible de supposer que l'inculpé ait eu le temps de préméditer son crime, à l'instar des criminels de profession ? Il a agi, et nous en fournirons de nouvelles preuves dans le cours de cette expertise, il a agi d'une manière instinctive, c'est-à-dire d'une manière irréfléchie, instantanée, inconsciente.

Tout le monde connaît maintenant, d'après les débats de la Cour de Nancy, la lettre que Jeanson a écrite à ses parents, et qu'il a intentionnellement fait tomber entre les mains de M. le Supérieur, pour se faire chasser du séminaire. Je n'en rapporterai que les principaux fragments, pour les rapprocher d'une lettre étrange de Rimbaud, écrite dans les mêmes intentions :

« Parents dénaturés. Je succombe à ma position, mais j'ai pris mon parti, puisque je suis abandonné de Dieu et des hommes..... Vous m'avez rendu malheureux, mais je vous rendrai malheureux à mon tour. Je le déclare hautement en face du ciel et de la terre..... en face de Dieu, s'il y en a un. Oui, à cause de moi vous vous roulerez par terre de désespoir, vous vous arracherez les cheveux; vous crierez, vous pleurerez, vous vous lamenterez, vous jetterez dans les airs des cris effroyables; mais alors, vous aurez des yeux trop imbéciles pour voir ce qui se passe au monde..... vous m'avez fait mourir à petits feux (cruels, vous deviez me jeter dans un puits à ma naissance ou me laisser dans le néant), mais..... j'écume et je fais du galimatias..... Si je ne réussis pas, j'aurai tout fait pour arriver à mes fins..... Je dirai même comme le poète: *Nihil intentatum reliqui*. Hurlez, fils de Brutus, etc..... »

Viennent ensuite les injures adressées à tous ses professeurs et les sentiments haineux qu'il a voués à des hommes qui l'ont comblé des soins les plus dévoués. Enfin, sa profession de matérialisme est le digne couronnement de cette lettre insensée. « Toutefois, ajoute-t-il, si mon âme survit à mon corps, je ne souhaite qu'une chose, c'est d'être changé en chien enragé, pour rendre à mes bienfaiteurs tout ce que je leur dois..... Après cela, je me jette dans le sein du hasard, le seul fantôme que je connaisse..... *Signé :* Mis. Alc. (1). »

Cette lettre n'est pas la dernière expression de l'étal mental de Jeanson. Nous en citerons d'autres écrites à ses parents et bien plus significatives, comme offrant la caractéristique des profondes altérations intellectuelles qui existent chez les individus appartenant à la catégorie maladive de l'inculpé. Si l'on observe ces individus d'une manière superficielle, ils ne paraissent nullement atteints dans leurs fonctions cérébrales. En effet, ainsi que je l'ai dit plus haut, dans leur conversation, comme dans leurs rapports sociaux habituels, ils parlent, ils raisonnent comme les autres hommes sains d'esprit, *ut cœteri sanæ mentis homines*. Mais quelle différence n'aperçoit-on pas, lorsque les actes de la vie intime de ces mêmes personnages nous sont révélés et que l'on assiste, observateur impassible, à ces aberrations qui se révèlent par des actes, par des

(1) Il se donne le nom de Misanthrope Alceste.

écrits, où l'abaissement des facultés intellectuelles, l'obscurcissement du sens moral se font remarquer de la manière la plus évidente !

La lettre de Jeanson que l'on vient de lire est une de ces manifestations que l'on rencontre fréquemment dans l'existence des aliénés, surtout dans la période préliminaire de la maladie en voie d'évolution, qui n'est pas la période la moins dangereuse pour les actes qu'ils sont incités à commettre. Ils ont alors la fureur d'écrire, de se plaindre, de dénaturer les faits et les choses, de faire des accusations atroces. Leurs lettres sont pleines de réticences. Ils poussent l'esprit de particularisme jusqu'à avoir un style à eux, un choix de mots créés par eux et qu'on ne trouve nulle part ailleurs. Enfin, ils vont jusqu'à dénaturer intentionnellement la véritable orthographe des mots. Pour en donner la preuve, je rapprocherai de la lettre de Jeanson, la lettre écrite par Rimbaud, lettre pareillement destinée à tomber dans les mains du supérieur et à le faire expulser du séminaire. Cette lettre qui est sans date ni adresse a été écrite quelques jours avant l'acte homicide et a été laissée intentionnellement au pied de son alcôve :

« Vous savez où il faut le porter... et au plus tôt...

« Vous devinez pourquoi je vous écris. Vous pouvez donc m'envoyer par le porteur l'arme que je vous ai demandée. Prenez garde qu'elle soit bien acérée, car il est important pour moi de réussir. Je ne crois pas échouer ; j'ai prévu l'endroit où je rencontrerai ce scélérat de papiste. Et je vous assure qu'il aura beau jeu... Ces monstres ! ils me faisaient avaler tout ce que bon leur semblait ! mais je suis libre, j'espère, et je ne croirai que ce que je voudrai (1). Je compte sur votre complaisance. Vous savez le jour, l'heure et l'endroit où vous devez m'attendre, après mon heureux coup.

« Ah ! je vous jure sur mon âme qu'il aura beau jeu, le vaurien de Papiste, le Tyran.

« Et si les autres papistes faisaient quelque chose pour me retenir, je vous jure qu'ils tomberaient roides à mes pieds...

« Je ne vous en dis pas davantage ; vous savez qui vous parle.

(1) Il fait allusion à ses croyances religieuses. Il avait été un jeune homme d'une piété fervente comme Jeanson ; maintenant il se plaint, comme lui, de la tyrannie de ses maîtres qu'il traite de misérables, de Cafards, de Tartufes. (Voyez le Rapport de MM. Bulard et Bonnet.)

« *P. S.* — J'oubliais de vous dire d'avertir M. le bon M. le pasteur N. de l'abjuration que je ferai, où il voudra, de toutes les sornettes dont on m'a rempli l'esprit. »

Je n'ai pas l'intention de faire ressortir la preuve d'insanité que le signataire de cette lettre se donne à lui-même en l'écrivant. Je veux seulement appeler l'attention à nouveau sur le but commun que Jeanson et Rimbaud veulent atteindre en se faisant expulser du séminaire, comme si cela n'avait pas été pour eux une chose plus naturelle d'écrire simplement à leurs parents qu'ils n'avaient pas de vocation pour l'état ecclésiastique.

Mais non, il sera dit que ces deux esprits tourmentés, inquiets et malades procéderont par les mêmes voies et moyens insensés, pour arriver au même but fatal, l'homicide d'un ami, d'un condisciple qui, d'après leurs propres aveux, leur est cher au delà de tout ce qui existe au monde.

Ils étaient tous les deux d'une piété qui allait parfois jusqu'à l'exaltation, jusqu'au scrupule, et les voilà l'un et l'autre sur la pente du matérialisme, et cela presque sans transition.

La réaction de Rimbaud se révèle par un travail sur les systèmes de Jouffroy, qui contient certaines phrases pleines d'exaltation contre les systèmes. Celle de Jeanson se fait connaître par ses corrigés d'Aristophane, à l'aide desquels il veut se donner un vernis d'impiété. Mais, comme le disent fort bien MM. les docteurs Bonnet et Bulard :

« Il avait beau être impie, comme il le dit, son impiété n'avait pas eu le temps encore de prendre racine pour lui faire fouler aux pieds tout ce qu'il avait été habitué dès l'enfance à respecter et à vénérer et le pousser jusqu'au sacrilège, et pour quiconque voit les choses froidement, impartialement, ajoutent ces honorables médecins et avec les données positives de la science, évidemment l'influence terrible de l'hérédité faisait naître en lui ces pensées atroces, en développant les tendances malfaisantes, les instincts dépravés qu'il avait reçus dès le sein de sa mère, grâce aux vices indélébiles de ses ascendants. »

Mais avant d'aborder cette question de l'hérédité, qui devra nous expliquer la nature de la maladie mentale de Jeanson et déchirer le voile qui recouvre encore à nos yeux la cause des étranges aberrations de ses facultés intellectuelles et affectives, continuons le parallèle que nous venons d'établir et qui tend à prouver que l'acte homicide de Jeanson n'est pas un fait unique, exceptionnel, dans l'histoire pathologique de l'esprit humain et que les états maladifs similaires que l'on observe chez des individus que ne rapprochent en aucune sorte les liens de la parenté, doivent être expliqués par l'identité d'une cause qui a pesé d'une manière fatale sur les destinées de ces malheureux.

Les dépositions les plus importantes, contenues dans le dossier de Jeanson, nous apprennent que *neuf* membres de la famille de l'inculpé ont été atteints d'aliénation mentale, ou de maladies ayant intéressé le cerveau ou le système cérébro-spinal.

« Des influences morbides héréditaires incontestables, disent avec justesse MM. les docteurs Bulard et Bonnet, sont venues peser de tout leur poids sur l'organisation physique et morale, dès même avant sa naissance et entraver chez lui le développement normal de ses facultés intellectuelles et affectives. Il n'est pas jusqu'à son développement physique qui n'en ait souffert, car il est évident que sa tête n'est pas normalement développée... Le crâne offre des dimensions peu considérables ; le diamètre bi-pariétal surtout est d'une exiguité frappante. Il appartient au type connu en anthropologie sous le nom de *dolichocéphale. La face est relativement large, allongée.* Le nez fort, ce qui donne à la tête une forme un peu pointue et à la physionomie générale quelque chose de bestial..... (1) »

Une puissante prédisposition héréditaire à la folie existe pareillement dans la famille Rimbaud. Le grand-père maternel et un oncle maternel ont été complètement aliénés. D'autres membres encore, parmi les collatéraux, ont été atteints de suicide et d'autres affections nerveuses (2). L'état physique de l'accusé d'Aix offre pareillement les stigmates de l'hérédité morbide : « Son visage offre une déviation frappante...., les traits de la face et de la bouche sont fortement déviés dans le même sens...., le front a peu de hauteur ; on remarque en outre un aplatissement sensible de la partie antéro-supérieure du crâne (3). »

(1) Rapport de M. Bonnet et Bulard.
(2) Rapport de M. Cavalier, p. 47.
(3) Même rapport, p. 9.

Jeanson a eu, comme on sait, à l'âge de huit ans, une fièvre typhoïde qui, d'après les dépositions des témoins les plus autorisés, a fatalement agi sur le développement ultérieur de ses facultés. L'inculpé était âgé de cinq ans, dit, dans sa déposition, le vénérable curé de Tremblecourt.

« Je remarquai chez lui une grande intelligence. A sept ou huit ans, il suivait déjà mon grand catéchisme et me faisait des réponses qui m'étonnaient par leur justesse et par leur profondeur. C'est vers cet âge qu'il fut atteint, comme sa sœur et l'un de ses frères, de la fièvre typhoïde. A la suite de cette maladie, j'ai remarqué que son intelligence s'était affaiblie, que dans son caractère il y avait un peu de bizarrerie, d'originalité. Enfin, je n'ai plus retrouvé chez lui, dans la suite, la perspicacité de sa première enfance. »

Sa sœur est morte de cette maladie, après avoir eu un délire très aigu, et un de ses frères en est resté comme hébété.

Trois mois aussi avant le meurtre, Rimbaud, qui se faisait remarquer par ses aptitudes intellectuelles, bien qu'il ait toujours passé pour émotif, bizarre, excentrique, Rimbaud, dis-je, fut atteint d'un érysipèle du cuir chevelu. Cette maladie dura vingt jours et fut accompagnée d'un violent délire. A partir de l'entière convalescence il commença à s'opérer chez Rimbaud un changement qui ne tarda pas à attirer l'attention de ceux qui l'approchaient. M. le supérieur et les professeurs du séminaire attestent tous que, depuis cette époque, les bizarreries, les excentricités de Rimbaud ont été en s'accroissant et que son humeur avait complètement changé.

Toùs les camarades de Jeanson déposent qu'il est un être bizarre, excentrique. Il ne fait rien comme les autres. Il se relève la nuit et va allumer sa bougie à la lampe de la chapelle. M. Yvers, professeur de rhétorique, dit que Jeanson travaillait d'une manière bizarre, capricieuse. Ses devoirs révélaient un esprit absorbé. Ses allures étaient singulières, mais on ne s'en préoccupait pas autrement, parce qu'*on le savait original.*

Je pourrais citer une foule d'excentricités de Jeanson, si je ne craignais d'allonger indéfiniment ce rapport; toutefois je ne puis m'empêcher d'appeler l'attention sur un phénomène que plusieurs de ses camarades et professeurs appelés en témoignage regardaient comme une de ces originalités, de ces excentricités qui lui étaient familières et que je considère comme étant un des signes les plus authentiques de son état maladif, je veux parler des intermittences que l'on remarquait dans sa manière d'être et d'agir et qui faisaient que tantôt Jeanson était d'une ardeur sans pareille pour le travail, et que tantôt il tombait dans un accablement, dans une torpeur qui lui rendaient tout travail impossible.

Ce phénomène, que le docteur J.-P. Falret désigne sous le nom de *circularité*, est un des symptômes les plus importants que l'on observe chez les aliénés héréditaires surtout, aliénés que le savant médecin que je viens de citer désigne, avec une heureuse justesse d'expression, sous le nom de *circulaires* (1). C'est bien d'eux, en effet, que l'on peut dire avec un ancien médecin : *Sunt quorum morbus per circuitus rediit.* Il en est dont l'affection revient par circuits, c'est-à-dire par *périodes*. Leur situation maladive peut en effet être comparée à un cercle dont les divers points de circonférence répondent à des états pathologiques déterminés et qui se reproduisent sans cesse de la même façon, sous formes d'actes plus ou moins insensés, plus ou moins compromettants. Tous ces phénomènes sont interrompus par des périodes de rémittence et d'intermittence qui sont plus ou moins longues et dans lesquelles ces sortes de malades paraissent raisonner comme les autres hommes sains d'esprit : *ut cœteri sanæ mentis homines.* Voici, du reste, comment s'expriment MM. les docteurs Bonnet et Bulard sur une situation morbide qui chez Jeanson est singulièrement caractéristique.

« Il travaillait d'une façon tout à fait capricieuse, périodique, intermittente, par moments avec une ardeur sans pareille, se relevant même la nuit pour aller à l'étude plusieurs heures de suite, sans se préoccuper du règlement. D'autres fois, il était longtemps sans rien faire ou à peu près. Pendant un mois, il travaillait assidûment, ne laissant rien reprendre dans sa conduite et dans ses actes ; puis tout à coup il perdait dans les derniers jours tout le bénéfice de ses efforts, par une incartade, par un coup de tête, à la suite d'un froissement d'amour-propre parfois puéril, d'une punition qu'il ne croyait pas avoir été méritée. »

(1) J.-P. Falret, *Des maladies mentales* ; Paris, 1861.

Suit le récit d'une foule d'excentricités qui font dire à MM. les médecins de Maréville que tout, dans les actes de Jeanson, dénote la puérilité, l'excentricité, le défaut de jugement ; et quant au plan d'incendie qu'il a conçu, plan *vraiment infernal*, au dire des premiers experts, voyons ce qu'ils en pensent.

« Ce plan, s'il avait été vraiment conçu, médité, sérieusement combiné dans la tête de Jeanson, serait digne du criminel le plus endurci, le plus habitué au crime, le plus pervers que l'on puisse imaginer, et quoi qu'on puisse penser de l'inculpé, tout se refuse à voir en lui un type semblable : sa jeunesse, son éducation première, le milieu où il vivait. »

Il n'a pas même l'impiété qu'il affiche. Nous avons déjà parlé de sa prétention à l'impiété, au matérialisme, prétentions qu'il n'a pas soutenues à l'asile de Maréville, où il s'est montré plein de respect et de vénération pour les choses saintes.

Et c'est à propos des états périodiques observés chez Jeanson, qu'à la fin de leur rapport, ces messieurs font valoir avec une rare sagacité les influences héréditaires dont il a été fait mention plus haut.

Après avoir cité ces anomalies et revirements sans nombre que présente le caractère de Jeanson, qui, tantôt était au point culminant de la pratique de la sagesse et tantôt au point diamétralement opposé, les experts ajoutent :

« Et ne voyons-nous pas une preuve que si cette propension à des pensées, à des actes malfaisants était pour ainsi dire *innée* en lui, elle avait aussi un caractère fugace et périodique, où se découvrait encore l'*influence héréditaire ?* Dans les actes de vol, d'incendie et de meurtre, Jeanson a cédé à des mouvements passionnels, comme il y a cédé à peu près toujours dans ses actes ordinaires..... L'amour désordonné qu'il avait pour Jouatte et aussi le froissement de son orgueil de ne pas réussir à s'en faire aimer ; l'idée de se venger de ses maîtres du séminaire, où il a tant souffert de toutes façons (1) ; la pensée qu'il n'en pourra sortir, même après un acte

(1) Ces souffrances sont encore une des exagérations du caractère maladif de Jeanson. Il souffre en raison des conditions névropathiques et passionnelles de sa nature, mais non pas en raison des mauvais procédés de ses maîtres, dont il est bien obligé plus tard, lorsqu'il revient à lui, de reconnaître la bonté et le dévouement.

qui devait provoquer son renvoi (la saisie du corrigé d'Aristophane), vont le pousser d'abord à se venger. Comment? Il n'en sait rien encore. Ah ! il y a préméditation si l'on veut, mais *pas préméditation arrêtée, rien de décidé.* Il se fie aux circonstances, pour la réalisation des idées, des projets qui lui passent par la tête ; mais comme pour son plan, les circonstances peuvent aussi faire avorter ses projets. Enfin il a arrêté sa vengeance ; il va mettre le feu à une salle d'étude ; il descend avec cette intention, et pour qu'on sache bien que c'est lui, il va jeter dans la boîte du supérieur sa fameuse lettre. Puis, cet être si endurci, si impie, qui semblait ne devoir pas reculer devant un sacrilège, est effrayé par un coup de tonnerre, il remonte bien vite se coucher et, quoiqu'il doive être (on le comprend) excessivement préoccupé, il s'endort paisiblement, malgré l'orage et sa préoccupation.

« Deux heures après, il se réveille avec l'idée qu'il a jeté sa lettre dans la boîte du supérieur ; toutes ses pensées de vengeance se réveillent en lui, il saute du lit, va mettre le feu comme nous savons, et alors on peut comprendre que chez une nature comme la sienne impressionnable, exaltable, la vue du feu, la flamme, les suffocations de la fumée, l'idée qu'il allait être pris, aient encore surexcité son cerveau, plus qu'il ne veut dire ; tous les sentiments passionnels ont élevé leur voix puissante et il a couru au dortoir tuer celui qu'il aimait tant, sans doute, comme il le dit, pour ne pas le laisser derrière lui. Mais enfin, le jour va se faire dans son esprit, l'horreur de son crime va lui sauter aux yeux, la pensée du châtiment qui lui est réservé, tout en le terrifiant, va faire crier bien fort en lui l'instinct de la conservation, il va se sauver, tâcher d'échapper au sort qu'il sait trop bien lui être réservé.

« Non ! il sent toute l'horreur de ce qu'il vient de faire, *il y a en lui comme une détente qui a succédé à l'excitation*, il est anéanti. Revenu à son lit, il se couche et il sent parfaitement qu'il aurait dormi ! Puis il a besoin d'air, il ouvre la fenêtre, où tout le monde l'aperçoit, lui qu'on cherche pendant vingt minutes au moins, on vient l'arrêter et il ne fait pas la moindre résistance, pas plus qu'il n'hésite à avouer ses crimes. »

De là à conclure que Jeanson, si bien connu aujourd'hui, si bien observé depuis sa première enfance jusqu'au moment solennel où il va paraître devant les assises, de là à conclure, dis-je, qu'il a agi comme un être inconscient privé de raison, il n'y avait qu'un pas, pourquoi les experts ne l'ont-ils pas franchi ? C'est là ce que nous examinerons dans la deuxième partie de ce travail.

Revenons seulement un instant à Rimbaud, ce prototype de Jeanson, cette autre incarnation vivante de toutes les mauvaises impulsions instinctives qui existent chez les aliénés héréditaires, impulsions qui, à des moments périodiques et souvent sous l'incitation de la cause la plus faible en apparence, les poussent aux déterminations les plus déplorables.

Tout ce que l'on a pu dire de Jeanson peut être dit de Rimbaud et réciproquement. Tout leur est commun : vices, vertu, tendances de l'esprit, tempérament, constitution physique, anomalies ou perversion des sentiments, bizarreries, originalités, excentricités, tout, jusqu'aux prédispositions fatales qu'ils puisent dans les mêmes maladies ; car je ne connais pas deux prévenus qui aient été examinés avec un soin si scrupuleux. Si j'avais oublié quelque chose dans ce parallèle que j'ai établi, on le trouverait résumé dans la courte analyse qui suit :

« L'ensemble de la physionomie de Rimbaud respire une grande franchise, dit M. le docteur Cavalier, et l'on peut cependant supposer qu'il cache quelques-unes de ses pensées... »

Comme chez Jeanson, la foi religieuse, très ardente autrefois, paraît avoir éprouvé un affaiblissement marqué. Son intelligence est vive, mais peu étendue ; son imaginatino vagabonde, capricieuse et propre à enfanter des chimères, absolument comme chez Jeanson qui, d'après son propre aveu, ne rêvait que châteaux en Espagne. La mémoire est conservée, le jugement est loin d'être juste..... Rimbaud ne paraît avoir su peser et juger froidement ce qui l'intéressait, ses interprétations, même pour les choses les plus simples, sont incomplètes et entachées de bizarreries..... Les autres facultés n'ont ni une grande rectitude, ni une grande puissance (1).

Comme Jeanson, il passe rapidement de la tristesse à la gaîté. Il est comme lui versatile, périodique, commet des actes bizarres, excentriques et semble dominé par l'orgueil, l'ambition, par le désir

(1) Rapport de M. Cavalier, p. 12.

exagéré de faire parler de lui. A l'âge de dix ans, on s'aperçoit déjà de son originalité et bien mieux, il commet des vols pour satisfaire ses goûts de voyage et autres fantaisies.

« Sans doute, dirais-je avec l'éminent professeur de Montpellier, ces particularités n'établissent pas à elles seules l'existence de la folie, mais elles ont de la valeur parce qu'elles accompagnent presque toujours cette maladie. »

Mais, de cette observation comparée se détache un phénomène plus intime que les autres et qui montre que, jusque dans les aberrations les plus grandes de l'intelligence humaine, la conscience ne perd jamais ses droits et que les plus grands aliénés ont encore le pouvoir, dans la période prodromique de leur affection surtout de se replier sur eux-mêmes, de se juger, de comparer leur état avec celui d'autres aliénés, de discuter la nature des actes qu'ils ont commis et d'en apprécier les mobiles. C'est dans cette période surtout, où l'élément passionnel marche de front avec l'élément de la maladie, que se commettent ces crimes étranges qui souvent nous étonnent par leur atroce perversité et qui placent dans une condition d'autant plus perplexe les aliénés devant la justice que ceux-ci protestent avec énergie de l'intégrité de leur raison et qu'ils répudient de toutes leurs forces la qualification d'aliénés. Plus tard, au contraire, lorsque la maladie a parcouru ses phases complètes, le doute n'a pas lieu d'inquiéter la conscience des juges. Ils se trouvent vis-à-vis d'êtres tellement troublés dans leur intelligence, tellement déchus au point de vue de leurs sentiments que la question de démence est facile à résoudre. Ces malheureux ressemblent alors à de véritables automates mus par une force aveugle. L'élément passionnel a complètement disparu, et ce n'est pas dans cette période de disparition complète de la raison et de la conscience que se commettent ces crimes dont il est permis de connaître et d'apprécier les mobiles.

Rimbaud et Jeanson se trouvent précisément, en raison surtout de leurs prédispositions héréditaires communes, dans cette période prodromique où, tout en conservant le pouvoir de se replier sur eux-mêmes, de réfléchir, de raisonner, de discuter, ils sont cependant devenus à un moment déterminé les tristes jouets de la fatalité maladive.

« Rimbaud, dit M. le docteur Cavalier, rejette absolument et avec indignation l'idée qu'il est fou ; mais il a reconnu que dans le cours de son existence il a rarement parlé, agi, pensé surtout comme les autres hommes. »

Nous avons déjà cité de Jeanson ces paroles remarquables : « Puisque je n'étais pas fou au moment où j'ai commis cet acte, puisque l'on ne peut pas dire que je le sois au moment actuel, il faut bien trouver des mobiles à mon crime. » Cependant dans l'un des interrogatoires, il dit qu'il avait des idées originales, bizarres, qu'il faisait continuellement des châteaux en Espagne, qu'il agissait et pensait rarement comme les autres hommes. Ce que du reste tous les témoins affirment d'une manière unanime.

Mais écoutons-le parler et nous verrons par ses propres écrits à quel point le phénomène de la conscience peut exister chez beaucoup d'individus inculpés d'un crime, sans que pourtant on puisse leur donner *un certificat de raison*. J'emploie à dessein ce terme, parce que souvent nous sommes consultés par des individus bizarres, excentriques, qui se sentent sur la pente des plus mauvaises actions à commettre, qui quelquefois même les ont commises et qui cependant viennent nous demander un certificat de raison.

Après avoir, disent les experts qui l'ont autorisé à avoir du papier et de l'encre pour décrire ses impressions intimes, après avoir fait des digressions sur le *je* et le *moi*, où il cite La Bruyère, Bossuet, saint Augustin, où il prend à partie le matérialiste et en arrive finalement à diviser le genre humain en quatre classes, il s'exprime ainsi : « Tâchons seulement de pouvoir distinguer nos quatre classes : 1° les gens que l'on peut appeler, s'il en est permis, raisonnables ; 2° les fous ; 3° les imbéciles ; 4° les bizarres, les excentriques, qu'on désigne aussi sous le nom d'originaux, et les plus originaux sont les plus grands hommes. On sait ce que nous voulons dire. C'est dans ce sens qu'un homme à fortes passions fait un grand criminel ou un grand saint. Tout ce que je dis là, en général, tout ce que j'ai dit jusqu'ici, je ne fais que le répéter, d'autres l'ont dit avant moi. D'ailleurs nous le savons : Tout est dit (La Bruyère). Pourquoi ne pourrais-je pas répéter impunément ce qu'un autre a bien pu dire sans crainte avant moi ?

« Dans quelle classe vais-je me ranger ? C'est ce qui paraîtrait curieux à savoir. Eh bien ! je ne me placerai ni dans l'une, ni dans l'autre en particulier, mais dans toutes les quatre en général. Il faut alors inventer une nouvelle classe pour moi. C'est ce à quoi nous pourvoirons peut-être tout à l'heure. . . . .

« C'est chez moi une conviction profonde que je suis atteint d'un je ne sais quoi, qu'on nommerait en français : *maladie morale*, maladie qui assujettirait mon âme à des périodes plus ou moins longues, maladie qui en même temps m'enlèverait une partie de mon libre arbitre et empêcherait l'action entière de ma volonté, maladie qui serait provenue de quelque acte de..... mon enfance ou peut-être des commencements de ma jeunesse ; j'oserais presque me dire *automate*. . . . .

« Il y a eu là, j'en suis presque assuré, un dérangement dans mes facultés intellectuelles ou morales. Comme l'on voudra, hélas ! il est à regretter que ceux qui m'entouraient n'aient pas été complètement à même de constater ce changement. Dès lors, autant que je puis m'en souvenir, commença chez moi un autre genre de vie ; je dirai presque une autre vie. Mon jugement, ou le germe de mon jugement se serait faussé de plus en plus et aurait fait place à l'idiotisme, ou je ne sais quelle autre bête qui m'aurait jeté dans le malheur où je me trouve. J'ai beau affirmer, je n'ai personne qui ait constaté le fait. Mon cher M. le curé auquel j'ai fait tant de mal et causé tant de chagrin (ici une tirade où il demande pardon à ce bon prêtre), c'est ce bon monsieur qui aurait pu le mieux examiner ce changement, s'il avait pu prévoir les crimes que ma main devait un jour commettre. Toutefois, sans avoir les yeux spécialement ouverts sur moi, il ne fut pas sans remarquer, et je me rappelle qu'il me l'a répété plusieurs fois, que cette maladie m'a fait un grand mal ; qu'elle avait agi sur les facultés de mon âme, je n'en saurais dire davantage sur ce fait.

« Maintenant, Dieu seul peut savoir exactement l'influence que cette maladie a apportée dans les actes de ma vie. Ce que je puis dire c'est que, depuis lors, je manquai de cette sagacité, de cette perspicacité, de cette prévoyance ; mon jugement se faussa et je ne commis que des actes mauvais.

« D'ailleurs, je le répète, ces convictions sont si profondes en moi que chaque fois que je me rappelle cet âge de ma vie (avant la maladie, heureux âge! beaux jours perdus, vous ne serez plus!), il me semble, arrivé vers le chiffre huit, voir un bandeau s'élever sur mes yeux, un voile se dresser devant moi..... Hélas! on ne peut être malheureux, mais jamais malheureux comme je le suis; on peut tuer un homme, mais jamais dans des circonstances pareilles..... Une chose à laquelle je pense: jamais je ne puis me vanter d'avoir goûté le moindre instant de bonheur..... toujours tourmenté, toujours bourrelé....., toujours.....; on va me dire: mais personne n'est jamais heureux. Je le sais bien; aussi je parle d'un bonheur tel quel et non pas du bonheur parfait, qui n'existe pas sur la terre. . . .

« Mais pardon, j'ai dit que je laisserais le rapport des paroles, revenons aux faits et prenons maintenant ma vie, depuis l'âge indiqué plus haut. Depuis lors, les périodes où partent les bêtises ou les folies.....

« Pourquoi ne vois-je plus maintenant que maux dans ma vie, maux provenant non pas, j'en suis sûr, de ma méchanceté (car je ne le fus, si l'on m'a bien jugé, j'oserais presque dire le contraire, si je ne craignais qu'on ne me taxât depuis longtemps du titre d'orgueilleux). D'où proviennent donc ces maux? Hélas! de ma bêtise ou de ma folie.

« On naît imbécile, on devient fou. Donc, si l'on y regarde bien, j'aurais perdu une partie de mes facultés mentales dans la maladie que je fis à huit ans, je l'ai déjà dit dix fois, je n'y reviendrai plus... Pourquoi, partout où les circonstances m'ont porté, j'étais plutôt remarqué qu'un autre, pourquoi je ne sais quoi d'indéfinissable en moi? Hélas! c'est en vain que je cherchais quelques actes chez moi. Il ne s'en rencontre pas et cependant pourquoi faut-il que nous arrivions jusqu'à l'âge de quinze ans, pour qu'on me dise pour la première fois que je ne suis point fait comme les autres, que je suis fou, excentrique, original ou plutôt que je suis inqualifiable? Cette pensée fait fortune, elle se propage, on la répète à satiété, parce qu'on la trouve vraie et qu'elle se confirme de plus en plus. . .

« Tous les jours on entend des hommes dire à un de leurs semblables, tu es donc fou! Oh! que tu es bête! Mais je jure qu'il n'y en a pas pour avoir entendu autant que moi ces belles paroles retentir à leurs oreilles!.....

« Toutefois, pour apprendre comme on dit, j'avais encore quel-

ques dispositions, mais il faut le dire encore, à certains jours, d'autres fois, le ciel, la terre, les enfers, tout se serait amassé contre moi, je ne pouvais changer. . . . .
Oui, je ne crains plus de le déclarer, car je le sens plus que jamais : je suis une nature qu'il faut étudier à part, et si l'on veut entrer dans les derniers actes qui m'ont jeté dans l'abîme où je suis plongé, *actes qui n'ont été qu'une conséquence fatale inévitable*, de tous ceux qui les ont précédés, depuis plus de dix années, on verra ce me semble, si l'on juge bien..... Dieu nous laisse le temps, il se réserve l'éternité ! Eh ! dites-le moi donc, descendants de Voltaire, que feraient tous les malheureux comme moi, sans le secours de la religion ? Le désespoir, voilà leur dernier remède ! remède cruel, affreux !.....

« Mais, dira-t-on, il fallait réformer votre caractère ; je répète ce que j'ai dit : je ne suis pas né avec, dites donc à un fou, à un imbécile, de réformer son caractère. D'ailleurs, que de fois n'ai-je pas essayé. Mais que de peines inutiles ! l'œuvre était impossible et j'ai succombé à la tâche. Il ne fallait rien moins qu'un tel malheur pour amener (plût au Ciel que je dise vrai !) un changement dans ma vie qui fût en partie le contre-pied de celui qui résulte de ma maladie... Qui peut dire ce que j'eusse fait, placé dans un tout autre terrain que celui où je me trouve ! Peut-être, au contraire, suis-je complètement guéri. Tant mieux, mille fois tant mieux ! Mais hélas ! que le remède coûte cher ! ! ! »

Tout ce qui précède est écrit dans la journée du 13 juillet, ou au moins en porte la date.

Le 4, il continue l'espèce de plaidoyer qu'il a commencé, car, sous une forme déguisée, ce n'est à vrai dire pas autre chose ; nous ne l'apprécierons pas autrement aujourd'hui, nous réservant, pour le faire, le moment où nous ferons l'analyse critique des éléments de diagnostic que nous aurons à examiner. Le 4 juillet, donc, Jeanson continue son œuvre, dont nous allons donner encore quelques citations.

« D'après les données précédentes, qu'on essaye d'expliquer tous mes forfaits, qu'on explique cette fameuse lettre, qui est le comble de la perversité ou de la folie, lettre qu'on regardera comme une indication de préméditation des crimes. Car je connais trop bien les passions des hommes ! et cependant il n'en est rien. Mais à quoi bon crier ! Quelle confiance peuvent avoir les mortels dans un homme dont les mains sont trempées dans le sang de son frère ? D'ailleurs, hélas ! ce n'était pas la première lettre de ce genre que j'envoyais à mes chers parents (voilà mes chers qui est sorti trop tard), malheureux que je suis. »

« Oh ! chers parents, vous qui avez dépensé, etc., etc..., et en écrivant ces lignes, je ne verse pas une larme, quand je devrais verser des larmes de sang ! que dis-je ? Je ne pleure pas ! je fredonne un air de musique ! O Dieu qui m'avez créé, vous ne m'avez donc donné aucun des sentiments communs à tous les hommes ! Oui ! les roches de l'Hyrcanie m'eussent-elles enfanté, les tigresses de la Scythie m'eussent-elles allaité, que ma nature approcherait encore davantage de la nature humaine. Donc il ne se repent pas de ce qu'il a fait. Ah ! Dieu seul sait si je m'en repens ! Dieu seul sait comment je réparerais mes fautes, s'il était en mon pouvoir de les réparer, etc., etc. »

J'ai cité à dessein les appréciations de Jeanson, qui se juge lui-même, qui se connaît et chez lequel les phénomènes de la conscience s'exercent avec une grande activité. J'ai cité ces appréciations, parce que messieurs les experts de l'asile de Maréville en ont tiré des conclusions diamétralement opposées à celles que je compte en déduire moi-même. Ils ne voient chez lui aucun signe de *folie proprement dite*, pas d'insomnie, pas d'hallucinations, pas d'idées ou de conceptions delirantes, etc.

Dans toutes ses réponses, il fait preuve, disent ces messieurs, d'une intelligence plus qu'ordinaire, d'une netteté et d'une vivacité d'expression peu communes. Ils reconnaissent cependant qu'il est prédisposé à la folie : ils ont cité de lui maints faits et maintes pensées qui indiquent son peu de jugement et de discernement, et le factum que l'on vient de lire, comment le jugent-ils : « On y retrouve, disent les experts, le caractère bizarre de l'individu, la *nature vagabonde*, primesautière, *irréfléchie* de son esprit. » Ils ne seraient nullement étonnés, disent-ils encore, que dans un temps rapproché il ne soit *complètement fou*.

Et cependant, dominés qu'ils sont par la préoccupation de confondre *la prédisposition à la folie avec la folie proprement dite*, ces messieurs affirment que Jeanson n'est pas aliéné et ne l'a pas été au moment de la perpétration de l'acte, « parce qu'il a parfaitement la notion de ce qui est bien et de ce qui est mal, et qu'il saisit parfaitement tout ce qu'il y a d'horrible dans ses forfaits ».

Ces conclusions émanent d'hommes autorisés. L'un d'eux (M. le docteur Bulard) a été mon élève intime, et il est parfaitement au courant des idées qui m'ont toujours guidé dans l'appréciation des actes commis par les aliénés.

C'est pour détruire ces impressions que je suis entré dans les nombreuses considérations qui précèdent sur ce qu'il faut entendre chez les aliénés par le mot conscience, ou, si l'on veut, par la connaissance exacte de ce qui est bien ou mal.

J'ai fait mieux; j'ai soumis ma manière de voir à des hommes éminents dans la science des maladies mentales. Je donnerai leurs conclusions dans la dernière partie de ce travail, et j'espère que le jour se fera complètement sur l'état mental de Jeanson.

II. Dans quelle catégorie d'aliénés est-il permis de placer Jeanson ?

Dans la deuxième partie de ce travail, nous nous proposons d'examiner les questions suivantes :

1° Des faits qui précèdent, est-il permis d'établir une présomption en faveur de l'aberration mentale de Jeanson ?

2° Cette présomption, une fois établie, est-il possible de classer l'état mental du prévenu dans une des catégories connues de l'aliénation mentale ?

3° Enfin, au moment de la perpétration des actes incendiaire et homicide qui lui sont reprochés, Jeanson était-il en démence, ou dominé par une force supérieure à sa volonté ?

1re *Question.* — Sur la première de ces questions, nous serons très bref. Les considérations dans lesquelles nous sommes entré ne sont, en effet, qu'un long plaidoyer en faveur de la présomption à la folie.

Pour établir cette présomption, je ne me suis pas seulement basé sur mes appréciations personnelles, j'ai suivi pas à pas les experts,

MM. Bonnet et Bulard, dans l'étude des actes de Jeanson, depuis sa première enfance jusqu'au moment de la perpétration de l'acte homicide, et depuis cette perpétration jusqu'à l'instant de sa comparution aux assises de la Meurthe.

2e *Question.* — Quoiqu'ils affirment positivement que Jeanson est responsable de ses actes, on voit cependant que MM. les experts n'hésitent pas devant la question de la prédisposition. M. le docteur Bonnet, qui paraît si convaincu de la culpabilité de Jeanson, dit que, lorsqu'il s'anime, on pourrait croire qu'*il est susceptible de devenir fou*. A la question catégorique que M. le président pose au docteur Bonnet : « S'il eût été surpris en apprenant ici que *Jeanson était devenu fou* », le médecin de Maréville répond positivement : non. Enfin, dans leur rapport collectif, les deux experts n'hésitent pas à dire : *Jeanson deviendrait aliéné plus tard que nous n'en serions nullement surpris.*

Dans le même rapport, on lit la déclaration qui suit : « Si rien ne nous autorise à dire que Jeanson ait été ou soit aliéné, tout, par contre, nous permet et nous fait même un devoir d'affirmer qu'il porte en lui une prédisposition manifeste à l'*aliénation mentale*, et que, comme nous l'avons déjà dit, *c'est un candidat à la folie.* »

Il était impossible que les experts, qui ont si bien étudié et observé Jeanson, ne fussent pas impressionnés dans ce sens. Tout devait les confirmer dans cette opinion que Jeanson était un candidat à la folie. En effet, en dehors des prédispositions héréditaires de l'inculpé, qui ne sont aujourd'hui un mystère pour personne, ses actes à l'asile de Maréville ont une signification incontestable. Si, au fond, il paraît insensible, indifférent, privé de remords, comme on l'a répété à satiété, on ne peut pas dire que ce soit son état habituel. Il a des périodicités que l'on ne saurait nier et où, sous l'influence de la souffrance de l'organisme, il se présente journellement différent de lui-même dans ses instants de souffrances physiques.

Il est parfois complètement annihilé, déprimé ; s'il chante souvent à tue-tête comme un bienheureux, il a aussi des moments de tristesse, d'irritabilité même, où la conversation avec les experts, qui pour lui a beaucoup d'attraits, lui devient alors chose pénible. Il est d'une mobilité excessive ; il se lève et s'assied cent fois dans un jour, ne peut souvent rester en place, se jette à genoux pour prier, puis quitte brusquement son oraison pour la lecture, la promenade. Il ne paraît nullement préoccupé de sa position. Il est plus souvent joyeux jusqu'à l'exaltation que triste, et, par un contraste bien peu en rapport avec sa position, *il chante à tue-tête comme un bienheureux* (sic). Ses conversations, comme ses écrits, révèlent l'incohérence et la confusion de ses idées; les experts reconnaissent chez Jeanson, et cela *très manifestement*, pour me servir de leurs expressions, le défaut de jugement et de *réflexion*, *les anomalies de la sensibilité*, *et*, *parfois*, *les perversions des sentiments.*

« Quelle bizarre nature, s'écrient encore les médecins de Maréville, on ne peut s'empêcher de le dire, bien qu'il y ait de par le monde de ces êtres indifférents aux choses les plus graves, insouciants et insensibles . . . .

« Nous ne pouvions nous défendre de croire qu'il y ait des aliénés dans sa famille, en présence des actes qui lui sont reprochés et de la façon dont il les a accomplis ; en présence aussi de son caractère, de ses allures et aussi de la vicieuse conformation de sa tête. Nous ne pouvons, nous le répétons, éloigner de nous l'idée qu'il y ait sur lui une *influence héréditaire morbide.* »

L'opinion de ces savants médecins est reproduite par la réflexion, naïve si l'on veut, mais très juste, du surveillant commis à la garde de Jeanson, et que l'on ne peut accuser d'être sous l'influence d'une opinion scientifique préconçue. Cet homme, frappé des bizarreries et des anomalies sans nombre que présente la conduite de Jeanson à l'asile de Maréville, ne peut s'empêcher de dire que l'inculpé n'agit pas comme les individus qui ont leur raison.

Cette même manière de voir trouve son écho dans l'opinion publique ; car le maire de Tremblecourt, qui donne de si curieux détails sur les faits d'hérédité accumulés que l'on observe dans la famille de l'inculpé, ainsi que sur les bizarreries et excentricités de ce dernier pendant les vacances, dit que, dans le pays, on ne désigne la famille de l'inculpé que sous le nom *des fous de Jeanson.*

Rien donc de moins contestable que la prédisposition de Jeanson. Seulement, comme nous l'avons déjà dit, MM. les experts nous ont paru dominés par le scrupule de confondre la prédisposition à la folie avec la folie confirmée. Nous, au contraire, nous sommes et restons persuadé que ce que ces honorables médecins appellent *prédisposition* est déjà la période initiale et confirmée de cet état périodique de folie propre aux héréditaires et pendant lequel ces candidats à la folie, comme les appellent les experts, commettent des actes de la plus haute déraison, tantôt sous l'influence d'un élément passionnel ou d'une cause futile en apparence, tantôt sans aucun motif appréciable. Ils agissent alors, c'est bien triste à dire, mais il faut le dire dans l'intérêt de l'humanité souffrante, ils agissent alors d'une manière instinctive, impulsive. C'est la thèse qu'a soutenue M. le docteur Brocard de Nomeny, un de mes anciens internes à l'asile de Saint-Yon, à Rouen, et il était dans le vrai de la situation. La conviction qui, sous ce rapport, me domine à l'égard de Jeanson, m'a porté à émettre la proposition qui suit et que je vais développer.

3e *Question.* — Au moment de la perpétration des actes incendiaire et homicide qui lui sont reprochés, Jeanson était-il en état de démence ou dominé par une force supérieure à sa volonté ? A cette troisième proposition se rattache cette autre : Étant admis le cas d'irresponsabilité du prévenu, est-il possible de classer son état mental dans une des catégories connues de l'aliénation mentale ? Occupons-nous d'abord de l'acte homicide de Jeanson et nous verrons que les actes de vol, d'incendie, ne sont chez lui que les préliminaires de ce drame épouvantable qui s'est terminé par le meurtre de l'infortuné Jouatte.

Les actes homicides commis par les aliénés sont nombreux, et si nous examinons ces actes en eux-mêmes, c'est-à-dire d'après les motifs qui les ont déterminés et d'après la manière dont ils ont été accomplis, nous aurons déjà des éléments pour classer les êtres privés de raison dans telle ou telle catégorie d'aliénés plutôt que dans telle autre. En effet, si les aliénés sont capables d'homicide, ils n'accomplissent pas cet acte fatal dans les mêmes circonstances et de la même manière.

A. — Il est des aliénés, et nous en avons déjà cité des exemples, qui immolent les objets de leurs plus chères affections sous l'influence d'hallucinations qui commandent leurs actes. Tantôt c'est une voix supérieure, une voix d'en haut qui leur commande, au prix de leur salut éternel, d'accomplir des actes qui offensent et révoltent la conscience humaine, mais devant la fatalité desquels nous devons nous incliner, ces individus ayant agi dans l'état de démence.

Tantôt ces mêmes hallucinations, comme cela se voit chez les délirants par persécution, mettent en jeu les mobiles les plus puissants qui puissent exister chez l'être humain, dans l'intérêt de sa conservation, mobiles qui les portent à immoler ceux qu'ils croient acharnés à leur perte. Les actes de cette nature sont prémédités par ces sortes d'insensés. Ils immolent à leur aveugle fureur, tantôt des inconnus, tantôt les êtres qui devraient leur être les plus chers. Ils viennent, le plus ordinairement, se dénoncer eux-mêmes à la justice, en se glorifiant de ce qu'ils ont fait. Quelquefois leurs projets de vengeance sont de nature diverse ou multiple. Il en est qui flottent indécis entre l'homicide, l'incendie, le suicide, ou tel autre acte malfaisant qui leur fournira l'occasion qu'ils recherchent de comparaître devant les tribunaux et de faire connaître au monde entier les persécutions dont ils se croient les injustes victimes. Dans d'autres cas, ils se livreront simultanément à des actes d'homicide et de suicide. Or, il est bien notoire que Jeanson ne se trouve pas dans cette catégorie d'aliénés.

B. — Les plus dangereux des aliénés sont évidemment les épileptiques, que la fureur transporte, soit avant, soit après leurs accès. Il est même de ces malades que j'ai désignés sous le nom d'*épileptiques larvés*, et qui sont plus dangereux encore, en ce sens que leur névrose, ne se traduisant pas toujours par les convulsions épileptiques, on ne peut se prémunir contre leurs avengles tendances homicides. Ces sortes de furieux ont encore cela de caractéristique qu'ils s'acharnent contre leurs victimes et qu'ils plongeront vingt fois l'arme dans la même plaie.

Jeanson n'est pas un épileplique. Son acte homicide n'a pas non plus d'analogie avec les actes du même genre commis par les alcoolisés, par les paralysés généraux au début de leur affection, par les imbéciles ou idiots qui commettent des actes homicides ou incendiaires, soit pour se venger des mauvais traitements qu'ils subissent parfois, soit par simple esprit d'imitation.

C. — Les experts se posent ensuite la question de savoir si le fait homicide de Jeanson ne pourrait pas se classer dans la catégorie de ces actes que quelques auteurs ont attribués à une sorte de folie *pas-*

sagère ou transitoire. Je dois rendre à mes honorables collègues cette justice que, dans leurs dépositions écrites ou orales, ils n'ont pas admis l'existence d'une folie *transitoire momentanée.* Une chose peut être transitoire, momentanée, dans ces états si bizarres et si multiples que l'on désigne sous le nom générique de folie, c'est l'acte accompli dans telle ou telle variété de cette affection, car il n'y a pas qu'une folie, mais diverses sortes de folie. Ce sont là des principes que j'ai professés dans mes différents écrits et que MM. Bulard et Bonnet paraissent admettre sans réserve.

MM. les experts ont encore raison, dans cette circonstance, de s'appuyer sur trois grandes autorités médico-légales, celles de MM. Devergie, Amb. Tardieu et Calmeil.

Il s'agit d'un jeune homme qui entre un jour dans la salle où son père dînait avec sa belle-mère, et qui, sans provocation aucune et sans que rien ait pu faire soupçonner d'avance un acte aussi affreux, tue cette dernière d'un coup de pistolet. MM. Devergie, Amb. Tardieu et Calmeil, à l'examen desquels l'état mental du prévenu a été soumis, disent : « que s'il est vrai qu'il a cédé, comme il l'avance, comme il l'affirme, comme il le soutient, en accomplissant ce meurtre, à l'influence possible d'un état maladif, à un état de folie subite, à une sorte d'égarement de la volonté, il devient cependant évident pour eux qu'un pareil dérangement fonctionnel ne peut être classé parmi les *aliénations transitoires.*

« La science est malheureusement forcée de reconnaître, ajoutent ces savants médecins, et cela parce que les faits le démontrent, que l'esprit humain est parfois susceptible d'éprouver un dérangement, une aliénation *pour ainsi dire* subite et purement transitoire, sans que la volonté affectée puisse toujours trouver en elle-même assez de ressources pour continuer à régler sainement ses déterminations, assez de force et de puissance pour toujours réprimer alors l'élan des plus fâcheuses actions.

« D'ailleurs, disent encore les mêmes médecins-légistes, tous les individus chez lesquels on est à même de noter de pareils dérangements, de pareilles lésions intellectuelles, ne sauraient point être classés dans une même catégorie, attendu que les uns obéissent, en accomplissant le mal, à la suggestion d'une sensation erronée, les autres à la suggestion d'une conception maladive, absurde et déraisonnable, d'autres enfin, à une sorte de détermination comme automatique qui fait qu'ils agissent sans trop se rendre compte du motif de leurs actions, qu'ils ont même par la suite beaucoup de peine à les expliquer..... La science parvient encore à constater que ces sortes d'aliénations éclatent de préférence chez les individus qui *sont prédisposés par des influences héréditaires à l'invasion de toutes les folies.....* Nous n'hésitons pas à reconnaître qu'il a dû exister au moins deux cas d'aliénation mentale avérée chez les parents de J. R..., un cas dans la ligne paternelle et un cas dans la ligne maternelle! »

Pour notre part, nous hésitons d'autant moins à donner les conclusions de MM. Devergie, Amb. Tardieu et Calmeil, qu'elles pourront nous servir à formuler celles que nous aurons à porter dans un instant sur l'état mental de Jeanson, avant le moment et au moment où il a immolé son ami Jouatte.

« 1° Nous croyons, disent les experts, que l'inculpé J. R... était dans un état d'aliénation mentale véritable, le 10 novembre 1854, au moment où il a commis un meurtre sur la personne de sa bellemère ;

« 2° Qu'il ne jouissait aucunement de sa volonté d'homme raisonnable et de son libre arbitre, pendant qu'il accomplissait son attentat, qu'on ne doit pas lui imputer la responsabilité devant la loi ;

« 3° Que s'il a cessé d'être aliéné presque immédiatement après le meurtre, il n'a nullement cessé pour cela d'être prédisposé, comme par le passé, aux différentes affections de l'esprit, notamment à la *mélancolie-suicide* ;

« 4° Que, conséquemment, on doit craindre que s'il éprouve un jour une rechute, elle ne se manifeste encore *d'une manière subite et qu'elle n'entraîne, comme le premier accès d'aliénation*, des conséquences fâcheuses... »

Les prévisions de ces honorables médecins étaient d'autant mieux fondées, que J. R..., acquitté pour crime de meurtre, comme ayant agi sans discernement, se tuait un an après d'un coup de pistolet, sur la tombe de cette même belle-mère qu'il avait immolée dans sa folie.

Nous ne craignons pas de le dire d'avance, et, avant de formuler aucune conclusion catégorique, Jeanson, l'incendiaire, le meurtrier de son condisciple Jouatte, doit être placé dans la catégorie de ces malheureux êtres instinctifs, impulsifs, voués d'une manière fatale aux influences héréditaires de mauvaise nature, et destinés, par l'action intercurrente des moindres causes occasionnelles physiques ou morales, à accomplir, à des époques périodiques de leur existence, les actes les plus déplorables, et cela, d'une manière instantanée, subite, irrésistible, qui confond notre raison.

Les experts de Jeanson ont beaucoup appuyé, et avec infiniment de raison, sur les influences fatales de l'hérédité. Ils m'ont fait l'honneur de me citer longuement, parce que cette étude, pleine de mystères, il est vrai, mais pleine aussi de vérités lumineuses, fruit des observations de beaucoup de médecins éminents, a été l'objet constant de mes recherches.

On a objecté que, dans la famille de Jeanson, il y avait bien plus d'individus ayant succombé aux abus des boissons ébrieuses qu'à des affections mentales proprement dites. Mais, le fait fût-il vrai (et il est loin de l'être, ainsi que nous allons en fournir la preuve dans un instant), qu'il n'infirmerait en rien la loi pathologique en vertu de laquelle les transformations les plus étranges se font remarquer dans la descendance d'individus alcoolisés, aliénés ou simplement névropathiques.

En effet, les maladies nerveuses des ascendants se transmettent rarement sous une forme similaire. Le descendant d'un ivrogne, ou l'individu conçu dans les conditions d'ébriété des parents, n'est pas nécessairement un ivrogne, mais bien plus souvent un épileptique, un idiot, un imbécile, ou un être voué aux plus mauvaises tendances morales, aux plus funestes penchants instinctifs. La loi est telle que, lorsque rien n'a été fait pour empêcher ou modifier cette transmission funeste, l'hérédité se manifeste sous une forme plus accentuée, plus progressive, et se fait remarquer par des phénomènes morbides de l'ordre physique et moral que l'on n'observait pas chez les ascendants, au moins au même degré.

Sous le rapport des anomalies de l'ordre physique, on observe les vicieuses conformations de la tête et les conséquences des convulsions dans le jeune âge. Les individus prédisposés se signalent d'avance par leur impressionnabilité nerveuse et par l'influence qu'exercent sur eux les maladies intercurrentes. Ils délirent avec la plus grande facilité et restent souvent abaissés dans leurs fonctions intellectuelles.

Sous le rapport des anomalies et perversions de l'ordre intellectuel et moral, elles sont tellement nombreuses, que je ne pourrais les signaler toutes dans un cadre aussi restreint que celui que je me suis tracé. Qu'il me suffise de résumer en peu de lignes les réflexions que j'ai déjà disséminées dans le cours de ce travail.

On remarque de bonne heure, chez les malheureux candidats à la folie, les dispositions les plus déraisonnables. Les facultés instinctives prédominent chez eux sur les facultés d'un ordre supérieur. Si quelques-uns se distinguent, dans leur jeune âge, par des dispositions remarquables, celles-ci sont bien souvent obscurcies, plus tard, par la violente intervention des phénomènes pathologiques successifs et progressifs du système nerveux, qui en font des êtres bizarres, excentriques, irritables au dernier chef, toujours inquiets, agités, mobiles et donnant de telles preuves d'excentricités intellectuelles et de perversions morales, que le vulgaire ignorant le juge très sainement, et cela, en dehors des données de la science, en disant qu'ils n'agissent pas comme les autres hommes, que ce sont là des originaux, des excentriques, des espèces de fous.

Ce qu'il y a de plus terrible dans cette situation, c'est la tendance périodique, qui existe chez ces individus, à accomplir des actes de mauvaise nature qui les a fait désigner sous les noms d'impulsifs, d'instinctifs. Les livres des médecine, les annales judiciaires fourmillent de faits qui seraient la honte de l'espèce humaine s'ils n'étaient la conséquence de la maladie.

Nous avons eu bien des fois l'occasion de démontrer, devant les tribunaux, la provenance pathologique de ces actes, nous l'avons fait avec d'autant plus de sécurité, que nous avons des règles sûres pour distinguer le crime commis dans l'état passionnel et le crime dans l'état de folie. Entre la passion et la folie, il y a tout un abîme. La passion est un état de l'âme où les déterminations sont, jusqu'à un certain point, dictées par le choix libre et volontaire de l'individu. Dans la folie il y a maladie, fatalité, et conséquemment absence de liberté.

En 1854, dans cette même ville de Metz, j'étais consulté par un de mes anciens camarades du lycée de cette ville pour son fils unique qui, jusqu'à l'âge de quatorze ans, donna les plus grandes espérances, et primait par son intelligence tous les enfants de sa classe. A cette époque, il eut une légère fièvre typhoïde ; mais ce malheureux enfant avait une grand'mère excentrique et une mère aliénée. Il était tellement prédisposé qu'il s'arrêta tout à coup dans l'évolution de ses facultés intellectuelles et affectives. Il resta comme idiotisé, et dans un moment de fureur impulsive, il tenta un jour de tuer le père pour lequel il avait eu autrefois tant d'affection.

C'est là un exemple, entre mille de ces impulsions morbides qui font le juste désespoir des familles et qui se terminent souvent aussi par la comparution, devant les assises, d'individus que nous regardons comme des véritables aliénés, non que je veuille dire par là que les mauvaises dispositions des ascendants soient toujours fatalement transmissibles. Il peut arriver, en effet, que la bonne santé d'un des conjoints fasse antagonisme aux conditions morbides de l'autre conjoint, et qu'en définitive la race, loin de déchoir, tende à remonter vers un type meilleur. Je me crois obligé de faire cette digression médicale, car il est à craindre que tout ce que nous avons dit sur les conséquences de l'hérédité morbide ne soit de nature à attrister et à inquiéter plusieurs personnes.

Malheureusement pour Jeanson, les conséquences de l'hérédité ont pesé sur lui et sur ses frères et sœurs d'une manière trop funeste, pour que l'on puisse espérer, pour ces malheureux descendants de parents qui ont été affligés de tares de toutes sortes, de remonter vers un type supérieur. Parmi ces tares, l'ivrognerie joue un grand rôle, et, si l'on veut savoir ce que je pense des influences funestes que l'ivrognerie exerce sur les individus nés dans ces circonstances fatales, que l'on me permette de citer un passage de mon *Traité des dégénérescences* (1).

A cette époque, en 1856, je ne connaissais certes pas Jeanson ; j'avais déjà fait, dans l'ouvrage que je viens de citer, l'historique des tendances que l'on observe chez les malheureux descendants des individus voués à l'ivrognerie. Voici ce que je disais :

(1) Morel, *Traité des dégénérescences intellectuelles et morales de l'espèce humaine*. Paris, 1856.

« Il n'est aucune maladie (l'alcoolisme chronique des parents) où les influences héréditaires soient aussi fatalement caractéristiques chez les enfants nés dans ces conditions. Si l'imbécilité congénitale, l'idiotie, l'épilepsie sont les termes extrêmes de la dégradation chez les descendants d'individus alcoolisés, on remarque chez un grand nombre de ceux-ci d'autres états pathologiques intermédiaires..... Ces états se révèlent à l'observateur par des aberrations de l'intelligence et par des perversions tellement extraordinaires des sentiments, que l'on chercherait en vain la solution de ces faits anormaux dans l'étude exclusive de la nature humaine, déviée de son but intellectuel et moral par les passions, par la mauvaise éducation ou par toute autre cause.....

« En dehors des données positives que nous offre l'observation des influences héréditaires, il nous serait impossible de nous faire une juste idée de certaines monstruosités physiques et morales chez les descendants de parents voués à l'ivrognerie ou affligés de telle autre maladie nerveuse. »

J'ajoutais encore, en prévision des services que cette manière d'envisager les choses pouvait rendre aux parents et aux éducateurs qui restent souvent désespérés devant les tendances irrésistibles de certains enfants, aux magistrats eux-mêmes, qui demeurent parfois indécis, en présence de la profonde immoralité et de la perversité sans nom de certains individus qu'ils ont à juger, j'ajoutais les paroles qui suivent :

« Peut-être nous sera-t-il permis, en nous plaçant au point de vue scientifique que nous indiquons, de jeter un jour nouveau sur des situations intellectuelles encore inexpliquées, et de rendre un véritable service à la médecine légale, à l'éducation et même à la morale, en fixant aux tristes victimes de l'alcoolisme des parents leur véritable place parmi les êtres dégénérés. »

Me voici donc tenu, en vertu des principes que j'ai professés toute ma vie, en vertu de l'expérience que j'ai acquise, non pas seulement d'après mes propres observations, mais grâce aux études et enseignements d'une foule d'éminents médecins, me voici donc tenu de fixer pareillement à Jeanson la place qui lui revient parmi les êtres sur les destinées desquels ont pesé de tout leur poids des influences héréditaires de mauvaise nature.

Sa généalogie est des plus tristes. Que l'on en juge par le tableau qui suit :

M. le curé de Tremblecourt qui a commencé l'éducation de Jeanson, l'a connu avant la fièvre typhoïde qu'il a eue à l'âge de huit ans. Avant cette époque, il montrait une intelligence hors ligne. A la suite de cette maladie, le témoin a remarqué que ses facultés s'étaient affaiblies. Il s'est montré original, bizarre, sans faire cependant d'acte de violence. Cet état a duré deux ans environ, dit M. le curé de Tremblecourt, mais en recouvrant son intelligence, ajoute le témoin, *je n'ai pas retrouvé chez lui la perspicacité de la première enfance.*

Quant au père de Jeanson, dont on connaît les dispositions ébrieuses, je l'ai toujours trouvé un peu bizarre, dit le témoin. *La plupart du temps il met si peu de suite dans ses idées que l'on ne peut guère converser avec lui.*

La prédisposition à délirer, sous l'influence d'une maladie intercurrente, est telle, dans la descendance de Jeanson, que je crois devoir citer textuellement la déposition qui suit, de M. le curé de Tremblecourt :

« Marguerite Jeanson, sœur de l'inculpé, est morte en mil huit cent cinquante-sept d'une *fièvre typhoïde qui a amené chez elle un grand délire.* Je n'étais point dans ma paroisse au début de la maladie. Je ne puis donc fournir aucune indication sur les phases diverses qu'elle a parcourues ; tout ce que je puis dire, c'est que dans les derniers jours, quand je suis allé la voir, elle m'a repoussé en me montrant le poing, en me regardant avec des yeux égarés, puis quand elle m'eut reconnu, elle me fit très bon accueil.

« Quant au frère aîné, il ne paraît pas doué de beaucoup d'intelligence.

« François Jeanson, oncle, a éprouvé différentes attaques qui lui ont enlevé l'usage de ses bras et de ses jambes et paralysé la langue ; il est resté trois ou quatre ans dans cet état. Je l'ai visité souvent et j'ai pu quelquefois remarquer qu'*il battait la campagne.*

« Catherine Jeanson, tante paternelle, est morte des suites d'une attaque qui avait paralysé sa langue ; elle avait une telle rigidité des parties hautes du corps qu'il a fallu user de force pour lui faire desserrer les dents.

« Etienne Geoffroy, cousin issu de germain, est mort d'une affection que je crois être le *delirium tremens*, et dont la cause aurait été l'abus des boissons.

« François Geoffroy, cousin, a éprouvé plusieurs attaques qui ne lui ont pas laissé la libre disposition de ses membres ; *sa conversation est insipide, par suite de l'incohérence de ses idées.*

« Edouard Jeanson, cousin germain de l'inculpé, a été atteint, il y a quelques années, d'une fièvre chaude ; pendant les trois ou quatre semaines qu'elle a duré, Jeanson s'échappait de la maison, courait à travers champs en se livrant à toutes sortes d'autres extravagances. Depuis, il m'a paru guéri.

« François Nollet, aussi cousin germain, à deux reprises différentes, a été malade de la fièvre typhoïde, et chaque fois il s'est échappé de la maison dans le délire, livré à des extravagances ; quand il a tenté de se suicider, il était, d'après ce que lui-même m'a dit, dans la pensée que tout le monde lui en voulait. Un procès-verbal que l'autorité locale lui avait fait pour infraction au règlement de police, l'avait convaincu que tous étaient ses ennemis et qu'il ne pouvait plus vivre ; je le ramenai à des sentiments plus raisonnables ; mais sa manière d'être ordinaire me fait craindre que je ne sois pas parvenu à lui donner toute la sécurité d'esprit désirable.

« François-Léopold Nollet, autre cousin germain, a été très malade aussi, et pour vous donner mon appréciation sur ce membre de la famille de l'inculpé, je n'ai qu'à vous dire qu'il y a dix-huit mois, à la messe de mariage, il s'est permis, en revenant de l'offrande, de donner du pied à sa femme et de faire des pieds de nez à l'assistance, et cela entre plusieurs autres plaisanteries excentriques. »

Messieurs les experts qui attachent, avec juste raison, une si grande importance à l'action des influences héréditaires, ont dans leur rapport cité tout au long la lettre du maire de Tremblecourt à M. le procureur impérial. C'est un véritable arbre généalogique, qui résume les dépositions isolées des témoins, à propos des maladies nerveuses et autres qui ont été observées dans cette malheureuse famille. Je cite cette lettre dans son entier :

« 1° François Jeanson, grand-père de l'inculpé, frappé d'attaques d'aliénation mentale, décédé sans avoir recouvré ses facultés.

« 2° Claude Jeanson, père de l'inculpé (notamment adonné à la boisson), a eu une attaque il y a deux ans, et depuis il y a un grand dérangement dans les facultés d'esprit.

« 3° François Jeanson, oncle de l'inculpé, est décédé par suite d'attaques (épilepsie).

« 4° Catherine Jeanson, tante de l'inculpé, décédée de la même maladie (épilepsie).

« 5° Etienne Geoffroy, cousin issu de germain de Jeanson, décédé après une attaque d'apoplexie.

« 6° François Geoffroy, cousin issu de germain, a eu aussi une attaque. Depuis, il ne jouit plus constamment de ses facultés intellectuelles.

« 7° Édouard Jeanson, cousin germain, a été atteint, pendant environ quarante jours, d'aliénation mentale.

« 8° François Nollet, cousin germain de l'inculpé, a été aussi atteint d'aliénation mentale, et de temps à autre on s'aperçoit qu'il ne jouit pas de ses facultés intellectuelles ; c'est ce dernier qui a tenté de se suicider.

« 9° Marguerite Jeanson, sœur de l'inculpé, a été atteinte d'aliénation à la suite d'une fièvre cérébrale. Elle est morte de cette maladie. On sait déjà que le frère aîné de Jeanson est resté très peu intelligent à la suite d'une fièvre typhoïde. »

Enfin, M. le juge de paix de Domèvre confirme non seulement tous ces détails, mais il ajoute à propos de Claude Jeanson et François Geoffroy, père et cousin de l'inculpé, que ces deux individus ont la malheureuse habitude de s'adonner à la boisson et que l'espèce d'abrutissement dans lequel ils sont le plus souvent, est généralement attribué à leur intempérance.

Voici donc des faits plus nombreux qu'il ne peut être nécessaire d'en fournir sur les fatales prédispositions qui ont pesé sur les destinées de Jeanson. Nous trouvons dans son ascendance de l'aliénation mentale proprement dite, de l'épilepsie (car c'est ainsi qu'il faut traduire le mot *attaques*), de l'apoplexie, des tendances ébrieuses allant jusqu'au *delirium tremens*, des fièvres typhoïdes graves, qui ont cela de particulier qu'elles amènent du délire, de l'exaltation cérébrale. Dans quelques cas, la mort est la terminaison de cette maladie ; dans la majorité des autres cas, les individus restent abaissés au point de vue intellectuel et comme idiotisés. Chez tous et particulièrement chez l'inculpé, on remarque, outre l'abaissement des facultés, des bizarreries, des excentricités, de l'incohérence périodique dans les paroles et dans les actes. C'est là ce que l'on a observé chez Jeanson pendant les vacances qu'il passait chez lui, et ce que l'on a pareillement remarqué au séminaire. (Déposition du maire de Tremblecourt, et de MM. le supérieur et les professeurs du petit séminaire de Pont-à-Mousson.)

Je n'ai plus, avant de porter mes conclusions définitives, qu'une seule considération à émettre, à propos de l'état intellectuel de Jeanson. MM. les experts semblent faire à son intelligence une part plus grande qu'il ne lui en revient en réalité. J'ai signalé dans le cours de ce travail le résultat de mes nombreuses observations personnelles, qui m'a porté à admettre que si, chez les descendants d'aliénés, on remarquait parfois des aptitudes exceptionnelles pour les facultés artistiques, il était bien rare que les facultés intellectuelles syllogistiques restassent à la même hauteur. J'ai dit à ce propos que je produirais de Jeanson des lettres bien autrement significatives, comme bizarrerie et incohérence que la fameuse lettre : *Parents dénaturés.*

Voici deux spécimens de l'état habituel de ses facultés depuis sa condamnation à Nancy. Je les cite sans aucun commentaire.

1° *Lettre de Jeanson à ses parents.*

« Mes chers parents, sur votre désir, j'ai difficilement attendu la nécessité. D'abord, je vous demanderai pardon de tout ce qui, dans mes lettres précédentes, vous aurait causé le moindre déplaisir. Dieu seul connaît le fond de mes pensées et lui seul me comprend ; suis-je donc condamné à ne pouvoir jamais dire ce que mon esprit me force à dire, à qui que ce soit, pas même à mes parents ? J'en subis déjà les conséquences ; hélas ! par pitié, non pas pour moi, mais pour vous-mêmes, très chers parents. Parce qu'aujourd'hui personne ne veut plus nous révéler sa pensée, parce qu'aujourd'hui le monde n'est plus qu'un ramas de menteurs, me faudrait-il toujours subir l'influence d'un siècle pervers ? Non, non, nous sommes déjà trop bas, élevons-nous un peu, *sursum corda!* Est-ce donc un crime de dire ce que l'on pense? On le croirait à entendre ce forcené qui crie dans une brochure maudite, en plein XIXe siècle ! « L'honnête homme est celui qui sait mieux tromper. » Quelle abomination! D'autres disent : quel progrès ! *Non disputatur de gustibus*, chacun son goût. Mais passons..... Pour procéder par un ordre, je dois encore vous remercier de tout ce que j'ai, le bon Dieu ne me l'ayant pas donné. Remercions d'abord, demandons ensuite.

« J'ai un pantalon qui tombe en lambeaux, un paletot en drap noir que j'ai oublié de vous remettre, du linge sale, j'hésite à laver sans lessive. Quand aurais-je maintenant le plaisir d'une seconde visite? Je souhaite, mais j'ignore. Deux fois, trois fois, quatre fois, je vous ai fait pareille question, — toujours même réponse vague, vous n'avez pas voulu me dire tout ce que vous pensez. Je vous en supplie, mes chers parents, encore une fois pardon, mais venez, venez : n'oubliez pas votre malheureux enfant. Le malheur entraîne avec lui l'idée de pitié. Venez donc, venez me voir : *vox clamantis in deserto*, c'est saint Jean qui crie dans le désert. Pour vous, dites comme le fameux chamelier de la Mecque : « Puisque la montagne ne veut pas venir à nous, allons à elle. » Ce que je désire encore, le voici : mon *Novum Testamentum*, texte latin, mon *grand Atlas universel* pour voyager en prison, un petit *Recueil de morceaux choisis* par Ch. Leroy ; vous le reconnaîtrez par le premier morceau de prose intitulé, autant que je me souviens : *La Vérité et la Fable*. Ah ! si vous saviez que de douces larmes m'a fait verser le poète de Mantoue, le sensible Virgile ; ce matin encore, je relisais le sixième livre de l'*Énéide* et je ne pouvais m'empêcher de pleurer, en assistant à l'entrevue d'Énée et d'Anchise aux enfers. Le premier mot que lui adresse ce malheureux père : « Enfin, te voilà, *venisti tandem..... vicit iter durum pietas.* » Et le fils de répondre :

. . . . Tua me, genitor, tua tristis imago
Sæpius occurrens hæc limina tendere adegit..... etc..... etc.

« Renversons l'ordre : Jour et nuit, votre souvenir me poursuit, et j'ai dû franchir enfin ce seuil redoutable. Comparez.

« Mes chers parents, si vous m'aimez, pardonnez et n'oubliez pas ; Dieu aura pitié de nous tous, de vous et de moi. Aujourd'hui, offrez-lui généreusement un sacrifice. Taisons-nous.

« Je vous attends, je finis ma lettre, je vous embrasse et je vous souhaite toujours joyeuse et parfaite santé.

« Votre fils, né pour monter à..... je ne sais où.

« *Signé :* JEANSON. »

2° *Lettre de Jeanson à son défenseur.*

« Monsieur, déjà dix jours passés dans une quiétude parfaite et je me décide seulement à vous écrire. Vraiment, il faut l'avouer, je suis bien... ; mais ici l'on dort ou plutôt on rêve continuellement : Tout y prête, excepté la..... belle nature. Hélas ! quand rencontrerons-nous des règles sans exception ?

« Allons, plus qu'un petit mois pour l'ouverture des assises du département de la Moselle. Ce serait le mardi 18 mai, si l'on en croit les *on-dit* ; je vous le donne, monsieur, seulement comme croyance et non comme certitude.

« Inutile de vous exhaler maintenant de sentimentales réflexions sur la destinée, le sort, la liberté, le bonheur, le malheur, la vie, la mort. Tout ce qu'on en peut dire et tout ce qu'on en dit tous les jours, n'empêche pas la machine ronde de continuer son mouvement de rotation. Se contenter de peu, se plaire partout où l'on se trouve, c'est, à mon avis, ou je ne m'y connais pas encore, la plus simple et la meilleure de toutes les recettes. Aristote s'en doutait déjà, je crois, il y a plus de mille ans et de mille avec. Assez.

« Pourtant je ne veux pas terminer aujourd'hui, monsieur et honorable avocat, sans vous témoigner ma vive gratitude et vous adresser mes sincères remerciements pour votre noble et constant dévouement à ma défense.

« Il y a quelques jours, j'ai écrit à ma famille pour lui dire que j'avais changé de garnison, pauvre malheureux que je suis ! Mais pas de réponse, bien que j'en aie sollicité une, toutefois ce silence me laisse sans inquiétude.

« Ici l'on ne peut écrire qu'après en avoir demandé et obtenu la permission. Alors vous vous faites enfermer en cage et vous laissez le vase déborder.

« Qu'ajouterai-je? Pas grand'chose... rien ! Même pour un — (je ne sais plus quel nom on donne à ces gens qui ont rayé de leur vocabulaire le mot liberté) Metz n'est pas Nancy, et Nancy n'est pas Metz. Mais c'est du Lapalisse tout pur, quant à la forme. Mettons le fond de côté ; au fond du tonneau la lie.

« Soyez indulgent et comptez encore sur mon griffonnage.

« J'ai l'honneur d'être, monsieur, votre très humble et très reconnaissant serviteur.

« *Signé :* JEANSON. »

CONCLUSIONS

Des considérations médico-légales auxquelles nous venons de nous livrer, on peut déduire les conclusions qui suivent :

Les influences héréditaires qui se traduisent chez les ascendants de Jeanson par l'aliénation mentale proprement dite, les apoplexies cérébrales, les tendances au suicide, l'ivrognerie arrivée jusqu'au *delirium tremens*, ont créé chez l'inculpé une prédisposition à la folie.

Cette prédisposition, dont le caractère indélébile se révèle jusque dans la vicieuse conformation de la tête , a été augmentée, activée chez Jeanson par la fièvre typhoïde qu'il a eue à l'âge de huit ans.

Avant cette époque, ainsi que l'affirment les plus respectables témoignages, il avait une intelligence nette, un sens droit, une sagacité remarquable.

Depuis, on a observé chez lui un abaissement notable des facultés intellectuelles et son caractère est devenu irritable, bizarre et fantasque ; il s'est signalé par des excentricités et par un manque de pondération dans les actes de la vie.

Les mêmes phénomènes morbides, et cela toujours en raison des influences créées par l'hérédité, se font remarquer chez plusieurs de ses frères et sœurs, ainsi que chez des cousins germains.

La facilité à délirer pour la moindre cause intercurrente est extrême dans cette famille. La sœur de Jeanson est morte dans le délire de la fièvre typhoïde. Les facultés intellectuelles d'un de ses frères sont restées altérées.

Chez plusieurs des ascendants collatéraux de Jeanson, on a observé des troubles profonds et multiples des facultés intellectuelles et affectives, ainsi que des bizarreries de caractère et des excentricités de toute espèce.

La tendance aux affections nerveuses est si accentuée dans cette malheureuse famille, les anomalies de caractère et des sentiments s'y présentent sous des formes si diverses, que la voix publique en désigne les différents membres sous le nom des *fous de Jeanson.*

Pendant le cours de ses études, c'est-à-dire jusqu'à l'âge de dix-neuf ans, la prédisposition à la folie s'est montrée chez Jeanson par des symptômes identiques avec ceux que MM. Aubanel, Bouisson, René, Cavalier ont remarqués chez le séminariste d'Aix, en Provence, qui a pareillement attenté à la vie d'un condisciple qui lui était cher.

Dans l'un et l'autre cas, ces symptômes ont été les suivants : Bizarrerie et excentricité de caractère ainsi que le témoignent leurs professeurs et leurs condisciples, anomalies dans les idées et dans les actes, absence de pondération dans les différentes manifestations de la vie intellectuelle et affective, périodes de dépression qui leur rendent le travail difficile et souvent impossible; ces périodes alternent avec d'autres où l'on remarque l'exaltation des idées, la fièvre du travail et un redoublement dans les actes excentriques, bizarres, qui constituent la virtualité intellectuelle et la personnalité morale des individus qui subissent des influences héréditaires de mauvaise nature.

Si ces phénomènes ne constituent pas toujours la folie proprement dite, ils en sont les signes précurseurs.

Il ne faut, dans les cas de ce genre, qu'une ou plusieurs causes occasionnelles, pour que la simple prédisposition à la folie devienne une réalité fatale qui se traduit par des actes qui sont souvent instantanés, impulsifs et qui deviennent la confirmation de cette triste maladie.

Chez l'inculpé Jeanson, ces causes occasionnelles n'ont pas manqué.

Le développement de la puberté crée d'abord chez lui des dispositions qui se manifestent par des amitiés vives, ardentes, qui sont bien, si l'on veut, un amour mal déguisé, mais qui cependant ne se traduisent pas, dans l'espèce, par des actes immoraux.

La lutte est néanmoins profonde, en raison des dédains, et parfois des sarcasmes de celui qui est l'objet de tant d'affection; elle devient bientôt inégale, par l'intercurrence d'autres sentiments, tels que le dégoût de l'état ecclésiastique et la haine, non motivée, qui surgit chez lui contre des professeurs, qui ont été à son égard d'une indulgence extrême et qu'il ne peut s'empêcher d'estimer au fond.

D'un autre côté, le souvenir de ce qu'il a souffert dans son enfance chez ses parents, l'irritabilité sourde, profonde, continue, provoquée par ce souvenir et entretenue en outre par les reproches et les punitions que lui attire son caractère bizarre, irréductible, développent chez lui d'autres sentiments haineux qui se traduisent par la lettre atroce, épouvantable qu'il écrit à ses parents.

Cette lettre est comme le prologue de l'acte incendiaire. Le plan en vertu duquel s'opère l'exécution de cet acte d'horrible vengeance est tellement absurde, tellement insensé, que MM. les docteurs Bonnet et Bulard, qui cependant ne regardent pas Jeanson comme un aliéné, ne peuvent s'empêcher de dire que *s'il y a là préméditation, il n'y a pas préméditation arrêtée.* Ils ajoutent que l'on trouverait à peine une pareille perversité chez des criminels de profession. Ce sont là et identiquement les mêmes actes, accomplis sous l'influence des mêmes mobiles que l'on a remarqués chez le séminariste d'Aix et qui ont fait dire aux experts, que l'inculpé était irresponsable, et il a été regardé comme tel par ses juges. Ce dernier a aussi des aliénés dans sa famille.

Jeanson n'a pas obtenu la même faveur, ni près des premiers experts, ni près des premiers juges. MM. les experts de Maréville concluent catégoriquement que chez l'inculpé, dont ils reconnaissent les prédispositions héréditaires sous leur forme la plus accentuée, rien ne les autorise à dire qu'il ait été aliéné, avant ou pendant l'exécution de l'acte homicide, et ils ne pensent pas qu'il le soit actuellement.

D'après tout ce que nous avons vu dans notre passage à Maréville, d'après tout ce que nous avons observé en étudiant les faits et gestes de l'inculpé depuis son enfance jusqu'aujourd'hui, il nous est impossible d'être aussi affirmatif.

Pour nous, l'incendie, le vol, l'homicide forment un tout, un ensemble, un drame dont les péripéties diverses se lient d'une manière indissoluble.

L'acte incendiaire provoqué par une vengeance sans nom, le vol des porte-monnaies, l'espèce de fureur avec laquelle l'inculpé entretient l'incendie en y jetant les livres et cahiers de ses camarades, sont les avant-coureurs de cet acte final épouvantable, l'homicide du malheureux Jouatte, qui serait le comble de la perversité humaine, s'il n'était l'indice de la plus éclatante folie.

D'après son propre aveu, l'inculpé est comme grisé par la flamme, ahuri par la crainte d'être poursuivi, il saisit un rasoir, monte avec une précipitation vertigineuse au dortoir et immole son condisciple, pour ne pas laisser derrière lui, dit-il, l'ami qui lui est plus cher que tout au monde. Et puis il se recouche et sent qu'il va dormir.

Tel est le fait dans sa triste réalité maladive, tel est le mobile que donne l'inculpé; il ne peut en trouver d'autre. Il répond à toutes les questions qu'on lui fait, à la manière des aliénés qui ont commis des actes de ce genre et sous l'influence du même état maladif, qu'il ne comprend pas comment cela s'est fait, qu'il était poussé, entraîné d'une manière fatale..., et tout cela il l'exprime avec ce calme, cette absence de remords, qui a si péniblement impressionné les premiers témoins d'un pareil meurtre et qui est bien de nature à impressionner dans le même sens ses juges actuels.

A la demande qui peut être adressée, si Jeanson, que je regarde comme aliéné dans l'instant où il a sacrifié son condisciple Jouatte, l'est encore au moment actuel, je répondrai qu'il est dans une période de rémittence qui malheureusement n'exclut pas le retour d'actes dont on ne saurait au juste prévoir la nature et fixer la portée.

A la question catégorique de M. le président sur l'avenir intellectuel réservé à Jeanson, MM. les docteurs Bonnet et Bulard n'hésitent pas à répondre que maintenant ils ne seraient pas étonnés que Jeanson fût devenu fou.

Son apathie, son indifférence actuelle, l'absence chez lui de remords, quoique la conscience ne soit pas abolie, les lettres qu'il a écrites depuis et qui témoignent de la faiblesse intellectuelle du prévenu, tous ces phénomènes militent en faveur de la probabilité qu'affirment les experts.

Sous ce rapport, je partage complètement leur manière de voir et je citerai encore à ce propos les conclusions que MM. Devergie, Amb. Tardieu et Calmeil émettent au sujet de J. B..., meurtrier de sa belle-mère. Ils disent : « Si cet individu a cessé d'être aliéné presque immédiatement après le meurtre, il n'a nullement cessé pour cela d'être prédisposé ; conséquemment on doit craindre que s'il éprouve un jour une rechute, elle ne se manifeste encore d'une manière subite et qu'elle n'entraîne, comme le premier accès, des conséquences fâcheuses. »

Telles sont aussi les conclusions que nous portons à propos de Jeanson, étudié, examiné, avant, pendant et après l'acte homicide pour lequel il est traduit devant les tribunaux.

Tout nous fait espérer que MM. les jurés appelés à le juger verront plutôt chez lui un malheureux ayant agi sans discernement qu'un de ces criminels endurcis que doit frapper la juste sévérité de la loi.

II. RAPPORT DE M. LE Dr JULES FALRET (1)

MESSIEURS,

Dans la dernière séance, notre honorable correspondant, le docteur Morel, de Saint-Yon, nous a lu une consultation très intéressante sur une affaire médico-légale des plus délicates qui, l'année dernière, a vivement attiré l'attention publique. Il s'agit d'un jeune séminariste Jeanson, âgé de dix-neuf ans, qui, le 30 mai 1868, a mis le feu au séminaire de Pont-à-Mousson et y a assassiné l'un de ses camarades, le nommé Jouatte. La question médico-légale, soulevée devant vous par le docteur Morel, est très difficile à résoudre. Il s'agit de savoir si Jeanson, accusé des deux crimes d'incendie et de meurtre, jouissait, lorsqu'il a accompli ces deux actes, de toute sa liberté morale, ou bien, au contraire, s'il était aliéné au moment de leur perpétration, et s'il doit, comme tel, être exonéré de toute responsabilité légale.

Cette question si grave a déjà été tranchée dans le sens de la culpabilité par le jury de Nancy. Deux experts très distingués, MM. les docteurs Bonnet et Bulard, médecins de l'asile des aliénés de Maréville près Nancy ont été commis l'année dernière par le parquet de cette ville pour apprécier l'état mental de Jeanson. Après un examen de quatre mois et les interrogatoires les plus minutieux, ces

(1) Présenté à la Société de médecine légale sur la consultation du Dr Morel, au nom d'une commission composée de MM. Brierre de Boismont, Guérard et Jules Falret, *rapporteur*.

honorables confrères ont cru devoir conclure : que Jeanson était très prédisposé à la folie ; que cette prédisposition héréditaire avait pu affaiblir notablement chez lui la force de résistance normale aux impulsions passionnelles ; que, dès lors, il était juste de plaider en sa faveur les circonstances atténuantes ; mais que, de tous les faits consignés dans les documents qui leur avaient été fournis, ainsi que des interrogatoires nombreux auxquels ils avaient soumis le nommé Jeanson, il ne résultait pas pour eux la preuve qu'il eût été aliéné avant, pendant ni après les deux actes criminels qui lui étaient reprochés. A la suite de ce rapport, rédigé du reste avec le soin le plus scrupuleux, Jeanson fut déclaré coupable par la cour d'assises de Nancy et condamné à vingt ans de travaux forcés. Cet arrêt ayant été cassé par la cour de cassation pour vice de forme, l'affaire va être soumise de nouveau au jury de Metz, le 10 juin prochain. Le docteur Morel, consulté par la défense et s'appuyant sur tous les documents qui lui ont été communiqués, principalement sur le rapport des précédents experts, a rédigé un contre-rapport qu'il nous a lu dans la dernière séance. Dans ce travail, il conclut à l'aliénation mentale et, partant, à l'irresponsabilité du prévenu, et il vient demander l'approbation de la Société en faveur de ses conclusions. Ce travail a été accueilli par vous, messieurs, avec un véritable intérêt. Mais, placés dans une situation délicate, appelés à vous prononcer, séance tenante, sur l'œuvre de l'un de vos correspondants, et contre les conclusions d'autres médecins très distingués, qui avaient examiné le prévenu pendant plusieurs mois, vous avez jugé, messieurs, que la Société ne devait pas engager légèrement sa responsabilité et qu'elle ne pouvait pas porter un jugement, avant de s'être livrée à une analyse approfondie de toutes les pièces du procès, et en particulier du rapport des premiers experts. Vous avez donc décidé, messieurs, qu'une commission serait nommée pour procéder à cet examen, et c'est le résultat du travail de cette commission que nous venons vous soumettre aujourd'hui.

Nous diviserons ce rapport en deux parties. Dans la première, nous ferons l'exposé rapide des faits contenus dans les documents que nous avons eus à notre disposition. Dans la seconde, nous apprécierons la valeur comparative des arguments mis en avant, d'une part par MM. Bonnet et Bulard, et d'autre part par le docteur Morel, en faveur des deux thèses opposées qu'ils ont soutenues. Nous terminerons ce travail en vous proposant les conclusions qui nous semblent résulter naturellement de la comparaison des différents documents soumis à notre examen.

I. Exposé analytique des faits.

Théophile-François Jeanson est né à Tremblecourt (Meurthe) en 1849. Ses parents étaient cultivateurs et il a été élevé à la campagne. Dès son enfance, il s'est fait remarquer par une intelligence précoce, mais aussi par un caractère obstiné, volontaire et indomptable.

Ses parents paraissent l'avoir élevé avec sévérité, peut-être même avec dureté ; mais lui-même, se plaignant d'eux plus tard sous ce rapport, et surtout de sa mère, reconnaît pourtant que les rigueurs exercées par elle à son égard, dès sa plus tendre enfance, n'étaient que trop justifiées par la résistance opiniâtre qu'il mettait à se soumettre à sa volonté.

Jusqu'à l'âge de huit ans, toutes les personnes qui l'ont connu (et en particulier le curé et le maire de Tremblecourt) constatent que son intelligence était bien développée, qu'il apprenait avec facilité et qu'il semblait doué de nombreuses aptitudes. Lui-même déclare que les premières années de sa vie ont été heureuses, et contrastent singulièrement, dans ses souvenirs, avec les années qui ont suivi.

A l'âge de huit ans, il fut atteint de fièvre typhoïde. Son frère et sa sœur avaient déjà été frappés de la même maladie. Celle-ci en était morte, et celui-là était resté affaibli intellectuellement.

La fièvre typhoïde de Jeanson fut accompagnée d'un délire si intense et si prolongé, que le maire de Tremblecourt affirme qu'il était en état d'aliénation mentale pendant toute sa durée. De son côté, le curé de Tremblecourt, qui l'a connu avant et après cette grave maladie, déclare que, pendant deux ans, son intelligence resta évidemment affaiblie, et qu'il ne recouvra jamais, depuis lors, la perspicacité qu'il avait manifestée auparavant. Son caractère subit, à la même époque, une altération correspondante. Tout le monde, dès lors, dans sa famille et dans son entourage, remarqua qu'il était devenu bizarre, excentrique et original, et que sa vie était soumise à des phases d'excitation et de dépression qui se manifestaient surtout par des dispositions alternatives au travail et à l'oisiveté ! Lui-même, parlant plus tard des dispositions variables de son moral et de son intelligence, les caractérise d'un mot en les appelant ses *lunes !* Cependant les changements survenus dans ses idées et dans son caractère à la suite de la fièvre typhoïde n'étaient pas encore assez prononcés pour frapper l'attention générale autrement que comme des bizarreries ou des originalités de caractère (fait noté, du reste, par tous ceux qui l'ont connu depuis son enfance). Il a pu ainsi continuer ses études, quoique d'une manière irrégulière et intermittente, sous la direction du curé de Tremblecourt, qui lui donna pendant plusieurs années des leçons de catéchisme et de latin, et lui fit faire sa première communion.

Vers l'âge de quatorze ans, ses parents, ainsi que le curé de Tremblecourt, le destinèrent à l'état ecclésiastique, et l'engagèrent à entrer au petit séminaire de Pont-à-Mousson. Il accepta très volontiers cette proposition, comme il le raconte plus tard dans ses écrits ; car cette carrière lui souriait alors ; il y entrait avec une véritable satisfaction, tant les idées peuvent changer dans l'espace de quelques années, ajoute-t-il lui-même plus tard, à cette occasion.

Au séminaire, on constata chez lui les mêmes dispositions d'esprit et de caractère qui avaient déjà été observées dans sa famille. Ses camarades et ses maîtres, appelés à témoigner sur son compte, sont tous d'accord pour affirmer qu'il a toujours passé pour excentrique et original, et qu'il était très différent de lui-même selon les moments où on l'observait. Tantôt il se montrait triste, rêveur, recherchant la solitude, disposé à la paresse ; tantôt, au contraire, animé d'une ardeur peu commune pour le travail, et se relevant la nuit pour travailler seul à l'étude, contrairement à tous les règlements. On a même signalé une fois que, pour travailler la nuit, il n'avait pas craint d'allumer sa chandelle à la lampe qui brûlait constamment à la chapelle.

Ses condisciples et ses maîtres l'appelaient si souvent *original* et *excentrique*, qu'il se plaignait de devenir ainsi la risée de tous. Dans l'histoire de sa vie, qu'il a écrite plus tard, on trouve à cet égard cette phrase caractéristique : « Il y a bien des individus auxquels on a dit souvent : *Que tu es bête, que tu es fou !* mais il y en a bien peu auxquels on l'ait répété aussi fréquemment qu'à moi, partout où je suis allé ! »

Dans les premières années de son séjour au séminaire, ses professeurs et ses camarades n'ont pas remarqué d'autres faits saillants dans son langage ni dans sa conduite ; du moins, il n'y en a pas de notés dans l'enquête à laquelle on a procédé depuis son arrestation.

Mais peu à peu, à mesure qu'il avançait en âge et que survenait chez lui l'évolution de la puberté (laquelle coïncide ordinairement avec l'exagération des singularités natives chez les individus prédisposés à la folie), on commenca à voir surgir dans son esprit des tendances sentimentales et intellectuelles qu'il décrit très bien lui-même dans les divers interrogatoires auxquels on l'a soumis, ainsi que dans les écrits où il cherche à raconter l'histoire de sa vie.

Son intelligence était très inégale selon les moments, et très irrégulièrement développée. Il éprouvait des périodes de torpeur, pendant lesquelles la conception était lente et difficile, l'intelligence peu active et comme disposée à la somnolence. Dans d'autres moments, au contraire, il manifestait une activité plus grande des facultés intellectuelles, une mémoire plus vive et une imagination plus ardente. Il faisait alors, comme il le dit lui-même, une foule de projets et de châteaux en Espagne. Sa tête en fermentation passait rapidement d'une idée à une autre, sans s'arrêter à aucune, et oscillait souvent entre les pensées mystiques et les idées impies et matérialistes. Au point de vue des sentiments et des instincts, Jeanson constate qu'il naissait en lui des dispositions contradictoires qui se succédaient dans son esprit sans cause appréciable, et qui modifiaient totalement, d'un moment à l'autre, ses sentiments à l'égard de ses professeurs et de ses parents. Tantôt il appréciait avec vérité les attentions affectueuses dont l'entouraient ses maîtres, et rendait alors pleine justice à tous les professeurs du séminaire ; tantôt, au contraire, sous l'influence de la plus légère contrariété, ses dispositions changeaient du tout au tout à leur égard ; il les prenait en grippe pour des motifs futiles, et il sentait naître en lui des sentiments de haine violente et de vengeance envers ces professeurs, dont il appréciait pourtant le dévouement et toutes les bonnes qualités.

Il en était de même vis-à-vis de ses parents, auxquels il écrivait de temps en temps des lettres très affectueuses, et que, dans d'autres moments, il accablait de reproches sanglants ou de récriminations amères, les accusant d'avoir toujours fait son malheur, de l'avoir rudoyé dans son enfance et de vouloir le retenir de force au séminaire. Il couvait ainsi contre eux, dans son âme, des sentiments haineux et vindicatifs, et il les manifestait quelquefois dans des lettres qu'il leur faisait parvenir en cachette et dont ses parents eux-mêmes disaient en le recevant : « Ah ! voilà encore notre fou ! Il lui aura passé quelque nouvelle idée par la tête. »

Les mêmes oscillations d'idées et de sentiments qu'il manifestait vis-à-vis de ses parents et de ses professeurs se produisaient en lui sous le rapport des sentiments religieux. Tantôt il éprouvait une piété sincère, et paraissait disposé à accomplir avec ferveur ses devoirs religieux ; tantôt, au contraire, sa sensibilité mobile était entraînée dans des directions opposées, et se laissait aller à des tendances impies et matérialistes. Il se demandait s'il existait un Dieu, et il arrivait même envers lui jusqu'au blasphème et au sacrilège, passant ainsi intérieurement d'un extrême à l'autre, pour revenir bientôt à des dispositions inverses. « J'ai toujours eu, dit-il lui-même, une singulière nature! Il suffisait qu'un sentiment surgît en moi pour que je me laissasse entièrement dominer par lui, sans pouvoir réagir en rien par la réflexion ou par la volonté. J'étais ainsi entraîné, malgré moi, par tous les vents contraires, sans pouvoir maîtriser ni mes impulsions, ni mes sentiments, ni mes idées ! » Tandis que son esprit et son cœur étaient ainsi agités alternativement dans des directions diverses, sous l'influence de la fatale prédisposition héréditaire qui pesait sur lui depuis sa naissance, Jeanson était également dominé par des sentiments érotiques d'une nature spéciale, sur lesquels nous reviendrons tout à l'heure, et qui dénotaient chez lui une nature exceptionnellement impressionnable et instinctive. L'amour anormal qu'il éprouva plus tard pour son infortuné camarade Jouatte, il l'avait déjà ressenti précédemment pour un autre de ses condisciples, le nommé Éroux, neveu du curé de Tremblecourt. Les détails qu'il a donnés dans ses interrogatoires successifs et dans ses écrits, ainsi que les dépositions d'Éroux lui-même, établissent d'une manière incontestable ce fait capital, sur lequel nous ne pouvons insister ici. C'est dans ses dispositions d'esprit et de caractère que nous retrouvons Jeanson quelques mois avant le 30 maï 1868, jour où il accomplit les deux actes terribles pour lesquels il a été traduit devant la justice.

Pendant les vacances de Pâques, qu'il passa dans sa famille, on avait déjà observé chez lui quelques faits singuliers, qui n'avaient pas alors attiré l'attention à un degré suffisant, mais qui, racontés plus tard, méritent de figurer parmi les antécédents. Nous n'en citerons qu'un seul qui nous semble caractéristique. Ayant demandé à ses parents une somme de 20 francs pour acheter un accordéon, et ceux-ci ayant refusé cette somme minime, il fut tellement impressionné par ce refus que, pour bouder ses parents, il se mit à dîner seul dans sa chambre pendant toutes les vacances.

Rentré au séminaire, après les vacances de Pâques, Jeanson se montra dès lors plus obsédé et plus tourmenté que jamais par les idées et les sentiments qui l'agitaient déjà depuis longtemps. Il concentrait le plus souvent en lui-même ce travail intérieur de sa pensée, sur lequel on ne peut avoir malheureusement que des renseignements incomplets. Soit par les dépositions de ses professeurs et de ses camarades, soit par ses propres aveux et par ses écrits, il est possible de se représenter assez exactement le trouble considérable qui existait alors dans ses idées et dans ses sentiments. Ce trouble variait sans doute d'un moment à l'autre, mais il existait toujours à divers degrés et constitue un véritable état prodromique de l'explosion violente qui eut lieu dans la nuit du 29 au 30 mai.

D'un côté, son esprit était agité par des préoccupations philosophiques et religieuses, qui se combattaient alternativement. Il avait pris en grippe le séminaire et voulait en sortir à tout prix. Il accusait ses parents de vouloir l'y retenir malgré lui, et ses maîtres de chercher à le tourmenter de toutes les manières. De là, par moment, des sentiments de haine violente contre sa famille et contre ses maîtres, vis-à-vis desquels il nourrissait même des projets de vengeance. C'étaient en quelque sorte les premiers linéaments d'un délire de persécution qui commençait à poindre. D'un autre côté, les idées d'impiété semblaient prendre de plus en plus d'empire sur son esprit et faisaient explosion de temps en temps, dans ses conversations et dans ses écrits.

Enfin, un sentiment d'amour anormal dominait son cœur. C'était une affection violente, intermédiaire entre l'amour platonique et l'amour charnel, pour son camarade Jouatte, qui ne semblait pas répondre à ses sentiments et dont les dédains et les sarcasmes surexcitaient de plus en plus sa nature mobile et si facile à exalter. Ces idées et ces sentiments réunis fermentaient ensemble dans sa tête et faisaient naître en lui les projets les plus extravagants et les plus monstrueux. Tantôt il cherchait à manifester publiquement des opinions matérialistes ou à commettre quelque action d'éclat pour se faire renvoyer du séminaire, comme s'il ne lui eût pas suffi d'écrire à ses parents ou d'exprimer à ses supérieurs qu'il ne se sentait pas de vocation pour l'état ecclésiastique, pour qu'on l'autorisât à quitter le séminaire. D'autres fois, il songeait à insulter ses professeurs, à leur écrire des lettres injurieuses, et même à se porter envers eux à des actes violents, pour se faire chasser, ou pour assouvir les sentiments de haine qu'il avait conçus contre eux sans motifs. Il voulait se venger, disait-il, de tous les tourments qu'ils lui avaient fait subir, tout en reconnaissant, d'un autre côté, qu'ils avaient toujours été très bons et très dévoués pour lui. Dans d'autres moments, c'était contre ses parents que se tournaient ses sentiments de haine ou ses projets de vengeance, ou bien encore contre ses camarades qu'il accusait d'être mal disposés pour lui. Enfin, dominé par son affection tout à fait extraordinaire pour son camarade Jouatte, il combinait des projets absurdes, soit pour s'attirer son affection, soit pour se venger de ses dédains. Ainsi, par exemple, il avait conçu le projet de voler de l'argent dans les porte-monnaie de ses camarades, pour pouvoir se procurer des friandises, dans le but de séduire son camarade Jouatte qu'il croyait surtout prenable par la gourmandise. D'un autre côté, ayant demandé de l'argent à ses parents et ceux-ci le lui ayant refusé, ce simple refus suffit pour le décider à écrire la lettre épouvantable dont le Dr Morel nous a donné lecture et qui jette un jour si éclatant sur la triste situation de son esprit à cette époque.

Dans cette lettre, il traite ses parents d'*êtres dénaturés;* il manifeste à la fois les sentiments de haine les plus monstrueux et une impiété atroce, à côté de citations de vers latins et de paroles grossières et ordurières. Cette lettre contient ainsi, côte à côte, les pensées et les sentiments les plus disparates ; elle dénote une grande confusion dans les idées et est une preuve des plus évidentes, à nos yeux, du trouble déjà très considérable qui existait alors dans son intelligence. Aussi, dit-il lui-même plus tard dans l'un de ses interrogatoires, à l'occasion de sa lettre : « Au moment où je l'ai écrite, j'étais plus dominé par mes rêvasseries qu'à l'ordinaire. »

Il avait écrit cette lettre dans l'intention de l'envoyer à ses parents, mais il la garda plusieurs jours dans sa poche, s'en référant aux circonstances pour en faire à l'occasion l'usage qu'il jugerait convenable.

Pendant ce temps, il ruminait toujours dans sa tête divers projets, sans s'arrêter pourtant à aucun, d'une manière déterminée. Il avait d'abord fixé l'exécution de son projet de vol à la nuit qui devait précéder l'Ascension, c'est-à-dire à la nuit du 20 au 21 mai. Il avait combiné, dit-il, divers moyens pour réaliser ce projet, en descendant du dortoir pendant la nuit ; mais précisément ce soir-là il s'endormit. Le lendemain matin, en s'éveillant et en pensant à la non-exécution de son plan, il se borna à dire tout tranquillement : « Ah ! voilà encore le paresseux qui s'est endormi. » Il abandonna dès lors ce projet et n'y songea plus jusqu'à une nouvelle occasion.

Cette occasion se présenta bientôt. Huit jours après environ, le supérieur du séminaire saisit, dans un paquet envoyé à Jeanson, une traduction complète d'Aristophane. Il l'avait fait acheter dans le but de se faire renvoyer du séminaire. Pendant deux jours il attendit vainement le résultat de cette saisie; il répétait à plusieurs de ses camarades, avec un air mystérieux, faisant allusion (comme il le dit lui-même plus tard) à son prochain renvoi : « Dans quelques jours il y aura du nouveau. » Mais le 29 mai au soir, toujours agité par les mêmes pensées contradictoires qui fermentaient dans son cerveau, il prit le parti de tenter un grand coup pendant la nuit.

Vers dix heures du soir, il sort de son lit et se décide enfin à mettre dans la boîte du supérieur la fameuse lettre qu'il avait gardée dans sa poche depuis une dizaine de jours, espérant ainsi se faire renvoyer. Puis il se rend au réfectoire, où il s'empare de trois objets (une clochette, un livre et une pierre à repasser) qu'il jette quelques instants après dans la Moselle. A ce moment, il chercha à pénétrer par la fenêtre dans l'une des salles d'étude et commença même à démastiquer l'un des carreaux. Mais un orage ayant éclaté, il fut effrayé, remonta au dortoir, se coucha et se rendormit, malgré l'orage et malgré les préoccupations de tout ordre qui devaient alors bouleverser son esprit. Vers deux heures du matin, il s'éveilla. Alors surgit tout à coup dans sa tête l'idée de la lettre qu'il avait jetée, quelques heures auparavant, dans la boîte du directeur. « Je suis perdu, pense-t-il, et je vais être chassé du séminaire. C'est le moment de faire un nouveau coup et de réaliser l'une des pensées que j'ai conçues précédemment. » Il se lève brusquement, descend au rez-de-chaussée, force la porte de l'une des salles d'étude, va chercher une lumière au réfectoire, tire des livres et des cahiers de plusieurs pupitres et se met à allumer un incendie. Pendant que ces papiers commencent à brûler, il écrit sur les murailles des inscriptions grossières, injurieuses pour les professeurs et exprimant des pensées irréligieuses ; puis il retourne entretenir l'incendie et se met de nouveau à écrire sur les murs. La fumée le suffoque ; il ouvre une fenêtre ; il sort plusieurs fois dans le corridor pour respirer, puis il retourne dans l'étude pour alimenter l'incendie.

C'est alors que, grisé par ce spectacle effrayant, suffoqué par la fumée, et préoccupé tout à coup de l'idée qu'il est perdu et qu'il va être pris par la justice, il conçoit subitement la pensée d'aller tuer, dans son lit, son camarade Jouatte, l'être qu'il aime le plus au monde, *afin de ne pas le laisser derrière lui !* Il saisit alors un rasoir dans son pupitre ; il monte les escaliers avec une précipitation vertigineuse, et se croit, dit-il, poursuivi par des fantômes ! Il a d'abord l'idée d'éveiller son camarade pour lui parler et lui dire adieu ; mais entendant déjà autour de lui crier au feu, il se dit : « Ce n'est pas le moment de causer, » et il lui applique le rasoir sur le cou. Le sang jaillit avec violence. Jeanson se met alors lui-même à crier, à haute voix, dans le dortoir : Au feu ! à l'assassin ! puis, il retourne à son lit, comme anéanti, sans s'inquiéter du bruit qui se fait autour de lui et sans avoir la pensée de secourir son pauvre camarade mourant ; il ne songe à rien *et sent qu'il va s'endormir*. Suffoqué, il se dirige machinalement vers l'une des fenêtres du dortoir ; il l'ouvre pour respirer, et il reste ainsi debout pendant près de vingt minutes, sans prendre aucune part à tout ce qui se passe autour de lui, jusqu'au moment où l'on vient l'arrêter ! Alors, au lieu de chercher à se sauver ou à faire résistance, il se laisse prendre tout simplement ; il avoue ce qu'il vient de faire avec les plus grands détails, sans fanfaronnade comme sans remords ; il ne cherche à rien dissimuler et ne paraît nullement effrayé par l'énormité de ses forfaits !

Tels sont, messieurs, dans toute leur simplicité, mais avec les détails indispensables pour les bien faire connaître, les faits pour lesquels Jeanson a été traduit devant les assises et dont il s'agit d'apprécier la véritable nature.

Transporté à la prison et interrogé par différents magistrats, dès le premier jour de son arrestation, Jeanson raconte sans émotion les divers détails de son crime et répond à tous de la même façon, sans se contredire. Il dit qu'il a été poussé, comme malgré lui, par une force supérieure à sa volonté ; qu'il a des regrets de ce qu'il a fait, mais non des remords ; que s'il avait cent existences, il les donnerait volontiers pour rendre la vie à son meilleur ami ; qu'il a mis le feu dans la salle d'étude pour se venger de ses maîtres, dont il reconnaît pourtant toutes les bonnes qualités ; mais que, pour l'assassinat de Jouatte, il ne peut se rendre compte exactement du motif qui l'y a poussé ; que, dans ce moment, il n'avait pas la tête à lui et qu'il a été entraîné par une force en quelque sorte irrésistible. Pendant son séjour à la prison, il reçut, le 30 mai, la visite de plusieurs professeurs du séminaire et versa des larmes en songeant au mal qu'il leur avait fait.

Transféré le 2 juin à l'asile de Maréville, par ordre du juge d'instruction, pour y être soumis à l'examen de MM. les docteurs Bonnet et Bulard, Jeanson y entra sans émotion, et sans paraître se préoccuper notablement de la nouvelle position qui lui était faite, ni de l'avenir qui l'attendait. Pendant quatre mois consécutifs, il fut soumis à l'observation des médecins experts de Maréville. Ceux-ci ont relaté, dans leur volumineux rapport, les nombreux interrogatoires qu'ils lui ont fait subir, ainsi que les observations multipliées, faites par eux ou par leurs auxiliaires, pendant son séjour à l'asile. Nous avons lu très attentivement ces précieux documents. Il nous serait impossible de les reproduire ici, même en abrégé, sans donner à ce rapport l'étendue d'un mémoire, mais nous devons en indiquer brièvement les points les plus importants.

Et d'abord, ce qui nous a le plus frappé dans cette longue enquête, c'est l'insensibilité et l'indifférence habituelles manifestées par Jeanson pendant les interrogatoires successifs, où l'on insistait pourtant avec complaisance sur les divers détails de son crime, ainsi que pendant les longues journées qu'il a passées à l'asile, au milieu de malades dont l'intelligence était profondément dégradée. Il s'est accoutumé tout de suite et sans efforts à ce nouveau milieu et n'en a pas paru péniblement impressionné. Il s'est isolé en lui-même, comme le font la plupart des aliénés, sans se préoccuper du monde extérieur, et il a même avoué, à plusieurs reprises, que le souvenir des actes pour lesquels il était accusé ne l'occupait que très médiocrement.

Pendant son séjour à l'asile, il a eu, selon les moments, une attitude assez variable. Tantôt il lisait dans un livre de prières, se mettait à genoux, se promenait à grands pas, pour s'asseoir de nouveau et se remettre brusquement à marcher et même chanter à haute voix, pendant plusieurs heures ; tantôt, au contraire, dans d'autres périodes, il était affaissé, abattu, et plongé dans une sorte de torpeur physique et morale, accompagnée de quelques symptômes physiques d'embarras gastrique et de prostration des forces. Chose remarquable, pendant ces périodes d'abattement et de tristesse, il se préoccupait beaucoup plus de son passé et de son avenir que pendant les périodes de légère excitation, caractérisées par de la loquacité et même par une sorte de gaieté relative, qui contrastait singulièrement avec sa position réelle.

Les modifications dans sa manière d'être, dans ses idées et dans ses sentiments, en un mot les phases diverses par lesquelles passaient sa sensibilité et son intelligence, déjà signalées chez lui avant les actes violents du 30 mai, se sont donc reproduites pendant son séjour à l'asile, comme elles avaient eu lieu précédemment, et cette périodicité nous semble essentiellement caractéristique d'un état pathologique.

Parmi les faits relatés par les experts, dans leur rapport, il faut distinguer les paroles et les écrits de l'inculpé.

Les interrogatoires successifs ont presque tous porté sur les mobiles qui avaient pu pousser Jeanson à accomplir les actes qui lui étaient imputés. Sur ce sujet, les réponses de l'accusé n'ont jamais varié. Par exemple, il a toujours affirmé, de la manière la plus formelle, qu'il n'avait jamais eu avec Jouatte des rapports immoraux, et il a nié absolument que ce fût pour se venger de sa froideur et de ses refus qu'il l'eût assassiné. L'incendie était bien dû, selon lui, dans une certaine mesure, à un motif de vengeance vis-à-vis des professeurs du séminaire, et encore était-ce une sorte de vengeance enfantine, puisqu'il savait très bien qu'il ne pouvait s'en rendre compte que d'une manière très imparfaite. Il avait été entraîné, dit-il, instantanément, sans réflexion et sans préméditation.

Le seul motif plausible qu'il pût faire valoir, pour expliquer cette action presque inexplicable à ses yeux, c'était d'admettre qu'il avait eu peur, en quittant le séminaire, *de laisser derrière lui l'ami qui lui était le plus cher au monde.*

Les interrogatoires de Jeanson, pendant les quatre mois de son séjour à l'asile, dénotent dans son intelligence et dans son caractère les mêmes anomalies, les mêmes bizarreries que nous avons signalées précédemment pendant son séjour au séminaire. Il a évidemment une intelligence assez active, plus faible cependant que ne semblent le croire les experts de Maréville. Ses idées sont peu cohérentes et très disparates. Dans ses discours comme dans ses écrits, il est très décousu et il passe, de la manière la plus brusque et la plus inattendue, d'un sujet à un autre. Il n'a aucune fixité dans les idées ni dans les opinions. Les idées religieuses alternent souvent chez lui avec des idées contraires, sans aucune stabilité. Pour tout dire en un mot, son intelligence est sautillante, irrégulière et manque absolument de tenue. Sans doute, sa mémoire est fidèle et précise, mais, ainsi que le font remarquer MM. Bonnet et Bulard, son jugement est presque toujours faussé et il manque totalement de maturité et de réflexion.

Mais c'est surtout dans le domaine de la volonté et de la sensibilité que l'on remarque chez lui les plus frappantes anomalies et les plus grandes lacunes. Singulière nature, disent les experts et Jeanson lui-même ! Les instincts pervers, les sentiments de haine et de vengeance germent en lui spontanément, comme périodiquement, sous une influence maladive, et deviennent alors tellement impérieux et irrésistibles, qu'ils entraînent la volonté, avant même que la réflexion ait eu le temps d'intervenir !

Ces dispositions d'esprit et de caractère que l'on constate à chaque instant dans son langage, on les retrouve, à un plus haut degré, dans ses écrits, qui sont, à nos yeux, plus caractéristiques encore, sous ce rapport, que ses discours.

MM. Bonnet et Bulard ont rapporté, dans leur travail, de nombreux fragments d'un écrit très curieux, saisi sur Jeanson pendant son séjour à l'asile, et dans lequel il cherche à apprécier sa propre nature. Nous avons eu, de plus, en communication, un autre manuscrit adressé par Jeanson à son défenseur, dans lequel il cherche aussi à exposer l'histoire de sa vie. Eh bien, dans ces deux écrits, comme dans ses lettres, nous retrouvons le même décousu, la même incohérence des idées, les mêmes contrastes entre les pensées les plus disparates et les mêmes anomalies de la sensibilité et de la volonté que nous avons déjà signalés dans ses discours. Par exemple, il déclare qu'il ne peut pas pleurer et qu'il reste sans émotion en présence de la mort de son meilleur ami et de l'énormité de ses forfaits ; que, s'il a des regrets, il n'éprouve aucun sentiment véritable de remords, et, d'autre part, il s'émeut jusqu'aux larmes en lisant des passages de Virgile, ou bien en entendant un beau discours ou un morceau de musique.

Parmi ses écrits, les plus extraordinaires certainement sous ce rapport, ce sont deux lettres très récemment écrites (18 avril 1869), l'une adressée à ses parents et l'autre à son défenseur, que le Dr Morel a rapportées intégralement à la fin de son rapport et qui peuvent être mises à côté de celle qu'il a écrite avant le crime.

II. Examen critique des opinions contradictoires des experts.

MM. Bonnet et Bulard, après avoir rapporté, avec de nombreux développements que nous avons dû forcément supprimer ici, les faits que nous venons d'analyser brièvement, se demandent si Jeanson était réellement atteint d'aliénation mentale au moment où il a accompli les actes qui lui sont imputés, et ils répondent à cette question négativement.

Pour poser cette conclusion, ils se basent principalement sur ce fait, qu'ils n'ont pu découvrir chez Jeanson, à aucun moment de son existence (excepté pendant sa fièvre typhoïde), ni conceptions délirantes, ni hallucinations, ni actes extravagants, compromettants ou dangereux, ni périodes bien déterminées d'excitation ou de dépression, en un mot aucun des troubles de l'intelligence ou des sentiments propres à caractériser la folie proprement dite.

Assurément, disent-ils, les actes qu'il a accomplis, surtout l'homicide, ne peuvent s'expliquer raisonnablement par aucun des motifs qui auraient poussé à l'action un homme passionné jouissant de sa raison, ou un criminel ordinaire. Ils ne peuvent être expliqués, d'une manière satisfaisante, ni par un motif d'intérêt, ni par le désir de se faire renvoyer du séminaire, ni par un sentiment de vengeance contre ses professeurs ou contre ses parents, auxquels il ne peut adresser aucun reproche précis, et dont il reconnaît du reste toutes les bonnes intentions, ni par son amour extravagant pour Jouatte et par sa jalousie envers lui. Ces actes, disent les experts, ne peuvent être expliqués complètement que par la prédisposition héréditaire à la folie qui pesait sur la destinée de Jeanson depuis sa naissance. Celle-ci, disent-ils, a pour résultat habituel de faire naître, chez ceux qui sont malheureusement sous sa funeste influence, des sentiments dépravés, des instincts pervers et des impulsions presque irrésistibles, qui entraînent la volonté avec une grande puissance et une extrême rapidité, sans attendre le contrôle de la réflexion, et qui, par leur instantanéité et leur énergie, diminuent singulièrement la force de résistance normale de la volonté. Sans doute, ajoutent encore MM. Bonnet et Bulard, le crime d'incendie peut, jusqu'à un certain point, être attribué à des motifs de vengeance, ou bien au désir de se faire renvoyer du séminaire ; mais il n'en est plus de même de l'homicide, dont la conception a été tout à fait instantanée, non préméditée et non réfléchie.

La rapidité et les détails de son exécution prouvent, en effet, que Jeanson, grisé par la vue de la flamme, étouffé par la fumée et surexcité par la crainte d'être pris par la justice, était alors dans un état de trouble qui ne comportait pas la claire appréciation des mobiles qui le poussaient à accomplir une action aussi atroce et aussi criminelle envers l'homme qu'il aimait le plus au monde ! Mais il y a loin, ajoutent les experts, de cette confusion d'idées, inévitable au moment de l'accomplissement d'un crime, à la folie proprement dite. Si l'on admettait cette excuse, elle pourrait être également alléguée en faveur de la plupart des criminels qui, le plus souvent, n'accomplissent pas leur crime avec un complet sang-froid, et qui, à moins d'être profondément endurcis, sont toujours plus ou moins agités intérieurement pendant qu'ils agissent.

Quant à l'insensibilité après l'acte accompli, à l'impassibilité accompagnée de tendance au sommeil pendant les vingt minutes qui ont suivi, à la facilité avec laquelle Jeanson avoue ce qu'il a fait, sans chercher à faire résistance, ou à échapper par la fuite, la dissimulation ou le mensonge, aux conséquences terribles de ses actes, en un mot quant à l'attidude calme et froide du prévenu au milieu de l'émotion générale, les experts se refusent absolument à y voir des preuves de folie, de même qu'ils nient le trouble des idées avant et pendant le meurtre.

A leurs yeux, le fait de la prédisposition à la folie suffit pour tout expliquer et pour rendre compte de toutes les différences flagrantes, capitales, essentielles, qu'ils signalent eux-mêmes entre les diverses circonstances de ce fait si étrange et la conduite d'un homme sain d'esprit, passionné ou criminel, dans des conditions analogues ! Le mot de prédisposition à la folie semble être pour eux un mot magique, qui rend vraisemblables toutes les énormités et permet d'accepter comme possibles toutes les contradictions.

Au lieu de croire à l'existence de la folie chez l'inculpé, au moment de la perpétration des actes qui lui sont reprochés, ils aiment mieux mettre sur le compte de la prédisposition tous les faits extraordinaires et incompréhensibles que l'état de folie seul pourtant pourrait expliquer. Il faut lire dans leur rapport les nombreux arguments, du reste très bien exposés, qu'ils accumulent pour démontrer combien, chez ce malheureux Jeanson, la prédisposition à la folie avait réuni de bizarreries et de singularités, d'actes excentriques, d'idées absurdes, d'instincts pervers, de sentiments violents et vindicatifs et d'impulsions presque irrésistibles, poussant rapidement à l'action, sans contrepoids suffisant de la part de la réflexion et sans résistance efficace de la part de la volonté !

Nous voudrions citer ici textuellement les phrases les plus caractéristiques employées par les experts pour décrire, chez Jeanson, cet état qu'ils appellent la prédisposition à la folie. Nous n'aurions pas besoin d'y ajouter un seul mot pour faire naître immédiatement dans votre esprit la pensée qu'un individu ainsi constitué, moralement et intellectuellement, un homme qui agit de la sorte, est déjà un aliéné et a franchi la limite qui sépare la prédisposition de la période prodromique de la folie confirmée.

Mais ce travail, que nous voudrions pouvoir faire ici avec quelques détails, est précisément celui que le Dr Morel a déjà accompli dans son travail. En effet, pour appuyer la thèse qu'il a adoptée, le Dr Morel n'a pas eu besoin de recourir à de nouveaux arguments. Il n'a eu qu'à copier, pour ainsi dire, et à développer les considérations, très judicieuses d'ailleurs, invoquées par MM. Bonnet et Bulard en faveur de l'idée de la prédisposition. Il lui a été facile de montrer qu'au lieu de conduire à la conclusion qu'en ont tirée ces honorables médecins, ces réflexions devaient, au contraire, nous faire admettre chez Jeanson l'existence de la folie confirmée, au moment où il s'est livré aux deux actes pour lesquels il a été traduit devant la justice. Le Dr Morel a donc pu dire avec vérité que les arguments qu'il a fait valoir ont été, en grande partie, empruntés au travail des précédents experts, auxquels il a rendu du reste une entière justice ; seulement, il a pensé qu'il existait une contradiction flagrante entre leurs prémisses et leur conclusion, et tout son travail a eu pour but de démontrer cette proposition.

Le Dr Morel eût été infidèle à tous ses précédents ; il n'eût pas été conséquent avec ses écrits antérieurs, avec les nombreux travaux qu'il a publiés sur les maladies mentales et sur l'hérédité des affections nerveuses, s'il n'avait pas conclu dans ce sens. Après les recherches si persévérantes qu'il a faites, pendant toute sa carrière scientifique, sur l'hérédité en général et sur les aliénés héréditaires en particulier, il lui était impossible de ne pas retrouver chez Jeanson tous les traits caractéristiques décrits par lui-même et propres à faire connaître la folie héréditaire.

Et d'abord, le fait même de l'hérédité morbide, chez Jeanson, n'est contesté par personne. MM. Bonnet et Bulard, comme le Dr Morel, ont consigné dans leur rapport le tableau généalogique complet de la famille Jeanson, tel qu'il résulte des dépositions de plusieurs témoins, lesquels ont déclaré qu'on ne connaissait dans le pays les membres de cette famille que sous le nom de *fous Jeanson*.

Ce malheureux jeune homme compte, en effet, dans sa famille, au moins neuf membres qui ont été atteints de maladies cérébrales, mentales ou nerveuses, ou bien d'alcoolisme et disposés à prendre du délire sous l'influence d'une maladie intercurrente quelconque. Le père de Jeanson lui-même est un ivrogne. Or, quoi qu'on en ait dit, les rapports qui existent si fréquemment, au point de vue de l'hérédité, entre l'alcoolisme et la folie, ne peuvent plus aujourd'hui être contestés par personne.

Le Dr Morel, plus que tout autre, a contribué à établir les caractères que l'on constate, dès leur plus tendre enfance, dans l'intelligence et dans le moral, chez les individus nés de parents alcooliques. Ces caractères peuvent être résumés ainsi : dispositions intellectuelles spéciales, précoces, mais partielles, qui contrastent avec de grandes lacunes existant chez ces mêmes individus sous le rapport des facultés supérieures de l'intelligence : instincts mauvais et pervers; tendances au mal et à la cruauté ; actes vicieux, extravagants et désordonnés ; intelligence d'abord assez développée sous le rapport de certaines aptitudes, mais exposée à s'arrêter brusquement dans son développement, ou même à rétrograder et à descendre rapidement de niveau sous l'influence d'une maladie incidente, ou d'un délire aigu passager, principalement à l'époque de la puberté ; enfin, périodes d'excitation et de dépression, alternant irrégulièrement entre elles, surtout de quatorze à vingt-deux ans, et s'accompagnant souvent de tendances spontanées et instinctives au suicide, à l'incendie, au vol, à l'érotisme ou à l'homicide. Ces individus sont alors poussés, comme périodiquement, à des actes bizarres, extravagants ou dangereux, sans motifs appréciables, ou pour des motifs futiles, en l'absence des grandes passions qui agitent l'humanité en général et qui conduisent tant de criminels à des actions coupables, par intérêt, par vengeance ou pour la satisfaction d'un sentiment puissant et dominateur. En dernière analyse, il se produit souvent chez ces individus prédisposés à la folie, surtout à l'époque de la puberté, soit un état de démence, de stupidité ou d'imbécillité précoce, succédant à un délire aigu de courte durée, soit un état continu, mais très rémittent, de folie raisonnante (folie morale ou folie des actes), soumis plus que tout autre à des périodicités à longue échéance, état auquel Morel a donné plus spécialement le nom de *folie héréditaire.*

Tels sont, messieurs, résumés en quelques mots, les faits principaux que l'on observe habituellement chez les individus ayant reçu, dès leur naissance, le germe d'une prédisposition héréditaire à la folie, par suite des maladies cérébrales, mentales ou nerveuses, et surtout par l'effet de l'alcoolisme, de l'épilepsie ou des états névro pathiques de leurs ascendants.

Le docteur Morel, qui a si bien étudié les caractères physiques, moraux et intellectuels des aliénés héréditaires en général, ne pouvait se refuser à les voir tous réunis chez le malheureux Jeanson, dont nous avons rapporté l'histoire détaillée. Il nous est impossible à nous-mêmes, messieurs, de ne pas être frappés, comme lui, des analogies évidentes qui existent entre l'observation de Jeanson et la description si bien tracée par Morel de l'état mental des aliénés héréditaires.

Mais à cette description générale, empruntée à ses différents écrits, Morel a ajouté un nouvel argument très important que nous ne devons pas passer sous silence. Non seulement il a pu faire rentrer le cas de Jeanson dans la description type de la folie héréditaire (connue habituellement sous les noms de folie morale, folie raisonnante, folie lucide, ou folie des actes), mais il a découvert, dans les annales de la science, un fait absolument semblable à celui de Jeanson, que l'on pourrait même dire identique, tant ses détails concordent en tous points avec ceux de l'observation qui nous occupe. Il a ainsi ajouté, au diagnostic général de la folie de Jeanson, le complément de certitude, malheureusement trop souvent négligé, qui résulte de la confrontation du fait particulier soumis à l'examen du médecin légiste, avec les cas analogues déjà connus dans la science.

Il y a dix ans, en 1858, on a jugé à Aix en Provence un jeune séminariste, le nommé Louis Rimbaud, dont l'histoire offre les plus frappantes analogies avec celle de Jeanson, et semble pour ainsi dire jetée dans le même moule. Nous possédons sur ce fait deux rapports médicaux très importants : le premier, rédigé par le docteur Aubanel, alors médecin de l'asile des aliénés de Marseille (1), et le second, publié séparément, par les docteurs Bouisson et René, professeurs à la Faculté de médecine de Montpellier, et Cavalier, médecin de l'asile public des aliénés de cette ville.

Nous voudrions, messieurs, comme Morel, pouvoir insister ici sur les analogies vraiment extraordinaires qui existent entre cette observation et celle de Jeanson. Mais la longueur déjà démesurée de ce rapport ne nous permet pas cette digression. Qu'il nous suffise de vous rappeler que, comme Jeanson, Rimbaud était jeune et séminariste. Comme lui, il avait des aliénés dans sa famille et avait manifesté de bonne heure sa prédisposition à la folie par les bizarreries et les singularités nombreuses de son caractère. Comme chez Jeanson encore, cette prédisposition native avait été aggravée par une maladie incidente (qui était chez lui l'érysipèle au lieu d'être la fièvre typhoïde), et par des circonstances d'éducation et de milieu semblables à celles qui ont agi si défavorablement sur les idées et le caractère de Jeanson. Comme celui-ci également, il était entré volontiers au séminaire, mais il avait fini par le prendre en grippe et désirait à tout prix se faire renvoyer.

Comme Jeanson, au lieu de recourir aux moyens très simples qui s'offraient à lui pour renoncer à l'état ecclésiastique, il avait ruminé dans sa tête les projets les plus absurdes et les plus difficiles à réaliser. Il avait affiché des idées matérialistes, dans le compte rendu d'un ouvrage de Jouffroy, espérant ainsi provoquer son expulsion. Il avait également nourri des sentiments de haine contre ses parents et contre ses professeurs, et roulé souvent dans sa tête des projets de meurtre contre ses maîtres, ou bien la pensée d'accomplir une action d'éclat quelconque pour se faire chasser. Comme Jeanson, chose vraiment étrange, il avait conçu aussi une vive amitié, ou un amour platonique, pour un de ses camarades, et se désolait d'être dédaigné et repoussé par lui. De même que Jeanson encore, il avait écrit une lettre injurieuse pour ses maîtres et contenant des idées irréligieuses, dans l'espoir de se faire renvoyer du séminaire, en la laissant tomber entre les mains de ses supérieurs. De plus que

(1) Aubanel, *Annales médico-psychologiques*, 1859.

Jeanson, il est vrai, il avait quelquefois roulé dans sa tête des idées de suicide, mais sans jamais s'y arrêter d'une manière sérieuse. Enfin, comme Jeanson encore, il a fait une tentative d'homicide sur la personne du camarade pour lequel il nourrissait un amour extravagant, et il lui a fait une blessure au cou, qui n'a manqué son effet que par une circonstance tout à fait indépendante de la volonté de son auteur. C'est pour cette tentative de meurtre que Louis Rimbaud a comparu devant les assises d'Aix et est devenu l'objet des deux expertises médico-légales mentionnées plus haut, lesquelles ont conclu l'une et l'autre à l'existence de la folie chez l'inculpé au moment de la perpétration de l'acte qui lui a été reproché.

Nous sommes obligés, messieurs, de renvoyer à ces deux rapports intéressants ceux qui voudraient être plus complètement édifiés sur le fait du séminariste d'Aix, véritable pendant de celui de Jeanson, actuellement soumis à notre examen. Nous devons ajouter toutefois, pour compléter notre récit, que Louis Rimbaud, acquitté sur le fait d'homicide, a été néanmoins condamné pour coups et blessures donnés intentionnellement, contrairement à l'avis motivé des experts de Marseille et de Montpellier.

La longueur déjà excessive de ce rapport ne nous permet pas, messieurs, d'insister plus longtemps sur les motifs invoqués, d'une part, par MM. Bonnet et Bulard, et, d'autre part, par Morel, pour justifier leurs conclusions contradictoires.

Mais nous croyons en avoir assez dit, messieurs, pour éclairer votre jugement, pour vous fournir tous les éléments d'une décision, et pour vous amener à partager la conviction qui résulte pour nous, évidente et incontestable, de la lecture attentive de tous les documents que nous avons eus sous les yeux, et principalement des deux rapports médicaux que nous étions chargés d'examiner.

Sans doute, messieurs, on pourra nous objecter que nous n'avons pas observé directement l'inculpé et qu'il manque ainsi à notre jugement la base la plus essentielle de toute conviction médicale. Mais, à cette objection, nous pouvons répondre que, comme nous-mêmes, les experts de Maréville n'ont pu juger l'état mental de Jeanson au moment de l'accomplissement des actes qui lui sont imputés, c'est-à-dire au moment le plus important à apprécier, que par les dépositions des témoins et les aveux du prévenu qui ont également servi de fondement à notre appréciation. De plus, nous avons puisé tous les éléments de notre conviction dans les faits mêmes relatés par les experts de Maréville, qui nous ont ainsi fourni, dans leur rapport, tous les arguments nécessaires pour les combattre.

Nous croyons donc, messieurs, pouvoir baser une opinion scientifique sérieuse sur la comparaison des différents documents qui nous ont été soumis, et nous venons en conséquence vous proposer la conclusion suivante :

« Le nommé Jeanson, prédisposé à la folie dès sa naissance, a vu cette maladie se développer progressivement chez lui, par suite de l'action de causes diverses, physiques et morales, principalement sous l'influence de l'évolution de la puberté, et les actes d'incendie et de meurtre, pour lesquels il est accusé, ont été accomplis par lui dans un état de folie confirmée qui doit l'exonérer de toute responsabilité légale. »

III. DOCUMENTS

I. — *Lettre de M. le professeur* Béhier *à M. le docteur Morel.*

Paris, 13 mai 1869.

Mon cher confrère,

Vous me demandez, après la communication que vous m'avez faite des pièces relatives au séminariste Jeanson, ce que je pense de sa situation mentale et quel degré de responsabilité doit lui être attribué dans la perpétration des actes terribles qu'il a accomplis.

Je n'ai aucune hésitation à vous répondre que, selon moi, Jeanson était aliéné au moment où il a accompli le meurtre de son camarade. Il n'était plus maître de sa volonté. Et même pour le premier de ses crimes, l'incendie, je ne crois pas qu'il était libre au moment où il l'a commis.

Je n'en voudrais d'autre preuve que le rapport même des premiers experts, et j'ai peine, je l'avoue, à tirer des prémisses et de tout le corps de leur rapport la conclusion par laquelle ils l'ont terminé.

Et je n'accepte pas le moins du monde cette objection qu'ils pourraient répéter : « Vous n'avez pas observé Jeanson depuis son arrestation aussi complètement que nous. A quoi sert, en effet, cette observation ultérieure ? Elle ne peut qu'établir l'état mental de Jeanson ultérieurement à l'accomplissement des faits qui sont à sa charge. Or, ce n'est pas là ce qui importe, à moins que l'on ne puisse trouver dans cet état actuel quelque chose qui puisse renseigner sur ce que n'a pu être la situation mentale de Jeanson au moment des crimes qu'il a commis.

C'est, en effet, surtout l'état mental de ce moment-là qu'il faut rechercher à établir. Ces messieurs, vous et moi, nous savons, en effet, très positivement que la situation intellectuelle d'un aliéné peut très bien se modifier de tous points, une fois la perpétration des actes accomplis par lui en dehors de son libre arbitre et sous l'influence des conceptions délirantes du moment.

Les circonstances à relever chez Jeanson avant ses crimes manquent-elles donc ! ne sont-elles pas très positives, très convaincantes ? Qu'est-ce donc alors que cette hérédité si largement exprimée par la triste position cérébrale de toute cette famille ? Que sont donc ces excentricités partout constatées à la charge de Jeanson ? Qu'est-ce que ce pathos et cette emphase mélodramatique, mis en avant dans toutes les lettres de ce pauvre cerveau pour des circonstances souvent puériles ? Et sa dernière lettre à ses parents, et son sommeil après sa première velléité d'exécution, et les détails mêmes de l'incendie et les circonstances bizarres, désordonnées, qui l'ont accompagné, ne sont-ce pas des preuves suffisantes pour se prononcer ? Les réponses qu'il fait touchant son ami, tué par lui, ne sont-elles pas formulées selon la teneur des aliénés ? Vous l'avez démontré surabondamment, selon moi, par le rapprochement que vous avez fait de Jeanson, de ses réponses et de ses actes, avec l'attitude, les réponses et les actes de cet autre séminariste d'Aix en Provence. Vous êtes entièrement dans le vrai. D'ailleurs, la situation actuelle de Jeanson est-elle bien celle d'un individu sain d'esprit ? Je ne le pense pas, si j'en juge par ses réponses sur ses crimes et sur l'opinion qu'il en conçoit. Se défend-il ? Non. Il répond dans les termes que nous connaissons tous, qui sont ceux des aliénés de cette catégorie. Ces termes sont identiques et il ne les connaissait pas à l'avance ; il formule son état mental à ce sujet, comme le formulent les aliénés, parce que son état mental est identique avec ce qu'il était chez les autres malades de sa catégorie.

Enfin, la lettre de Jeanson à son défenseur, l'autre lettre écrite à une autre personne dont la qualité et le nom m'échappent en ce moment, ne sont-ce pas là des preuves palpables de l'infériorité du cerveau de Jeanson, et de son état d'aberration intellectuelle, de décousu complet et absolu !

Voilà mon sentiment et les motifs sur lesquels je me base pour avoir cette opinion. Je ne comprends pas, je le répète, le rapport des experts décrivant aussi nettement qu'on peut le désirer un aliéné, ses actes insensés, etc., etc., et concluant à la sanité d'esprit avant, pendant et après.

Courage, mon cher ami; vous êtes, je crois, entièrement dans le vrai. Fais ce que dois, advienne que pourra. Courage, la vérité est avec nous, il ne faut pas faiblir; notre conscience commande.

Bien à vous,

BÉHIER,
Inspecteur des asiles privés d'aliénés de la ville de Paris.

II. — *Consultation de M. le docteur* BRIERRE DE BOISMONT.

Paris, le 27 mai 1869.

Je soussigné, médecin-directeur de la maison de santé du faubourg Saint-Antoine, déclare adhérer complètement aux conclusions médico-légales de M. le docteur Morel; elles sont clairement déduites de l'examen des faits, et conformes aux règles que l'illustre jurisconsulte Mittermaier a tracées dans ses remarquables expertises judiciaires des fous criminels.

Le séminariste Jeanson est, en effet, né sous l'influence de l'hérédité directe et collatérale qui a la plus grande part à la production de la folie. Ainsi, dans un relevé de 1,425 malades admis pour la première fois dans notre établissement (1848 à 1867), et dont les observations ont été prises par nous avec le plus grand soin, 833, un peu plus de la moitié, étaient héréditaires, ou offraient une prédisposition réelle provenant soit d'eux-mêmes, soit de leurs parents.

Déjà teinté par la folie en venant au monde, Jeanson reçoit à l'âge de huit ans un second choc dû à la fièvre typhoïde, qui seule suffit souvent pour changer le caractère, prédisposer l'individu à l'aliénation mentale et même la développer. De bien organisé qu'il avait été jusqu'alors sous le rapport intellectuel, il devient bizarre dans ses actes et présente des alternatives de dépression et d'exaltation dans son esprit, symptôme qui, en s'aggravant, constitue une des formes incurables de la folie.

L'inégalité, la variabilité, la mobilité, la bizarrerie de ses idées, s'observent pendant tout le cours de ses études; il en résulte des punitions qui, chez les individus prédisposés à la folie comme Jeanson, provoquent des irritations, des colères, des emportements, des exagérations et des associations d'idées fausses. Les pensées mauvaises que l'homme sain d'esprit domine et refoule reparaissent plus souvent chez lui dont l'esprit est déjà affaibli, finissent par y faire élection de domicile, et un *moi* nouveau se forme aux dépens du *moi* ancien.

Il est aujourd'hui reconnu par les aliénistes que cette lutte des deux principes différents est la cause, chez les malades de tête, et principalement chez les mélancoliques, de douleurs très pénibles, dont ils cherchent à se débarrasser à tout prix. C'est pendant cette période de souffrances que plusieurs aliénés commettent des actes répréhensibles, parfois suivis immédiatement d'un bien-être général, et du retour à la raison, le plus ordinairement passager, mais quelquefois aussi durable.

Cet état a reçu dans la science le nom de *détente*. Le crime est alors quelque chose d'analogue au bris d'objets dans un violent accès de colère.

Jeanson est incontestablement placé dans ce milieu maladif ; il éprouve un dégoût extrême pour sa profession ; il a pris en haine ses maîtres qu'il aimait, ses parents qui lui rappellent de cruels souvenirs ; il veut se venger de ses prétendus ennemis, mais il faut qu'il abandonne l'objet de son affection exagérée : il brûlera l'établissement de ses persécuteurs et tuera celui qu'il aime pour qu'un autre ne puisse l'aimer après lui. Le crime accompli, il se jette sur son lit et sent qu'il va dormir.

Tout dans cet acte coupable est insensé : motifs, conception, conduite. L'exécution du plan lui-même n'a tenu qu'à un fil. M. Morel dit dans ses conclusions que l'accusé a été grisé par la vue des flammes, qu'il a gravi l'escalier du dortoir d'une manière vertigineuse, et qu'après avoir immolé son ami Jouatte..., il s'est jeté sur son lit et a senti qu'il allait dormir. Si l'incendie n'avait pas précédé, rien de cela n'arrivait peut-être.

Les médecins aliénistes savent que la folie, à moins d'un accident terrible, d'une catastrophe instantanée, n'apparaît que quand elle a été longtemps préparée par la transmission héréditaire par certaines maladies et la prédisposition individuelle. C'est en effet ce qui a lieu chez Jeanson ; il vient au monde avec le germe de l'aliénation que lui ont légué ses parents, et dont ses frères et sœurs donnent des manifestations visibles. Pendant quelques années, il semble indemne de ce triste héritage ; mais la fièvre typhoïde réveille le mal, et il se décèle par la singularité de son raisonnement et de ses actes. C'est l'altération commençante des sentiments et de l'intelligence, période prodromique des affections mentales. Vienne la cause occasionnelle qui fera déborder le vase, et la folie éclatera. Cette cause est, pour Jeanson, le désir ardent de quitter son état et la nécessité de se séparer de l'être qu'il aime passionnément ; la tension de l'esprit malade est en ce moment parvenue à son plus haut degré et le crime est la conséquence de cet état.

On a objecté que Jeanson avait répondu très raisonnablement après la perpétration du crime et qu'il en appréciait même l'étendue. Cette objection est aujourd'hui sans valeur ; car il n'est pas de médecin spécialiste qui ne sache que l'aliéné conserve la faculté de raisonner, sait distinguer le juste de l'injuste, le bien du mal ; mais le médecin sait aussi que l'aliéné est dans l'impossibilité de contrôler son idée fausse, qu'il n'admet pas, ou que, s'il en a conscience, sa volonté est sans force contre elle. Si les aliénés n'avaient pas de notions saines sur le bien et le mal, aucun asile ne serait possible. Lord Ersbire, dans son plaidoyer pour Stafield, assassin de George III, et Mittermaier, dans ses expertises, ont proclamé la persistance du raisonnement chez les fous.

Il est donc évident pour nous qu'à l'époque de l'incendie et de l'assassinat, Jeanson était dans un de ces états paroxystiques qui ont lieu chez les fous de cette catégorie ; et que s'il y a eu ensuite détente, comme les médecins aliénistes l'ont noté, il est du nombre de ceux qui, à raison de leurs rechutes, doivent être séquestrés dans un quartier spécial d'asile.

BRIERRE DE BOISMONT.

III. — *Lettre de M. le docteur* DUMÉNIL, *directeur de l'asile des Quatre-Mares, près Rouen, à M. le docteur Morel.*

Quatre-Mares, le 4 juin 1869.

MON CHER CONFRÈRE ET AMI,

Vous voulez bien me demander mon opinion sur l'affaire du jeune Jeanson, et vous m'avez donné, à cet effet, communication de votre mémoire.

Permettez-moi de vous dire, d'abord, que ce mémoire me paraît parfaitement conçu ; que la seconde partie surtout est des plus saisissantes, et destinée, à mon avis, à faire une forte impression sur l'esprit des juges du tribunal.

Vous avez eu une très heureuse pensée en rapprochant de cette affaire celle de Rimbaud, car ce sont, comme vous le dites fort justement, deux frères pathologiques, et la comparaison que vous en avez faite frappe d'étonnement ceux-là même qui s'en rappelaient parfaitement l'ensemble, mais qui n'avaient pas groupé les détails pour en saisir toutes les singulières similitudes.

Sans doute vous réservez pour l'époque des débats d'autres faits identiques, et, dans le cas où vous l'auriez perdu de vue, je serais heureux de vous rappeler une étude médico-légale des plus remarquables sur les aliénés instinctifs du docteur J. Kitching (1). C'est, comme vous pourrez vous en assurer, un tableau tracé de main de maître, et qui ne déparera pas votre remarquable travail.

Quant à mon appréciation sur l'état mental de Jeanson, elle ne diffère en rien de la vôtre, et je suis fort surpris que nos honorables confrères de l'asile de Nancy n'aient pas tiré, au dernier moment, les conséquences que toutes leurs déductions auraient dû pourtant nécessairement entraîner.

Non seulement, pour moi, Jeanson n'est pas responsable, mais il l'est même beaucoup moins que Chorinski, si l'on peut ainsi parler. Celui-ci, pour la perpétration du meurtre de sa femme, avait des mobiles, une passion nouvelle, du temps pour réfléchir et préméditer, etc., etc., tous éléments qui font presque complètement défaut dans les crimes de Jeanson.

Du reste, l'opinion publique n'a pas conclu comme les premiers experts, et il est certain que la Cour de Nancy a été fortement influencée par les restrictions et les hésitations de nos confrères. Car, en définitive, Jeanson qui, lucide, méritait la peine de mort, a été condamné à une peine moindre.

Quoique cette décision ait paru encore trop sévère, il n'en est pas moins positif que nous sommes plus que jamais en ce moment en face de la fameuse question de la responsabilité partielle des aliénés, question qui, malheureusement, divise singulièrement les spécialistes eux-mêmes.

Tant que nous n'aurons pas obtenu la séquestration *à vie*, dans un asile d'insensés, de malheureux tels que Townley, Chorinski, Gabitte, Rimbaud, Jeanson, nous n'aurons pas atteint le but que nous nous proposons et que vous poursuivez, entre tous, avec une ardeur si louable. La vie de ces malheureux fous, l'honneur de leurs familles sont ici en jeu ; ne désarmons donc point, quoique la tâche soit rude et que la lutte doive être longue.

Un mot pour terminer : sans doute vous avez raison de dire que Jeanson est à la période prodromique ou plutôt d'*action* de la folie, mais je ne crois pas que lui ou ses semblables doivent nécessairement passer par des phases diverses, ou manie, ou lypémanie, et enfin démence ; cela est possible, probable même, mais j'ai la conviction que les choses ne se produiront pas toujours ainsi chez cette catégorie de malades, et

(1) Kitching, *Mental Science*, juillet 1869, et reproduit, en partie, dans les *Annales médico-psychologiques*, novembre 1868.

que Jeanson, par exemple, pourrait s'immobiliser dans l'état où nous le voyons aujourd'hui.

Si cette donnée est fondée, elle a, vous le comprenez, une certaine importance ; car dans quelques années on pourrait nous opposer plus d'un des cas que nous citons aujourd'hui et chercher à nous démontrer que nos *candidats à la folie consommée* n'ont pas franchi les étapes que nous indiquions comme devant être fatalement parcourues.

Recevez, mon cher collègue et ami, toutes mes félicitations et mon salut très affectueux.

E. DUMÉNIL.

IV. — *Consultation de M. le professeur* LASÈGUE.

Paris, le 8 juin 1869.

Je soussigné, professeur à la Faculté de médecine de Paris, médecin de l'hôpital Necker et du dépôt des aliénés, n'hésite pas à donner mon adhésion aux conclusions formulées par le docteur Morel, relativement à l'état mental du nommé Jeanson.

Le docteur Morel s'est attaché, dans le cours de sa longue et savante étude, à montrer comment le prévenu appartenant, par sa naissance, à ce qu'on peut nommer une *tribu* ou une *caste* pathologique, subissait l'influence de dispositions héréditaires.

Il a signalé la révolution survenue dans les habitudes morales et intellectuelles de Jeanson, à la suite d'une fièvre typhoïde.

Il a indiqué enfin le concours des circonstances de divers ordres qui paraissent avoir agi comme causes occasionnelles et, en première ligne, les mouvements instinctifs de la puberté.

Ces antécédents, malgré leur valeur scientifique, ne pouvaient que faire présager la folie ; ils n'auraient pas suffi à prouver l'existence d'un état actuel d'aliénation. Le docteur Morel a exposé les caractères du délire en contrôlant, par l'observation directe, les données que lui fournissait l'enquête judiciaire.

Pour apprécier sûrement l'état mental de Jeanson, il faut, en effet, l'envisager en rapport avec les commémoratifs, mais aussi tenir le plus grand compte de l'âge du prévenu.

A l'âge de Jeanson, les désordres intellectuels se produisent sous des formes et dans des conditions particulières. La maladie plus ou moins préparée semble éclater avec la soudaineté d'une congestion cérébrale

Elle peut se suspendre non moins brusquement, et la totalité de son évolution se résout dans un accès de durée variable.

De même que les attaques épileptiformes, avec lesquelles ces attaques délirantes auraient tant d'analogie, n'était leur plus longue durée, les crises laissent à peine, à leur suite, un trouble évident de l'intelligence, et qui voit le malade en dehors de l'accès ne consentirait pas à le déclarer fou.

Néanmoins, si l'on pénètre plus avant, on constate des anomalies qui, comme tous les symptômes, tiennent leur importance de leur signification clinique plutôt que de leur gravité.

Quand la biographie pathologique a été suffisamment étudiée, on retrouve atténuées, réduites à des étourdissements vertigineux, à des excitations ou à des dépressions passagères, à des impulsions excessives, les manifestations fondamentales de l'accès plus violent pendant lequel se produisent les actes criminels.

Que Jeanson ait été sous le coup d'une de ces attaques qu'on a dénommées congestives ; que, comme dans l'épilepsie, l'excitation ait été croissante jusqu'au dernier stade du paroxysme ; que, la somme du possible épuisée, Jeanson soit retombé, sans transition, dans un état relativement normal, la chose me paraît à peine discutable.

Ce n'est pas à dire que le prévenu soit un épileptique ; mais, si l'on autorise le mot, c'est un *épileptiforme.*

Il n'est pas étonnant que la discipline de la maison de santé ou de la prison ait empêché le retour d'accidents sans périodicité obligée et dont l'avenir échappe aux prévisions de la science. On peut, on doit tout craindre, mais on n'est autorisé à rien affirmer de l'évolution ultérieure. Ne voit-on pas chez les incendiaires aliénés, également jeunes, également impulsifs, également raisonnants avant et après l'accès, la maladie s'éteindre par le seul progrès de l'âge ?

Si Jeanson était un homme, peut-être hésiterait-on sur le type auquel répond sa perversion mentale. Il est un adolescent à hérédité incontestée ; chez lui, la folie procède comme il arrive tant de fois à des adolescents héréditaires.

L'énormité du crime, quelle que soit son importance sociale, n'est qu'un élément secondaire de l'appréciation médicale. En se référant à des agissements moins terribles, la science ne manque pas d'exemples analogues, sinon identiques, où il a été donné de suivre jusqu'à l'âge mûr l'évolution de la maladie et d'assister à sa terminaison.

Ch. Lasègue.

V. — *Lettre de M. le docteur* Gallard, *secrétaire général de la Société de médecine légale, à M. le docteur Morel.*

Paris, le 31 mai 1869.

Monsieur et très honoré collègue,

La Société de médecine légale qui avait entendu avec un vif intérêt la lecture que vous lui avez faite, dans sa séance du 10 mai courant, de votre consultation médico-légale sur l'état mental du séminariste Jeanson, vient de se réunir aujourd'hui pour recevoir communication du rapport de la commission à laquelle elle avait confié le soin d'examiner, concuremment avec votre travail, celui des premiers experts et d'analyser toutes les pièces de la procédure qu'elle pourrait se procurer. — Cette commission, composée de MM. Brierre de Boismont, Jules Falret et Guérard, a chargé M. Jules Falret de rédiger ce rapport, qui a été lu devant la Société et qui se termine par la conclusion suivante :

« Le nommé Jeanson, prédisposé à la folie dès sa naissance, a vu cette maladie se développer progressivement chez lui, par suite de l'action de causes diverses, physiques et morales, principalement sous l'influence de l'évolution de la puberté, et les actes d'incendie et de meurtre, pour lesquels il est accusé, ont été accomplis par lui dans un état de folie confirmée qui doit l'exonérer de toute responsabilité légale. »

Cette conclusion, mise aux voix, a été adoptée à l'unanimité par la Société, qui a, en outre, donné son entière approbation à l'ensemble du rapport de M. Jules Falret.

Veuillez agréer, monsieur et très honoré collègue, l'assurance de ma considération la plus distinguée.

Le secrétaire général,

T. Gallard.

VI. — *Lettre adressée à M. Depéronne, avocat du barreau de Paris, par le Dr* A. Morel.

Rouen, le 6 juillet 1869.

Monsieur,

Lorsque des circonstances solennelles nous ont appelés l'un et l'autre, le 10 juin 1869, devant les assises de Metz, vous comme avocat de l'infortuné Jeanson, moi comme expert appelé par la défense, nous avons entendu dire à M. le président des assises que de ce drame judiciaire devait ressortir un grand enseignement.

Nous ne voyons aucun inconvénient, aujourd'hui encore où nous n'avons qu'à nous incliner devant le verdict du jury, à accepter une sentence dont l'accusation et la défense peuvent également faire leur profit, selon l'idée qu'elles se font de la culpabilité ou de l'irresponsabilité du prévenu.

Dans la cause célèbre à la défense de laquelle vous avez apporté autant de talent que de zèle et de dévouement, le ministère public n'a pas trouvé de termes assez sévères pour flétrir la conduite du séminariste Jeanson, incendiaire et assassin. Quels pouvaient être les mobiles de ce double crime ? L'accusation pense les avoir trouvés dans un sentiment d'horrible vengeance que l'accusé, dégoûté du séminaire et de l'état ecclésiastique, nourrissait contre ses professeurs, et aussi dans le dépit qu'il éprouvait de ne pas voir sa malheureuse victime partager une infâme passion que l'on ne saurait assez flétrir.

Vous vous rappelez avec quelle spontanéité l'accusé s'est élevé contre cette dernière imputation. L'espèce de dépression et d'atonie dans laquelle il était plongé disparaissait alors pour faire place à d'énergiques mais respectueuses supplications adressées au jury. Il protestait de son innocence, disant qu'il n'avait jamais soupçonné l'existence d'aussi horribles choses, et il affirmait que les mots *amitié*, *amour*, avaient toujours eu pour lui la même signification. C'est là ce que dans un brillant plaidoyer vous avez, au reste, suffisamment prouvé, sans incriminer en quoi que ce soit l'éducation donnée par d'honorables professeurs, qui ont bien pu avoir à se plaindre du caractère excentrique, fantasque, désordonné de Jeanson, mais qui n'ont jamais incriminé sa moralité. Après des dépositions qui ne s'effaceront jamais de la mémoire de ceux qui les ont entendues, tout le monde a compris que l'acte d'assassinat de Jeanson, acte inconscient et impulsif au dernier chef, ne devait pas être attribué à un pareil mobile.

Quoi qu'il en soit, c'est en réalité sur les deux chefs d'accusation précités qu'a roulé tout le procès, et nous devons convenir que M. le président du jury et M. l'avocat général, sous l'empire de convictions dont nous ne mettons pas un instant la sincérité en doute, ont trouvé des paroles qui ont dû singulièrement émouvoir le jury. « Qu'arriverait-il en effet, s'est écrié M. l'avocat général, si, en faisant aux doctrines matérialistes de l'époque de dangereuses concessions, le jury absolvait un aussi grand criminel ? La civilisation, répond cet honorable magistrat, n'aurait plus qu'à replier ses tentes et à retourner dans le désert de la barbarie. »

Tel était l'enseignement que l'accusation devait déduire de ce procès, enseignement qui ressort naturellement des attributions de la magistrature, cette gardienne des intérêts sociaux incessamment exposés à des attaques criminelles.

Mais pour nous autres, avocats et médecins, qui nous faisons également un devoir de respecter et de défendre les intérêts de la société, l'enseignement que nous fournissent certains crimes horribles, épouvantables, accomplis dans des circonstances exceptionnelles, est tout différent. Avant de céder à cet instinct de juste répression, qui est l'âme de la justice et la sauvegarde de la société, avant même de nous laisser aller à ce sentiment intérieur qui, en présence de forfaits sans nom, excite la légitime indignation des honnêtes gens, nous nous demandons, en nous appuyant sur le texte même de la loi, si l'individu incriminé *jouissait bien de sa raison au moment de la perpétration de son acte et si encore, à cet instant fatal, il n'était pas empêché par une force supérieure à sa volonté* (art. 64 du Code pénal).

Sans doute MM. les magistrats et jurés sont mus par le même sentiment, car il s'appuie sur cette croyance antérieure à toute loi écrite, que l'aliéné est un être inconscient et conséquemment irresponsable. Malheureusement, quels que soient les progrès de la science, quelle que soit la solidité des motifs en vertu desquels nous pouvons aujourd'hui signaler les caractères distinctifs du crime et de la folie, il existe certains préjugés dont les médecins, qui s'occupent des maladies de l'esprit, seront longtemps encore les victimes. En vain protestent-ils contre des doctrines matérialistes auxquelles on a fait trop d'honneur en les discutant, en vain affirment-ils qu'ils n'ont aucun intérêt à trouver des insensés dans les criminels exceptionnels, il leur est bien difficile de dissiper la défiance qui plane sur eux et dont les aliénés devant la justice sont les premières victimes. Ajoutez à cela qu'entre les médecins eux-mêmes il peut s'élever des dissentiments, en fait de doctrine, qui sont bien de nature à jeter le doute et la perplexité dans la conscience des magistrats.

Dans l'affaire Jeanson, il s'est produit un malheureux incident de ce genre. Deux médecins chargés d'examiner l'état mental de l'inculpé ont décidé, après quatre mois d'observation, que rien ne les autorisait à dire qu'avant, pendant et après l'acte incriminé, Jeanson ait dû être regardé comme un aliéné. Toutefois, MM. les docteurs Bonnet et Bulard reconnaissent qu'en raison des conditions où l'ont placé et les antécédents héréditaires de ses parents et ascendants, et aussi la fièvre typhoïde que Jeanson a eue à l'âge de huit ans, l'inculpé paraît prédisposé à l'aliénation mentale. Enfin, ils ajoutent que ces influences ont notablement diminué chez lui la force de résistance aux impulsions passionnelles.

Que ces médecins aient agi dans la sincérité de leurs convictions et dans la parfaite indépendance de leur conscience, nul n'est tenté de le mettre en doute. Mais après l'avis émané de la Société médico-légale de Paris, composée de tant d'hommes éminents comme médecins juristes et criminalistes, et qui compte dans son sein des avocats légistes et même des magistrats qui tous ont déclaré à l'unanimité que *Jeanson doit être exonéré de toute responsabilité légale*, il me paraît difficile que les convictions des experts primitivement nommés soient restées invariablement les mêmes. Mais c'est là une question qu'il ne m'est pas permis de résoudre.

M. l'avocat général avait dit : Si vous me présentez un type semblable à Jeanson, j'abandonne l'accusation. Ce type, cher et honoré défenseur, je vous l'ai fourni dans la personne du séminariste Rimbaud, assassin de son camarade et ami Depousier. Le fait se passait en 1857, dans le petit séminaire d'Aix, en Provence. Il était accompagné des mêmes circonstances. C'était aussi un jeune homme, ou plutôt un enfant de l'âge de Jeanson (dix-neuf ans à peine), et qui, dégoûté de l'existence aussi bien que de l'état ecclésiastique pour lequel il ne se sentait pas de vocation, porta une main homicide sur l'ami qu'il affectionnait le plus au monde. Les mobiles de son acte, il ne les appréciait pas mieux que Jeanson. Comme lui, il voulait se faire chasser du séminaire, et pour en arriver là il employa les mêmes moyens détournés. Il écrivit une lettre également destinée à tomber entre les mains du supérieur, et qui est le digne pendant de celle où Jeanson appelle, sur ses parents dénaturés, toutes les malédictions du ciel et de la terre. Comme lui, il se distinguait par des excentricités et des bizarreries de caractère, par des périodicités morbides... Comme lui enfin, il comptait des aliénés dans sa famille...

Quelle n'a pas été ma douloureuse surprise de voir M. l'avocat général ne tenir aucun compte de ces similitudes, et s'appuyer, au contraire, sur un argument que j'avais entendu émettre par l'expertise médicale adverse pour dire que la ressemblance n'était pas parfaite. Et en quoi consistait donc cette dissemblance, qui défendait à l'expertise d'assimiler Jeanson à Rimbaud, lequel avait été acquitté comme ayant agi sans discernement ? Jeanson avait eu une fièvre typhoïde à l'âge de huit ans, qui avait profondément altéré son intelligence et modifié son caractère. L'érysipèle qui atteignit Rimbaud arriva, au contraire, trois mois avant le crime qui lui est imputé... Rimbaud, soit à l'asile où il avait été pareillement mis en observation, soit ensuite dans la prison, avait donné de véritables signes de folie et avait même accusé des tendances au suicide. Jeanson au contraire s'était simplement montré bizarre, excentrique. Il a bien, il est vrai, tout ce qu'il faut pour pouvoir être considéré comme *un candidat à la folie (sic)*, et cela en raison de la fatale influence héréditaire qui pèse sur lui, mais il ne doit pas être réputé comme ayant donné de véritables signes de folie. Rimbaud enfin a de véritables aliénés dans sa famille, tandis que Jeanson compte parmi ses ascendants des alcoolisés, des apoplectiques, des individus excentriques, bizarres, privés de sens moral, désignés dans le pays sous le nom des *fous Jeanson*, affectés de *delirium tremens*, plutôt que des aliénés proprement dits.

Mais ici je m'adresse aux médecins et non pas à M. l'avocat général, qui n'est pas obligé de connaître les lois de l'hérédité morbide, pas plus que les véritables caractères de la folie. Que dirait-on d'un naturaliste qui, méconnaissant les caractères au moyen desquels on classe les familles naturelles des plantes, confondrait une famille avec une autre parce que telle plante diffère d'une de ses congénères par la couleur plus accentuée de ses feuilles et de ses fleurs, ou par le parfum plus pénétrant de son fruit ?

Mais vous, de votre côté, et je me plais à le rappeler, vous, Monsieur, vous avez répondu à cet argument d'une manière tellement en rapport avec les véritables principes de la médecine légale des aliénés, que vous vous êtes acquis des droits inaltérables, non seulement à ma propre reconnaissance, mais à celle de tous les médecins auxquels est dévolue la mission ingrate de défendre les aliénés devant les tribunaux. Vous avez dit : « Depuis quand exige-t-on, dans les analogies qu'il est permis « d'établir entre individus soupçonnés d'être aliénés, des similitudes « tellement exactes qu'une légère différence, soit en plus, soit en moins « dans certaines dispositions intellectuelles, physiques ou morales, « puisse être de nature à détruire les conséquences que la pathologie « mentale est autorisée à déduire de ce fait ? Jeanson, comme l'a dit « le docteur Morel, est frère de Rimbaud par la parenté patholo- « gique. Chez eux, tout est stéréotypé et frappé au coin de la similitude « maladive. Tout leur est commun : mobiles des actes, pensées, excen- « tricités de caractère, langage, mœurs, habitudes, tendances de l'es- « prit, instincts, impulsions, hérédité, tout jusqu'à la même vicieuse « conformation de la tête ; ils procèdent par les mêmes voies absurdes ; « ils arrivent aux mêmes aberrations fatales ; tous les deux ils portent « une main homicide sur un ami, sur un camarade ; tous les deux aussi « ils donnent à leur acte le motif de ne pas laisser derrière eux un ami « qui est ce qu'ils ont de plus cher au monde... Rimbaud, dit-on, a « donné en prison des signes plus marqués de folie. Il a eu des ten-

« dances au suicide : soit. Mais peut-on affirmer que tous les actes de « Jeanson à l'asile de Maréville ou dans les prisons de Nancy et de Metz « aient été raisonnables ? Et que dire des lettres insensées qu'il a « écrites à ses parents et à son défenseur, lettres qui portent avec elles « la preuve de la plus éclatante perturbation d'esprit qu'il soit possible « de signaler ? »

Et ici vous avez donné lecture de quelques-unes de ces lettres où la confusion et l'incohérence des idées atteignent leurs dernières limites, lettres d'autant plus étranges qu'on peut leur en opposer d'autres écrites à M. l'aumônier de la prison de Nancy, ainsi qu'à M. le préfet de la Meurthe, l'honorable M. Podevin, et à M. le curé de Tremblecourt, lettres qui sont des chefs-d'œuvre de raison et de sentiment. Mais il est constant que chez ces malheureux héréditaires tout est contraste et opposition. Ils raisonneront parfois comme les hommes sains d'esprit, *ut cœteri sanœ mentishomines* (P. Zacchias), et ils offriront dans leurs écrits et dans leurs actes les plus étranges anomalies. Ils seront soumis à des périodicités fatales où les plus mauvais instincts du cœur humain, où les impulsions les plus dangereuses domineront la volonté, ce qui a fait dire au médecin légiste que j'ai cité : *Sunt quorum morbus per circuitus rediit... et apertius porro significatur dementia ex civilibus actibus.*

Est-ce encore à l'intervention médicale auprès du ministère public, intervention dont je parlais plus haut, que j'ai dû d'avoir été soupçonné de faire du procès Jeanson comme une nouvelle édition du procès Chorinski? J'avoue n'avoir pas bien saisi l'allusion qui a été faite lorsqu'il s'est agi d'établir s'il n'y avait pas d'épileptiques dans les ascendants de Jeanson. Je vous remercie de l'énergie avec laquelle vous avez repoussé la supposition qui s'est produite. Vous avez dit : « Si le docteur Morel, aux assises de Munich en juin 1860, peut se glorifier d'avoir empêché une tête de rouler sur l'échafaud, il n'est pas venu à Metz pour abriter Jeanson derrière l'aliéné Chorinski. »

J'ajouterai, car ceci touche non seulement à l'intérêt, mais, jusqu'à un certain point, à l'honorabilité professionnelle, nous n'avons pas besoin de forcer les situations et de recourir à certains artifices pour démontrer la présence ou l'absence de la folie chez un individu incriminé en justice. La science, sous ce rapport, a des règles aussi sûres, aussi exactes que peut les formuler l'esprit d'observation médicale. Dans plus d'une circonstance, il m'est arrivé, ainsi qu'à nombre de mes honorables collègues, de démasquer d'adroits simulateurs de la folie, preuve nouvelle en faveur du but que nous cherchons à atteindre et qui nous est commun avec MM. les magistrats, à savoir la défense des intérêts moraux de la société et la glorification de la justice. J'ai dit dans ma déposition que ce qui m'intéressait plus que la personne du malheureux Jeanson, c'était l'intérêt général de l'humanité; car, dans bien des familles, il existe des éléments maladifs qui, au moment où l'on s'y attend le moins, peuvent se résumer dans la folie impulsive d'un de ses membres, plonger les familles dans le deuil et leur faire encourir une condamnation redoutable.

Encore une fois, si j'ai comparé Jeanson à Rimbaud, c'est que la similitude, au point de vue pathologique, est complète. Ils sont tous les deux membres de la même variété maladive et déterminés conséquemment à accomplir les mêmes actes insensés. Je n'ai eu nullement l'idée d'établir aucune comparaison entre Jeanson et Chorinski. Des signes pathognomoniques m'ont permis, il est vrai, de prédire que les jours de l'accusé de Munich étaient comptés et qu'il donnerait sous peu des signes d'une folie tellement complète, que les plus incrédules seraient bien obligés de convenir que la justice humaine n'aurait rien à gagner de voir un insensé expier sur l'échafaud des actes qu'il avait accomplis d'une manière inconsciente. L'avenir a justifié mes prévisions, et les médecins de l'hospice des aliénés d'Erlangen (Bavière) viennent, tout récemment encore, d'attester la complète folie de l'inculpé de Munich.

Quant à Jeanson, si j'ai affirmé sa folie au moment de la perpétration de son acte incendiaire et homicide, je n'ai nullement engagé l'avenir en portant un pronostic affirmatif sur ce qui lui arriverait ultérieurement comme terminaison de son existence ou comme explosion de nouveaux actes délirants. L'existence physique de Jeanson peut se prolonger longtemps encore, parce qu'il n'y a pas chez lui de traces de lésion cérébrale idiopathique. Sa folie rentre bien plus dans le cadre de ces vésanies que l'on a désignées sous le nom de folie morale *(moral insanity)*, folie essentiellement héréditaire avec des périodes de rémission, quoique la tendance à commettre des actes délirants existe toujours virtuellement. En Angleterre, la justice eût probablement rangé Jeanson dans la catégorie des *aliénés criminels (criminal insane)*. Il y a dans ce pays des institutions qui tiennent le milieu entre la prison et l'asile des aliénés, et où ces sortes de malades sont traités. Nous n'avons rien de pareil en France (1).

Un seul point de ressemblance existe cependant entre l'affaire jugée aux assises de Munich et celle jugée aux assises de Metz : c'est le spectacle des contradictions médicales qui mettent parfois en péril les inté-

(1) Voyez le remarquable travail de M. le docteur Brierre de Boismont, sur *les fous criminels de l'Angleterre*. (*Annales d'hygiène*, avril 1869, t. XXXI, p. 282.)

rêts des aliénés devant la justice. Aux assises de Munich, j'ai eu à lutter contre les opinions contradictoires de trois célèbres médecins légistes de ce pays. A Metz, j'ai eu à combattre la manière de voir des deux médecins de l'asile des aliénés de Maréville, où j'ai passé nombre d'années comme médecin en chef, et où, malgré les luttes que j'ai eu à soutenir, j'ai été assez heureux pour accomplir des travaux qui n'auront pas été inutiles aux progrès de la science médico-légale.

L'échec éprouvé à Metz ne doit pas nous décourager. Nous avons été jugés et nous avons succombé. Mais nous sommes toujours responsables de nos opinions devant les assises de la science, et c'est à celles-ci que, vaincus ou victorieux, nous sommes toujours heureux de nous adresser, pour savoir si nous avons porté un jugement exact sur l'état mental d'un inculpé dont les actes peuvent éveiller le soupçon de folie. Nous serons trop heureux si nos efforts communs peuvent contribuer à établir la médecine légale des aliénés sur une base également acceptable par les magistrats et par les médecins.

MOREL.

X

LA CONSANGUINITÉ (1)

— 1866 —

La question du danger ou de l'innocuité des alliances consanguines, chez l'homme et chez les animaux, a été très souvent discutée, et elle est loin d'être encore scientifiquement résolue. De nombreux documents ont été accumulés sur ce sujet, et ces documents tendent, selon nous, à confirmer pleinement l'antique opinion du danger de ces unions consanguines, principalement dans l'espèce humaine. Mais une opposition ardente et convaincue s'est élevée, dans ces dernières années, contre ce dogme généralement accepté jusque-là par les législations, l'hygiène et la pathologie générale de tous les temps.

Cette opinion nouvelle, qui s'est produite principalement au sein de la Société d'anthropologie de Paris, a été défendue avec talent par plusieurs argumentateurs habiles ; ils ne sont pas parvenus sans doute à détruire la foi générale des médecins et des savants, qui persistent encore à voir un danger réel dans les unions consanguines ; mais ils ont contribué à mieux faire comprendre les difficultés et la complexité d'une question qui paraissait plus simple au premier abord ; ils ont prouvé que les affirmations de leurs adversaires ne reposaient pas toujours sur des preuves assez nombreuses ni assez solides ; ils ont mieux dégagé les divers éléments que l'on tend à confondre dans l'examen de ce problème ; enfin, ils ont mieux précisé à la fois les difficultés que l'on peut rencontrer et les moyens que l'on doit employer pour arriver à sa solution scientifique.

Dans cet état de choses, il nous a semblé utile et intéressant de résumer dans ce travail les arguments et les preuves mis en avant par les partisans comme par les adversaires des unions consanguines,

(1) Extrait des *Archives générales de médecine*, février 1865 et suivants.

et de chercher à déduire de cet exposé les principes qui pourraient servir de guides pour arriver enfin à se prononcer avec quelque certitude au milieu de ces opinions divergentes.

Dans une première partie nous exposerons l'état actuel de la question et nous réserverons pour une seconde partie l'appréciation des preuves apportées dans le débat par les partisans et par les adversaires de la consanguinité.

PREMIÈRE PARTIE

EXPOSÉ DES ARGUMENTS INVOQUÉS PAR LES PARTISANS ET PAR LES ADVERSAIRES DES UNIONS CONSANGUINES

Dans tous les temps et chez la plupart des peuples, les lois, les mœurs et les religions ont prohibé les mariages consanguins à divers degrés. Des raisons morales ou sociales ont certainement servi de base à ces législations, mais il est probable aussi qu'elles ont été en grande partie fondées sur des motifs hygiéniques et sur l'observation généralisée des inconvénients de ces alliances pour les générations.

Quoi qu'il en soit, on trouve dans les œuvres des médecins anciens et modernes de nombreux passages dans lesquels ces unions consanguines sont condamnées au nom de l'hygiène et considérées comme causes de maladies et d'infirmités très diverses.

Ce n'est pas ici le lieu de nous livrer à un aperçu historique, même rapide, sur ce sujet.

Nous arrivons aux travaux les plus récents qui ont réveillé pour ainsi dire cette question presque oubliée de pathologie générale, et ont de nouveau attiré l'attention sur les dangers des mariages consanguins.

Le Dr Francis Devay (de Lyon) est le premier qui ait traité ce sujet avec quelque développement (1). De ses travaux date en

(1) Francis Devay (de Lyon), *Traité spécial d'hygiène des familles*. Paris, 1846; 2e édition, 1858. — *Du danger des mariages consanguins sous le rapport sanitaire*. Paris, 1862.

quelque sorte une ère nouvelle pour l'étude des alliances consanguines.

Depuis lors, deux opinions bien tranchées se sont dessinées et se sont trouvées en présence.

D'un côté, Chazarain, en 1859 (1), Boudin (2) et Chipault (3), s'appuyant sur un grand nombre d'observations et sur des statistiques variées, ont défendu l'opinion du danger des unions consanguines chez l'homme et chez les animaux.

D'un autre côté, Alfred Bourgeois (4) a commencé à contester cette manière de voir : il a cherché à démontrer, par quelques observations et surtout par l'histoire détaillée d'une famille étudiée depuis un grand nombre de générations, que les mariages consanguins pouvaient être utiles ou nuisibles, selon que les ascendants, qui se mariaient entre eux, étaient oui ou non atteints de maladies héréditaires, qu'ils transmettaient à leurs descendants avec d'autant plus de certitude que les deux conjoints se trouvent affectés de la même diathèse.

L'action de l'hérédité, accumulée dans une famille, était ainsi substituée à l'influence de la consanguinité que l'on proclamait nulle, ou même favorable dans le cas de bonne santé des parents.

Le Dr Périer, médecin de l'hôpital militaire des Invalides (5), vint prêter à cette opinion nouvelle l'appui de son talent : établissant une distinction fondamentale entre la consanguinité saine ou hygide et la consanguinité morbide, il arriva à cette conclusion que ce n'était pas la consanguinité en elle-même, ou consanguinité saine, qui pouvait devenir nuisible aux générations à venir ; que le mariage entre proches parents sains et bien constitués était au contraire une chose utile et désirable, contribuant à la conservation des caractères

(1) L.-T. Chazarain, *Du mariage entre consanguins considéré comme cause de dégénérescence organique et particulièrement de surdi-mutité congénitale.* Thèse de Montpellier, 1859.

(2) Boudin, *Dangers des unions consanguines et des croisements dans l'espèce humaine et parmi les animaux.* (*Annales d'hygiène publique et de médecine légale*, 1862, t. XVIII, p. 5 et 460. — *Bulletins de la Société d'anthropologie*, passim.

(3) Chipault, *Etude sur les mariages consanguins et sur le croisement dans les règnes animal et végétal.* Thèse de Paris, 27 avril 1863.

(4) Alfred Bourgeois, *Quelle est l'influence des mariages consanguins sur les générations.* Thèse de Paris, 1859.

(5) Perier, Rapport fait à la Société d'anthropologie sur le travail de M. Alfred Bourgeois, séance du 19 janvier 1860. (*Bulletins de la Soc. d'anthrop.*, t. I, p. 146.)

de force et de beauté de la race primitive ; enfin, que les mariages entre parents consanguins malades, ou atteints de diathèses graves, étaient seuls nuisibles aux produits, en perpétuant et en aggravant, par le seul fait de l'hérédité, l'intensité de la maladie diathésique des parents chez les descendants. C'était donc, selon lui, l'hérédité, et non le fait même d'un mariage entre proches parents, qu'il fallait accuser de tous les maux et des infirmités constatés assez fréquemment chez les descendants des unions consanguines.

Dans un second travail lu à la Société d'anthropologie (1), Périer développa de nouveau la même opinion, basée cette fois sur des preuves empruntées à l'anthropologie. Il chercha à démontrer que, dans l'espèce humaine comme chez les animaux, les races pures qui se marient entre elles sont en général plus fortes et mieux constituées que celles qui résultent de croisements multipliés entre des races primitives tout à fait différentes. La thèse anthropologique devenait ainsi un appui et une confirmation pour la thèse médicale.

Le Dr Dally (2) se rallia à cette doctrine, et il fut suivi dans la même voie par plusieurs autres membres de cette Société, en particulier par M. le Dr G. Lagneau (3).

André Sanson (4) appuya cette même opinion sur des preuves empruntées à l'observation des animaux, dont les produits étaient, selon lui, d'autant plus beaux sous tous les rapports, que les croisements avaient eu lieu entre des individus plus rapprochés les uns des autres par leur degré de parenté, ainsi que cela a été observé en Angleterre pour le cheval pur sang et le bœuf Dishley.

A la suite de ces diverses communications, de vives discussions surgirent, dans le sein de la Société d'anthropologie, entre M. Boudin, d'une part, et M. Dally de l'autre. La continuation de cette lutte se poursuivit entre les deux opinions opposées, qui ont, l'une et l'autre, des défenseurs zélés et convaincus.

Nous bornant, pour le moment, au simple rôle de narrateur, nous

(1) Périer, *Croisements ethniques.* (*Mémoires de la Soc. d'anthr.*, t. I, p. 187.)

(2) E. Dally, *Recherches sur les mariages consanguins et sur les races pures.* (*Gazette hebdomadaire de médecine*, Paris, 1862, et *Bulletins de la Société d'anthropologie.*)

(3) Lagneau, *Bulletins de la Société d'anthropologie*, t. II, p. 335.

(4) A. Sanson, *Bulletins*, t. III, p. 254.

allons exposer les principales preuves sur lesquelles s'appuient les partisans de ces deux doctrines rivales.

Pour résumer le plus clairement possible les documents nombreux accumulés depuis quelques années relativement à cette question importante, nous les diviserons en trois catégories principales, savoir : 1° preuves tirées de la pathologie humaine ; 2° preuves tirées de l'observation des animaux ; 3° preuves tirées de l'histoire, de l'anthropologie et des législations.

Nous adressant surtout à des médecins, nous insisterons principalement sur le premier ordre de preuves, plus spécialement médicales ; nous nous bornerons à indiquer ensuite les deux autres séries de considérations, ce sujet étant beaucoup trop vaste pour que nous puissions l'embrasser dans toute son étendue et l'envisager à la fois sous tous ses aspects.

§ 1er. — Preuves tirées de la pathologie humaine.

I. *Faits rapportés par les adversaires de la consanguinité.*

Les auteurs qui, dans ces dernières années, ont défendu l'idée du danger des mariages consanguins, ont cherché à prouver, soit par des observations particulières recueillies dans plusieurs familles différentes, soit par des relevés statistiques de divers ordres, que les mariages entre proches parents donnaient lieu, chez les descendants, à de nombreuses maladies ou infirmités, et en dernière analyse à l'extinction de la race, et ils se sont surtout efforcés d'établir que ces divers accidents pathologiques étaient infiniment plus fréquents parmi les descendants des unions consanguines que parmi ceux des mariages croisés.

Devay, Chazarain et Boudin sont les auteurs qui ont cité le plus grand nombre de faits isolés et de statistiques générales à l'appui de leur manière de voir.

Surdi-mutité. — La *surdi-mutité* est la maladie qui a le plus attiré leur attention, et qui leur a paru la plus propre à démontrer l'influence de la consanguinité des parents sur les enfants. Devay avait déjà beaucoup insisté sur ce fait bien curieux. Chazarain, qui avait été professeur à l'institution des sourds-muets de Bordeaux, avant de passer sa thèse à Montpellier, a rapporté dix-huit observations de sourds-muets, dont les parents étaient consanguins à divers degrés, et il est arrivé à cette conclusion statistique que, dans l'institution des sourds-muets de Bordeaux, la proportion des sourds-muets de naissance, issus de parents consanguins, par rapport à ceux issus de mariages croisés, était de 30 pour 100, proportion énorme si on la compare à celle des mariages croisés et des mariages consanguins sur la totalité de la population de la France.

Boudin a repris sur une plus vaste échelle ces recherches statistiques relatives à l'influence de la consanguinité sur la surdi-mutité, et voici en résumé les principaux résultats auxquels ces études l'ont amené. Boudin a examiné les dossiers de 95 sourds-muets de naissance de l'institution de Paris, et il est arrivé à se convaincre qu'il y avait 19 sourds-muets d'origine consanguine sur 67 sourds-muets de naissance, ce qui donne une proportion de 28 pour 100. Or, en comparant ce résultat obtenu chez les sourds-muets à la statistique générale des mariages consanguins en Europe, par rapport à l'ensemble des mariages (que Boudin résume en disant qu'il existe environ 2 mariages consanguins pour 100 mariages de tous genres), cet auteur a été conduit à cette conséquence définitive que les sourds-muets d'origine consanguine sont douze ou quinze fois plus nombreux qu'ils ne le seraient si la surdi-mutité était répartie également entre les mariages consanguins et les mariages croisés. Il faut encore ajouter à ce fait important que plusieurs sourds-muets ont des frères ou des sœurs sourds-muets, ce qui double presque la proportion, et que celle-ci serait encore plus forte, si, au lieu de ne tenir compte que des pères et mères, on remontait la série des ascendants.

Boudin ne s'est pas borné à cette statistique toute personnelle : il l'a comparée à celle de Chazarain, à Bordeaux, qui a signalé une proportion de 30 sourds-muets d'origine consanguine sur 100, et à celle de Perrin, de Lyon, qui note une proportion du quart, c'est-à-dire de 25 pour 100, et il y a ajouté le chiffre de 21 pour 100, indiqué par Piroux, à Nancy, et celui de 29 pour 100 qui résulte des recherches de M. Brochard, à Nogent-le-Rotrou. On voit donc que tous ces résultats, recueillis isolément par des auteurs différents, sont en somme assez concordants et démontrent tous la proportion considérable de sourds-muets issus de parents consanguins comparativement à ceux qui n'ont pas la même origine. Boudin ne s'est pas contenté de rechercher ainsi, sous une forme générale, par la méthode numérique, l'influence des unions consanguines sur la surdi-mutité; il a voulu déterminer en outre si le degré de la consanguinité n'exerçait pas une action supplémentaire. Or, il résulte d'un second tableau publié par lui, qu'en représentant par 1 le danger de produire un sourd-muet dans un mariage croisé, ce danger s'élève à 18 pour les mariages entre cousins germains, à 37 pour les mariages entre oncles et nièces, à 70 pour les mariages entre neveux et tantes. Boudin a complété cette étude statistique sur la surdi-mutité due à l'action des alliances consanguines, par des renseignements puisés à diverses sources.

Une enquête a eu lieu en Amérique sur les infirmités causées par les unions entre proches parents. M. Morris (1), dans un tableau général où il résume les résultats de 883 unions consanguines ayant donné naissance à 4,013 enfants, trouve une proportion moyenne de 61 enfants mal constitués sur 100 enfants; et tandis que la proportion était de 40 pour 100 pour les mariages entre cousins au troisième degré, elle était de 67 pour 100 pour les mariages entre cousins germains, de 81 pour 100 pour les mariages entre oncles ou neveux avec nièces ou tantes, et de 96 pour 100 pour les unions incestueuses. Boudin s'appuie encore sur des recherches faites à Berlin, par Liebreich (2), sur la surdi-mutité parmi les juifs. Tout le monde sait en effet que, dans la population juive, à raison de son petit nombre et de la tolérance plus grande de la loi mosaïque, les mariages consanguins sont beaucoup plus fréquents que dans la population chrétienne. Or, sur un total de 341 sourds-muets présents à l'institution de Berlin, il s'est trouvé 42 juifs, c'est-à-dire que la proportion des sourds-muets, qui n'était que de 6 sur 10,000 habitants chrétiens, s'élevait à 27 sur 10,000 juifs. M. Boudin ajoute qu'à l'institution des sourds-muets de Paris il a constaté la présence de 3 juifs sur un personnel d'environ 200 sourds-muets, tandis que, d'après la proportion générale des juifs en France, le contingent

(1) Morris, *North american med. and chir. Review*, janv. 1857, p. 97.
(2) Liebreich, *Deutsche Klinik*, numéro du 9 février 1861.

juif parmi les sourds-muets aurait dû être réduit à un demi-juif au lieu de 3. Mais Dally a fait remarquer avec raison que cette statistique, qui ne porte que sur 3 juifs, est tout à fait insuffisante pour que l'on puisse en tirer une conclusion quelconque. Boudin ajoute que, d'après la statistique de M. Hubertz (1), on comptait, en Danemark, en 1847, 3,34 aliénés ou idiots sur 1,000 catholiques, et 5,85 sur 1,000 juifs.

En Angleterre, selon le Dr Elliotson (2), les juifs des classes riches ont la mauvaise habitude de se marier entre cousins germains; aussi ne voit-on nulle part ailleurs autant de louches, de bègues, d'originaux, d'idiots et de fous à divers degrés.

Le Dr Pruner Bey a communiqué à Boudin des chiffres qui prouvent que la surdi-mutité est commune parmi les juifs du Caire.

Enfin, Boudin termine ces documents statistiques par une dernière remarque relative à la fréquence beaucoup plus grande de la surdi-mutité parmi les nègres que parmi les blancs, en Amérique. « L'esclavage des nègres entraîne à sa suite, dit-il, la démoralisation de la race, la promiscuité des sexes, les unions consanguines fréquentes, et même l'inceste. »

Il est difficile sans doute de préciser l'influence de toutes ces causes réunies et de chacune d'elles en particulier sur la production de la surdi-mutité, mais le tableau de Ramon de la Sagra, indiquant la répartition des sourds-muets dans plusieurs provinces des États-Unis entre la race blanche et la race nègre, prouve que la proportion des sourds-muets est *91 fois plus forte chez les nègres que chez les blancs*. « C'est là, continue Boudin, un fait extrêmement curieux et qui doit être attribué en très grande partie à l'action de la consanguinité. » Chazarain avait déjà fait la même remarque.

A cette preuve tirée de l'extrême fréquence de la surdi-mutité chez les esclaves nègres de l'Amérique, Boudin joint une nouvelle preuve tirée du fait inverse, c'est-à-dire de l'extrême rareté des sourds-muets dans le Céleste Empire ; or l'on sait qu'en Chine, non seulement les unions consanguines sont absolument interdites, mais le mariage n'est jamais permis entre personnes qui portent le même nom.

(1) Hubertz, *Annales médico-psychol.*, t. V, 3e série, p. 19 ; 1853.
(2) Elliotson, *Human Physiology*, p. 1098.

Les auteurs qui ont voulu démontrer le danger des alliances consanguines n'ont pas borné leurs études à la surdi-mutité. Ils ont cherché à prouver que ces alliances étaient fécondes en conséquences funestes, non seulement pour les descendants immédiats, mais pour les générations successives, et que ces conséquences funestes, qui se produisent souvent dès la première génération, augmentent notablement d'intensité et de fréquence si les mariages consanguins se répètent successivement pendant plusieurs générations.

Stérilité. — Devay (1) dit : « Dans les alliances consanguines l'observation prouve, ou qu'elles sont stériles, ou qu'elles frappent les rejetons dans leur structure ou dans leur santé. » Les faits recueillis par Devay sont presque tous relatifs à des alliances consanguines non-répétées dans la même famille. Ce sont des écarts qui ont succédé à une seule génération. Devay n'est donc nullement disposé à partager la sécurité des personnes qui ne voient pas de danger dans un mariage consanguin qui reste solitaire. Tout ce qu'on peut dire, ajoute-t-il, « c'est que, dans le premier cas, il y a des exceptions, c'est-à-dire des individus qui restent indemnes, tandis que, dans le dernier cas, la famille est contaminée dans son essence ». Aussi Devay partage-t-il complètement l'opinion de Rilliet (de Genève) (2), lorsqu'il dit que « si l'influence de la consanguinité épargne la première génération, il est à craindre qu'elle ne se fasse sentir sur les suivantes et que le résultat définitif de ces alliances ne soit l'anéantissement de la famille ».

Maladies et infirmités. — Les partisans des dangers des unions consanguines ont attribué à cette cause la production des maladies et des infirmités les plus diverses. Voici comment s'exprime à cet égard Chazarain : « Les mariages consanguins compromettent l'espèce humaine par la stérilité chez les parents, et par les infirmités et les maladies qui peuvent atteindre les enfants lorsque ces unions sont fécondes. Lorsqu'ils se répètent pendant plusieurs générations, ils produisent une dégénérescence physique, morale et intellectuelle, et finalement l'extinction de la famille. » C'est exactement, et presque dans les mêmes termes, ce qu'avait déjà proclamé deux ans

(1) Devay, *Du danger des mariages consanguins sous le rapport sanitaire*, p. 91.
(2) Rilliet, *Note sur l'influence de la consanguinité sur les produits du mariage*. (*Journal de chimie, de médecine et de pharmacie*, 20 juin 1856.)

auparavant, en 1857 (1), le Dr Morel (de Saint-Yon), non seulement à propos de la consanguinité, mais à l'occasion de plusieurs autres circonstances étiologiques, auxquelles il attribue la même influence désastreuse sur la dégénérescence physique et morale de l'espèce humaine.

Nous ne pouvons indiquer ici, avec les développements suffisants, les maladies et les infirmités variées rapportées par les auteurs dont nous parlons à l'action fatale de la consanguinité. Il nous suffira de signaler brièvement quelques-unes des plus importantes.

Aliénation mentale, Idiotisme, Épilepsie. — Et d'abord, on a fréquemment attribué à l'action de cette cause l'aliénation mentale, l'idiotisme et l'épilepsie. Devay, Chazarain, Boudin, Chipault, etc., ont cité des exemples à l'appui de cette assertion, et le Dr Morel a plusieurs fois insisté sur ce sujet.

Il est regrettable que les médecins aliénistes n'aient pas jusqu'à présent suffisamment appesanti leur attention sur l'influence que peut exercer la consanguinité des parents sur la production des diverses formes de l'aliénation mentale, de l'épilepsie et de l'idiotisme chez leurs descendants, surtout lorsque cette influence a été accumulée dans les familles pendant plusieurs générations successives. Le Dr Morel, plus que tout autre, a cité de nombreux exemples à l'appui de cette pensée, et il a commencé à poser les premiers jalons pour l'étude des lois qui régissent la dégradation successive des races maladives, comme conséquence fatale des affections nerveuses ou des conditions fâcheuses de la santé qui ont existé chez les ascendants; mais, quoiqu'il se prononce, avec les auteurs précédemment cités, en faveur de l'action nuisible de la consanguinité des parents comme cause de l'épilepsie, de l'aliénation mentale et de l'idiotisme chez les descendants, il est cependant difficile, dans ses belles recherches entreprises à un point de vue tout à fait général, de faire exactement la part qui revient plus spécialement à la consanguinité et celle qui appartient aux influences héréditaires en général.

Esquirol, Ellis, Spurzheim, Stark, et plusieurs autres auteurs, ont signalé la consanguinité des parents comme cause fréquente de folie

(1) B.-A. Morel, *Traité des dégénérescences physiques, intellectuelles et morales de l'espèce humaine, et des causes qui produisent ces variétés maladives*. Paris, 1857.

et d'idiotisme chez les grands seigneurs de France et d'Angleterre, qui se marient entre eux, et chez les catholiques irlandais ou les protestants d'Angleterre et d'Écosse qui sont dans le même cas.

Une statistique faite aux États-Unis, et qui est résumée par le Dr Bemiss (1), a donné les résultats suivants :

« Le Dr Bemiss a pu arriver avec beaucoup de peine à obtenir des renseignements statistiques sur 34 mariages consanguins. Sur les 192 enfants qui sont résultés de ces mariages, 58 sont morts en bas âge. Parmi les 134 enfants qui sont arrivés à l'âge adulte, 46 sont considérés comme en bonne santé, 32 sont signalés comme ayant une santé altérée, mais sans indication exacte sur la nature de cette altération. Les 47 qui restent ont tous une infirmité quelconque : 23 sont scrofuleux, 4 épileptiques, 2 aliénés, 2 muets, 4 idiots, 2 aveugles, 2 difformes, 5 albinos, 6 ont une vision défectueuse et 1 est atteint de chorée.

A cette statistique personnelle, le Dr Bemiss en ajoute une autre empruntée au rapport du Dr Howe sur l'idiotisme : « Le Dr Howe (2) a observé 17 mariages entre proches parents qui ont donné naissance à 95 enfants parmi lesquels *quarante-quatre* étaient idiots, 12 scrofuleux et de faible constitution, 1 sourd, 1 nain et 37 seulement d'une santé supportable. Dans quelques cas, tous les enfants étaient idiots ou scrofuleux, ou très faibles de constitution. Dans une seule famille, sur 8 enfants il y avait 5 idiots. »

Nous ne pouvons insister plus longuement ici sur ce sujet spécial, c'est-à-dire sur les cas d'idiotisme, d'aliénation mentale, ou d'épilepsie qui peuvent être légitimement attribués à l'influence de la consanguinité chez les parents, et nous nous bornons à signaler en terminant, à l'attention des médecins spécialistes, cet objet d'études jusqu'ici beaucoup trop négligé.

Monstruosités et anomalies. — Indépendamment de la stérilité fréquente des mariages consanguins et de la mort prématurée des enfants résultant de ces unions quand elles sont fécondes ,on a

(1) S.-M. Bemiss, of Louisville, *On Marriages of consanguinity. (Journal of psychological medicine and mental pathology*, by Forbes Winslow, p. 368 et suiv., avril 1857.)

(2) S.-G. Howe, *Report made to the legislature of the Massachusetts upon idiocy, chairman of the state commission*, p. 90. Boston, 1848.

encore noté, comme conséquence fâcheuse et souvent constatée de ces alliances, des monstruosités ou des anomalies variées d'organisation qui surviennent chez les descendants. M. Devay, surtout, a recueilli d'assez nombreux exemples d'anomalies de ce genre, qu'il a cru pouvoir rapporter à l'action de la consanguinité. « De toutes les déviations organiques, dit-il, la plus fréquemment observée à la suite d'alliances consanguines est la polydactylie. Dans une famille composée de 3 enfants, et dont le père et la mère étaient parents au quatrième degré, 2 de ces enfants présentaient des doigts surnuméraires. Sur 121 cas d'alliances consanguines, nous avons rencontré 17 fois cette anomalie, et 13 fois aux deux mains. Le phénomène contraire, c'est-à-dire l'absence d'un doigt (ectodactyle), est plus rare ; nous l'avons observé 2 fois à la main (absence du petit doigt). Devay rapporte en outre un exemple très curieux qu'il emprunte au Dr Potton. Il s'agit d'une sorte d'endémie de *sexdigitisme* produite chez un grand nombre d'habitants d'un petit village du département de l'Isère, par suite des mariages entre proches parents ; mais ce qu'il y a de plus étonnant dans cette observation, c'est que ce doigt supplémentaire, qui existait pour ainsi dire endémiquement dans cette commune, a disparu progressivement de génération en génération par l'effet du croisement avec d'autres populations, à mesure que les moyens de communication sont devenus plus nombreux et plus faciles. » Devay a, de plus, constaté fréquemment, chez les individus issus de mariages consanguins, le bec-de-lièvre, le spina bifida, les pieds bots, l'arrêt de la dentition, et même de véritables monstruosités, telles que des hémitéries ou des fœtus aneucéphales.

Maladies des yeux.— Pour terminer l'énumération bien incomplète des principales affections que l'on a attribuées à l'influence de la consanguinité, nous devons encore citer les maladies des yeux.

Le Dr Liebreich, de Berlin, a publié (1) le résultat de ses recherches statistiques sur les rapports de la rétinite pigmentaire avec les mariages consanguins. Selon lui, la moitié des individus atteints de cette affection, du reste fort rare, provient de ces sortes d'alliances.

Liebreich a complété cette observation générale en faisant des études comparatives sur l'existence de la rétinite pigmentaire chez

(1) Liebreich, *Archives générales de médecine*, février 1862.

les sourds-muets et chez les juifs de Paris et de Berlin, et il est arrivé ainsi à se convaincre que cette affection était relativement plus fréquente chez les sourds-muets et chez les juifs que dans toute autre condition, ce qui est devenu pour lui une confirmation indirecte de son opinion première, qui rattachait la production de cette maladie à l'influence de la consanguinité.

Albinisme. — *L'albinisme* est une affection qui paraît due aussi très fréquemment à cette même influence. Devay et Boudin en ont cité des preuves assez convaincantes. Voici comment s'exprime Devay : « L'homme offre des exemples assez fréquents d'albinisme, et cette altération se rencontre surtout chez les peuplades peu nombreuses et à demi sauvages, où les unions entre parents sont fréquentes. On l'observe également dans les pays civilisés dans les mêmes conditions. » Boudin (1) rapporte le fait suivant : « Une dame a épousé son cousin germain et a eu quatre enfants : les deux premiers jumeaux, et tous deux albinos, n'ont vécu que quarante-huit heures ; le troisième, également albinos, a vécu un an ; le quatrième seul est exempt d'albinisme, et sa santé ne laisse rien à désirer. » Le Dr Bemiss (Louisville, Etats-Unis), ainsi que nous l'avons dit précédemment, cite cinq albinos parmi les enfants issus de vingt-sept mariages consanguins féconds. Cette observation, faite chez l'homme, se trouve du reste confirmée par un assez grand nombre d'observations analogues faites chez les animaux. Voici ce que dit à cet égard M. Ch. Aubé (2) : « Lorsque les animaux sont obligés de s'unir entre parents, il en résulte toujours pour les produits des altérations plus ou moins profondes ; mais ce qui est digne de fixer notre attention, c'est la tendance bien marquée à la dégénérescence albine qu'on observe dans ce cas, surtout chez les animaux à sang chaud. J'ai vu beaucoup de ces sujets albins, *et tous provenaient d'unions successives entre proches parents*. J'ai même produit à volonté des albinos, et cela à la quatrième ou cinquième génération, chez le lapin domestique. »

Nous avons exposé les faits principaux rapportés par les auteurs

(1) Boudin, *Dangers des unions consanguines et des croisements dans l'espèce humaine et parmi les animaux*, p. 44.

(2) Aubé, *Note sur les inconvénients qui peuvent résulter du défaut de croisement dans la propagation des espèces animales. (Soc. d'acclimatation*, 6 fév. 1857.)

qui croient aux dangers des unions consanguines, en faveur de leur manière de voir. Il nous reste à faire connaître les arguments mis en avant par les adversaires de cette opinion, qui soutiennent au contraire l'innocuité des mariages consanguins, ou du moins la non-influence de la consanguinité dans la production des infirmités qui peuvent survenir à la suite de ces alliances.

II. *Faits rapportés par les partisans de l'innocuité de la consanguinité.*

Les auteurs qui ont combattu la doctrine du danger des unions consanguines dans l'espèce humaine et chez les animaux ont surtout fait œuvre de critique et ils ont discuté la valeur des faits et des arguments publiés par leurs adversaires ; mais ils ont aussi produit quelques observations particulières à l'appui de leur manière de voir. Pour exposer clairement leurs motifs et leurs preuves, il faut donc examiner successivement les objections qu'ils ont adressées à leurs contradicteurs et les faits positifs qu'ils ont eux-mêmes apportés en faveur de leur opinion.

Le Dr Dally (1) a surtout contesté la valeur des observations particulières et des statistiques publiées par Devay, Boudin, Chipault, etc. Il s'est livré à cet égard à un travail critique des plus minutieux, auquel Boudin a répondu depuis (2), et s'il n'a pas détruit complètement, comme il en avait la pensée, les arguments principaux de ses contradicteurs, il a du moins contribué à faire ressortir, sous plusieurs rapports, l'insuffisance et le caractère incomplet de leurs preuves. Il a d'abord examiné les faits individuels rapportés par Devay et Boudin. Il a cherché à prouver que ces observations ne présentaient pas toutes le degré d'authenticité désirable ; qu'elles n'offraient pas toujours des caractères vraiment scientifiques ; qu'elles manquaient souvent des détails indispensables pour en contrôler l'exactitude. Il a soutenu, de plus, que des faits isolés, même en assez grand nombre, ne pouvaient rien prouver quant aux dangers des unions consanguines, attendu qu'il était possible de leur opposer des faits contraires, et aussi nombreux, favorables à ces

(1) Dally, *Des dangers attribués aux mariages consanguins.* (*Gaz. heb.*, juillet 1862, et *Bulletins de la Société d'anthropologie*, t. IV, p. 515.)
(2) Voir *Bulletins de la Société d'anthropologie*, 1863, t. IV, p. 662.

unions; que les faits négatifs avaient même, sous ce rapport, plus de valeur que les faits positifs, en démontrant que les alliances consanguines étaient loin de produire toujours les nombreuses infirmités qu'on leur attribue; enfin, il a surtout insisté sur ce point que ce qui importait pour la solution de la question posée, ce n'était pas la constatation d'infirmités variées chez les descendants des alliances consanguines, mais la démonstration qu'elles y étaient réellement plus fréquentes que dans les autres mariages. La solution du problème réside en effet, comme le dit très bien Dally, dans la comparaison des faits favorables et défavorables, dans leur proportion relative, et non dans la simple constatation de faits isolés et contradictoires. Aussi Boudin et les autres auteurs qui ont défendu l'opinion du danger des mariages entre proches parents ont-ils proclamé que la statistique, ou la méthode numérique, était le meilleur et peut-être le seul moyen de résoudre cette question difficile; et ils ont commencé à entrer dans cette voie en publiant des statistiques, incomplètes, sans doute, mais déjà utiles et intéressantes, et principalement relatives à la surdi-mutité.

Dally a reconnu lui-même que la méthode statistique employée par Boudin était excellente, la seule même qui pût conduire à des résultats vraiment scientifiques ; mais il s'est alors attaqué aux divers éléments qui ont servi de base à la statistique de Boudin, et il faut avouer que, s'il n'est pas parvenu à renverser cette statistique de fond en comble, comme il a prétendu, il en a du moins singulièrement ébranlé les fondements, et il a démontré le peu de solidité de certaines de ses parties. Nous ne pouvons suivre ici, dans tous ses détails, la discussion critique que Dally a entreprise des travaux statistiques de Boudin sur la surdi-mutité ; nous nous bornerons à renvoyer les lecteurs qui voudraient approfondir cette étude, à la lecture de son mémoire et à la réponse de Boudin.

Disons seulement, en résumé, que Dally a d'abord contesté à Boudin le chiffre comparatif des mariages consanguins et non consanguins en France, chiffre qui sert de base à l'appréciation du nombre proportionnel des sourd-muets d'origine consanguine. La statistique générale de la France, comme celle des autres pays, laisse en effet beaucoup à désirer sous ce rapport. Il paraît certain que, dans un grand nombre de communes, il n'existe aucun renseignement sérieux qui permette de connaître le nombre exact des mariages consanguins par rapport aux autres mariages. Aussi une circulaire du ministre de l'agriculture et du commerce, en date du 24 novembre 1863, prescrit-elle aux préfets d'ordonner à l'avenir aux maires d'interpeller directement les futurs époux, au moment du mariage, pour savoir s'ils sont ou non parents, au degré de cousin germain et même de cousin issu de germain. Tant que cette statistique officielle des mariages consanguins et non consanguins en France n'existera pas, on pourra avec raison, comme le dit Dally, contester la moyenne de deux mariages consanguins sur cent, admise par Boudin comme terme de comparaison, et croire qu'elle est au-dessous de la réalité ; par conséquent, la base principale manquera pour apprécier la proportion relative plus ou moins grande des infirmités dans les mariages consanguins que dans les autres. Mais, tout en admettant la vérité de cette objection adressée par Dally à la statistique de Boudin sur la surdi-mutité, nous nous empressons d'ajouter, pour être impartial, que le nombre des sourds-muets constaté par Boudin, Landes, Chazarain, Perrin, Piroux, Brochard, etc., et qui s'élève de 25 à 30 pour 100 selon ces auteurs, est tellement considérable que, même en augmentant de 2 à 6 pour 100, comme le voudrait Dally, la moyenne des mariages consanguins en France, par rapport aux autres mariages, cette moyenne serait encore de beaucoup inférieure à celle de 25 pour 100, qui résulte des statistiques ci-dessus mentionnées. Je sais bien que Dally a été jusqu'à nier l'authenticité de la plupart de ces statistiques, mais nous ne pouvons, pour notre part, le suivre sur ce terrain.

Après avoir contesté le chiffre des mariages consanguins en France qui sert de base à la statistique de Boudin sur les sourds-muets, Dally s'est donné la peine de revoir tous les dossiers des pensionnaires de l'institution des sourds-muets de Paris, dans le but de contrôler l'une après l'autre toutes ses assertions, et il a cherché à modifier successivement tous les chiffres admis par Boudin comme éléments de sa statistique. Boudin, dit-il, au lieu de faire reposer ses calculs sur la totalité des élèves de l'institution, s'est borné à tenir compte de 95 dossiers ; mais à cette objection, Boudin a répondu, avec raison, que, voulant étudier une question relative aux infirmités natives, il avait dû commencer par éliminer de sa statistique tous les cas de surdi-mutité accidentelle, pour ne tenir compte que des sourds-muets de naissance. Dally, poursuivant sa critique de détail, a ainsi attaqué, avec plus ou moins de succès, chacun des chiffres posés par Boudin, et il est arrivé à conclure que cette statistique était composée d'éléments inexacts ou erronés. Nous n'allons pas si loin, pour notre part. Tout en admettant la vérité de certaines critiques secondaires adressées par Dally à Boudin, nous pensons que sa statistique est incomplète sans doute, quelquefois hasardée, mais non erronée dans ses principaux éléments, et que, si elle laisse à désirer sous plusieurs rapports, si elle exige la confirmation de nouvelles recherches plus complètes, elle aura du moins contribué à rendre très probable la proportion plus considérable des sourds-muets parmi les descendants des unions consanguines que parmi ceux des autres mariages.

Passons maintenant aux observations directes présentées par les partisans de l'innocuité des unions consanguines.

Bourgeois (1), Périer (2), Lagneau (3), Séguin aîné (4), Dally (5), etc., ont rapporté des faits isolés ou collectifs tendant à démontrer que les mariages consanguins, même entre très proches parents et continués successivement pendant plusieurs générations, pouvaient donner lieu à de nombreux produits, qui n'offraient aucune des maladies ou infirmités attribuées par Devay, Chazarain, Boudin, Chipault, etc., à l'influence de la consanguinité. Les faits assez nombreux relatés par ces divers auteurs peuvent être classés en trois catégories.

Les premiers sont des faits isolés et individuels, observés pendant une seule génération et chez les enfants d'un seul mariage. Dally dit en avoir recueilli pour sa part une trentaine; mais il avoue qu'ils ne peuvent rien prouver, pas plus que les faits également individuels rapportés par les partisans de l'opinion opposée ne peuvent démontrer le danger de ces alliances. En effet, comme nous l'avons déjà dit, la question en litige est une question de rapport, ou de fréquence relative entre le nombre des infirmités observées chez les

(1) Bourgeois, thèse de Paris, 1859.
(2) Périer, *Bulletins de la Société d'anthropologie*, t. I, p. 146.
(3) Lagneau, *ibid.*, t. III, p. 177.
(4) Séguin, *Académie des sciences* (3 août 1863).
(5) Dally, *Recherches sur les mariages consanguins*, p. 49 et suiv.

descendants des alliances consanguines et chez ceux des autres mariages. Or, constater par des faits isolés que, dans un certain nombre de cas, les unions consanguines n'ont été suivies d'aucune des infirmités que certains auteurs leur attribuent, ce n'est prouver qu'une chose, à savoir : que l'action fâcheuse de la consanguinité, si elle existe, n'est ni constante ni fatale; mais aucun des partisans de ses dangers n'a jamais prétendu qu'il en fût autrement; sans cela la question serait trop facilement résolue. Ne pourrait-on pas en dire autant de l'hérédité elle-même, dont l'action est loin également d'être constante ou fatale, et dont personne pourtant ne paraît disposé à contester l'influence?

La seconde catégorie des faits rapportés par les partisans des unions consanguines est plus importante. Elle est relative à des exemples d'innocuité des mariages consanguins observés pendant plusieurs générations dans une même famille. Alfred Bourgeois a présenté l'histoire détaillée de sa propre famille, dans laquelle soixante-huit unions, toutes *surchargées de consanguinité*, ont donné d'excellents résultats (1). Séguin aîné a appuyé les conclusions d'Alfred Bourgeois devant l'Académie des sciences et il a donné l'histoire de dix unions consanguines entre sa famille et celle des Montgolfier sans qu'aucun enfant infirme ou difforme se soit montré. M. Lagneau (2) a cité également l'exemple des familles P... et N..., « dont les membres, après s'être unis huit fois entre eux dans l'espace de 87 ans, de 1694 à 1781, ont encore de vigoureux descendants dans le pays. » Enfin un élève distingué des hôpitaux de Paris, M. B..., a communiqué à Dally (3) un cas analogue tiré de sa propre famille. « Il résulte, dit-il, des renseignements qui m'ont été transmis par ma famille que, depuis environ 150 ans, à partir du bisaïeul de mon père, cinq générations se sont mariées entre consanguins ; le degré de parenté n'est jamais descendu au delà de *cousins germains*, sinon dans *deux cas où des filles de cousins germains ont été épousées par des oncles*. Ces cinq générations ont contracté un certain nombre de mariages que je ne puis préciser et dans lesquels le nombre des enfants a été de 3 à 4. Le nombre des

(1) Voir *Bulletins de la Société d'anthropologie*, t. I, p. 153.
(2) Lagneau, *ibid.*, 1863, t. IX, p. 176.
(3) Dally, *loc. cit.*, p. 51.

rejetons, tant directs que collatéraux, a été de 120 à 140. Il ne s'est rencontré aucun sourd-muet, aucun idiot, etc. Deux femmes seulement sont mortes phtisiques, l'une sans cause accidentelle appréciable, l'autre à la suite d'un refroidissement; une seule a été atteinte de démence sénile à l'âge de 68 ans, trois ans avant sa mort. Aucune diathèse, si ce n'est la diathèse rhumatismale, propre seulement à quelques individus. J'ajoute que le nombre des rejetons est d'autant plus surprenant qu'un grand nombre d'entre eux se sont voués soit au célibat, soit aux professions religieuses. »

Ces observations ont certainement plus de valeur que celles qui sont bornées à une seule génération; elles prouvent l'innocuité, dans certaines circonstances, de la consanguinité, même accumulée pendant de longues années dans une seule famille; mais, ici encore, on peut reproduire la réflexion que nous faisions tout à l'heure, à savoir: que ces observations ne pourraient avoir une importance réelle que si elles étaient répétées un grand nombre de fois dans beaucoup de familles, et si les exemples d'innocuité des mariages consanguins étaient plus nombreux que ceux des infirmités variées consécutives à ces unions.

La troisième catégorie des faits relatés par les partisans des alliances consanguines comprend des faits favorables observés simultanément chez un certain nombre de familles, vivant depuis des siècles dans une localité tout à fait isolée et se mariant entre elles.

Parmi ces localités, dont on pourrait évidemment multiplier le nombre, Dally a cité le village de Pauillac (Gironde), sur lequel le Dr Ferrier lui a écrit les lignes suivantes : « Pauillac compte dix-sept cents habitants ; la plupart sont des marins robustes vigoureux et bien constitués ; les femmes sont renommées par leur beauté et par la fraîcheur de leur teint. Il n'y a peut-être pas de localité en France où les mariages consanguins soient plus fréquents, et où les cas d'exemption militaire soient plus rares. »

Dally ajoute à cet exemple celui de plusieurs autres petits villages maritimes du littoral de la France, dont les habitants se marient tous entre eux et n'ont presque aucun rapport avec les populations agricoles du voisinage : « Tel est surtout, dit-il, le Portel, près de Boulogne, bourg composé de quelques centaines d'individus, qui sont tous unis entre eux par des liens de parenté et qui ne s'allient jamais à ceux qu'ils désignent sous le nom de *bergers.* »

M. Lagneau rapporte un exemple analogue (1), et le Dr Révillout en a cité de semblables au congrès de Lyon (2).

Enfin, M. le Dr A. Voisin, qui avait déjà communiqué à M. Lagneau (3) et à Dally (4) des renseignements sur le village de Batz (Loire-Inférieure), a lu à l'Académie de médecine et à l'Académie des sciences une note détaillée, de laquelle il résulte que les habitants de ce bourg, qui depuis de longues années se mariaient toujours entre eux, sur une population composée d'une dizaine de familles seulement, ne présentent cependant aucune des infirmités attribuées à l'influence de la consanguinité (5).

Ces exemples, observés simultanément dans plusieurs familles et pendant de nombreuses générations, sont évidemment les plus probants en faveur de l'innocuité des mariages consanguins dans certaines conditions déterminées. Nous reviendrons plus tard sur le degré d'importance qu'il convient de leur accorder, relativement à la solution générale du problème qui nous occupe.

§ 2. — Preuves tirées de l'observation des animaux.

Les médecins qui ont voulu démontrer l'innocuité des unions consanguines dans l'espèce humaine ont principalement invoqué des preuves basées sur les avantages des accouplements consanguins chez les animaux, et ils ont surtout cherché des arguments dans les témoignages favorables fournis à cet égard par un certain nombre de vétérinaires, d'agronomes, d'éleveurs et de zootechniciens. Il est certain, en effet, que, principalement en Angleterre, l'art de l'éleveur est arrivé, sous ce rapport, à un haut degré de perfectionnement. On est parvenu à créer chez les chevaux, les bœufs, les moutons, les chiens et d'autres animaux domestiques, des variétés de races nouvelles, à l'aide du croisement entre des individus très rapprochés les uns des autres par des liens de parenté, par exemple

(1) Lagneau, *Bulletins de la Société d'anthropologie*, 1863, t. IX, p. 179.
(2) Révillout, *Congrès de médecine de Lyon*. Lyon, 1864.
(3) Lagneau, *loc. cit.*, p. 178.
(4) Dally, *Bulletins de la Société d'anthropologie*, 1863, t. IV, p. 564.
(5) Aug. Voisin, *Etudes sur les mariages encore consanguinés dans la commune de Batz. (Ann. d'hyg.*, 1865, t. XXIII, p. 260.)

entre le père et la fille, la mère et le fils, le frère et la sœur, etc. Ce mode de propagation des animaux domestiques, qui a reçu le nom de *breeding in and in*, a contribué puissamment à former des variétés de races très estimées, et qui rendent les plus grands services à l'espèce humaine, soit comme animaux de luxe, soit comme animaux propres à l'alimentation. C'est ainsi que l'on est arrivé à créer la race du cheval anglais pur sang, du bœuf Durham et du mouton Dishley.

M. André Sanson, entre autres (1), a beaucoup insisté sur les avantages nombreux qui sont résultés pour la plupart des animaux domestiques de ce mode de croisement effectué avec intention entre les individus les plus rapprochés par les liens de parenté. Il a pour résultat d'augmenter de génération en génération les qualités précieuses des ascendants, qui se perpétuent ainsi d'une manière de plus en plus certaine chez les descendants, sans produire aucun des inconvénients redoutés chez l'homme par les adversaires des unions consanguines. Appliquant à l'espèce humaine ces observations déduites de l'étude des accouplements consanguins chez les animaux, M. André Sanson est arrivé à cette conclusion définitive, posée par lui comme une loi, et qui résume parfaitement sa manière de voir : *La consanguinité élève l'hérédité à sa plus haute puissance;* elle est favorable si les producteurs sont bons, nuisible, au contraire, s'ils sont entachés de vices héréditaires, qui se transmettent à leurs descendants avec d'autant plus de certitude que les parents sont eux-mêmes plus rapprochés par les liens du sang.

Cette conclusion, si nettement formulée, est acceptée par un certain nombre de vétérinaires, d'éleveurs, d'agronomes et de zootechniciens; mais ce serait une erreur de croire qu'elle est admise par tous sans exception, même en ce qui concerne les animaux. Devay, Boudin, Chipault et d'autres auteurs, ont cité beaucoup de textes, desquels il résulte clairement qu'un nombre assez considérable de naturalistes et d'agronomes se sont élevés contre une proposition aussi absolue, et ont fait ressortir les nombreux inconvénients qui peuvent se produire, même chez les animaux, par

(1) A. Sanson, *Principes gén. de zootechnie*, 1862. — *Note sur les unions consanguines chez les animaux domestiques.* (*Bulletin*, t. III, p. 254.)

suite de ces accouplements consanguins fréquemment renouvelés.

Nous nous bornerons à mentionner ici Gourdon (1), Godron (2), Richard du Cantal (3), Darwin (4), Ch. Aubé (5), Magne d'Alfort (6), etc.

Voici comment s'exprime à cet égard Gourdon :

« En résumé, la consanguinité n'est nullement, ainsi qu'on l'avance par une interprétation forcée de ce qui se passe chez les animaux domestiques, une pratique favorable en elle-même, ou tout au moins sans danger. Loin de là. *Elle est, pour toutes les espèces, une cause d'abâtardissement et de déchéance.* Il est quelquefois utile d'y recourir comme à un mal nécessaire que l'on subit en vue d'un intérêt supérieur ; mais cela n'atténue en rien ses inconvénients, auxquels on remédie en faisant cesser les unions aussitôt que ne s'en fait pas sentir la nécessité absolue. »

Ajoutons à cette citation un passage emprunté à Godron ; il résume très bien l'opinion que l'on doit avoir des effets de la consanguinité chez les animaux :

« C'est en procédant d'une manière analogue à celle qui a été suivie pour obtenir le cheval de course anglais, mais en unissant souvent les animaux de parenté le plus rapprochée, par exemple les pères et mères avec leurs enfants, les frères avec les sœurs, que Aackwell est parvenu, non seulement à conserver plus sûrement, mais aussi à développer les formes et les qualités désirées. Cette méthode, que les Anglais appellent *propager la race en dedans* (breeding in and in), *paraît être avantageuse pour fixer une variété que l'on regarde comme précieuse*, mais elle ne doit pas être poussée trop loin, et il est bon de conserver deux ou trois lignes distinctes dans la race, afin d'éviter les accouplements nombreux à des degrés trop rapprochés de parenté ; *sans cette précaution, la race s'affaiblit et dégénère*, comme le prouvent les expériences de l'éleveur princeps (7). »

(1) Gourdon, Note adressée l'Académie des sciences le 13 août 1863.
(2) Godron, *De l'espèce et des races dans les êtres organisés.* 2e édition, Paris, 1872.
(3) Richard (du Cantal), *Étude du cheval.* Paris, 1853, p. 432.
(4) Darwin, *De l'origine des espèces*, p. 145 (traduction française).
(5) Aubé, *Note sur les inconvénients qui peuvent résulter du défaut de croisement pour la propagation des espèces animales.* (*Bull. de la Soc. d'acc.*, 6 fév. 1857.)
(6) Magne, *Des effets de la consanguinité, et de la nécessité du croisement des familles.* (*Bull. de l'Académie*, t. XXVIII, p. 660, 12 mai 1863.)
(7) Godron, *De l'espèce et des races dans les êtres organisés*, t. II, p. 37.

Le professeur Grognier, de Lyon, s'exprime ainsi en parlant des animaux :

« On remarque que dans les familles, même exemptes en apparence de vices essentiels, la consanguinité affaiblit, au bout de quelques générations, les forces génératrices, et les végétaux ne semblent pas exempts de cette cause d'impuissance (1). »

Citons enfin, en terminant, une phrase bien caractéristique empruntée à M. de Quatrefages :

« Si les lois de l'hérédité étaient mieux connues, on ne verrait pas persister l'étrange engouement dont *le cheval pur sang, le cheval de course anglais*, est l'objet de la part de ceux qui veulent régénérer les races chevalines dans un but d'utilité publique. Cette race tout artificielle a été créée en vue d'un but qu'elle atteint admirablement. On lui demande de dépenser le plus de force possible dans le moins de temps. Par cela même, elle est absolument impropre à rendre les services qui exigent des efforts soutenus pendant un temps considérable. Or, l'étalon pur sang ne transmet pas à son poulain sa force seule, il lui transmet aussi sa manière de dépenser cette force, sa délicatesse, son irritabilité nerveuse (2). »

On peut donc dire, en résumé, que l'on est arrivé à produire chez les animaux domestiques, par l'effet de la consanguinité la plus rapprochée, des variétés de races qui présentent d'une manière prédominante certaines qualités utiles à l'homme, soit pour son agrément, soit pour son usage et son alimentation ; mais ces variétés ne sont en réalité que des déviations du véritable type primitif de l'animal, des monstruosités, en un mot, que l'on peut admirer, que l'on doit même encourager au point de vue de l'utilité que nous pouvons en tirer, mais qui ne peuvent être considérées comme un perfectionnement au point de vue scientifique. Ces races n'ont acquis quelques qualités prédominantes qu'aux dépens de leur force et de leur vigueur natives, et ces variétés ne tarderaient pas, en définitive, à devenir inféconde, si l'on poursuivait le même mode de reproduction, pendant un grand nombre de générations, sans avoir recours de temps en temps à quelques croisements étrangers qui

(1) Devay, *Dangers des mariages consanguins*, p. 64.
(2) Id., ibid., p. 49.

seuls peuvent rendre à ces races abâtardies leur vigueur et leur fécondité primitives.

Indépendamment de cette excursion faite dans le domaine de la zoologie, quelques auteurs ont voulu pousser plus loin encore la loi des analogies en l'appliquant même au règne végétal. Nous ne pouvons aborder ici ce sujet, qui est trop en dehors de nos études. Nous nous bornerons á mentionner en passant les expériences poursuivies par Darwin (1) pour démontrer l'utilité des croisements dans les plantes, et la communication très intéressante faite sur le même sujet, au congrès de Lyon, par Ernest Faivre, professeur de botanique à la Faculté des sciences de Lyon (2).

§ 3. — Preuves tirées de l'histoire, des législations et de l'anthropologie.

Nous arrivons maintenant à l'énumération des preuves que les partisans des deux doctrines en présence ont cru pouvoir tirer de l'histoire des législations et de l'anthropologie, en faveur de leurs thèses respectives.

L'histoire des législations ne peut fournir réellement, sous ce rapport, aucun argument sérieux. Elle est trop peu connue, surtout dans les motifs qui ont inspiré les divers législateurs, et les lois des différents peuples sont trop variées à cet égard pour que chacun ne puisse pas y trouver des preuves à l'appui de la cause particulière qu'il veut défendre.

Devay, d'accord en cela avec Troplong, a cherché à prouver, par de nombreuses citations, que tous les peuples de la terre, aux diverses périodes de l'histoire, ont eu horreur des unions consanguines, et il a voulu tirer de ce sentiment universel un argument qui fût de nature à confirmer, par l'expérience des siècles, l'opinion qu'il a lui-même exprimée sur les dangers de tout ordre que présentent ces unions.

Boudin s'est efforcé également de s'appuyer sur l'histoire pour soutenir la même cause ; il diffère néanmoins de Devay, en ce qu'il rapporte un grand nombre de passages tendant à démontrer l'extrême diversité des mœurs et des lois, sous ce rapport impor-

(1) Darwin, *De l'origine des espèces*, p. 136.
(2) E. Faivre, *Congrès de médecine de Lyon*. Lyon, 1866.

tant, chez tous les peuples du monde depuis l'antiquité jusqu'aux temps modernes. La loi mosaïque elle-même se montre très tolérante à cet égard, puisqu'elle autorise non pas les mariages entre neveux et tantes, mais ceux entre oncles et nièces, et n'interdit que les deux premiers degrés de la consanguinité, c'est-à-dire l'inceste et les mariages entre frères et sœurs. C'est à la loi chrétienne seule que Boudin attribue le mérite d'avoir prohibé les mariages consanguins, d'abord jusqu'au 7e degré, puis jusqu'au 4e degré exclusivement.

La loi civile enfin, moins sévère que la loi religieuse, permet les mariages entre cousins germains, et l'Église elle-même, sans avoir changé le texte de ses règles canoniques, a considérablement diminué leur rigueur dans l'application, en accordant fréquemment des dispenses pour les mariages entre cousins germains et même pour ceux entre oncles et nièces ou neveux et tantes. Mais Dally, dans l'étude comparative qu'il a faite de ces diverses législations civiles et religieuses, a fait remarquer avec raison que ces prohibitions légales semblent avoir été basées sur des considérations sociales ou morales, beaucoup plus que sur des motifs hygiéniques; par conséquent, elles ne peuvent, ni dans un sens ni dans l'autre, fournir aucun appui sérieux aux partisans ni aux adversaires des mariages consanguins.

Les preuves puisées dans l'anthropologie, c'est-à-dire dans l'étude des races humaines, pourraient avoir une plus grande valeur, et l'on comprend parfaitement que les défenseurs des deux doctrines que nous examinons aient cherché des analogies et des preuves dans cet ordre de considérations ; mais ce sujet est trop vaste pour que nous puissions l'aborder ici incidemment. Nous l'avons à dessein laissé en dehors de notre cadre, parce qu'il mériterait à lui seul une étude particulière. Cependant, nous ne pouvons nous dispenser d'indiquer quelques-uns des points sur lesquels ont insisté les auteurs dont nous nous occupons.

Les adversaires des unions consanguines ont cherché un de leurs principaux arguments dans le fait généralement accepté de la décadence progressive des races royales et des castes aristocratiques par l'effet des mariages entre proches parents. Sans doute la consanguinité peut jouer un rôle et entrer comme élément dans cette dégénérescence successive des races royales et aristocratiques, et dans l'extinction définitive de ces races; mais trop d'influences variées et des causes multiples coopèrent à ce résultat, pour que l'on puisse faire exactement la part qui revient à la consanguinité dans l'ensemble complexe des circonstances qui concourent à cette décadence successive. Aussi les partisans de l'opinion opposée ont-ils pu facilement combattre cet argument historique en démontrant, d'une part, la longue durée de certaines aristocraties, malgré les causes nombreuses qui auraient dû contribuer à les faire périr, et la multiplicité des influences de milieu, de manière de vivre ou de maladies héréditaires qui, plus encore que la consanguinité, ont dû coopérer à cette déchéance des races aristocratiques dans les pays où elle s'est produite. L'argument anthropologique que les mêmes auteurs ont prétendu tirer de la dégradation ou de la dégénérescence successive de certaines peuplades isolées, vivant dans des localités tout à fait séparées, se recrutant elles-mêmes sans mélange avec les populations voisines, et se mariant entre elles, a eu le même sort que celui qui s'appuyait sur les races aristocratiques. A côté de ces races abâtardies par l'effet de l'absence de croisement, telles que les cagots des Pyrénées, les crétins des Alpes, les races maudites, etc., citées par Devay, les adversaires de cette opinion, tels que Périer, Lagneau et Dally, ont relaté l'histoire d'autres races de l'Europe, ou de diverses parties du monde, vivant dans les mêmes conditions de séquestration et d'isolement des populations voisines, et qui ont conservé, malgré cette circonstance capitale, toute leur pureté et toute leur vigueur primitives.

Périer, suivi en cela par Dally et plusieurs autres membres de la Société d'anthropologie, est même allé plus loin; il a soutenu que les races pures, c'est-à-dire celles qui se perpétuent par elles-mêmes, sans aucun mélange avec des races voisines, conservent mieux leur beauté, leur force et leur type primitif, avec toutes les qualités qui les distinguent, que les races croisées, qui finissent tôt ou tard par dépérir et par déchoir. Mais c'est là une question trop difficile et trop étendue pour pouvoir être abordée, avec une entière connaissance de cause, dans l'état actuel de la science. Les documents exacts et rigoureux nous manquent encore trop complètement relativement aux diverses peuplades vivant sur les différents points du globe, pour que ce sujet puisse être sérieusement étudié, même au point de vue anthropologique. A plus forte raison, est-il impossible aujourd'hui de déterminer, au milieu des causes si nombreuses qui contribuent à l'abâtardissement et à la dégénérescence des races humaines, causes climatologiques, telluriques, morales ou héréditaires, quelle part l'on doit attribuer à la consanguinité dans ce résultat complexe et définitif.

La race juive a tour à tour servi d'argument aux adversaires comme aux défenseurs des unions consanguines.

Les juifs représentent en effet, en quelque sorte, le type des races pures. Ils se sont perpétués, depuis des siècles, presque sans se confondre avec les populations au sein desquelles ils ont vécu, et ils ont conservé, malgré cela, leur fécondité et leur vigueur premières. Cet exemple si remarquable a été souvent cité par les partisans des races pures et des unions consanguines en faveur de leur thèse. Néanmoins, les adversaires s'en sont emparés à leur tour pour le retourner contre leurs contradicteurs. Devay a commencé par soutenir que la race juive avait réellement perdu de sa beauté et de sa force primitives. Mais d'abord on peut contester le fait lui-même; de plus, en le supposant établi, on pourrait, ainsi que le fait remarquer avec raison Dally, lui donner plusieurs interprétations. On pourrait dire, en premier lieu, que toutes les races, sans exception, sont susceptibles de dégénérer peu à peu, et que, dans tous les cas, celle-ci aurait duré bien longtemps. On pourrait dire encore que cette déchéance de la race juive, si elle a eu lieu réellement, pourrait être attribuée à des causes multiples, et en particulier aux localités variées dans lesquelles elle vit, aux influences de climat ou de milieu moral. Enfin on pourrait encore soutenir que la race juive ne s'est légèrement modifiée en Europe que depuis qu'elle a commencé à s'allier de temps en temps avec d'autres races, et depuis que les barrières infranchissables qui la séparaient autrefois des populations voisines se sont peu à peu abaissées par l'effet des progrès de la civilisation.

Aussi Boudin ne prétend-il pas que la race juive ait dégénéré dans son ensemble; il a au contraire proclamé, plus qu'aucun autre (1), le cosmopolitisme des juifs, leur aptitude merveilleuse à s'adapter à tous les climats, la vigueur exceptionnelle de leur race,

(1) Voir Boudin, *Traité de géographie et de statistique médicales*, t. II, p. 128.

et il a ainsi fourni lui-même des arguments à ses adversaires, qui n'ont pas manqué de s'en servir contre lui. Mais ce n'est pas au point de vue des races pures que Boudin a cité les juifs dans ses statistiques et qu'il a cru trouver chez eux des preuves en faveur de sa thèse. Il s'est appuyé sur la fréquence plus grande des mariages consanguins chez les juifs, par suite de la tolérance de la loi mosaïque, pour expliquer certaines infirmités ou maladies qu'il trouvait plus fréquentes chez eux, et en particulier la surdi-mutité et l'aliénation mentale. Nous avons rapporté quelques-unes de ces statistiques ; elles semblent en effet établir ce fait capital, qui est du reste confirmé par le travail du Dr Liebreich sur le nombre considérable des sourds-muets parmi les juifs de Berlin et sur la coïncidence de la rétinite pigmentaire avec la surdi-mutité (1). Le Dr Dally a contesté, avec raison, l'importance de la statistique de Boudin relativement aux juifs sourds-muets, car elle repose sur un trop petit nombre de faits pour avoir une véritable valeur ; mais il n'en est pas de même, ce me semble, de celle du Dr Liebreich, qui paraît basée sur des faits plus nombreux.

Néanmoins, de nouvelles recherches sont encore indispensables pour établir avec certitude le fait si important de la fréquence plus grande de la surdi-mutité chez les juifs, de même que celle de l'aliénation mentale, constatée également dans plusieurs contrées de l'Allemagne, et attribuée par le Dr Martini, comme par Boudin, aux mariages entre proches parents, plus fréquents parmi les juifs que parmi les chrétiens (2).

SECONDE PARTIE

APPRÉCIATION DES ARGUMENTS INVOQUÉS PAR LES PARTISANS ET PAR LES ADVERSAIRES DES UNIONS CONSANGUINES

Dans la première partie de ce travail, nous avons exposé les arguments invoqués par les adversaires des unions consanguines.

(1) Liebreich, *Arch. gén. de méd.*, 1862.

(2) Voir Legoyt, *Statistique des aliénés en Allemagne. (Journal de la Société de statistique de Paris*, 1863, p. 90, 91).

Indépendamment des preuves indirectes tirées de l'étude des animaux, de l'histoire, des législations et de l'anthropologie, les défenseurs des deux opinions que nous examinons se sont principalement appuyés sur des observations particulières, individuelles ou collectives, et sur des statistiques générales. Après avoir énuméré rapidement ces deux ordres de faits, qui ont servi de base à leur argumentation, nous devons maintenant chercher à en apprécier la valeur relative.

Les observations particulières, dit-on, même en grand nombre et recueillies par des auteurs différents et exempts de toute idée préconçue, n'ont aucune importance par elles-mêmes, pour la solution d'une question aussi générale, parce qu'aux faits cités à l'appui du danger des unions consanguines, on peut en opposer d'autres aussi nombreux démontrant l'innocuité de ces alliances.

Nous répondrons d'abord que cette assertion ne nous paraît pas exacte. Si l'on collectionnait en effet tous les faits publiés jusqu'à ce jour, faits défavorables aux unions consanguines chez l'homme, le nombre de ceux où l'on a constaté l'existence d'infirmités ou de maladies diverses à la suite de ces unions serait, selon nous, beaucoup plus considérable que celui de cas contraires où l'on a observé leur innocuité absolue. A cette objection, déjà produite par plusieurs auteurs, et, par exemple, par M. de Ranse (1), les défenseurs de l'opinion opposée, et en particulier Dally (2), ont fait une double réponse. Ils ont dit d'abord qu'une tendance naturelle à l'esprit humain le portait, à son insu, à remarquer avec soin tous les cas curieux d'infirmités succédant aux unions consanguines, et à laisser au contraire passer inaperçus tous les faits favorables à ces unions, qui n'offraient aucune particularité propre à attirer son attention, et ils ont attribué à cette cause d'erreur bien naturelle le nombre moins grand d'observations publiées dans le sens de leur opinion. Ils ont ajouté que les faits négatifs, c'est-à-dire ceux dans lesquels on ne constatait aucune infirmité chez les descendants des mariages entre consanguins, avaient beaucoup plus d'importance pour la solution du problème que les faits positifs, même plus nombreux,

(1) De Ranse, *Bulletins de la Société d'anthropologie*, t. IV, p. 613.
(2) Dally, *Recherches sur les mariages consanguins*.

parce que ces faits négatifs démontraient du moins que la consanguinité n'avait pas toujours une influence aussi funeste que la supposaient les adversaires. Nous avons déjà réfuté cet argument. Il n'aurait de valeur que si les partisans du danger des unions consanguines affirmaient l'existence constante des infirmités ou des maladies à la suite de ces alliances ; mais personne n'a soutenu une pareille opinion, qui n'est même pas acceptable pour l'hérédité en général, dont l'action est cependant reconnue de tous. Les arguments que nous venons d'indiquer ne peuvent donc, selon nous, détruire la valeur de ce fait général que nous tenons à constater en commençant, à savoir : que les faits particuliers ou collectifs, publiés jusqu'à ce jour par tous les auteurs qui se sont occupés de cette question, sont en majorité favorables à l'opinion de ceux qui croient aux inconvénients et aux dangers des mariages entre proches parents dans l'espèce humaine. Je sais bien que ces faits laissent encore beaucoup à désirer, sous plusieurs rapports ; ils ne sont pas tous suffisamment authentiques, ni suffisamment développés ; ils manquent souvent des détails nécessaires pour leur donner une valeur scientifique et pour en contrôler l'exactitude ; plusieurs d'entre eux ne contiennent même pas la mention des circonstances qui seraient les plus utiles à connaître pour la solution du problème qui nous occupe. Aussi de nouvelles observations, plus détaillées et plus nombreuses, sont-elles encore nécessaires pour résoudre avec certitude la question en litige ; mais, malgré les lacunes et le caractère incomplet de beaucoup d'observations publiées en faveur des inconvénients des mariages consanguins, nous pensons que leur nombre considérable, leur masse imposante, peut suppléer, jusqu'à un certain point, à l'insuffisance de la plupart d'entre elles, et permettre de conclure, dès à présent, à la probabilité, sinon à la certitude, des dangers de tout ordre qui peuvent survenir à la suite de ces alliances.

Pour appuyer sur des bases plus solides cette conclusion, déduite d'un grand nombre d'observations particulières, on a fait appel à la statistique. Nous avons indiqué les principaux résultats auxquels cette méthode a conduit les adversaires des unions consanguines, et en particulier Boudin, qui a surtout eu recours à ce moyen ; nous avons également exposé quelques-unes des objections adressées à ces statistiques par les partisans de l'opinion opposée, principalement par Dally. Pénétrons un peu plus avant dans l'examen de ce côté important du sujet qui nous occupe.

La statistique paraît, au premier abord, le meilleur et peut-être le seul moyen de résoudre une question de cette nature. Elle se résume en effet, ainsi que nous l'avons déjà dit, dans la proportion plus ou moins forte des infirmités et des maladies chez les descendants des mariages entre proches parents ou chez ceux des autres alliances. Une question de nombre semble donc devoir être résolue par le calcul, et l'on conçoit parfaitement que Boudin ait pu dire que s'il était une question qui fût du domaine de la méthode numérique, c'était évidemment celle-ci.

Mais, lorsqu'on examine plus attentivement ce sujet, on ne tarde pas à s'apercevoir de sa complexité, et l'on voit combien il est difficile de tenir compte de tous ces éléments dans une statistique et de vérifier tous ceux qui doivent lui servir de base.

Et d'abord, pour arriver à établir la proportion relative des maladies et infirmités consécutives aux alliances consanguines ou autres, il faudrait commencer par partir d'un point de départ fixe, c'est-à-dire connaître exactement le chiffre proportionnel des mariages consanguins et non consanguins dans un pays donné, en France par exemple. Or ce chiffre, qui a été estimé approximativement par Boudin à 2 pour 100, n'est réellement pas connu officiellement, ainsi que nous l'avons dit précédemment. Avant de juger la question posée, il conviendrait donc d'attendre que ce chiffre, indispensable comme terme de comparaison, fût sérieusement établi.

De plus, en supposant ce premier point de départ fixé, que de difficultés ne rencontrerait-on pas sur sa route avant de pouvoir poser les premiers jalons ou les premiers éléments de cette statistique! Descendrait-on des parents aux enfants ou remonterait-on des enfants aux parents? La première méthode, conseillée par Dally (1), paraît, à première vue, la plus rationnelle, mais elle est en réalité impraticable.

Comment examiner successivement toutes les familles d'un département dont les divers membres se sont mariés entre eux? Comment arriver à se rendre un compte exact de l'état de santé des conjoints

(1) Dally, *Gazette hebdomadaire*, 1862.

et de leurs ascendants? Comment connaître réellement les maladies héréditaires qui existaient dans ces familles avant le mariage entre proches parents, afin de ne pas attribuer à la consanguinité ce qui serait le résultat de l'hérédité morbide? Comment de pareilles recherches, qui sont déjà si difficiles et si délicates à faire par chaque médecin isolément, dans des familles auxquelles il a su inspirer de la confiance et dont il reçoit à grand'peine les confidences secrètes, pourraient-elles être accomplies par une seule personne, dans des familles très différentes, avec lesquelles elle n'aurait aucune relation intime, et sous une forme en quelque sorte officielle ou administrative? Une pareille enquête, ayant pour but de pénétrer dans l'intimité même des familles, serait évidemment impossible et irréalisable, et, en admettant même qu'elle fût tentée par quelque statisticien téméraire, elle n'amènerait certainement qu'à des résultats inexacts, et ne servirait qu'à accréditer des erreurs, bien loin de faire découvrir des vérités; et cependant, pour pouvoir descendre de l'observation des parents à celle des enfants, la première condition indispensable serait d'établir tout d'abord l'état de santé parfaite des ascendants, afin de pouvoir conclure, si l'on découvrait des infirmités chez les descendants, qu'elles étaient bien dues, selon toute probabilité, à la consanguinité des parents et non à l'hérédité morbide directe ou transformée.

Mais supposons ce premier point solidement établi pour une centaine de mariages consanguins et non consanguins dans une contrée déterminée, supposons ces premières difficultés vaincues, de nouveaux obstacles surgiront, lorsqu'on voudra connaître exactement les infirmités ou les maladies existant chez les descendants de ces cent mariages. Sans parler de la paternité, qui n'est pas toujours connue avec certitude et qui pourrait constituer une première cause d'erreur, comment s'assurer facilement du nombre des enfants morts à la suite de ces mariages et des causes de leur décès prématuré? Or cet élément serait indispensable pour pouvoir juger de la fécondité plus ou moins bornée de ces unions et de la mort précoce des enfants qui en proviennent. De plus, si un certain nombre d'infirmités apparentes chez les enfants ne peuvent échapper à l'observation attentive du médecin, en est-il de même de plusieurs maladies, attribuées également à l'influence de la consanguinité, telles que l'épilepsie et l'aliénation mentale par exemple? Quel est le père de famille qui avouera facilement l'existence de pareilles affections chez ses enfants, et dès lors combien d'entre elles échapperont à l'examen et au contrôle du statisticien?

Comment pourra-t-il connaître également les infirmités ou les maladies ayant existé chez les produits de ces mariages qui seront morts au moment de son examen?

En outre, dans une question qui exigerait, pour être sérieusement jugée, que l'examen fût poursuivi pendant plusieurs générations, comment pourrait-il suffire de n'observer aucune infirmité ou maladie caractérisée chez les descendants directs de certaines unions consanguines, pour affirmer qu'il ne s'en produira pas dans les générations suivantes? Ne savons-nous pas tous que l'une des lois de l'hérédité physiologique, comme de l'hérédité morbide, consiste dans l'alternance des qualités ou des défauts, ainsi que des infirmités et des maladies, qui sautent une génération pour se reproduire dans la génération suivante?

Enfin alors même que l'on aurait établi scientifiquement, avec toute la rigueur désirable, le nombre proportionnel des infirmités de tout ordre existant chez les descendants de cent unions consanguines, dont les parents, sérieusement examinés, auraient été trouvés exempts de toute maladie héréditaire, il resterait encore une dernière question à résoudre. Il resterait à démontrer que ces maladies ou infirmités, observées chez les descendants, ne pourraient être attribuées à aucune autre cause ayant agi sur les parents avant, pendant ou après la conception, telles que, par exemple: l'âge trop tendre, trop avancé ou trop disproportionné des époux; l'état d'ébriété ou de maladie du père au moment de la conception; les émotions de la mère pendant la grossesse; les maladies de la mère ou du fœtus pendant la gestation, et les maladies éprouvées par l'enfant lui-même après sa naissance. En un mot, pour conclure légitimement, par exclusion, à l'influence réelle de la consanguinité des parents comme cause d'infirmités ou de maladies spéciales chez les descendants, il faudrait d'abord avoir éliminé toutes les autres causes physiques ou morales qui, chez les parents ou chez les enfants, pourraient rendre compte de la production de ces maladies, de ces monstruosités ou de ces anomalies d'organisation.

Cette simple énumération suffit pour faire comprendre toutes les difficultés, presque insurmontables, que rencontrerait le statisticien consciencieux qui voudrait arriver à découvrir la proportion relative des infirmités chez les descendants de cent alliances consanguines et non consanguines, en suivant la méthode qui consiste à descendre des parents aux produits.

Serait-il plus facile d'obtenir un résultat satisfaisant en adoptant le système inverse, recommandé par Boudin (1) et par M. de Ranse (2), et qui consiste à remonter des descendants aux ascendants ?

Ce système présente en effet plusieurs avantages : on prend pour point de départ de la statistique des individus offrant réellement des infirmités ou des maladies constatées, et l'on n'a plus qu'à se demander si ces individus sont nés, oui ou non, de parents consanguins. En adoptant ce procédé, on a même le grand avantage de pouvoir faire le choix d'une infirmité ou d'une maladie déterminée : on circonscrit ainsi le champ de ses études de manière à le rendre plus fructueux, et l'on simplifie singulièrement le travail en le restreignant à un seul objet sur lequel l'attention peut facilement se concentrer. Mais plusieurs des difficultés signalées dans le système précédent reparaissent dans celui-ci. Comment affirmer en effet que les parents étaient exempts de toute affection héréditaire, et comment surtout le savoir avec certitude pour leurs ascendants ? Comment faire la part des circonstances étiologiques, autres que l'hérédité ou la consanguinité, qui ont pu influer sur la production des maladies observées chez les individus soumis à l'examen ? Comment s'assurer que ces individus eux-mêmes sont bien réellement atteints d'une infirmité congénitale et non d'une maladie due à des causes ayant exercé leur action depuis la naissance ? Or, toutes ces notions préalables seraient indispensables à acquérir avant de pouvoir attribuer avec certitude à la consanguinité des parents les infirmités constatées chez leurs enfants. Enfin, comment un même statisticien pourrait-il, par ses seuls efforts, réunir un nombre suffisant d'exemples d'infirmités de même espèce, provenant de mariages consanguins ou non, pour

(1) Boudin, *Bulletins de la Société d'anthropologie*, t. IV, p. 674.
(2) De Ranse, *ibid.*, t. IV, p. 613.

pouvoir établir des tableaux statistiques de nature à compenser par le grand nombre de faits accumulés les causes d'erreur nombreuses qui peuvent s'introduire dans l'analyse même la plus consciencieuse des cas particuliers? Si, au contraire, les documents isolés, destinés à servir de base à ces statistiques, sont recueillis, comme cela arrive si souvent, par des observateurs isolés, placés à des points de vue différents et même opposés, ou bien à l'aide d'enquêtes officielles faites avec ce degré d'incurie et de négligence que l'on apporte nécessairement dans des travaux de ce genre, exécutés par ordre supérieur et sans intérêt scientifique, quelle confiance pourraient inspirer les résultats définitifs de pareilles statistiques dont les premiers éléments auraient été ainsi réunis?

Nous ne pouvons insister plus longuement ici sur les obstacles nombreux qui s'opposeront longtemps encore à la réalisation d'une statistique vraiment scientifique des infirmités survenant à la suite des mariages entre proches parents. Nous avons voulu seulement en signaler quelques-uns, afin de bien faire sentir les difficultés presque insurmontables d'une pareille tentative.

Ces inconvénients sont du reste inhérents, selon nous, à la plupart des statistiques, lorsqu'elles ne portent pas sur des faits simples et indécomposables, comme les naissances et les morts par exemple, c'est-à-dire sur des faits que tout le monde peut constater et dont l'observation n'est soumise à aucune contestation possible. Dans ces cas, sans doute, on peut faire des statistiques utiles, pourvu toutefois qu'on ne cherche pas à en tirer d'autres conséquences que celles qui dérivent naturellement du fait lui-même qui leur sert de base. Mais appliquer la méthode numérique, comme cela a lieu malheureusement trop souvent en médecine, à une multitude de faits complexes, pouvant être rattachés à des causes différentes, susceptibles d'interprétations diverses et souvent d'une appréciation extrêmement difficile, c'est perdre de vue complètement l'essence même de cette méthode. C'est en fausser le principe et l'appliquer à des cas auxquels elle n'est pas applicable. C'est oublier que la statistique n'est pas autre chose que l'addition dans une même colonne d'un nombre plus ou moins considérable d'unités identiques; que, pour constater cette identité et pour classer un fait dans telle colonne plutôt que dans telle autre, un jugement préalable est indispensable, et que ce jugement, comme tous les jugements humains, est sujet à l'erreur. Pour faire figurer un fait complexe, sous forme d'unité, dans les cadres d'un tableau statistique, à côté d'autres faits analogues mais non identiques, on est obligé de laisser de côté plusieurs de ses caractères importants, pour ne tenir compte que d'un seul de ces caractères considéré comme essentiel, et partant on sacrifie au besoin de l'unité une portion de la vérité. Or ce n'est pas en accumulant des unités incomplètes ou erronées ainsi obtenues, dans les cadres d'une statistique, que l'on peut espérer arriver en définitive à formuler des vérités incontestables.

La méthode numérique est donc d'autant plus dangereuse que, sujette à l'erreur comme toutes celles où le jugement de l'homme intervient, elle présente néanmoins les apparences trompeuses d'un procédé essentiellement mathématique.

Elle tend ainsi à accréditer dans la science, sous une forme qui semble rigoureuse, des erreurs d'autant plus difficiles à déraciner que chaque observateur consciencieux, mais isolé, ne peut jamais opposer à la masse imposante des résultats généraux ainsi recueillis que le contrepoids insuffisant de faits relativement peu nombreux, quoique souvent beaucoup mieux observés.

Tels sont, à nos yeux, les inconvénients graves des statistiques en général, et les difficultés spéciales qui s'opposeront longtemps encore à une statistique sérieuse des dangers des unions consanguines observées sur une grande échelle. Boudin et les autres auteurs qui, dans ces dernières années, ont cherché à entreprendre des statistiques de ce genre, principalement sur la surdi-mutité, ont, il est vrai, éludé la principale de ces difficultés en tentant cet essai dans des conditions plus restreintes et en puisant les éléments de leurs travaux dans des localités où l'étude en était plus facile. Ainsi, au lieu de rechercher tous les sourds-muets dispersés dans un même département pour remonter ensuite à leur origine, ils ont concentré leur attention sur ceux qui se trouvaient accidentellement réunis dans des institutions spéciales. Boudin, par exemple, a choisi l'institution de Paris, et il a commencé par mettre de côté tous les dossiers de ceux dont l'infirmité lui a semblé consécutive à leur naissance. Dally lui a reproché cette élimination arbitraire de plus de la moitié des sourds-muets présents à l'institution de Paris ;

mais Boudin a répondu avec raison que, cherchant à découvrir l'influence d'une cause antérieure à la naissance, il ne devait tenir compte que des cas de surdi-mutité réellement congénitale. Dally a encore objecté que Boudin avait eu tort de ne pas comparer le nombre des sourds-muets d'origine consanguine de l'institution de Paris à celui des sourds-muets provenant d'autres mariages dans tout le département de la Seine; mais il a été facile à Boudin de détruire la valeur de cette objection, en rappelant à son contradicteur que l'institution des sourds-muets de Paris recevait des élèves de toutes les parties de la France. Boudin a eu le soin, en outre, de s'assurer que tous les parents consanguins ayant donné naissance à des enfants sourds-muets qui figuraient dans sa statistique étaient eux-mêmes bien portants et n'étaient atteints d'aucune infirmité, ni de maladies héréditaires; mais on conçoit combien il est difficile de pouvoir affirmer l'exactitude d'une pareille assertion, qui repose sur l'observation d'un si grand nombre de personnes. De plus, Boudin n'a pas pu vérifier si, indépendamment de l'hérédité morbide qu'il met ainsi hors de cause, des circonstances étiologiques autres que la consanguinité n'avaient pas exercé leur action sur les parents ou même sur les enfants avant leur naissance. Il n'a pas pu non plus remonter la série des ascendants, chez lesquels il aurait peut-être découvert la véritable cause de la surdi-mutité, au lieu de la chercher dans le fait de la consanguinité des parents. En outre, le nombre des dossiers sur lesquels Boudin a opéré est en somme trop peu considérable, puisque sur 95 dossiers de sourds-muets il n'en a trouvé que 19 ayant des parents consanguins, ce qui représente, il est vrai, une proportion de 25 pour 100; mais cette forte proportion de sourds-muets d'origine consanguine serait certainement plus sérieusement démontrée si elle avait été déduite d'un plus grand nombre de faits, et elle mériterait d'être confirmée par de nouvelles observations.

Disons enfin que, si ce nombre de 19 dossiers sur 95 est déjà trop faible pour permettre d'établir avec certitude l'influence de la consanguinité en général sur la production de la surdi-mutité, il est plus insuffisant encore pour servir de base aux autres conclusions secondaires de Boudin, relativement à l'influence particulière de chaque degré de la consanguinité, à la prédominance de la surdi-mutité chez les juifs, etc.

Cependant, malgré ces objections adressées par Dally à la statistique de Boudin et dont nous admettons la vérité dans une certaine mesure, nous pensons néanmoins que cette statistique de Boudin est un premier pas fait dans la voie de la démonstration de son opinion, et que sa concordance avec les chiffres fournis sur ce même sujet sur d'autres auteurs, dont nous avons fait connaître les résultats, ajoute encore à sa valeur, constitue déjà un commencement de preuve et nous conduit, pour notre part, à regarder, dès à présent, comme probable l'action de la consanguinité comme cause de la surdi-mutité.

Indépendamment des statistiques faites dans le cercle restreint d'une institution spéciale, comme celle des sourds-muets de Paris, Boudin a encore indiqué une autre source féconde de renseignements à laquelle on pourrait puiser des éléments précieux pour une statistique de même nature. Nous voulons parler des conseils de revision, et M. de Ranse (1) a insisté avec raison sur les avantages nombreux que l'on pourrait tirer, pour la statistique de la surdi-mutité et de quelques autres infirmités, de ce champ d'observation trop négligé où plusieurs des difficultés précédemment indiquées pourraient être évitées. Dans ce cas, on pourrait remonter du fait d'une infirmité régulièrement et officiellement constatée, chez un certain nombre de jeunes gens du même âge et d'un même département, à l'état de santé et de consanguinité de leurs parents, et recueillir ainsi des éléments suffisamment contrôlés pour pouvoir servir de base à une statistique générale de ces infirmités mises en rapport avec l'influence des mariages consanguins. Mais ce travail d'ensemble, difficile à réaliser dans les conditions de suffisante exactitude, n'a pas encore été, je le crois, entrepris sur une grande échelle.

En résumé, les documents recueillis jusqu'à ce jour, soit à l'aide des observations particulières ou collectives, soit à l'aide de la méthode numérique, appliquée d'une manière partielle et incomplète, nous semblent donc encore insuffisants pour établir, avec une complète certitude, le nombre plus considérable des infirmités ou des maladies chez les descendants des mariages entre consanguins que

(1) Voy. de Ranse, *Bulletins de la Société d'anthropologie*, t. IV, p. 624.

chez ceux des autres mariages; mais si ce fait ne nous paraît pas encore rigoureusement démontré dans l'état actuel de la science, il résulte du moins pour nous des documents contradictoires précédemment exposés que ce fait est infiniment probable dans l'espèce humaine.

Les partisans eux-mêmes de la seconde opinion, dont nous avons énuméré les arguments, ne vont pas en effet jusqu'à affirmer l'innocuité absolue des unions consanguines pour les produits de ces unions; ils ne vont pas aussi loin sous ce rapport chez l'homme que chez les animaux. Presque tous, au contraire, sont disposés à admettre, comme Périer, qu'il peut exister plus d'infirmités chez les descendants de cent familles consanguines prises au hasard, que chez ceux de cent familles non consanguines observées dans les mêmes conditions; seulement ils soutiennent que, si ce fait était scientifiquement démontré, il devrait être attribué non à la consanguinité elle-même, mais à l'influence de tendances héréditaires identiques, existant dans ce cas chez les deux époux à la fois, et qui s'exagéreraient chez les descendants par suite d'une double hérédité de même nature. Le fait des dangers des alliances consanguines n'est donc pas le véritable point en discussion entre les deux écoles dont nous avons résumé les opinions. Ce qui les sépare profondément, ce n'est pas la constatation du fait lui-même, c'est surtout son interprétation, en le supposant démontré. Or cette interprétation est le second côté de la question que nous devons maintenant aborder.

Les inconvénients nombreux qui succèdent aux alliances consanguines, en les regardant comme réels, doivent-ils être attribués à l'influence de la consanguinité des parents, considérée comme cause spéciale et distincte de toute autre, ou ne doivent-ils être envisagés que comme une nouvelle conséquence des lois générales qui régissent l'hérédité morbide dans l'espèce humaine? Là résident en réalité le cœur même du sujet que nous examinons et la véritable cause des divergences entre les partisans des deux opinions en présence.

Pour discuter sérieusement cette question, il faudrait commencer par étudier d'une manière approfondie les lois générales qui président chez l'homme à l'hérédité physiologique et à l'hérédité morbide.

Ce n'est pas ici le lieu d'aborder, même incidemment, un si vaste sujet.

Nous restreignant à l'hérédité morbide, nous nous bornerons à rappeler un seul fait capital, sur lequel on n'a réellement insisté, avec toute l'importance qu'il mérite, que dans ces dernières années : nous voulons parler des transformations morbides qui s'opèrent de génération en génération par l'effet de l'hérédité. Ce fait général, dont nous pouvons chaque jour constater les nombreuses conséquences, suffit pour modifier du tout au tout et pour compliquer singulièrement la solution du problème qui nous occupe. Non seulement, en effet, l'hérédité est une loi générale qui commande la transmission directe des qualités ou des défauts des ascendants, au physique et au moral, ainsi que celle de leurs maladies, à leurs descendants, mais elle comporte en outre et elle explique à son tour la transformation successive, d'une génération à une autre, d'une maladie en une autre maladie, non seulement dans la sphère du même système d'organes, mais même dans des organes différents.

Quelques auteurs, comme M. Baillarger et Moreau (de Tours), ont même poussé trop loin le principe de ces transformations morbides par suite de l'hérédité. Ils ont posé cette loi générale que toutes les maladies héréditaires étaient sœurs ; ils ont recherché la trace de cette loi d'hérédité jusque dans l'existence de la scrofule, des tubercules ou du cancer dans les familles des aliénés, des épileptiques ou des individus atteints d'autres affections cérébrales. Sans partager cette doctrine générale, qui nous paraît entachée d'une évidente exagération, il est absolument impossible à un observateur consciencieux de nier le fait des métamorphoses morbides par l'effet de l'hérédité.

Ce fait est surtout incontestable et trouve chaque jour de nouvelles applications dans les maladies du système nerveux. Moreau (de Tours) (1) a étudié ce sujet avec une persévérante attention. Prosper Lucas (2) a publié, sur l'hérédité en général, un remarquable traité plein d'idées et de faits, que l'on consultera toujours avec

(1) Voir surtout Moreau (de Tours), *la Psychologie morbide dans ses rapports avec la philosophie de l'histoire*. Paris, 1859.

(2) Prosper Lucas, *Traité philosophique et physiologique de l'hérédité naturelle dans les états de santé et de maladie du système nerveux*. 2 vol. ; Paris, 1847 et 1850.

fruit toutes les fois qu'on voudra approfondir l'un des côtés de cette question si vaste et si difficile. Enfin, le Dr Morel (1) a réellement ouvert, pour l'étude des transformations morbides héréditaires, une voie nouvelle, dans laquelle il a posé les premiers jalons, et il aura du moins le mérite d'avoir déblayé le terrain sur lequel pourront s'engager avec plus de succès les travailleurs de l'avenir.

En étudiant avec persévérance l'influence qu'exercent sur le système nerveux de l'homme les causes générales, telles que la constitution géologique du sol, les effluves miasmatiques, agissant d'une manière continue sur les habitants des contrées marécageuses, les influences physiques et morales de milieu que subissent les individus vivant dans les grands centres de population et surtout dans les districts manufacturiers, enfin l'action de divers agents toxiques et principalement des boissons alcooliques ; en tenant compte, en un mot, des causes générales, résidant dans le sol, dans le climat, dans le milieu physique et dans le milieu moral qui agissent d'une manière continue et persistante sur de grandes réunions d'hommes et dont les effets individuels se perpétuent et s'aggravent en se transformant de génération en génération, par le fait de l'hérédité, le Dr Morel est parvenu à établir une théorie générale des dégénérescences dans l'espèce humaine et à expliquer ainsi la formation de véritables races maladives, d'après les mêmes lois que les anthropologistes ont assignées à la formation des races naturelles. En partant des maladies du système nerveux, qui forment le premier anneau de cette chaîne non interrompue des transformations morbides, il est arrivé d'abord aux altérations du moral et de l'intelligence, puis à celles des autres systèmes d'organes, et enfin jusqu'à l'extinction de la race. Dans cette théorie, qui a en sa faveur de nombreux faits d'observation et dont l'avenir confirmera, selon nous, de plus en plus la vérité, l'hérédité morbide, puisant sa source principale dans les maladies du système nerveux, joue un rôle bien autrement puissant que celui qu'on lui suppose en général.

Elle ne se borne pas à transmettre aux descendants les maladies des ascendants : elle agit sur la force même qui préside à la formation des organes ; elle influe sur la stérilité des parents ou sur leur

(1) A.-B. Morel, *Traité des dégénérescences*. Paris, 1857.

fécondité bornée, ainsi que sur la mort prématurée des enfants issus de pareils mariages. Elle détermine chez ces enfants des arrêts de développement physique et de développement intellectuel; elle donne naissance à des maladies cérébrales de la première enfance, qui laissent leur suite des infirmités ou des maladies durables, telles que l'idiotisme ou l'épilepsie. Elle produit chez ces enfants dégénérés des facultés précoces et partiellement développées, indices effrayants pour l'avenir de leur intelligence; enfin, elle a pour résultat de développer, chez ces êtres prédestinés, à l'époque de la puberté, des maladies mentales subites, qui sont le prélude d'une démence anticipée, accès de manie ou de mélancolie qui, au lieu de guérir, aboutissent rapidement à la stupidité ou à la démence.

Diminution générale de la taille; constitution scrofuleuse ou rachitique; arrêts de développement de divers organes; déformations natives de la tête, des oreilles ou d'autres parties du corps; strabisme, tics variés de la face et mouvements choréiques partiels ou généraux; hernies, pieds bots, etc., etc.: telles sont les principales anomalies de l'organisation, portant sur les organes et sur les fonctions autres que celles du système nerveux, que l'on observe encore fréquemment chez les descendants des individus soumis à des causes générales délétères, telles que les influences telluriques, climatériques ou toxiques qui s'exercent à la fois sur des populations réunies dans un même milieu et qui se perpétuent en s'aggravant de génération en génération.

En résumé, ces influences générales, après avoir d'abord frappé d'une manière bénigne le système nerveux des ascendants, voient leurs effets s'aggraver par l'hérédité, en s'accumulant. Dans le domaine du système nerveux et au moral, on passe ainsi successivement des maladies purement nerveuses, telles que l'hystérie, l'épilepsie, l'hypochondrie ou les névroses protéiformes, aux altérations morbides du caractère, aux mauvais penchants nativement et maladivement exagérés, c'est-à-dire aux diverses variétés de la folie morale ou instinctive, ou bien encore aux facultés intellectuelles précoces et bientôt éteintes ou très particulièrement et très inégalement développées. Ces états mixtes amènent ensuite, par une série non interrompue d'états pathologiqnes, aux différentes formes ou variétés des maladies mentales et aboutissent en définitive, chez les descendants, aux divers degrés de l'imbécillité et de l'idiotisme, c'est-à-dire à l'extinction de l'intelligence. Dans la sphère des autres organes, ces mêmes influences délétères conduisent, par des séries parallèles, les générations successives, depuis la diminution de la taille et de légères anomalies locales ou partielles, jusqu'à des déformations organiques de plus en plus profondes, et enfin jusqu'à l'extinction définitive de la race, par la mort prématurée des enfants, qui naissent souvent en grand nombre mais qui meurent tous dans le jeune âge.

Ce tableau, tracé à grands traits, suffit pour faire comprendre combien les recherches modernes, et surtout celles du Dr Morel, ont étendu la sphère dans laquelle peut s'exercer l'hérédité morbide; par conséquent, combien sont devenues complexes toutes les questions qui, de près ou de loin, se rattachent à ce sujet si vaste et si compliqué. On conçoit donc aisément combien il devient difficile de faire exactement la part de la consanguinité des parents au milieu des transmissions héréditaires qui portent si loin leur action. L'influence de l'hérédité, en effet, ne consiste plus seulement dans la reproduction chez les enfants de la même maladie dont se trouvaient atteints les ascendants ; elle ne borne même plus son action à un seul système d'organes, comme le système nerveux, par exemple : elle influe sur l'organisation tout entière et jusque sur cette force mystérieuse appelée *force formatrice*, qui, depuis le moment de la conception, préside à la formation, à la nutrition et au développement des organes. Elle agit jusque sur la durée de la vie, jusque sur la vitalité elle-même et sur le degré de résistance de l'organisme contre toutes les causes de destruction qui l'entourent.

On comprend donc parfaitement comment les partisans de la seconde opinion, au lieu d'attribuer au fait même de la consanguinité une influence fâcheuse spéciale, capable par elle-même, en dehors de toute transmission héréditaire, de déterminer des infirmités, des vices de conformation ou des maladies chez les descendants, ont pu raisonnablement chercher à rattacher à l'action beaucoup plus étendue de l'hérédité tous les faits défavorables constatés par un grand nombre d'observateurs chez les enfants issus de mariages consanguins.

Cependant il convient de tenir compte des raisons que les partisans de la première opinion ont opposées à cette conclusion ; elles peuvent se résumer dans cette phrase de Devay : « Les déviations organiques que nous avons rapportées sont survenues dans des familles où elles n'avaient jamais apparu avant la consanguinité. Reconnaissez donc, une fois pour toutes, que *la consanguinité*, et c'est le véritable nœud de la discussion, *a précédé l'hérédité :* celle-ci en est devenue la conséquence. En résumé, *la consanguinité donne des vices héréditaires à ceux qui n'en ont point* (1). » De plus, Devay, Boudin, Chazarain, Chipault, etc., et tous ceux qui ont défendu l'opinion des dangers causés par la consanguinité elle-même en dehors de toute autre influence, ont eu le soin en général de noter l'état de santé parfaite des parents ; par conséquent ils ont cru pouvoir affirmer que l'hérédité morbide n'était pour rien dans la production des infirmités ou maladies constatées chez les descendants. Mais, après le tableau rapide que nous venons de tracer des transformations variées que peut affecter cette influence étiologique, on conçoit combien il devient difficile de poser avec certitude une pareille affirmation dans tous les cas qui ont été publiés jusqu'à ce jour.

Relativement à la surdi-mutité, il y a pourtant une remarque importante faite par Devay, Boudin, Chipault, etc., et que nous ne pouvons passer sous silence; elle repose sur ce fait d'observation que la surdi-mutité est une maladie très rarement héréditaire. Voici comment s'exprimait à cet égard, en 1846, Ménière, juge assurément fort compétent en pareille matière : « On ne peut pas dire aujourd'hui que tous les enfants sourds-muets doivent le jour à des parents entendants et parlants. Il n'y a pas longtemps que l'on a recueilli les premiers faits en contradiction avec ce principe, et l'on a pu constater un certain nombre de fois l'hérédité directe de la surdi-mutité. On doit dire cependant que ces faits constituent une rare exception, et qu'habituellement, *dans l'immense majorité des cas, les sourds-muets mariés à des sourdes-muettes ont des enfants qui entendent et parlent.* Cela est vrai, à plus forte raison, quand le mariage est mixte, c'est-à-dire quand un des époux seul est sourd-muet (2). »

(1) Devay, *Du danger des mariages consanguins*, p. 148.
(2) P. Ménière, *Recherches sur l'origine de la surdi-mutité.* (*Gazette médic. de de Paris*, t. I, p. 143, 3e série.)

Le Dr J. Adams (1) a constaté, comme Ménière, la non-hérédité de la surdi-mutité.

Après avoir cité ces témoignages, Boudin ajoute : « A notre sens, les mariages consanguins, loin de militer en faveur d'une hérédité tout imaginaire, constituent la protestation la plus flagrante contre les lois mêmes de l'hérédité. Comment! voilà des parents consanguins, pleins de force et de santé, exempts de toute infirmité appréciable, *incapables de donner à leurs enfants ce qu'ils ont, et leur donnant au contraire ce qu'ils n'ont jamais eu*, et c'est en présence de tels faits qu'on ose prononcer le mot *hérédité* (2) ! »

A cela nous répondrons d'abord par le fait des transformations morbides héréditaires, sur lequel nous avons insisté tout à l'heure. Nous dirons ensuite que rien ne prouve que l'absence absolue de toute influence héréditaire ait été sérieusement constatée dans toutes les observations d'infirmités consécutives aux alliances consanguines qui ont été publiées par divers auteurs. De plus, relativement à la surdi-mutité en particulier, il ne suffit pas d'avoir exclu l'hérédité comme cause pour démontrer l'action de la consanguinité, puisque cette infirmité pourrait être due à d'autres causes, et par exemple à des influences exercées sur la mère pendant la grossesse ; enfin, alors même que l'on parviendrait à démontrer que la surdi-mutité est le résultat fréquent de la consanguinité des parents, sans aucune intervention héréditaire, ce que nous serions, pour notre part, fort disposé à admettre, il ne s'ensuivrait nullement qu'il dût nécessairement en être de même de beaucoup d'autres infirmités ou maladies attribuées, à tort ou à raison, à la consanguinité plutôt qu'à l'hérédité.

Ainsi donc, en résumé, relativement à la seconde question que nous avons posée, c'est-à-dire pour l'interprétation physiologique du fait supposé démontré du danger des mariages consanguins, nous pensons que l'opinion qui consiste à l'attribuer à la consanguinité elle-même, *ipso facto*, et non à l'hérédité morbide directe ou transformée, est encore très douteuse dans l'état de la science, et qu'il convient, à son égard, de suspendre son jugement. Mais le doute que nous

(1) J. Adams, *a Treatise on the supposed hereditary properties of diseases*, p. 86.

(2) Boudin, *Dangers des unions consanguines*. (*Annales d'hygiène*, t. XVIII, p. 21, juillet 1862.)

exprimons sur la question d'interprétation n'entraîne pas, selon nous, nécessairement, ainsi que nous l'avons déjà dit, le même doute sur l'existence du fait lui-même. Ce fait des inconvénients nombreux qui succèdent aux alliances consanguines nous paraît, au contraire, très vraisemblable ; toutes les observations, sans l'avoir encore démontré d'une manière certaine, concourent néanmoins à le rendre très probable ; il peut être admis aussi bien par les partisans de la première opinion que par les défenseurs de la seconde ; il s'explique aussi facilement dans l'hypothèse de l'hérédité morbide que dans celle de l'action spécifique de la consanguinité elle-même.

C'est là un terrain commun sur lequel partisans et adversaires peuvent facilement se rencontrer. Si l'interprétation physiologique du fait est encore douteuse, le fait lui-même est du moins assez bien établi pour pouvoir servir de base au médecin praticien et à l'hygiéniste, lorsqu'ils sont consultés sur une question aussi grave et aussi importante. Les médecins qui croient à l'influence fâcheuse de la consanguinité en elle-même détourneront les familles et les individus de l'idée de se marier entre eux, quand ils seront déjà unis par les liens du sang, en leur faisant le tableau saisissant des effets funestes de ces alliances pour leurs descendants. D'un autre côté, ceux qui ne croient pas à l'action propre de la consanguinité, mais qui redoutent avec raison les suites désastreuses des transmissions héréditaires de mauvaise nature, donneront également le même conseil.

Dans la majorité des cas, en effet, dans les conditions actuelles où nous vivons, il n'est pour ainsi dire aucune famille qui ne soit entachée d'un vice héréditaire quelconque. Tout médecin prudent doit donc craindre de voir cette disposition héréditaire renforcée chez les descendants par l'union entre deux proches parents, qui sont doués en puissance des mêmes tendances morbides, lesquelles ne peuvent que s'exagérer par l'effet d'une double hérédité agissant dans le même sens, tandis qu'elles pourraient être contrebalancées avantageusement par les dispositions héréditaires en sens inverse des deux époux. Partant d'un même fait d'observation, reconnu comme généralement vrai, les partisans des deux doctrines opposées, tout en variant complètement sur son explication, peuvent donc se rencontrer dans le domaine de la pratique, et, lorsqu'ils sont consultés relativement à la convenance d'unions consanguines projetées, ils peuvent exprimer la même opinion au point de vue de l'hygiène des familles et de la santé des générations futures.

La question hygiénique des dangers des unions consanguines nous paraît donc aujourd'hui plus près de sa solution que la question physiologique ou étiologique des causes qui peuvent rendre compte de ces dangers. Mais si le médecin, consulté sur l'opportunité de ces alliances, nous semble devoir les déconseiller et s'y opposer dans la limite de ses pouvoirs, il ne s'ensuit nullement qu'il doive, ainsi que l'ont proposé certains auteurs, réclamer des mesures législatives ou coercitives pour empêcher ces mariages entre proches parents.

Ce système, ayant pour but d'apporter des restrictions légales à la liberté individuelle, soulève de nombreuses objections et n'est admissible à aucun titre. On ne saurait s'élever avec trop d'énergie contre une pareille prétention. Elle est complètement irréalisable, et elle a été justement condamnée au congrès de Lyon (1). Le médecin doit se borner à donner des conseils hygiéniques, quand on les lui demande; mais il ne rentre pas dans ses attributions de provoquer les sévérités de la loi pour opposer des empêchements légaux à la liberté de choix des familles et des individus. D'ailleurs, si l'idée de la prohibition des mariages consanguins, préconisée par Devay, Chazarain, Boudin, Chipault, etc., devait jamais prévaloir, ce qui nous paraît absolument impossible, où pourrait-on s'arrêter, une fois que le législateur serait entré dans cette voie? Ne devrait-il pas appliquer le même principe à toutes les maladies héréditaires en général, telles que la phtisie, le cancer, l'épilepsie, la folie, pour lesquelles du reste plusieurs auteurs l'ont déjà proposé?

Arrivé au terme de ce travail, nous croyons pouvoir le résumer par les conclusions suivantes :

Les documents nombreux accumulés depuis plusieurs années, sur la question du danger des mariages entre proches parents, ont contribué à éclairer quelques points principaux de cette étude, mais ils ont encore laissé dans l'ombre plusieurs de ses aspects les plus importants. Le fait lui-même des dangers de tout ordre que peuvent présenter ces alliances pour les générations à venir nous paraît, dès

(1) *Congrès médical de France, tenu à Lyon*. Paris, 1864.

à présent, rendu très probable par le grand nombre des observations déjà connues et par les statistiques variées, quoique incomplètes, qui ont été publiées; mais sa démonstration et surtout sa véritable interprétation nous semblent encore douteuses dans l'état actuel de la science. Aussi croyons-nous indispensable, soit pour établir d'une manière plus rigoureuse la réalité du fait lui-même, soit pour en fixer réellement la signification, et pour savoir s'il doit être attribué à la consanguinité seule ou bien à l'hérédité morbide, de faire appel à de nouvelles recherches, avant de pouvoir considérer cette question comme scientifiquement résolue.

XI

L'AMNÉSIE (1)

— 1866 —

§ 1er. — Historique.

Le mot *amnésie* (de ἀ privatif et de μνῆσις, mémoire) sert à exprimer la diminution notable ou la perte totale de la mémoire. Ce mot est déjà ancien dans la science. Sauvages l'a admis dans sa nosologie et a divisé l'amnésie en dix espèces, d'après les causes.

Pour nous, l'amnésie est un symptôme survenant dans des conditions très diverses, et non une maladie distincte. Elle n'existe presque jamais, à l'état d'isolement, sans autre perturbation de l'organisme et sans trouble concomitant des autres fonctions cérébrales, motrices, sensitives ou intellectuelles. L'amnésie est donc très rarement *essentielle*. Elle est presque toujours *symptomatique* d'affections diverses du cerveau, ou produite symptomatiquement par d'autres maladies de l'organisme.

Plusieurs auteurs l'ont divisée en partielle et générale, en complète et incomplète. Louyer-Villermay (2) a distingué la *dysmnésie*, ou diminution de la mémoire, de l'amnésie proprement dite, ou perte de la mémoire. Ce ne sont là en réalité que des degrés différents d'un même état mental, et, au point de vue clinique, il n'y a aucun avantage à perpétuer ces distinctions. La seule qui mérite d'être conservée, c'est la division de l'amnésie en partielle et générale. Il résulte en effet d'un grand nombre d'observations consignées dans la science que la mémoire peut être partiellement atteinte, par rapport à certaines catégories de souvenirs, souvent même d'une manière extrêmement limitée.

(1) Extrait du *Dictionnaire encyclopédique des sciences médicales*, publié sous la direction de M. le docteur Dechambre, 1866, 1re série, t. III, p. 275. G. Masson et Asselin, éditeurs.

(2) Louyer-Villermay, art. « Mémoire » du *Dictionnaire des sciences médicales*, t. XXXII, p. 305; 1819.

On doit se demander aussi si l'on peut séparer cliniquement la perversion de la mémoire de son affaiblissement. La mémoire, comme toutes les autres facultés intellectuelles et morales, peut, en effet, être exaltée, affaiblie ou pervertie, dans diverses maladies cérébrales. L'exaltation de la mémoire, dont on a, du reste, exagéré la fréquence, se produit de temps en temps, dans certaines variétés et à certaines périodes des maladies mentales. On l'observe surtout dans les états d'excitation maniaque, où toutes les facultés acquièrent momentanément une suractivité exceptionnelle, dans les états extatiques, hystériques et, en particulier, dans la période d'exaltation de la folie circulaire ou folie à double forme, enfin dans la période prodromique de certaines affections cérébrales. Dans ces cas, les malades sont eux-mêmes surpris de la vivacité accrue de leur mémoire, et ils étonnent les assistants par la richesse, la multiplicité et la précision de leurs souvenirs, relativement à des faits qui paraissaient depuis longtemps effacés de leur mémoire. Ils récitent des pièces de vers, composent des poèmes et parlent, pendant des heures entières, avec une volubilité et une facilité d'élocution dont ils n'auraient jamais été capables dans leur état de santé. Mais ces exemples d'augmentation maladive de la mémoire sont rares. Cette faculté est bien plus souvent affaiblie, ou troublée dans les lois qui la régissent, qu'elle n'est exaltée ou augmentée, et, selon nous, les cas de perversion de cette faculté ne peuvent être séparés cliniquement de ceux d'affaiblissement. Aussi, tout en consacrant principalement cet article à l'étude de l'amnésie proprement dite, c'est-à-dire de l'affaiblissement de la mémoire, nous y comprendrons aussi un certain nombre de faits de perturbation de cette faculté qui s'y trouvent liés de la manière la plus intime.

§ 2. — Causes de l'amnésie.

Les causes de l'amnésie sont très variées. Elles sont physiques ou morales.

L'amnésie peut être congénitale ou héréditaire. C'est ce qui a lieu, par exemple, dans le crétinisme et l'idiotisme. On trouve consignés dans les auteurs des exemples assez nombreux d'amnésie accidentelle, plus ou moins durable, produite par des causes morales, par exemple, par les excès de travail, la contention d'esprit, les chagrins, la frayeur, la colère, les passions tristes, etc. Louyer-Villermay (1) rapporte l'observation d'un célèbre jurisconsulte, qui fut atteint d'amnésie à la suite d'un travail trop prolongé. Moreau (de la Sarthe) (2) cite un exemple d'amnésie brusque et de courte durée, survenue chez un savant allemand, par suite d'une forte contention d'esprit. Borrichius a rapporté un fait dans lequel l'amnésie avait succédé à un accès de colère. Il existe dans la science des exemples analogues d'amnésie causée par une joie trop vive ou une grande frayeur.

Les causes physiques sont plus nombreuses encore. L'amnésie peut être consécutive à un changement quelconque survenu plus ou moins rapidement dans divers points de l'organisme. Ainsi, elle peut succéder à la suppression d'hémorroïdes, du flux menstruel, d'une suppuration ancienne. Les saignées trop abondantes, les hémorragies, l'aménorrhée, le défaut d'alimentation, les fièvres typhoïdes ou le typhus en général, sont souvent suivis d'amnésie. D'après le rapport de Lucrèce, les malades qui échappaient au fléau, dans la peste d'Athènes, avaient perdu le souvenir des choses passées et ne se reconnaissaient plus eux-mêmes. Thucydide en dit autant (3) du typhus qui suivit la famine d'Athènes. Le docteur Gasc (4) rapporte des faits du même genre, et Sydenham avait déjà précédemment fait la remarque qu'après la fièvre épidémique qui régna en 1673, la mémoire de ceux qui en avaient été atteints était singulièrement affectée. La mémoire reste souvent affaiblie pendant assez longtemps dans la convalescence des fièvres typhoïdes. M. Calmeil (5) rapporte le fait suivant : « Un homme d'un âge mûr, ayant éprouvé une fièvre maligne, devint sujet à de longues absences pendant lesquelles il oubliait tout. Il se perdait dans les quartiers de Londres qu'il connaissait le mieux et ne reconnaissait plus sa propre maison. » (Savary.) L'exposition prolongée à une haute ou à une basse température peut également paralyser la mémoire d'une

(1) Louyer-Villermay, art. cité, p. 315.
(2) Moreau (de la Sarthe), *Encyclopédie nouvelle.*
(3) Thucydide, liv. II, chap. XLVIII.
(4) Gasc, *Histoire de l'épidémie de Wilna.* Paris, 1815.
(5) Calmeil, *Dict.* en 30 vol., art. « Amnésie », t. XII, p. 404.

manière temporaire ou permanente. Forbes Winslow (1) cite l'observation d'un individu qui, après avoir fait avec succès l'ascension des Alpes, eut, dans les semaines suivantes, la mémoire considérablement affaiblie, surtout à l'égard des dates et des figures. Il faisait, sous ce rapport, les méprises les plus singulières et était rarement capable de désigner exactement le jour de la semaine ou le quantième du mois. Il lui était également impossible de calculer; il faisait des erreurs continuelles en comptant, écrivait 7 au lieu de 5, 3 au lieu de 1. Cette perte de mémoire ne fut pas de longue durée.

Dans le compte rendu d'un naufrage survenu, il y a quelques années, dans l'océan Pacifique, où les passagers avaient souffert d'extrêmes privations, de grandes fatigues, et avaient été longtemps exposés à toutes sortes d'anxiétés d'esprit et à un froid intense, on raconte que ceux qui échappèrent à la mort et à la folie eurent l'intelligence extrêmement affaiblie, et surtout la mémoire. L'un d'eux perdit tout souvenir des antécédents de sa vie. La mémoire des pénibles événements récents qu'il venait de traverser était chez lui très vivace, mais il ne pouvait indiquer ni le lieu de sa naissance, ni quelle était sa famille et où elle résidait (2).

Dans la retraite de Moscou, beaucoup de soldats et d'officiers français eurent la mémoire affaiblie par suite de fatigues, de privations et du froid intense (3).

Sir John Banks rapporte un cas de paralysie subite de la mémoire survenue chez un pompier qui, pour sauver des enfants d'un incendie, s'exposa lui-même à une chaleur très intense.

Les excès de fatigue donnent lieu également quelquefois à l'amnésie. Galien en a cité un exemple.

Sir Holland raconte qu'étant descendu deux fois dans la même journée dans des mines très profondes, il eut une perte de mémoire causée par la fatigue. Il lui fut impossible de retrouver les mots de la langue allemande qu'il parlait auparavant et il ne put causer avec la personne qui l'accompagnait que plus tard, lorsqu'il eut pris du repos, de la nourriture et du vin (4).

(1) Forbes Winslow, *Obscure diseases of the brain*, p. 399, London, 1860.
(2) *Id., ibid.*, p. 399.
(3) Voir Philippe de Ségur, *Histoire de la campagne de 1812*.
(4) Sir H. Holland, *Mental Pathology*, p. 167.

Les excès vénériens, surtout prématurés, l'onanisme, l'abus des boissons alcooliques, dans quelques cas, la privation subite de ces boissons auxquelles on était habitué, peuvent également donner lieu à l'amnésie transitoire ou plus ou moins prolongée. On a vu assez fréquemment des pertes de mémoire temporaires, causées par un régime débilitant, des excès, des fatigues et des privations, être guéries rapidement par l'emploi des toniques et des stimulants.

Mais les causes principales de l'amnésie sérieuse et durable résident dans les affections cérébrales, soit traumatiques, soit organiques.

Il existe dans les annales de la science de nombreuses observations de perte plus ou moins persistante de la mémoire, à la suite de commotions cérébrales, de coups et de chutes sur la tête, de fractures du crâne, en un mot après des accidents traumatiques ayant exercé leur influence sur l'encéphale. Tantôt la perte de mémoire survient immédiatement après l'accident, tantôt, au contraire, elle ne se développe que plus tard. Dans certains cas, la mémoire est affaiblie dans sa totalité ; dans d'autres, cette faculté n'éprouve qu'une altération plus ou moins circonscrite, portant sur certaines catégories de souvenirs ou sur certaines périodes seulement de l'existence. Le fait le plus remarquable à signaler, dans ces circonstances (comme du reste à la suite de quelques autres affections cérébrales), c'est que la violence subite produite sur le cerveau semble exercer sur la mémoire une sorte d'action rétroactive. Les malades, en effet, lorsqu'ils reviennent à la connaissance, n'ont pas seulement perdu le souvenir de l'accident lui-même et de la période de temps qui l'a suivi, mais ils ont même oublié les faits survenus avant l'événement, dont ils avaient eu pourtant parfaitement conscience. Cet oubli de circonstances antérieures à l'accident peut s'étendre à quelques heures ou à quelques jours en arrière. Il est même des cas très rares où l'on a constaté un oubli s'étendant à une période de temps beaucoup plus longue. De nombreux exemples de ce genre ont été relatés par Brodie (1), Toulmouche (2), Hecker (3), Bruns (4), Henke (5).

(1) Brodie, *Medico-chir. Transact.*, 1825.
(2) Toulmouche, *Gaz. méd.*, t. XIX, p. 339; 1843.
(3) Hecker, *Med. Jarhbüch. für Nassau*, 1848, p. 246.
(4) Bruns, *Die chirurg. Krankheiten.* Tubingen, 1864.
(5) Henke, *Zeitschrift für Staatsarzneikunde*, t. XXXV, p. 47.

L'observation de Henke présente, en outre, cette particularité que la malade eut un retour passager de la connaissance, dans l'intervalle de deux périodes de perte complète de conscience, et qu'elle avait oublié même cette période intermédiaire.

Prichard (1) raconte également l'histoire d'un homme qui, à la suite d'une chute de cheval, avait totalement oublié non seulement cette chute elle-même, mais tout ce qui l'avait précédée pendant un temps assez long. — Indépendamment des commotions cérébrales, on a encore observé l'oubli des choses survenues avant la maladie, à la suite de coups de sang et de syncopes. Beattie fait remarquer qu'il a aussi constaté plusieurs fois le même fait dans un état satisfaisant de santé, au moment du réveil, lorsqu'on est brusquement effrayé par un bruit subit qui interrompt le sommeil. Un exemple rapporté par Beattie indique jusqu'à quel point peut s'étendre cette influence rétroactive des maladies cérébrales sur la perte de la mémoire. « Il s'agit d'un ecclésiastique qui, à la suite d'un coup de sang, avait oublié tout ce qui s'était passé dans les quatre années qui avaient précédé l'explosion de sa maladie. Il se rappelait très bien ce qui avait eu lieu avant cette époque, mais les événements rapportés par les journaux, pendant ces quatre dernières années, lui étaient complètement inconnus et le surprenaient singulièrement lorsqu'on les lui racontait. »

La perte totale ou la diminution très notable de la mémoire, dans son ensemble, ou relativement à certaines catégories de souvenirs, est le résultat habituel de toutes les affections organiques du cerveau.

Dans l'apoplexie et le ramollissement du cerveau, il est très rare que la mémoire ne soit pas atteinte à un degré quelconque, dès le début de l'affection, et cet affaiblissement augmente, soit progressivement, soit par accès, à mesure que ces maladies avancent vers une terminaison fatale. Les pertes subites et temporaires de la mémoire figurent parmi les symptômes avant-coureurs les plus communs de ces affections. Ces absences passagères de la mémoire sont même le plus souvent de très mauvais augure, et permettent de pronostiquer

(1) Prichard, *Rapports de la mémoire avec le cerveau.* (*Journal für Anthropologie de Nasse*, 1824.)

l'invasion prochaine d'une maladie grave du cerveau. Forbes Winslow (1) en cite un exemple remarquable. On pourrait, du reste, en relever dans un grand nombre d'auteurs.

A la suite des attaques d'apoplexie, la mémoire peut être altérée dans son ensemble et s'affaiblir de plus en plus, à mesure que de nouvelles attaques viennent s'ajouter aux précédentes. En général, cependant, la perte de mémoire a, dans ces cas, des caractères particuliers. Elle porte plutôt sur les mots, sur les noms propres, sur le mode d'expression de la pensée que sur les idées elles-mêmes. Les malades emploient un mot pour un autre, ne peuvent parvenir à trouver l'expression qu'ils cherchent, s'irritent facilement lorsqu'on ne les comprend pas, cherchent à désigner par des moyens détournés l'idée ou l'objet qu'ils ont en vue, et manifestent une véritable satisfaction lorsqu'on leur fournit le mot exprimant la pensée qu'ils ont en tête et qu'ils ne pouvaient parvenir à faire comprendre. C'est surtout à la suite des attaques d'apoplexie, accompagnées d'hémiplégie, que surviennent ces troubles particuliers et si variés de la mémoire des mots, qui donnent lieu aux perturbations du langage étudiées sous les noms d'*alalie*, d'*aphémie* ou d'*aphasie*. Indépendamment de l'hémorragie cérébrale et du ramollissement du cerveau, on observe encore fréquemment l'amnésie, soit complète, soit incomplète, à la suite de maladies diverses du cerveau et de ses enveloppes. Exostoses du crâne, ossifications de la dure-mère, pseudo-membranes de l'arachnoïde, tumeurs cancéreuses, tuberculeuses ou autres de l'encéphale, inflammation chronique du cerveau et de ses membranes, toutes ces affections peuvent donner lieu et donnent lieu ordinairement à la diminution plus ou moins manifeste ou à la perte totale de la mémoire. Nous rappellerons, comme exemples, les deux faits suivants empruntés à M. Calmeil (2) : « Une dame se plaint de maux de tête, a oublié tout ce qu'elle a fait, tout ce qu'elle a vu et entendu dans le cours de la journée. Ces accidents étaient dus à une masse cancéreuse ayant pris naissance sur l'épine de l'ethmoïde. » — « Un homme perd la mémoire de tous les noms ; il présente de la confusion

(1) Forbes Winslow, *Obscure Diseases*, p. 371.
(2) Calmeil, *Dict.* en 30 vol., art. « Amnésie », p. 403.

dans les idées, de l'embarras dans la prononciation. On trouve, dans la partie antérieure de l'hémisphère gauche, une tumeur stéatomateuse. » (Bouillaud.)

Après avoir mentionné les affections dites organiques du cerveau comme causes fréquentes de l'amnésie, nous devons maintenant parler de l'influence exercée par les autres affections cérébrales rangées habituellement dans la classe des névroses; nous voulons parler de certaines maladies nerveuses accompagnées de symptômes cérébraux et des différentes formes de la folie.

Le sommeil et les rêves présentent des variétés de troubles de la mémoire que chacun de nous a pu observer sur lui-même. Tout le monde sait qu'il est des rêves dont on garde le souvenir assez exact, tandis qu'il en est d'autres qui ne laissent aucune trace dans la mémoire, ou du moins dont on ne conserve qu'un souvenir très vague et très confus. Les rêves nous offrent, en diminutif, la plupart des troubles de la mémoire que nous constatons dans d'autres états nerveux. Ainsi, lorsqu'on se réveille au milieu de la nuit, il arrive fréquemment d'accomplir un certain nombre d'actes volontaires, de lire, d'écrire, de parler, et, après une nouvelle période de sommeil, d'avoir complètement oublié, le lendemain, les faits accomplis pendant la nuit dans la période de temps intermédiaire aux deux périodes de sommeil. Ces perturbations de la mémoire, et plusieurs autres encore dont nous allons parler tout à l'heure, se produisent surtout dans les cauchemars et dans les états de sommeil pathologique se rapprochant plus ou moins du somnambulisme. C'est, en effet, dans les états d'extase, de catalepsie et de somnambulisme que l'on observe les perversions les plus singulières de la mémoire. On y constate fréquemment, contrairement à toutes les lois de l'état physiologique, une absence complète de rapport entre le degré de conscience au moment de l'accomplissement d'un acte et le degré du souvenir après l'acte accompli. Le caractère le plus essentiel du somnambulisme, comme des divers états nerveux réunis sous les noms d'extase et de catalepsie, c'est l'absence complète du souvenir de l'accès après sa terminaison et lors du retour à l'état normal. Chacun sait que le somnambule parle et agit pendant l'accès absolument comme s'il était dans l'état de veille, et que, pourtant, une fois l'accès terminé, il ne conserve aucun souvenir des faits qui se sont accomplis pendant ce sommeil pathologique. Il en est de même des accès d'extase et de catalepsie, pendant lesquels les malades semblent avoir quelquefois conscience des faits qui se passent autour d'eux et n'en gardent néanmoins aucun souvenir. Mais, dans quelques cas de ce genre, on observe des phénomènes plus singuliers. D'abord, on voit, comme dans le rêve, un second accès effacer complètement le souvenir d'une période intermédiaire de réveil placée entre deux accès. Il se produit, en outre, dans certains cas, une altération de la mémoire plus étrange encore. Le malade atteint de ces maladies nerveuses si bizarres possède en quelque sorte une personnalité double et comme deux mémoires distinctes. Il a la mémoire de l'accès et celle de l'état de santé qui coexistent chez lui sans jamais se confondre. Pendant les accès d'extase ou de somnambulisme, il conserve tous les souvenirs des accès précédents, et il oublie complètement ce qui s'est passé alors qu'il était dans l'état de veille; et réciproquement pendant les périodes de retour à l'état normal, ces malades se rappellent tous les souvenirs de leur vie réelle et ont oublié tout ce qui est survenu pendant leurs accès. Il y a dans la science un assez grand nombre d'exemples de ce genre observés dans diverses affections du système nerveux. M. le docteur Mesnet en a publié une observation extrêmement intéressante (1). Cette observation est surtout remarquable parce que la malade, atteinte des accidents nerveux les plus variés, se reproduisant un grand nombre de fois sous forme d'accès, se livra pendant ces paroxysmes à plusieurs tentatives de suicide, dont le souvenir se perdait complètement dans les intervalles, tandis qu'il reparaissait à chaque nouvel accès.

Dans les diverses formes ou variétés des maladies mentales, l'activité normale de la mémoire est généralement conservée, soit pendant la durée de la maladie elle-même, soit après sa terminaison. C'est surtout dans les formes chroniques, avec tendance à la démence, que l'on constate un affaiblissement plus ou moins notable, quelquefois même une perte totale de la mémoire : néanmoins, ce serait une erreur de croire que la mémoire n'est jamais altérée dans la folie aiguë, et, principalement au point de vue de la médecine

(1) Mesnet, *Archives de médecine*, 1860, 5e série, t. XV, p. 147.

légale, il importe de noter les états particuliers de trouble mental qui peuvent s'accompagner d'amnésie, soit pendant, soit après les accès. Parmi ces états, nous devons signaler en première ligne le *délire aigu*, qui est presque toujours suivi, après sa guérison, d'une perte de mémoire à peu près complète, pour la plupart des faits qui se sont produits pendant sa durée ; les malades n'en conservent que quelques souvenirs vagues et confus, et encore sont-ils plutôt relatifs à la période du début ou à la fin de l'accès qu'à l'époque où celui-ci existait dans toute son intensité. Le *délire alcoolique*, ou *délirium tremens*, est aussi le plus souvent accompagné de perte presque complète de la mémoire après sa guérison ; c'est là un fait signalé dans la plupart des observations de *delirium tremens* et qui peut trouver fréquemment son application en médecine légale. Casper (1) rapporte l'observation d'un cordonnier qui, dans un état d'ivresse, avait fait une tentative d'assassinat, dont il n'avait plus aucun souvenir lorsqu'il reprit ses sens dans la prison.

Dans la manie aiguë ordinaire, les malades conservent habituellement après leur guérison le souvenir assez exact des faits principaux survenus pendant le cours de leur maladie. Il est même remarquable que leur mémoire acquiert souvent, plusieurs mois après la guérison, une plus grande précision que dans la période de convalescence, qui succède immédiatement à l'accès lui-même ; mais cette règle générale est sujette à un certain nombre d'exceptions, et l'on observe de temps en temps des accès de manie aiguë de six mois à un an qui sont suivis, comme les délires aigus, d'un oubli à peu près complet des faits survenus pendant leur durée. Le docteur Pelman (2) a relaté plusieurs exemples de perte de souvenir à la suite de manie aiguë ; l'un d'entre eux est surtout remarquable parce que la malade ayant éprouvé successivement deux états maniaques, l'un accompagné de quelques phénomènes fébriles et l'autre sans fièvre, le premier accès fut suivi de perte de mémoire, et non le second. Mais la disparition du souvenir après l'accès existe surtout dans trois variétés de la manie, savoir : dans la manie à la suite de couches, dans la manie épileptique et dans la manie transitoire ou instantanée.

(1) Casper, *Traité de méd. lég.*, obs. 190.
(2) Pelman, *Etat de la mémoire dans la folie.* (*Journal für Psychiatrie*, t. XXI, 1er cahier, p. 101 et suiv., 1864.)

A la suite des accidents nerveux, accompagnés ou non de délire, qui succèdent à l'accouchement, on voit quelquefois survenir une perte de mémoire qui s'applique non seulement à la période qui a suivi les couches, mais dans certains cas même à toute la période de la grossesse. Dans un fait cité par Louyer-Villermay (1), des accidents nerveux se montrèrent pendant les couches, et, quand ils disparurent, la malade avait complètement perdu la mémoire *de tout le temps qui s'était écoulé depuis son mariage et de ce mariage lui-même.* Dans un autre cas, rapporté par Capuron (2), il s'agit d'une femme pléthorique qui accoucha en l'an XII à l'Hôtel-Dieu, pendant qu'elle était plongée dans un sommeil si profond qu'on l'eût pris pour une attaque d'apoplexie. Cet état avait succédé à de violentes convulsions et ne se dissipa qu'au bout de deux jours. A son réveil, non seulement cette femme n'avait aucune conscience de ce qui s'était passé, *mais elle ne voulait même pas convenir qu'elle eût été enceinte.*

Une autre variété de la manie qui s'accompagne presque toujours de perte de la mémoire après la guérison des accès, c'est la manie épileptique ; nous y reviendrons tout à l'heure en parlant de l'épilepsie. Enfin, dans la plupart des faits de manie temporaire, manie transitoire ou manie instantanée, relatés dans les recueils français et étrangers, ou dans les traités de médecine légale, on a constaté l'existence d'une perte plus ou moins complète de la mémoire après l'acte accompli, de même qu'après les accès de manie épileptique. Je suis très disposé à croire, pour ma part, que plusieurs de ces faits ne sont que des exemples de manie épileptique, dans lesquels la nature réellement convulsive de la maladie a été méconnue ; mais ces faits sont si nombreux dans la science, qu'on est bien forcé d'admettre que la perte de mémoire après l'accès est également un symptôme de la manie transitoire simple, sans accidents épileptiques. On peut consulter à cet égard un mémoire très intéressant du Dr Krafft Ebing (3).

Dans les cas de manie aiguë simple, observés dans les asiles

(1) Louyer-Villermay, *Dictionn. des sciences méd.*, en 60 vol., art. « Mémoire », t. XXXII, p. 311.
(2) Capuron, *Cours d'accouchement*, p. 38.
(3) Krafft Ebing, *Die Lehre von der Mania transitoria.* Erlangen, 1865.

d'aliénés, la perte de la mémoire après la guérison des accès est au contraire un fait assez rare, excepté dans les accès maniaques qui surviennent dans le cours de la paralysie générale, ou dans ceux qui tendent à l'état chronique et à la démence.

Il en est de même de la plupart des variétés mélancoliques de l'aliénation mentale. Dans les différentes formes de l'aliénation partielle, l'affaiblissement notable de la mémoire est presque toujours un signe du passage de la maladie à la chronicité ou à la démence. Néanmoins, il convient de faire une exception pour certaines variétés de la mélancolie avec stupeur, et surtout pour celle à laquelle plusieurs auteurs ont réservé plus spécialement le nom de stupidité. M. Baillarger (1) a collectionné un assez grand nombre d'exemples de cette forme de maladie mentale, qu'il a rattachée à la mélancolie, au lieu de la rapprocher de la démence, avec laquelle d'autres auteurs l'avaient confondue. Il lui a été facile de prouver, à l'aide des comptes rendus faits par les convalescents, que, dans un certain nombre de cas de ce genre, le travail de la pensée n'était pas totalement suspendu pendant la maladie, ni le souvenir de l'état antérieur du malade complètement effacé après la guérison. Mais si ce fait général, établi par M. Baillarger, est vrai pour la plupart des cas de cette espèce, il ne l'est pas pour tous. On observe, en effet, tous les jours dans les asiles d'aliénés, des exemples de mélancolie avec stupeur, ou de stupidité, qui se rapprochent par certains caractères des états de délire aigu fébrile, ou des états d'extase, de somnambulisme et de catalepsie, avec lesquels ils sont, du reste, souvent associés. Or, dans ces variétés de la mélancolie, on constate assez fréquemment, comme après les états nerveux dont nous venons de parler, une perte plus ou moins complète de la mémoire après la guérison des accès, et ce résultat de l'observation clinique mérite d'être signalé, soit au point de vue de la distinction des espèces morbides, soit sous le rapport de la thérapeutique et de la médecine légale.

De toutes les formes de la folie, celles qui donnent lieu le plus souvent à l'affaiblissement ou à la perte totale de la mémoire, sont la démence et la paralysie générale.

Dès lors que, dans une aliénation mentale déjà ancienne, on com-

(1) Baillarger, *Mémoire sur la stupidité.* (*Ann. médico-psych.*, 1843.)

mence à constater des signes évidents de diminution de la mémoire, c'est toujours là un signe fâcheux pour le pronostic et une preuve évidente de passage à la chronicité, sinon à la démence proprement dite. Dans les cas de démence avancée, la mémoire est tellement affaiblie que les malades oublient les événements anciens comme les faits récents, ne peuvent trouver les mots nécessaires pour exprimer leurs pensées, ne reconnaissent plus leurs parents, leurs amis ni les personnes qui les entourent, oublient d'un moment à l'autre, les faits dont ils viennent d'être les acteurs ou les témoins et ne conservent plus qu'un nombre très restreint de souvenirs, principalement relatifs aux choses les plus usuelles de la vie.

Dès les premières périodes de la paralysie générale, surtout dans les variétés où domine le caractère de la débilité intellectuelle et de la démence, la mémoire est très notablement affaiblie. Les malades oublient, d'un instant à l'autre, ce qu'ils viennent de dire ou de faire ; ils ne se rendent compte, ni de la durée du temps, ni du jour de la semaine, ni du quantième du mois ; quelquefois même, ils ne peuvent pas se rappeler leur âge, ni le lieu de leur naissance. La mémoire est moins radicalement atteinte dans les variétés de la paralysie générale caractérisées par un degré d'excitation plus ou moins intense, mais cette faiblesse n'en est pas moins réelle. Elle se manifeste surtout alors par le défaut de cohésion dans les idées, par la contradiction flagrante qui existe entre elles, à des intervalles de temps très rapprochés, par l'absence de certains mots ou de certaines lettres qui se remarque dans les écrits de ces malades, et par la facilité avec laquelle on leur fait accepter comme vraies des choses ou des idées en désaccord complet avec leur vie antérieure ou avec leur situation actuelle.

A mesure que la paralysie générale progresse vers la démence, la mémoire s'affaiblit de plus en plus, relativement aux faits anciens, aussi bien que par rapport aux faits récents, et vers la fin de la maladie, cette faculté finit par disparaître presque complètement ; certains malades conservent même à peine quelques traces du langage articulé, par suite de la perte totale de la mémoire des mots. Il ne faudrait pas croire pourtant que la perte de la mémoire chez les paralysés généraux soit toujours portée à ce degré extrême, et même qu'elle existe dans tous les cas à un point très manifeste. Il importe beaucoup de savoir, surtout pour la médecine légale, que dans cette maladie, essentiellement paroxystique quoique progressive dans son ensemble, la faiblesse de la mémoire participe, dans sa marche, de la mobilité qui caractérise tous les autres symptômes de cette affection. Il est des malades atteints de paralysie générale qui, après avoir offert une diminution de la mémoire extrêmement prononcée, rétrogradent au point de vue de ce symptôme comme de tous les autres, et récupèrent momentanément, souvent même pendant assez longtemps, une grande partie de la mémoire qu'ils avaient perdue. Dans ces rémissions de la paralysie générale, beaucoup plus fréquentes qu'on ne le croyait autrefois, il faut distinguer deux faits principaux relativement à la perte de la mémoire. D'une part, les malades ont souvent oublié en grande partie les idées qu'ils ont exprimées ou les actes qu'ils ont accomplis pendant la période d'intensité de la maladie qu'ils viennent de traverser; d'autre part, ils recouvrent néanmoins une mémoire momentanément très améliorée pour les faits de la période de rémission dans laquelle ils se trouvent, et relativement aux diverses circonstances de leur vie antérieure à l'invasion de la maladie. L'époque de la maladie ne laisse donc dans leurs souvenirs qu'une trace très fugitive et très incomplète, mais la mémoire a repris une grande partie de son activité relativement aux faits anciens et relativement à ceux qui s'accomplissent pendant la rémission.

Après la démence et la paralysie générale, considérées comme causes de l'amnésie, nous devons encore mentionner l'idiotisme et le crétinisme comme donnant lieu à la perte plus ou moins complète de la mémoire. Dans ces deux affections, cette faculté, envisagée dans son ensemble, présente toujours un degré évident de faiblesse ; il ne faudrait pas croire cependant qu'elle fût toujours aussi complètement oblitérée qu'elle l'est dans certains cas extrêmes où elle est presque nulle, et où elle n'a même jamais existé, lorsque l'amnésie est congénitale. Chacun sait, en effet, qu'il existe des degrés très nombreux dans le crétinisme comme dans l'idiotisme. C'est en s'appuyant sur ce fait d'observation que, depuis le commencement de ce siècle, des médecins et des philanthropes se sont occupés avec ardeur de l'éducation des idiots, ont créé des établissements spéciaux pour favoriser le développement physique et moral de ces êtres dégénérés, et sont parvenus, par des efforts continus et persévérants, à développer chez ces êtres inférieurs des facultés qui n'étaient pas complètement éteintes et, en particulier, certaines aptitudes de la mémoire. Il est remarquable, en effet, que chez quelques enfants incomplètement développés intellectuellement et atteints, à un certain degré, d'imbécillité ou d'idiotisme, la mémoire dans son ensemble, et surtout certaines espèces de mémoires, ne subissent pas toujours un arrêt de développement correspondant à celui des autres facultés. On trouve chez quelques-uns de ces idiots non seulement une mémoire suffisamment développée, mais même parfois une mémoire tout à fait exceptionnelle, qui contraste singulièrement avec l'affaiblissement de la plupart des autres facultés. Ce fait d'observation est surtout vrai de certaines espèces de mémoire. On voit ainsi, dans les asiles consacrés à l'éducation des idiots, des individus qui se font remarquer par une mémoire tout à fait extraordinaire, sous le rapport des dates, des noms propres, des figures, des événements historiques ou des localités. Ces facultés leur donnent, sous ce rapport unique, une supériorité marquée, non seulement sur tous les êtres affaiblis qui les entourent, mais même sur les autres enfants du même âge, doués, à tous les autres points de vue, de facultés intellectuelles et morales bien autrement développées. Or l'observation prouve que les individus ainsi dotés, dès leur enfance, de dispositions exceptionnelles, au milieu d'une intelligence évidemment affaiblie et au-dessous de la moyenne, ne conservent ordinairement ces facultés isolées que pendant une partie de leur existence. Ils éprouvent le plus souvent, soit au moment de la puberté, soit plus tard, des accidents cérébraux aigus qui les tuent rapidement, ou qui les plongent, pour le reste de leur vie, dans un état d'idiotisme beaucoup plus complet que celui qui existait dans les premières périodes de leur existence.

Nous ne pouvons pas clore la série des maladies nerveuses ou mentales qui donnent lieu fréquemment à l'amnésie, sans dire quelques mots de l'épilepsie. Chacun sait que cette maladie, lorsque ses accès se renouvellent fréquemment, à intervalles rapprochés et pendant longtemps, entraîne presque nécessairement une très notable diminution de la mémoire, et même, à la longue, une sorte d'idiotisme, où la perte de la mémoire figure au premier rang. Mais ce n'est pas seulement dans ces cas extrêmes que l'épilepsie est fatale pour la mémoire. Esquirol a déjà fait remarquer avec beaucoup de raison que les vertiges épileptiques, alors même qu'ils sont de très courte durée et passent presque inaperçus, déterminent plus rapidement et plus sûrement la perte de la mémoire que les attaques convulsives les plus intenses et les plus prolongées. Cette vérité d'observation a été confirmée depuis lors par tous ceux qui ont étudié avec soin les conséquences du petit mal épileptique. Eh bien, ce qui est vrai des vertiges épileptiques, par rapport aux grandes attaques convulsives, l'est également de l'état mental auquel nous avons donné le nom de *petit mal intellectuel*, par rapport aux grands accès de manie épileptique (1).

Dans les deux formes de trouble mental qui surviennent chez les épileptiques, la perte totale, ou la très grande diminution de la mémoire après la cessation des accès, est un caractère commun et, en quelque sorte, pathognomonique. Mais les atteintes du *petit mal intellectuel*, comme celles du petit mal ordinaire, ont cela de particulier qu'elles laissent après elles, dans l'intervalle des attaques, des traces bien plus profondes d'affaiblissement intellectuel et de débilité de la mémoire que les grands accès de manie épileptique, qui permettent souvent aux malades de recouvrer, dans les périodes d'intermittence, une grande partie de la mémoire qu'ils avaient avant leur maladie.

Une remarque générale doit encore être faite : elle s'applique à toutes les pertes de mémoire consécutives à l'épilepsie, soit sous sa forme physique, soit sous sa forme mentale. Ces altérations de la mémoire sont tellement subordonnées à l'intensité et à la fréquence des attaques, qu'elles sont toujours plus prononcées immédiatement après les accès que quelque temps après. Si les attaques du mal épileptique deviennent plus rares et cessent même de se reproduire pendant un temps assez long (comme on l'observe si souvent dans cette affection essentiellement irrégulière dans sa marche), la mémoire reprend peu à peu de son activité et de sa précision, à mesure que diminue l'intensité de la maladie principale. Ce résultat de l'ob-

(1) Voir *De l'état mental des épileptiques* (*Arch. génér. de médecine*. Paris, 1860-61), et *Études cliniques sur les maladies mentales et nerveuses*. Paris, 1890.

servation clinique est très utile à signaler, surtout au point de vue de la médecine légale, ainsi que pour la responsabilité et la séquestration des épileptiques.

Après avoir indiqué les principales maladies qui peuvent donner naissance à la perte de la mémoire, il nous reste à terminer l'énumération des causes de l'amnésie en signalant l'influence qu'exerce sur la perte plus ou moins durable de cette faculté l'introduction dans l'économie de diverses substances toxiques.

En tête de ces substances toxiques figurent les boissons alcooliques, dont nous avons déjà mentionné l'action à propos du *delirium tremens*. Tout le monde sait que l'ivresse détermine la diminution notable de la mémoire, soit pendant sa durée, soit après sa cessation, et tous les jours on voit des ivrognes traduits devant les tribunaux pour des actes accomplis par eux dans un état d'ivresse, dont ils ont totalement perdu le souvenir, après le retour à l'état normal. Forbes Winslow (1) rapporte, d'après Combes (2), l'observation très curieuse d'un portier irlandais qui oubliait, lorsqu'il était dégrisé, ce qu'il avait fait étant ivre, mais qui, lorsqu'il s'enivrait de nouveau, se rappelait très distinctement les faits qui s'étaient passés pendant sa précédente intoxication. Une fois, il avait perdu dans un état d'ivresse un paquet d'une certaine valeur, et, dans un moment de lucidité, il ne pouvait donner aucun renseignement sur l'endroit où il avait pu perdre cet objet. S'étant enivré de nouveau il se rappela très clairement le lieu où il avait laissé cet objet, qui put alors être rendu à celui qui le réclamait.

L'abus prolongé des boissons alcooliques ne produit pas seulement la perte momentanée de la mémoire ; il entraîne à sa suite un affaiblissement progressif et de plus en plus prononcé de cette faculté, qui peut arriver jusqu'à sa suppression complète et à un état de véritable abrutissement. Il en est de même de l'usage de l'opium tel qu'il est pratiqué d'une manière si générale en Orient. Après avoir causé des états de narcotisme, caractérisés surtout par des hallucinations et par des visions plus ou moins fantastiques, il détermine à la longue un affaiblissement de plus en plus marqué

(1) Forbes Winslow, *Obscure Diseases*, p. 118.
(2) Combes, *System of phrenology*.

de la mémoire qui finit par devenir un état permanent. — Parmi les poisons qui produisent le même résultat, on a encore cité la ciguë, la jusquiame, la belladone, le datura, etc.

Plater a cité un fait de lésion de la mémoire causée par la ciguë (1). Orfila (2) raconte l'histoire de cent cinquante soldats empoisonnés par des baies de belladone et qui, après avoir présenté les symptômes les plus alarmants, se rétablirent ; aucun d'eux n'avait conservé le souvenir de ce qu'il avait éprouvé. Le mercure, le plomb, l'arsenic, l'acide carbonique et d'autres substances toxiques peuvent également produire les mêmes effets. Pelman (3) relate l'observation d'un état maniaque avec prédominance d'idées mélancoliques ayant duré neuf mois et dû à l'influence du mercure. « Après la guérison de l'accès, le malade n'avait conservé aucun souvenir de ce qui s'était passé pendant sa durée. » Moreau de Tours (4) cite un exemple analogue de délire, d'abord maniaque, puis stupide, observé par lui à Bicêtre et ayant duré cinq ou six jours, dû à l'influence du plomb et à la suite duquel existait une perte absolue du souvenir des événements survenus pendant la maladie. — Baldinger rapporte un exemple de perte de mémoire due à l'arsenic, et Forbes Winslow (5) dit avoir constaté clairement la diminution de la mémoire causée par un traitement arsenical administré pour combattre une affection cutanée rebelle. — Enfin, en terminant cette longue série des causes productrices de l'amnésie, nous ne devons pas oublier la plus fréquente de toutes, c'est-à-dire l'influence des progrès de l'âge, cause plutôt physiologique que pathologique et à laquelle bien peu de personnes échappent. — Chacun sait que les vieillards ont le souvenir très vivace des choses anciennes, surtout de celles arrivées dans leur enfance, tandis qu'ils oublient facilement les faits récents et qu'ils perdent surtout la mémoire des dates et des noms propres. Mais lorsqu'il n'existe pas de véritable démence sénile, cette diminution de la mémoire, ordinairement assez peu prononcée, ne peut pas être considérée comme un état réellement maladif et n'entraîne

(1) Plater, liv. I, p. 5.
(2) Orfila, *Toxicologie*.
(3) Pelman, *Journal für Psychiatrie*, 1864.
(4) Moreau de Tours. *Ann. médico-psych.*, 1855.
(5) Forbes Winslow, ouvrage cité, p. 373.

aucun des résultats fâcheux qui sont engendrés par les mêmes phénomènes observés à un degré bien plus intense dans la démence sénile.

§ 3. — Description symptomatique des diverses variétés de l'amnésie.

Les détails dans lesquels nous venons d'entrer, à l'occasion des causes de l'amnésie et des différentes maladies qui lui donnent naissance, nous permettent d'abréger la description clinique des formes diverses que peut revêtir ce symptôme et nous pouvons nous borner à une simple indication sommaire de ses principales variétés. — L'amnésie présente de grandes différences de degrés, selon les individus et selon les maladies où on l'observe. Tantôt l'altération pathologique porte sur la totalité de la mémoire, qui s'affaiblit à la fois sous tous les rapports ; c'est ce qui a lieu par exemple par suite des progrès de l'âge, dans la démence et dans l'idiotisme ; tantôt, au contraire, les malades ne présentent que des lésions partielles de cette faculté qui portent sur certaines catégories spéciales de souvenirs, ou sur certaines périodes seulement de l'existence.

Pour énumérer ces diverses variétés de l'amnésie, il convient de partir de l'état physiologique pour arriver successivement aux altérations de la mémoire de plus en plus éloignées de l'état normal. Cette faculté présente, en effet, chez l'homme en général de très notables différences, non seulement sous le rapport de son degré de développement, qui varie singulièrement d'un individu à un autre, mais même sous le rapport des mémoires spéciales, qui sont très inégalement réparties chez chacun de nous, les unes étant souvent très actives, tandis que les autres sont presque nulles. Ainsi, certains hommes ont la mémoire des noms propres, ou celle des dates et des chiffres, très précise et très sûre, tandis que d'autres en sont presque totalement privés.

Il en est de même de la mémoire des localités, de celles des figures, des formes, des sons ou des faits, qui sont tantôt très faibles, tantôt, au contraire, remarquablement développées chez certains individus. C'est sur ce résultat très exact de l'observation psychologique que s'est basée l'école phrénologique, pour proclamer l'existence de chacune de ces variétés de la mémoire, comme facultés distinctes, et pour assigner à chacune d'elles un siège spécial dans le cerveau. Gall, par exemple, se cite lui-même comme une preuve remarquable de l'absence de la mémoire des figures. Lorsqu'il sortait d'une société où il avait passé la soirée, il lui était impossible, dit-il, de reconnaître le lendemain les personnes qu'il y avait vues la veille.

Ces inégalités de la mémoire qui se produisent, à un certain degré, à l'état normal, existent d'une manière plus complète et plus absolue à l'état pathologique. Elles constituent alors une véritable amnésie partielle, simple exagération de ce qui se voit à l'état normal, et qui ne s'en distingue que par le degré beaucoup plus prononcé de la lésion. Ces altérations partielles de la mémoire s'observent surtout dans les maladies organiques du cerveau, et principalement dans l'apoplexie et dans le ramollissement cérébral.

Certains malades ont complètement perdu la mémoire des noms propres, et sont obligés d'avoir recours à des détours ou à des circonlocutions pour faire comprendre aux autres de quelle personne ils veulent parler. — Abercrombie relate l'observation d'un monsieur qui, voulant désigner une personne à un ami commun, conduisit celui-ci à travers plusieurs rues, jusqu'à la maison de celui dont il voulait parler et lui montra alors son nom inscrit sur la plaque en cuivre qui se trouvait placée sur sa porte. Forbes Winslow (1), après avoir cité l'exemple ci-dessus, en rapporte deux autres analogues.

Il est même des cas où la perte de la mémoire des noms est portée plus loin encore, puisque les malades ne peuvent plus retrouver leur propre nom. Il y a d'assez nombreux exemples de ce genre consignés dans les auteurs. On cite, entre autres, celui de M. van B..., autrefois ambassadeur à Madrid, puis à Saint-Pétersbourg ; il sortit un matin pour faire des visites, mais, lorsqu'il voulut donner son nom chez le concierge, il s'aperçut qu'il l'avait complètement oublié (2).

Le même auteur (3) raconte encore l'histoire d'un monsieur de haut rang qui, au début d'un ramollissement du cerveau, oubliait de temps en temps son nom pendant qu'il se promenait dans les rues,

(1) Forbes Winslow, *Obscure Diseases*, p. 406.
(2) *Id.*, *ibid.*, p. 402.
(3) *Id.*, *ibid.*, p. 388.

et quelquefois aussi perdait toute notion de son adresse. Il avait l'habitude d'accoster les passants et de leur dire : « Je suis M. tel et tel, dites-moi donc quel est mon nom ? Ou bien : Je suis M. tel et tel, dites-moi donc où je demeure. »

On trouve dans divers auteurs des exemples semblables, relatifs à la perte partielle de la mémoire des visages, des chiffres, des dates, ou d'autres mémoires spéciales. — Forbes Winslow (1) parle d'un voyageur qui, s'étant exposé au froid, éprouva d'abord des maux de tête, des vomissements, du trouble de la vue, etc. Traité vigoureusement, il se rétablit, et, après une quinzaine de jours, il put retourner à Londres. Quelques mois après, il éprouva une perte presque complète de la mémoire. Il était incapable de retenir dans son esprit les choses les plus simples et en particulier *les figures. Il ne pouvait plus calculer ni retenir pendant une minute le moindre calcul.* Louyer-Villermay (2) relate l'observation d'un vieillard qui, étant avec sa femme, s'imaginait être chez une dame à laquelle il consacrait autrefois toutes ses soirées, et, lui répétait constamment : « Madame, je ne puis rester plus longtemps ; il faut que je revienne auprès de ma femme et de mes enfants. » Le docteur Pelman (3) cite aussi un cas analogue de démence sénile dans lequel le malade méconnaissait tellement la figure des personnes qui l'entouraient, que, pendant quatorze mois, il n'a jamais reconnu son médecin qui venait pourtant lui rendre visite tous les jours. — Ces exemples de perte partielle de la mémoire, relativement à certaines catégories de souvenirs, que nous pourrions beaucoup multiplier, car ils sont très fréquents, ne sont pas les seuls. Dans d'autres circonstances, déjà plus éloignées de l'état normal, la mémoire se trouve partiellement atteinte relativement à certaines époques de l'existence. Ainsi, les uns perdent le souvenir des choses anciennes, les autres celui des choses récentes. Les vieillards, par exemple, oublient les faits récents et non ceux qui se sont passés dans leur enfance. Un sujet qui était dans ce cas, dont parle Forbes Winslow (4), et qui faisait volontiers usage de vin, avait cessé complètement d'en boire pour pouvoir se

(1) Forbes Winslow, *Obscure Diseases*, p. 380.
(2) Louyer-Villermay, art. « Mémoire », déjà cité.
(3) Pelman, art. « Mémoire », *Journal für Psychiatrie*, p. 116.
(4) Forbes Winslow, ouvrage cité, p. 374.

livrer à un travail sérieux et prolongé. En reprenant un régime tonique et des stimulants, il parvint à récupérer sa mémoire. Le même auteur rapporte (1) l'exemple d'un monsieur qui, après une maladie grave, oubliait les choses récentes et avait une mémoire très vive pour les souvenirs de son enfance. Après sa guérison, l'inverse eut lieu ; il se rappela les choses récentes et oublia les anciennes. — Dans d'autres circonstances, dont nous avons déjà précédemment cité quelques exemples, les malades, à la suite d'une affection cérébrale ou autre, oublient non seulement les faits qui ont eu lieu pendant la durée de leur maladie, mais même ceux appartenant à une période antérieure, ou bien à un intervalle de temps intermédiaire entre deux accès, lacunes bien singulières de la mémoire qui suppriment totalement, pour ceux qui en ont été atteints, toute une époque de leur existence.

Il est d'autres altérations partielles de la mémoire plus extraordinaires encore et qui n'ont pas d'analogues dans l'état normal. Dans quelques affections du cerveau, on voit certains malades perdre totalement la mémoire des substantifs, d'autres celle des verbes ou des pronoms, d'autres enfin celle des adjectifs qui ordinairement disparaissent les derniers dans cette décroissance progressive de la mémoire des mots. P. Gratiolet (2) a cherché à expliquer, par les lois naturelles de la mémoire normale, cet ordre successif de disparition des diverses parties du discours, par l'effet des maladies cérébrales; mais, quelle qu'en soit l'explication, le fait est réel et il résulte clairement de toutes les observations consignées dans la science. Le professeur Broussonnet, à la suite d'une affection cérébrale, perdit la mémoire des substantifs. Forbes Winslow (3) cite des exemples de perte de la mémoire des verbes et des pronoms ; il raconte, entre autres, le fait suivant : « Après une attaque d'hémiplégie, une femme souffrait d'une singulière perte de la mémoire ; en parlant, elle n'employait que l'infinitif des verbes et ne se servait d'aucun pronom. Par exemple, au lieu de dire : Je vous souhaite le

(1) Forbes Winslow, *Obscure Diseases*, p. 404.
(2) P. Gratiolet, *Anatomie comparée du système nerveux dans ses rapports avec l'intelligence*, 1857, t. II, p. 460 et suiv.
(3) Forbes Winslow, ouvrage cité, p. 392.

bonjour ; mon mari va venir, elle disait : Souhaiter le bonjour, mari venir. Pendant longtemps, elle ne put compter au delà du nombre 3, et plus tard jusqu'à 40. Elle put arriver aussi à pouvoir connaître les pronoms, mais sans les employer convenablement. »

Dans d'autres circonstances, on voit des individus, atteints de diverses affections cérébrales, perdre le souvenir d'une ou de plusieurs langues qu'ils connaissaient avant leur maladie et ne conserver que la mémoire d'une seule de ces langues, ordinairement de celle qu'ils ont parlée dans leur enfance; quelquefois même cette langue primitive avait été oubliée par eux et la maladie cérébrale la fait reparaître brusquement dans leur esprit, alors qu'elle a fait disparaître au contraire le souvenir de la langue devenue habituelle depuis de longues années. Forbes Winslow a publié des preuves nombreuses de ces diverses variétés de lésions de la mémoire après les affections cérébrales.

On rencontre dans les auteurs des exemples assez fréquents de pertes plus restreintes encore de la mémoire, se bornant à certains mots ou même à certaines lettres; les uns ne se rappellent que la première syllabe des mots, les autres que la première lettre. Parmi ces derniers, il en est quelques-uns qui ont recours à un subterfuge pour suppléer à l'insuffisance de leur mémoire : ils ont le soin d'inscrire sur un petit vocabulaire à leur usage, et par ordre alphabétique, les mots usuels dont ils ont le plus souvent besoin, et ils recherchent ainsi le mot qu'ils désirent, à l'aide de son initiale qu'ils n'ont pas oubliée. Il est d'autres malades qui ne peuvent plus écrire, tout en conservant la possibilité de se rappeler les mots en parlant; d'autres, au contraire, peuvent encore retrouver les mots en écrivant, mais non les prononcer. Quelques-uns ne peuvent ni prononcer ni écrire certaines lettres, ou bien ajoutent, malgré eux, en parlant ou en écrivant, certaines lettres, ou certaines syllabes, à tous les mots. Enfin, on constate, dans la mémoire du langage, des bizarreries plus étranges encore. Il est des individus qui ne peuvent plus, ni écrire, ni trouver spontanément les mots, parce que la mémoire leur fait défaut, et qui peuvent pourtant répéter ceux qu'on leur fournit, lire à haute voix et retrouver les mots en chantant, tandis qu'ils leur échappent en parlant. Dans d'autres circonstances, la mémoire ne fournit aux malades qu'un petit nombre de mots toujours les mêmes, à l'aide desquels ils cherchent à exprimer toute leurs idées, en variant les intonations, ou en suppléant à ceux qui leur manquent par le langage mimique. D'autres, enfin, disent fréquemment un mot à la place d'un autre, que la mémoire refuse de leur rappeler, s'irritent lorsqu'ils s'aperçoivent de leur erreur et manifestent une véritable satisfaction quand on leur indique le mot qu'ils cherchent; mais toutes ces variétés de l'amnésie verbale se rattachent tellement aux troubles du langage que nous ne pouvons les en séparer, et que nous devons renvoyer leur étude à l'article *Aphasie* (1).

En terminant cette rapide énumération des variétés de l'amnésie, nous devons encore rappeler la perte de mémoire rétroactive s'étendant même aux événements ayant précédé les accidents cérébraux qui lui ont donné naissance; trouble de la mémoire que nous avons déjà signalé à propos des lésions traumatiques de l'encéphale; la mémoire double, ou dédoublement de la mémoire, indiquée à l'occasion du somnambulisme ; enfin l'altération spéciale de cette faculté qui fait perdre à l'homme le sentiment de sa personnalité, le porte à attribuer aux personnes qui l'entourent ses propres sensations et à parler de lui-même à la troisième personne.

§ 4. — Marche.

La marche de l'amnésie est variable selon les espèces. La perte de la mémoire est tantôt passagère, tantôt au contraire continue et persistante. Elle peut ne durer que quelques instants, quelques jours ou quelques semaines, ou bien persister sans interruption jusqu'à la mort. Son invasion est lente ou rapide, selon la cause qui lui donne naissance. Dans certains cas, elle débute brusquement, sous l'influence d'une cause déterminée, physique ou morale ; alors ordinairement elle dure peu et disparaît promptement, soit tout à coup, soit par nuances insensibles. Dans d'autres circonstances, elle est lente et insidieuse dans son développement, et ni les malades qui en sont atteints, ni les personnes qui les entourent ne s'aperçoivent de ses premiers débuts. C'est ce qui a lieu dans la vieillesse, dans quelques

(1) Voyez plus loin, p. 432.

variétés de la démence et dans certains ramollissements du cerveau, qui se produisent graduellement, sans grands accidents cérébraux. C'est là la forme la plus grave et qui aboutit ordinairement à la perte presque complète de la mémoire.

Enfin, il est des cas où l'amnésie se produit d'abord sous forme d'accès, avec des intervalles de retour passager de la mémoire à un état presque normal. C'est là une forme de l'amnésie qui peut paraître légère et sans gravité, mais qui est en réalité très grave, parce qu'elle est le plus souvent symptomatique d'une affection profonde du cerveau et signale ordinairement l'invasion d'une apoplexie ou d'un ramollissement cérébral. Dans ces cas, après plusieurs oscillations de ce genre entre les rémissions et les paroxysmes, la perte de la mémoire devient continue et progressive et aboutit, en général, à une disparition presque totale de cette faculté.

§ 5. — Diagnostic.

Le diagnostic de l'amnésie est ordinairement facile, excepté dans quelques cas où l'altération de la mémoire est très légère et peut passer inaperçue, parce qu'elle n'existe que par comparaison avec l'état antérieur de cette faculté chez le même individu. Lorsque l'amnésie est temporaire, ou bien due à l'action d'une cause rapide ou instantanée, le malade en a habituellement conscience, s'en afflige et s'en alarme, et vient lui-même en signaler l'existence au médecin dont il réclame les conseils. Il en est de même aussi dans certaines affections cérébrales. Mais dans les maladies plus profondes de l'encéphale et dans certaines formes de la folie, comme la paralysie générale par exemple, les malades, loin d'avoir conscience de l'affaiblissement de leur mémoire, la nient complètement et se vantent même de l'activité et de la force de leurs facultés. Heureusement, dans ces cas, il est facile pour le médecin, de même que pour ceux qui entourent les malades, de constater la réalité de la perte de la mémoire. Le diagnostic de l'amnésie n'est réellement difficile que dans les cas de simulation. C'est là un sujet qui mériterait d'être étudié sérieusement au point de vue de la médecine légale. Il arrive fréquemment, en effet, que des individus traduits devant les tribunaux pour un acte criminel soutiennent avoir perdu plus ou moins complètement le souvenir de l'action qui leur est reprochée et des circonstances qui l'ont précédée, accompagnée ou suivie. Nous avons vu précédemment que cette perte de la mémoire est, dans certains cas, très réelle ; elle est même habituelle dans les faits de folie transitoire et surtout à la suite des accès de délire épileptique. Mais dans d'autres circonstances, elle est simulée par le criminel pour tâcher d'échapper aux conséquences de son crime. Aussi les magistrats et les médecins légistes eux-mêmes sont-ils le plus souvent disposés à nier la réalité de la perte de mémoire chez les accusés au moment de l'acte, lorsqu'elle n'existe plus lors de l'interrogatoire. Casper soutient même (1) que l'on doit suspecter de simulation tout individu qui prétend n'avoir aucun souvenir de l'acte incriminé, alors que cependant sa mémoire lui rappelle avec une grande précision d'autres faits et, par exemple, les noms propres ou les dates. Cet aphorisme est loin d'être exact. Il est beaucoup de formes de la folie, ainsi que nous l'avons dit précédemment, où la perte de la mémoire existe après les accès et cesse de se produire dans les intervalles. Le médecin légiste doit donc se baser, pour le diagnostic de la simulation, sur la connaissance exacte des faits cliniques dans lesquels on observe la perte de la mémoire et comparer le cas actuellement en litige aux faits analogues antérieurement observés. Le docteur Pelman a rapporté trois exemples intéressants de simulation d'amnésie observés par lui à l'asile des aliénés de Siegburg, près Bonn.

§ 6. — Pronostic.

Les pertes de la mémoire qui succèdent à une cause ayant agi brusquement, comme les chutes sur la tête, l'action d'un poison, l'influence d'une cause morale (frayeur, colère, joie, émotion vive), peuvent guérir assez rapidement. Il en est de même de celles qui dépendent d'une cause qu'on peut éloigner ou qui a cessé d'agir, comme les boissons alcooliques, le froid, le chaud, les excès du travail, les privations, l'anémie, ou bien, au contraire, un régime trop tonique et trop excitant. On a ainsi vu guérir l'amnésie, soit par les

(1) Casper, *Traité de méd. légale*.

stimulants, soit par les antiphlogistiques, selon les cas. On la voit aussi, dans certaines circonstances, disparaître d'elle-même rapidement, par suite de la cessation d'action de la cause qui lui a donné naissance.

L'amnésie lentement progressive, ou survenant sous forme d'accès, est presque toujours sérieuse et même incurable, parce qu'elle se lie ordinairement aux maladies graves du cerveau, dont elle n'est qu'un symptôme, comme l'apoplexie, le ramollissement, les tumeurs, l'épilepsie, la folie, la démence simple ou sénile, la démence paralytique, etc., etc. — La perte de la mémoire qui survient dans les maladies nerveuses telles que le somnambulisme, l'extase, la catalepsie, l'hystérie, est plus ou moins curable, selon le degré de curabilité de ces maladies elles-mêmes. Dans l'épilepsie, sa durée et sa gravité sont subordonnées à la fréquence et à l'intensité des attaques. — L'amnésie qui succède au typhus, aux fièvres graves, aux grandes épidémies, diminue ordinairement lentement et progressivement à mesure que l'on s'éloigne de l'époque d'invasion de la maladie qui lui a donné naissance, et elle finit presque toujours par disparaître complètement. — Il est des pertes de mémoire qui, sans s'aggraver, restent cependant stationnaires pendant de longues années et ne guérissent jamais. — Quant à la perte de la mémoire des mots, on a vu des malades, à force de volonté et de persévérance, parvenir à réapprendre tous les mots de la langue et rétablir ainsi leur mémoire par une nouvelle éducation, en recommençant par l'alphabet. — L'amnésie congénitale, qui existe dans l'idiotisme et le crétinisme, est incurable ; cependant on peut, par des efforts persévérants et longtemps continués, arriver à développer, jusqu'à un certain degré, la mémoire de quelques idiots qui ne sont pas complètement privés de cette faculté.

§ 7. — Traitement.

Le traitement doit nécessairement varier selon la variété de l'amnésie et surtout selon ses causes. L'amnésie congénitale, celle de la vieillesse et celle de la démence ne comportent pas de traitement. L'amnésie récente, qui se produit à la suite d'excès de travail ou de fatigues, exige le repos le plus absolu. Les bains, l'exercice à pied, les voyages, procurent souvent dans ces cas un prompt soulagement. Le principal moyen de traitement consiste à chercher à remédier aux causes qui ont déterminé l'amnésie ; par exemple, il faut combattre les habitudes d'ivresse, les excès vénériens, l'onanisme, tâcher de rappeler les hémorroïdes ou les règles supprimées, atténuer le régime trop stimulant des uns et fortifier par des toniques ceux qui ont été affaiblis par des causes débilitantes. Dans tous les cas si nombreux d'amnésie symptomatique, il faut varier les moyens thérapeutiques selon la nature de la maladie qui donne lieu à l'amnésie.

Enfin, lorsque tous les moyens physiques ont été employés, il reste dans quelques cas, surtout lorsque l'intelligence est encore intacte et que la mémoire des mots est seule atteinte, à tenter une nouvelle éducation de la mémoire. On a vu des malades qui ont eu le courage de réapprendre successivement tous les mots de la langue, en commençant par l'alphabet, qui se sont remis à étudier la grammaire, sont ainsi parvenus peu à peu à pouvoir de nouveau parler et écrire et ont pu recouvrer tous les anciens souvenirs. Le professeur Lordat nous a laissé la relation de tous les efforts qu'il a accomplis sur lui-même pour combattre une perte de mémoire de ce genre, et ses efforts ont été couronnés de succès (1). Trousseau (2) a rapporté un exemple analogue.

(1) Voir Lordat, *Analyse de la parole pour servir à la théorie des divers cas d'alalie et de paralalie.* Cours de l'année scolaire 1842-43. Montpellier, 1843.
(2) Trousseau, *Clinique médicale de l'Hôtel-Dieu,* t. II, p. 616.

XII

L'APHASIE (1)

— 1866 —

§ 1er. — Définition et synonymie.

L'*aphasie* est la perte complète ou incomplète de la parole, et même de tous les signes représentatifs des idées.

Les mots *aphasie*, *aphémie*, *alalie*, mots nouveaux ou renouvelés, ont servi dans ces dernières années à désigner indistinctement les diverses variétés de suppression ou de perversion de la parole.

Broca (2) a créé le mot *aphémie* (de ἀ privatif et φημί, *je parle*) pour désigner spécialement la perte de la parole ou du langage articulé. On lui a objecté que ce mot n'était pas construit conformément aux règles de l'étymologie grecque. Plusieurs hellénistes distingués, parmi lesquels Littré et Briau, l'ont repoussé et lui ont préféré les mots *aphasie* ou *alalie*. Briau (3) a fait remarquer avec raison qu'il pouvait être susceptible de plusieurs interprétations et signifier soit mauvaise réputation (de ἀ privatif et φήμη, *réputation*), soit chose venant du sang (de ἀπό et αἷμα). — Il doit donc être rejeté.

Le mot *aphasie* (de ἀ privatif et φάσις, *parole*), proposé par Trousseau (4) sur la recommandation de Littré et Chrysaphis, est de beaucoup préférable et doit être adopté. Ce mot, que l'on a cru nouveau, est, du reste, d'une origine très ancienne. Il suffit, pour s'en convaincre, de consulter un dictionnaire grec quelconque, et en particulier le *Trésor* d'Henri Estienne, qui lui consacre un assez long paragraphe (5). Il se rencontre deux fois

(1) Extrait du *Dictionnaire encyclopédique des sciences médicales*, publié sous la direction de M. le Dr Dechambre, 1866, 1re série, t. V, p. 605. G. Masson et Asselin, éditeurs.

(2) Broca, *Bullet. de la Soc. anat.*, 1861.

(3) Briau, *Gaz. hebdom.*, 1864, p. 95.

(4) Trousseau, *Gaz. des hôpitaux*, 1861; *Clinique médicale de l'Hôtel-Dieu*, t. II, p. 517.

(5) Henri Estienne, *Thesaurus linguæ græcæ*, vol. I, Ἀφασία.

dans Homère (δὴν δέ μιν ἀμφασίη ἐπέων λάβε (1) ; il signifie là mutisme passager résultant d'une forte commotion morale). Euripide, Platon, Apollonius de Rhodes en ont fait également usage (2). Enfin, ce qu'il y a de plus remarquable sous ce rapport, ce sont deux passages de Sextus Empiricus dans lesquels le mot ἀφασία est non seulement mentionné, mais défini avec grand soin dans son sens philosophique, qui ne diffère pas sensiblement de son sens pathologique (3).

Le mot *aphasie*, dont l'étymologie se trouve ainsi nettement établie, est donc le meilleur que l'on puisse adopter pour dénommer, sous une forme générale, les diverses variétés de perte ou de privation de la parole qui ne sont pas dues à des altérations des organes de la phonation.

Le mot *alalie* (de ἀ privatif et λαλεῖν, *parler*) est également régulièrement construit et il a été souvent usité par les médecins dans l'antiquité et dans les temps plus rapprochés de nous. M. Jaccoud (4) l'a préféré au mot *aphasie*, se basant principalement sur ce fait qu'il était déjà consacré par l'usage et qu'il avait été employé par Sauvages, Sagar, Swediaur, Cullen et les deux Frank, comme terme générique pour indiquer tous les vices, quels qu'ils soient, de la

(1) Homère. *Iliade*, XVII, 685 ; *Odyss.*, IV, 704.

(2) Conf. *Thesaur. ling. græc.*, édit. de Hase, où toutes les autorités se trouvent citées.

(3) Sextus, *Pyrrhon. Hypotypos*, lib. I, ch. XX, p. 48, et lib. II, ch. XVI, p. 114, éd. de Fabricius.

Voici la traduction latine de l'un de ces passages faite sur le texte grec de Sextus Empiricus :

« *De aphasia sive abstinentia a pronunciando :*

« De aphasia autem hæc dicimus : Phasis, sive pronunciatum, duobus modis dicitur, generaliter et specialiter. Generaliter ita appellatur vox quæ poni aut tolli quidpiam significat, ut dies est, non dies est ; specialiter autem, quæ aliquid poni tantum significat. In qua significatione propositiones negativæ non appellantur phases sive pronunciata. Aphasia est igitur abstinentia a phasi, accepta generaliter, sub qua comprehendi dicimus et cataphasin, sive affirmationem, et apophasin, sive negationem : adeo ut aphasia sit affectio nostra, per quam nos nec ponere quicquam, nec tollere dicimus. Unde patet nos aphasiam etiam assumere, non quasi natura tales sint res ut abstinentiam a pronunciando necessario moveant, sed ut quando illa utimur, declaremus nos super his vel illis quæstionibus ita nunc affici. Illud quoque memoria tenendum est dicere nos, nihil poni aut tolli a nobis, eorum quidem certe quæ dogmatice de dubiis afferuntur ; iis enim, a quibus moventibus nos patimur et a quibus ita coacti ad assensum adducimur, cedimus et acquiescimus. » (Sextus, *Hypotypos.*, lib. I, ch. XX, édit. Fabricius. (Trad. de Henri Estienne.)

(4) Jaccoud, *Gaz. hebdom.*, août 1864.

parole. Mais ce motif nous paraît précisément devoir le faire rejeter comme trop compréhensif lorsque l'on veut limiter le mot *aphasie* aux altérations de la parole qui ne dépendent pas de la lésion des organes de la phonation. Nous reviendrons tout à l'heure sur ce sujet à l'occasion de l'historique et de la définition de l'*aphasie*.

§ 2. — Historique.

Les faits réunis aujourd'hui sous les noms d'*aphasie*, d'*aphémie* ou d'*alalie*, n'avaient certainement pas échappé aux observateurs anciens et modernes. En parcourant les auteurs de l'antiquité, du moyen âge et des siècles plus rapprochés de nous, on découvrirait certainement beaucoup d'observations relatives au sujet qui nous occupe, et l'on en trouve, en effet, un grand nombre rapportées sous des noms différents dans les recueils du siècle dernier et du commencement de ce siècle. Mais, en général, les faits que nous allons étudier sous le nom spécial d'*aphasie* ont été confondus par les médecins anciens et modernes, soit avec les altérations de la voix et de la parole dues à la lésion des organes de la phonation, soit avec les troubles de l'intelligence et surtout avec ceux de la mémoire, sous le nom d'*amnésie*.

J.-P. Frank, par exemple, reproche à Hippocrate d'avoir confondu l'aphonie avec l'alalie, et ce reproche pourrait être adressé avec vérité à d'autres auteurs de l'antiquité.

On trouve dans Pline le Naturaliste un passage qui peut s'appliquer à certaines variétés d'aphasie, mais qui pourtant concerne plutôt l'amnésie. « Rien n'est plus fragile, dit-il, que la mémoire de l'homme ; les maladies, la chutes, une simple frayeur l'altèrent, soit partiellement, soit complètement. Un homme frappé d'une pierre n'oublia que les lettres ; un homme tombé d'un toit très élevé ne reconnaissait plus ni sa mère, ni ses parents ; une maladie enleva à un autre le souvenir de ses esclaves. L'orateur Messala Corvinus oublia son propre nom (1). »

Schenkius, qui vivait à la fin du XVIe siècle, avait observé aussi que dans certaines affections cérébrales, bien que la langue ne fût

(1) Pline, *Hist. nat.*, lib. VII, ch. XXIV.

nullement paralysée, les malades ne pouvaient parler parce qu'ils avaient perdu la mémoire : « Observatum a me est, plurimos, post apoplexiam aut lethargum, aut similes magnos capitis morbos, etiam non præsente linguæ paralysi, loqui non posse, quod memoriæ facultate extincta verba proferenda non occurrant (1). »

Le docteur Jaccoud a rapporté (2) plusieurs passages tendant à démontrer que van Sweiten, Sauvages, Swediaur, Sagar, J.-P. Frank, Cullen et Joseph Frank avaient l'alalie et l'avaient distinguée soit de l'aphonie, soit de l'amnésie. Mais en examinant les passages de ces auteurs relatifs à ce sujet, il est facile de s'assurer qu'ils n'avaient en vue que des faits d'amnésie simple, ou bien qu'ils avaient compris sous le nom d'alalie les troubles les plus variés de la parole, et principalement ceux qui étaient déterminés par une altération quelconque des organes de la phonation. Voici comment s'exprime van Swieten : « Vidi plures qui ab apoplexia curati, omnibus functionibus cerebri recte valebant, nisi quod deesset hoc unicum quod non possent vera rebus designandis vocabula invenire ; manibus, pedibus, totius corporis nixu conabantur explicare miseri quid vellent, nec poterant tamen (3). »

Sauvages admettait sept formes d'alalie ou de mutité acquise, sans compter l'alalie par surdité qui constituait une huitième forme (4).

J.-P. Frank a consacré un chapitre à l'alalie (5) ; mais en lisant ce chapitre qui traite à la fois de l'aphonie et de l'alalie, il est facile de voir que, tout en les distinguant l'une de l'autre, cet auteur réunit, sous le nom d'alalie, les faits les plus disparates appartenant surtout à la lésion des organes de la voix et de la parole.

Joseph Frank, qui a écrit aussi un chapitre sur l'alalie, a conservé la même confusion et a admis trois espèces d'alalie ou de mutisme, savoir : 1° alalie par vice des instruments de la voix ; 2° par faiblesse de l'intelligence ; 3° par surdité.

Delius, dès 1756, écrivait en tête de son observation *De alalia et*

(1) Joan. Schenkii *Obs. med.*, lib. VII, p. 180. Lugduni, 1585, in-fol.
(2) Jaccoud, *l'Alalie et ses diverses formes.* (*Gaz. hebdom.*, août 1864.)
(3) Van Swieten, *Comment.*, p. 288. Lugd. Batav., 1753.
(4) Sauvages, *Nosologia meth.*, II, class. 6, Debilitates, dyscinesiæ.
(5) J.-P. Frank, *Traité de médecine pratique*, t. II, p. 455, éd. Goudareau.

aphonia, ces lignes caractéristiques : « Physiologiæ corporis humani non ignaros latere quoque non potest qualis quantaque inter vocem et loquelam intercedat differentia, cum vocis organon primarium larynx sit, ex qua composita cartilagine, aer inspiratus, majore minore nisu cum sono expiratur ; loquela autem fit voce, per organa oris varie mutata vel modificata. In variis itaque organis varia aborta læsio, varios quoque affectus, variaque symptomata producet. Minime ergo confundenda est aphoniá cum alalia, cum hæc loquelæ, illa vocis defectum designet, et utrumque symptoma deversum, et unum absque altero, in cæterum non mutis existere queat (1). » Dans ce passage, comme dans la plupart de ceux extraits des auteurs que nous venons de mentionner, il est évident que la différence signalée entre l'alalie et l'aphonie répond à celle qui existe entre la voix simple et la voix articulée à l'aide du pharynx, de la langue et des lèvres, mais que l'alalie ainsi comprise s'applique seulement aux faits de lésion des organes périphériques de la parole, et non aux faits d'aphasie tels que nous les comprenons aujourd'hui.

Après les auteurs que nous venons de nommer, nous devons encore mentionner Gesner (2) et Crichton (3), qui, vers la fin du siècle dernier, citèrent comme exemples de perversions de la mémoire plusieurs faits se rattachant évidemment au sujet qui nous occupe, et nous arrivons à Gall, qui marque une phase nouvelle dans le développement de l'étude des troubles de la parole. En admettant, après Loke, Condillac et les philosophes de l'école écossaise, l'existence d'une faculté du langage, qu'il localisait dans un point déterminé du cerveau, les lobes antérieurs sus-orbitaires, et en citant un certain nombre d'exemples propres à démontrer les troubles de cette faculté, Gall fit faire un pas à cette question pathologique jusque-là négligée, et c'est lui qui donna l'impulsion dont nous ressentons encore aujourd'hui les derniers effets.

En 1820, l'illustre professeur Lordat, qui lui-même devait être aphasique huit ans plus tard (4), attribuait l'*alalie* non à une para-

(1) F. Delius, *De alalia et aphonia, Nova acta naturæ curiosorum*, t. VII. obs. XVIII. Norimbergæ, 1757.

(2) Gesner, *Amnésie de la parole, Sammlungen von Beob. aus der Arzn.* Nördl., 1770, II, 107.

(3) Crichton, *On Mental Derangement*, t. II, p. 337. London, 1798.

(4) Lordat, *Journ. gén. de méd.*, t. LXXIII, p. 317 ; 1820.

lysie de la langue, mais à une aberration dans la synergie des muscles qui concourent à l'action de parler.

En 1825, Bouillaud (1), développant la pensée de Gall et plaçant, comme lui, dans les lobes antérieurs du cerveau, le siège de la faculté du langage, publiait des observations pathologiques propres à démontrer la vérité de cette assertion. Poussant plus loin l'étude de cette question délicate, il admettait, outre la mémoire des mots et celle de l'articulation des sons, l'existence d'une faculté spéciale, à laquelle il donnait le nom de pouvoir coordinateur ou législateur de la parole ou du langage articulé, accordant même à cette faculté le rôle de pouvoir coordinateur des mouvements nécessaires pour l'articulation des sons. Il est remarquable, en effet, que Bouillaud, dès ses premiers travaux sur la physiologie et la pathologie de la parole, avait distingué avec soin la mémoire des mots, comme élément indispensable de la faculté du langage, de cette autre faculté cérébrale, mais plus spécialement motrice, ayant pour but de régulariser les actions musculaires complexes nécessaires à l'articulation des sons. Dans ses diverses communications à l'Académie de médecine sur le même sujet, en 1839 (2), en 1848 (3) et en 1865 (4), Bouillaud a continué à soutenir cette doctrine avec une profonde conviction, et il a cité de nouvelles observations pathologiques à l'appui de sa manière de voir.

Pendant une trentaine d'années environ, cette opinion, vivement défendue par Bouillaud et par ses élèves, rencontra de non moins ardents adversaires. Aux faits très nombreux constatant la coïncidence de la perte ou des perversions de la parole avec les lésions organiques ou traumatiques des lobes antérieurs du cerveau (faits publiés, depuis 1825, dans divers recueils en France et à l'étranger), d'autres médecins, parmi lesquels nous devons surtout citer Andral, Lallemand, Cruveilhier, Velpeau, etc., opposèrent d'autres faits, moins nombreux mais en apparence très concluants, démontrant, au contraire, soit la persistance de la parole malgré des lésions très profondes ou même la destruction complète des lobes antérieurs

(1) Bouillaud, *Traité de l'encéphalite.*
(2) *Id., Bull. de l'Acad. de méd.*, 1839.
(3) *Id., ibid.*, 1848.
(4) *Id., ibid.*, 1865.

du cerveau, soit des perversions très considérables et même la suppression absolue de la parole, coïncidant avec des altérations siégeant dans les autres parties de l'encéphale.

En 1836, un médecin, dont le travail est resté ignoré jusque dans ces derniers temps, le docteur Marc Dax, de Sommières (Gard), fit paraître un opuscule, lu au congrès de Montpellier, dans lequel il cherchait à préciser, plus nettement encore que Bouillaud, le point particulier du cerveau qu'il regardait comme le siège des manifestations de la pensée par la parole. Dans ce mémoire très original, il établissait, à l'aide d'observations réunies depuis 1800 et empruntées à des auteurs très différents, que les troubles de la parole dans les affections cérébrales étaient toujours liés à des lésions de l'hémisphère gauche et jamais à celles de l'hémisphère droit. Ce travail était intitulé : *Lésions de la moitié gauche de l'encéphale coïncidant avec l'oubli des signes de la pensée* (1).

Ce mémoire, contenant l'énoncé d'un fait aussi important, sur lequel on est revenu dans ces dernières années, était passé complètement inaperçu. Pendant plus de trente ans, la question du siège de la faculté du langage dans les lobes antérieurs du cerveau, soulevée plusieurs fois au sein de l'Académie de médecine, resta très indécise, et l'opinion de Gall, défendue par Bouillaud et ses élèves, rencontra encore plus d'adversaires que de partisans. En 1861, une nouvelle discussion surgit sur ce sujet à la Société d'anthropologie de Paris, entre M. Auburtin, soutenant les opinions de Bouillaud, et Gratiolet qui les combattait (2).

Broca, qui assistait à cette discussion, et qui était alors peu disposé à accepter la doctrine de Bouillaud, eut précisément l'occasion d'observer, très peu de temps après, à l'hospice de Bicêtre, deux faits très intéressants de perte de la parole (3). De l'observation de ces deux malades et de l'étude attentive des lésions trouvées à l'autopsie dans leur cerveau, il est résulté pour Broca cette conviction, énoncée par lui de la manière la plus formelle, que le siège de la faculté du langage articulé résidait dans la seconde et surtout

(1) Dax, *Bull. de l'Acad. de méd.*, 1865, et *Gaz. hebdom.*, 28 avril 1865.
(2) Voy. *Bulletins de la Société d'anthropologie*, t. II, 1861.
(3) Broca, *Sur le siège de la faculté du langage articulé, avec deux observations d'aphémie.* (*Bulletins de la Société anatomique*, 1861.)

dans la troisième circonvolution frontale du lobe antérieur *gauche* du cerveau, et il a donné à l'association de ce symptôme et de cette lésion spéciale le nom d'*aphémie*. Comme Bouillaud, il arriva donc à localiser la faculté du langage et ses lésions dans le lobe antérieur du cerveau. Comme M. le docteur Marc Dax, de Sommières, dont il ignorait complètement les travaux, il les plaça spécialement dans l'hémisphère *gauche*, à l'exclusion de l'hémisphère droit; mais il alla plus loin encore que ses deux prédécesseurs, en déterminant le siège spécial de cette lésion dans la troisième circonvolution frontale du côté gauche.

Depuis la publication de ces deux observations remarquables par Broca, l'étude des lésions de la parole dans les affections cérébrales est entrée dans une phase nouvelle.

Le professeur Trousseau a fait lui-même, à l'Hôtel-Dieu de Paris, en 1864 (1), des leçons très intéressantes sur les troubles de la parole et de la mémoire des mots réunis par lui sous le nom générique d'*aphasie*.

De nombreuses observations, avec ou sans autopsie, ont été publiées dans divers recueils en France et à l'étranger, et la plupart de ces observations, prises dans des conditions très diverses et par des auteurs très différents, sont venues confirmer, à peu d'exceptions près, les conclusions auxquelles était arrivé Broca. Nous insisterons sur plusieurs d'entre elles, soit à propos de la question anatomique, soit en parlant des autres aspects de ce sujet.

Qu'il nous suffise, pour terminer ce coup d'œil historique, de mentionner la discussion mémorable qui a eu lieu à l'Académie de médecine, en 1865, sur le siège de la faculté du langage articulé, à laquelle ont pris part les orateurs les plus éminents et en particulier Bouillaud, Trousseau, Parchappe, Cerise, M. Baillarger, etc. (2).

§ 3. — Définition et limites du sujet.

Le mot *aphasie* doit-il être compris dans son sens le plus général, ou dans un sens tout à fait restreint? Si l'on se basait exclusivement sur l'étymologie, on devrait l'appliquer indistinctement à tous les cas dans lesquels la parole se trouve supprimée par une cause

(1) Trousseau, *Clinique médicale de l'Hôtel-Dieu*. 7e édition, Paris, 1885.
(2) Voy. *Bull. de l'Acad. de méd.*, t. XXX, du 30 avril au 15 juillet 1865.

quelconque. Il deviendrait ainsi synonyme de mutisme. Il s'adapterait aussi bien à la perte de la parole observée dans l'idiotisme, le crétinisme et la surdi-mutité ou même au mutisme volontaire des aliénés, qu'à toutes les perversions du langage dues à une altération quelconque des organes de la phonation. En procédant ainsi, on retomberait dans la confusion fâcheuse signalée précédemment à propos des chapitres de J.-P. Frank et de Joseph Frank sur l'alalie. M. le docteur Jaccoud nous semble avoir commis cette erreur (1). Il a reconnu, en effet, cinq formes d'alalie, savoir : 1° alalie par trouble de la motilité de la langue ; 2° par défaut de coordination dans le centre moteur ; 3° par interruption de la transmission volontaire ; 4° par amnésie verbale ; 5° par hébétude. Or, parmi ces cinq formes, admises par M. Jaccoud dans le cadre de l'alalie, il y en a, selon nous, au moins deux de trop, la première et la dernière : la première, parce qu'elle comporte une altération des organes de la phonation, et la cinquième parce que, sous le nom d'hébétude, emprunté à Joseph Frank, M. Jaccoud comprend tous les troubles de la parole dus à une altération générale de l'intelligence. Pour notre part, nous pensons, au contraire, avec la plupart des auteurs qui se sont occupés de l'aphasie dans ces derniers temps, qu'il convient de limiter davantage le sens de ce mot. Sans le restreindre absolument à la perte du langage articulé, ainsi que Broca l'a proposé pour le mot *aphémie*, il importe, comme l'a indiqué cet auteur lui-même, d'exclure de son cadre, d'une part, tous les cas dans lesquels la perte ou la perversion de la parole sont dues à l'altération des organes périphériques servant à l'articulation des sons, et, d'autre part, tous ceux dans lesquels les troubles de la parole doivent être attribués à une lésion générale de l'intelligence, par exemple à l'idiotisme, au crétinisme, ou aux diverses formes d'affections mentales et à la surdi-mutité. Dans ces cas, en effet, le trouble de la parole est un fait secondaire, consécutif à une lésion générale de l'intelligence ou à une altération des organes de la phonation. Il ne constitue pas par lui-même un symptôme principal et distinct méritant un nom spécial et une description particulière. Tout en considérant l'aphasie comme un phénomène dû à des affections diverses et non comme une mala-

(1) Jaccoud, *l'Alalie et ses diverses formes.* (*Gaz. hebdom.*, août 1864.)

die nettement déterminée, nous pensons donc que l'on doit limiter l'emploi de ce mot aux faits, du reste assez variés, de suppression ou de perversion de la parole, qui ne dépendent ni d'une altération générale de l'intelligence, ni de la lésion des organes périphériques servant à l'articulation des sons.

Sans doute nous n'admettons pas, au même degré que Broca et que plusieurs autres auteurs, l'intégrité complète de l'intelligence dans tous les cas d'aphasie. Nous pensons, au contraire, avec Trousseau, que les aphasiques ont souvent l'intelligence plus sérieusement atteinte qu'on ne le suppose au premier abord ; mais, malgré cette réserve importante, sur laquelle nous insisterons plus tard, nous croyons que l'intelligence conserve, en général, chez les aphasiques, un degré d'activité très suffisant pour permettre d'exprimer des idées par la parole, et que si ces malades ne parlent pas, ce n'est pas parce qu'ils sont privés des idées nécessaires pour servir d'aliment à leur langage, mais parce que les moyens d'expression leur font défaut. Ce qui leur manque, ce ne sont pas les idées mais les moyens nécessaires pour les communiquer au dehors. Or, c'est dans ce sens, mais dans ce sens seulement, que l'on peut considérer la conservation de l'intelligence comme un caractère distinctif servant à la définition de l'aphasie, au même titre que l'intégrité des organes de la phonation.

Une dernière remarque est encore nécessaire pour bien établir dans quelles limites nous entendons renfermer le mot aphasie. Broca semble avoir voulu borner le sens du mot *aphémie* à la perte de la parole, ou, en d'autres termes, du langage articulé. C'est là, sans doute, le fait principal qui doit servir de base à la définition de l'aphasie. Mais Broca lui-même a eu le soin de faire remarquer, avec beaucoup de justesse, que le langage est un terme générique qui comprend dans sa généralité, non seulement la parole, ou langage articulé, mais tous les modes possibles d'expression de la pensée humaine, et, en particulier, le langage mimique et le langage écrit. Or, les faits cliniques nombreux, collectionnés depuis quelques années, démontrent d'une manière évidente que, chez les aphasiques, les divers modes de manifestation de la pensée humaine peuvent être atteints, soit séparément, soit simultanément. Nous pensons donc qu'il est nécessaire de tenir compte de ce résultat général de l'observation dans la définition de l'aphasie, et qu'au lieu de restreindre rigoureusement ce mot à la suppression ou à la perversion du langage articulé, il convient, à l'exemple de Bouillaud, Dax, Trousseau, Hughlings Jackson, Gairdner, etc., de l'étendre à l'altération de tous les autres modes d'expression de la pensée humaine, ou, en d'autres termes, de tous les signes représentatifs des idées.

Ceci posé, nous pouvons maintenant aborder l'histoire clinique de l'aphasie.

§ 4. — Conditions dans lesquelles se produit principalement l'aphasie.

L'aphasie étant un symptôme d'affections diverses et non une maladie spéciale, il importe d'abord de noter brièvement les conditions dans lesquelles ce symptôme se produit de préférence.

Ces conditions sont, selon nous, au nombre de quatre. L'aphasie peut survenir à la suite de maladies générales ou de fièvres graves. Elle peut apparaître, mais beaucoup plus rarement, dans le cours de certaines affections nerveuses. Elle s'observe plus souvent après des lésions traumatiques de la boîte cranienne ou de diverses portions de l'encéphale. Enfin, la condition la plus habituelle de sa manifestation réside dans les affections organiques du cerveau, et surtout dans l'hémorragie cérébrale et le ramollissement. On peut poser en principe, en effet, d'après toutes les observations connues, que, 90 fois sur 100 au moins, l'aphasie, temporaire ou persistante, est due à une congestion, à une hémorragie ou à un ramollissement du cerveau.

C'est un fait remarquable et digne d'être noté que l'aphasie vraie ne se produit jamais, au contraire, ni dans la paralysie générale, ni dans aucune des formes des maladies mentales.

1° *Maladies générales et fièvres graves.* — Trousseau a cité comme cause probable de certains cas d'aphasie, le diabète et l'albuminurie. Cette dernière affection a été également signalée parmi les antécédents par d'autres observateurs, et en particulier par Hughlings Jackson (1). La syphilis a été aussi notée comme cause chez plusieurs aphasiques. Le malade dont Béhier m'a communiqué l'observation

(1) Hughlings Jackson, mémoire cité.

présentait encore, au moment de l'attaque, des symptômes syphilitiques. Trousseau rapporte, parmi ses observations, un cas d'aphasie probablement syphilitique, et guéri par l'iodure de potassium.

Le mémoire déjà cité du docteur Hughlings Jackson a eu pour but principal de constater la coïncidence fréquente de l'aphasie accompagnée d'hémiplégie avec les lésions valvulaires du cœur ; il relate, en effet, un assez grand nombre d'observations où cette coïncidence remarquable a été observée d'une manière évidente. Il a cherché à l'expliquer par un fait d'embolie cérébrale, et d'autres auteurs, parmi lesquels nous citerons M. le docteur Lancereaux (1), ont donné à ces faits la même interprétation et fourni des preuves anatomiques de l'interruption de la circulation dans l'artère de Sylvius comme cause du ramollissement limité de certaines circonvolutions cérébrales.

Trousseau et quelques autres auteurs ont encore signalé, parmi les antécédents de l'aphasie, l'érysipèle de la tête, la rougeole, la scarlatine et d'autres affections fébriles générales. Parmi ces dernières figure au premier rang la fièvre typhoïde. Tout le monde connaît l'état d'hébétude et de stupeur prolongé qui succède souvent pendant longtemps aux fièvres typhoïdes. Eh bien, dans certains cas, parmi les complications cérébrales survenant dans la convalescence de cette maladie, on constate, au lieu de l'anéantissement général des facultés intellectuelles, la perte plus ou moins complète et plus ou moins persistante de la parole (2).

2° *Maladies nerveuses.* — On a très peu étudié jusqu'à présent l'aphasie produite par les maladies nerveuses, et les quelques documents qui existent sur ce sujet sont très incomplets. Sans doute, on a fréquemment signalé des états de mutisme plus ou moins persistant ou survenant sous forme d'accès, à la suite d'émotions vives ou d'attaques convulsives, dans l'hystérie et dans diverses névroses extraordinaires, telles que la catalepsie, l'extase, etc.; mais ces faits de mutisme continu ou intermittent se produisant dans les maladies nerveuses, et même dans certaines formes des affections mentales

(1) Lancereaux, *Gaz. des hôpitaux*, numéro du 13 mai 1865.

(2) Voyez les faits cités par Trousseau, *Clin. médicale de l'Hôtel-Dieu*, t. II, p. 617, et les observations relatées dans un mémoire du docteur J.-F. Weisse, de Saint-Pétersbourg, sur l'alalie dans la fièvre typhoïde des enfants, *Gaz. hebdom.*, 3 mars 1865.

(comme la mélancolie ou la stupidité compliquées de phénomènes nerveux), doivent être soigneusement distingués des faits d'aphasie vraie, bien loin d'être mélangés avec eux. Il en est de même de l'aphonie nerveuse, phénomène fréquent dans l'hystérie et dans d'autres névroses, mais qu'il faut bien se garder de confondre avec l'aphasie, comme le faisaient les anciens.

Or, en ayant le soin d'éliminer ces diverses variétés de perte de la parole observées dans les affections nerveuses, il reste bien peu d'observations authentiques propres à démontrer la production d'un état d'aphasie véritable dans l'hystérie, et l'on peut même se demander si ce phénomène peut réellement survenir dans cette névrose avec les caractères qui lui sont propres.

Il en est tout autrement de l'épilepsie. Nous avons rapporté (1) plusieurs cas d'aphasie observés chez les épileptiques, faits empruntés à Forbes Winslow (2) et à d'autres auteurs. Moreau (de Tours) en a également signalé un exemple très curieux qui peut servir de point de départ pour étudier, comme variété distincte, ce qu'on pourrait appeler l'aphasie nerveuse (3). Il s'agissait, dans ce cas, d'un malade épileptique que Moreau (de Tours) a eu longtemps l'occasion d'étudier à Bicêtre; il présentait cette particularité bien remarquable qu'il pouvait prononcer des mots spontanément, mais qu'il cessait de pouvoir articuler volontairement ces mêmes mots lorsqu'on les lui demandait en lui adressant la parole.

3° *Affections traumatiques du crâne et de l'encéphale.* — On trouve, dans la plupart des recueils français et étrangers, beaucoup d'exemples de perte ou de perversion de la parole consécutives à des chutes sur la tête, à des commotions cérébrales, à des plaies de tête, à des fractures du crâne ou à des corps étrangers introduits dans le cerveau. Les annales de la chirurgie militaire surtout renferment un grand nombre de faits de ce genre. Ils mériteraient d'être collectionnés avec soin et classés en plusieurs catégories, d'après la nature des accidents produits, d'après le genre de trouble de la parole et d'après la marche ultérieure des accidents, aboutissant soit à la mort, soit à la guérison; car les exemples de guérison de

(1) Falret, *Arch. de méd.*, 6e sér., t. III, p. 336, 591 ; 1864.
(2) Forbes Winslow, *Obscure Diseases of the brain*, 1860.
(3) Moreau de Tours, *Gaz. des hôpitaux*, février 1861.

l'aphasie, dans ces circonstances, sont loin d'être rares. Bouillaud, dès 1825 (1), a cité plusieurs faits de troubles de la parole dus à des causes traumatiques, ayant exercé leur action sur les lobes antérieurs du cerveau, et depuis cette époque beaucoup d'observations du même genre ont été publiées dans le but d'infirmer ou de confirmer la doctrine de Bouillaud.

4° *Maladies organiques du cerveau ou de diverses parties de l'encéphale.* — On a constaté la perte ou la perversion de la parole dans la plupart des affections organiques du cerveau : congestions simples. hémorragie cérébrale, ramollissement, cancer, hydatides, abcès du cerveau, etc., etc. Les lésions les plus variées quant à leur nature intime peuvent donc donner naissance au symptôme appelé aphasie. Nous reviendrons plus loin sur la question controversée du siège de ces lésions. De plus, on observe assez fréquemment des cas d'aphasie temporaire, qui guérissent plus ou moins rapidement; or, dans ces circonstances, on est bien obligé d'attribuer la perte passagère de la parole à une congestion également temporaire de l'encéphale.

On peut admettre aussi que, dans certains cas d'aphasie avec hémiplégie, aboutissant peu à peu à la guérison ou à une amélioration relative considérable, il y a eu réellement une hémorragie cérébrale limitée à certains points du cerveau, et que la lésion a diminué peu à peu, par la résorption successive du caillot sanguin, comme cela se produit dans beaucoup de cas d'hémorragie cérébrale sans perte de la parole. Enfin, on doit reconnaître, avec Stilling, Schröder van der Kolk, Romberg et M. Jaccoud, que, dans quelques circonstances, le trouble de la parole est dû non à une affection du cerveau, mais à l'altération de la moelle allongée ou des corps olivaires, que ces auteurs considèrent comme le centre de coordination des mouvements nécessaires à l'articulation des sons. Ces cas exceptionnels constituent la seconde forme d'alalie admise par M. Jaccoud.

(1) Bouillaud, *Traité de l'encéphalite*. Paris, 1825.

§ 5. — Description clinique de l'aphasie et de ses diverses variétés.

L'aphasie, avons-nous dit, est un symptôme et non une maladie. On ne peut donc s'attendre à trouver dans la description d'un phénomène qui varie singulièrement selon les causes ou les affections qui lui donnent naissance, l'uniformité d'aspect et de manifestation que l'on rencontre habituellement dans une maladie spéciale et bien déterminée. Néanmoins, en ayant le soin d'exclure de la description de l'aphasie tous les cas de mutisme ou de suppression de la parole, dus à une altération générale de l'intelligence ou à une lésion des mouvements, et en limitant, comme nous l'avons déjà indiqué, la sphère de ce symptôme aux cas dans lesquels les malades ne parlent pas, ou parlent d'une manière très imparfaite, tout en conservant la compréhension des choses du dehors et la possibilité d'articuler nettement les sons, on peut arriver à un tableau type de l'aphasie, conforme à l'observation clinique, et pouvant s'appliquer à presque tous les cas.

L'aphasique a habituellement l'aspect extérieur d'un homme intelligent. Tant qu'on ne lui a pas adressé la parole, et qu'il n'a pas eu l'occasion de chercher à répondre, on ne peut guère s'apercevoir de l'infirmité dont il est atteint. Son œil est ordinairement vif et animé, son regard et sa physionomie assez expressifs ; excepté dans les cas extrêmes où l'intelligence est elle-même fortement altérée, on ne peut se douter, en l'apercevant pour la première fois, qu'il soit affecté d'une maladie aussi grave. Il est presque toujours paralysé du côté droit, surtout du bras ; mais cette paralysie peut être à peine perceptible au moment où on l'observe ; quant à la déviation de la bouche et de la langue, si elle a existé dans les premiers jours, comme chez la plupart des hémiplégiques, elle est ordinairement à peine sensible, ou même complètement dissipée, lorsqu'on est appelé à voir le malade. Il faut adresser la parole à un aphasique pour pouvoir constater les faits principaux qui caractérisent son état. Aussitôt que l'on cherche à provoquer chez lui une réponse, la nature de son mal se manifeste alors avec une complète évidence. Dans beaucoup de cas, il a conservé la possibilité d'exprimer par gestes, ou à l'aide des mouvements de la physionomie, les émotions qu'il éprouve ou les idées que son intelligence conçoit. On peut ainsi s'assurer facilement qu'il a compris le sens des questions qu'on lui adresse, et qu'il fait de grands efforts pour se faire comprendre; mais le degré de l'effort et l'aptitude à triompher de l'obstacle varient beaucoup selon les cas. Dans certaines circonstances, le malade a seulement perdu la mémoire d'un certain nombre de mots, surtout celle des noms propres et des substantifs ; il est obligé d'avoir recours à des circonlocutions pour rendre sa pensée ; il fait des phrases incomplètes, se sert des infinitifs ou du mot *chose*, ne peut employer convenablement certaines parties du discours, comme les pronoms ou les prépositions ; s'apercevant lui-même de ses erreurs, il s'irrite, s'impatiente, et cherche à suppléer, par le langage mimique, à l'insuffisance du langage articulé. C'est là un premier degré d'aphasie, que l'on observe surtout à la suite des hémorragies cérébrales peu intenses, et qui se perpétue souvent pendant longtemps chez le même malade, ou bien va lentement mais progressivement en diminuant à mesure que l'on s'éloigne de l'attaque. Mais ce degré de l'aphasie, qui est dû principalement à l'oubli des mots, et surtout de certaines catégories de mots, est plutôt de l'amnésie que de l'aphasie véritable.

Les vrais aphasiques ont perdu le plus souvent, à un degré beaucoup plus prononcé, la faculté du langage articulé. Il est rare, il est vrai, que chez eux la parole soit absolument supprimée ; mais presque toujours leur vocabulaire est extrêmement restreint ; ils n'ont conservé à leur disposition qu'un très petit nombre de mots, toujours les mêmes, qui sont les seuls qu'ils puissent articuler, et avec lesquels ils cherchent à exprimer toutes leurs idées, en suppléant, à l'aide des gestes et d'une mimique vive et animée, à l'absence presque absolue du langage articulé. Ainsi, par exemple, beaucoup d'aphasiques n'ont gardé que trois ou quatre mots qu'ils emploient à tout propos. Tantôt ces mots ont réellement un sens, et appartiennent à la langue que le malade parlait avant sa maladie ; tantôt, au contraire, ils proviennent d'une langue étrangère, ou même constituent un assemblage bizarre de syllabes, ne représentant aucune idée et ne faisant partie d'aucune langue connue, comme le mot *cousisi*, employé par l'un des malades de Trousseau (1), le

(1) Trousseau, *Clinique de l'Hôtel-Dieu*, t. II, p. 581.

mot *monomomentif*, employé par un autre aphasique, dont l'histoire est aussi rapportée par ce même observateur, et bien d'autres mots semblables, mentionnés dans d'autres observations. Fréquemment aussi, les malades n'ont plus à leur disposition que des monosyllabes, comme *oui* et *non* par exemple, ou même un seul d'entre eux, auquel ils donnent alternativement un sens affirmatif ou négatif à l'aide des gestes, ou bien des syllabes sans signification, comme le mot *tan*, dont se servait le malade de Broca, et qui se retrouve encore dans plusieurs autres observations, par exemple dans celle de Béhier, que nous mentionnerons tout à l'heure.

D'autres aphasiques conservent un nombre de mots un peu plus considérable, par exemple quatre ou cinq mots, et ils s'efforcent d'exprimer, à l'aide de ces quelques mots, toutes les idées qu'ils veulent communiquer au dehors. Ce qu'il importe beaucoup de noter, et ce qui est tout à fait caractéristique de cet état pathologique, c'est que les aphasiques articulent très nettement le petit nombre de mots qui leur restent. Ce fait prouve d'une manière incontestable que, s'ils ont perdu la faculté d'exprimer leurs idées, ils n'ont nullement perdu celle d'articuler les sons, et que, par conséquent, les organes périphériques de la phonation sont dans un état d'intégrité parfaite.

A côté de ce fait principal qui caractérise essentiellement l'aphasie, savoir : la suppression presque complète de la parole avec conservation de l'aptitude à articuler quelques mots, il importe d'ajouter plusieurs autres faits secondaires, pour compléter le tableau habituel de l'état des aphasiques, sous le rapport de la parole. Il y a, en effet, parmi ces malades, des variétés assez nombreuses pour le degré de conservation ou de disparition de la faculté de parler. Quelques-uns, ne pouvant prononcer spontanément qu'un très petit nombre de mots, et ayant ainsi un vocabulaire extrêmement restreint, possèdent néanmoins l'aptitude à répéter au moment même les mots qui leur sont fournis par une autre personne, mais sont ensuite incapables de les redire spontanément. Il en est d'autres, au contraire, complètement hors d'état de répéter un mot proféré devant eux, mais qui, cherchant à l'articuler, en prononcent un autre à la place, ayant ou non conscience de leur erreur ! D'autres ne peuvent répéter les mots que dans certains moments et comme par hasard, mais en sont totalement incapables dans d'autres instants. Deux faits importants sont encore à noter, au point de vue des variations du langage chez les aphasiques. On a fait la remarque que les phrases faites, les locutions usuelles, employées à chaque instant dans le langage vulgaire, ont plus de chance d'être conservées par ces malades que les mots isolés, les substantifs, et surtout les noms propres ; mais ces locutions leur échappent en quelque sorte tout à coup, sous l'influence de l'idée qui doit naturellement leur donner naissance, tandis que, dans d'autres moments, ils ne peuvent plus les retrouver et les prononcer volontairement lorsqu'ils en ont besoin. Il en est de même du langage des émotions. Fréquemment un aphasique laisse échapper, sous l'empire de la frayeur, de la colère ou de toute autre émotion vive, une expression énergique, une interjection, un juron, qu'il articule avec une grande netteté et même plusieurs fois de suite ; mais, plus tard, dans un moment de calme, il devient impossible au même malade d'articuler de nouveau ce mot, qui avait surgi comme instinctivement. Ce fait a été constaté par tous les auteurs qui ont observé des aphasiques, mais il a été surtout signalé et étudié avec soin par les docteurs Hughlings Jackson (1) et Gairdner (2).

Dans d'autres circonstances, on observe encore d'autres troubles de la parole chez les aphasiques. Ils peuvent articuler un plus grand nombre de mots, mais ces mots ne correspondent plus à leur pensée ; ils prononcent un mot, tandis qu'ils désirent en exprimer un autre : ils disent, par exemple, le mot chapeau, lorsqu'ils voulaient dire le mot maison ou tout autre ; tantôt ils s'aperçoivent de leur erreur, sans pouvoir la rectifier ; tantôt, au contraire, ils n'ont même pas conscience des mots qu'ils ont employés, et s'étonnent de n'être pas compris, alors qu'ils ont articulé une phrase différente de celle qu'ils avaient en tête. Trousseau, par exemple, rapporte l'histoire d'une dame qui prononçait des paroles injurieuses, tandis qu'elle croyait dire à une personne qui venait la visiter : « Prenez la peine de vous asseoir ».

Enfin, il est quelques cas rares où les malades profèrent des séries

(1) Hughlings Jackson, *Arch. de médecine*, 1865.
(2) Gairdner, *Arch. de médecine*, 1866. Voyez aussi plus loin, page 503.

de syllabes sans aucun sens, constituant des assemblages de mots qui n'appartiennent à aucune langue, tout en croyant exprimer des idées compréhensibles. C'est ce qui arrivait, par exemple, au malade dont le docteur Osborn nous a donné l'histoire détaillée (1). Chez cet individu, l'articulation des sons persistait, mais il proférait des mots incompréhensibles, et, chose remarquable, l'écriture était chez lui conservée alors que la parole était absolument hors d'état d'exprimer la pensée. C'est ce qui a porté le docteur Jaccoud (2) à classer ce fait, malgré la profonde altération de la parole, dans sa deuxième classe d'alalie, ou alalie par défaut de coordination. — Nous ne pouvons entrer ici dans le détail minutieux de toutes les variétés de troubles de la parole que peuvent présenter les aphasiques. Il en est, du reste, qui sont exceptionnelles et tout à fait individuelles, tandis que d'autres se rencontrent plus fréquemment et d'une manière plus habituelle. Nous avons dû nous borner à indiquer ici très sommairement les formes les plus générales de l'altération de la parole chez les aphasiques. Nous allons maintenant continuer cet exposé symptomatique, en parlant des troubles observés chez ces malades dans les autres modes d'expression de la pensée.

Écriture. — Lorsqu'on se représente l'aphasie comme constituée essentiellement par la suppression du langage articulé, il semble que les individus privés de la parole doivent conserver la possibilité d'exprimer leurs idées à l'aide de l'écriture. C'est, en effet, ce qui a lieu dans certaines circonstances exceptionnelles, ainsi que le docteur Marcé l'avait déjà signalé, en 1856 (3).

Mais dans ces cas rares de conservation de l'écriture chez les aphasiques, on doit se demander, avec Trousseau (4) et avec le docteur Gairdner (5), si l'on n'a pas affaire à une forme tout à fait distincte d'aphasie et si ces faits ne devraient pas être séparés physiologiquement et cliniquement de ceux où l'aptitude à écrire a disparu en même temps que la parole.

Le docteur Jaccoud, dans son classement physiologique des

(1) Osborn, *Dublin Journ. of med. sc.*, t. IV, p. 157 ; 1834.
(2) Jaccoud, *Gaz. hebdom.*, 1864.
(3) Marcé, *Sur l'existence d'un principe coordinateur de l'écriture*. (*Comptes rendus de la Société de biologie*, 1856.)
(4) Trousseau, *Clin. de l'Hôtel-Dieu*, t. II, p. 615.
(5) Gairdner, *Arch. gén. de méd.*, août 1866, et plus loin, page 503.

diverses formes de l'alalie, a eu grand soin de tenir compte de cette différence essentielle. Il a admis l'existence du pouvoir de l'écriture dans les trois premières formes et sa disparition seulement dans les deux dernières, c'est-à-dire que pour lui la suppression simultanée de l'aptitude à écrire et à parler suppose toujours l'amnésie verbale ou la perte de la mémoire des mots, lesquels sont aussi nécessaires pour l'écriture que pour la parole. C'est aussi l'opinion de Bouillaud qui voit toujours une complication d'amnésie dans les cas d'aphasie accompagnés de la perte de l'écriture. Mais en étudiant attentivement les faits dans lesquels on a constaté la persistance ou la disparition de la faculté d'écrire, on s'aperçoit qu'ils ne peuvent pas toujours s'expliquer par la conservation ou la perte de la mémoire des mots. Les faits classés, par exemple, par le docteur Jaccoud dans sa troisième catégorie (ou alalie par interruption dans la transmission volontaire) sont très différents les uns des autres ; aussi cette catégorie est-elle la plus discutable de toutes. Il y a réuni pêle-mêle tous les cas d'altération de la parole avec conservation de l'écriture. Le fait du facteur de la halle, cité par Trousseau, et qui est l'un des exemples les plus évidents de la conservation de la possibilité d'écrire dans un état d'aphasie complète, y figure à côté d'autres faits qui sont loin d'être aussi simples sous ce rapport. D'un autre côté, j'ai rapporté (1), d'après Forbes Winslow et d'autres auteurs, plusieurs exemples de suppression de la faculté d'écrire alors que la parole était conservée, et l'on en trouve aussi quelques-uns dans le travail de Marcé. Dans ces circonstances, on ne peut pas dire que la perte de la mémoire des mots fût la cause de la suppression de l'écriture, puisque la parole était conservée sans l'écriture, et que les malades se servaient en parlant des mots qu'ils ne pouvaient pas écrire ; et pourtant, dans ces cas, on ne pouvait pas non plus attribuer la perte du pouvoir de l'écriture à la paralysie des mains et des bras, puisque les mouvements étaient parfaitement intacts. Ce sont donc là des faits qu'il faut se borner à constater, jusqu'à nouvel ordre, sans pouvoir encore les expliquer.

Relativement à l'état de l'écriture chez les aphasiques, on doit surtout noter les faits suivants :

(1) Falret, *Arch. gén. de méd.*, mars 1864.

1° Chez certains aphasiques, il est impossible de savoir avec certitude s'ils sont encore capables d'écrire parce qu'ils ne l'ont jamais su. On ne peut donc pas constater chez tous les aphasiques la persistance ou la disparition du pouvoir de l'écriture.

2° Chez d'autres, il y a impossibilité matérielle de former des lettres par suite de la paralysie de la main droite; mais alors, si l'aptitude cérébrale à écrire n'est réellement pas suspendue, il est possible soit d'exercer le malade à écrire de la main gauche, soit de lui réapprendre l'écriture avec la main droite, à mesure que la paralysie souvent incomplète du bras tend à diminuer de plus en plus.

3° Quelques aphasiques conservent uniquement la possibilité de signer leur nom, mais ne peuvent tracer aucun autre mot; chez d'autres, au contraire, on constate l'incapacité presque absolue où ils se trouvent même de signer leur nom; ils n'en écrivent que quelques lettres ou ils les transposent; d'autres, enfin, écrivent un mot à la place d'un autre, ou bien forment des assemblages de traits incompréhensibles qui ne représentent pas des mots, et ne peuvent parvenir à reproduire sur le papier ceux qu'ils ont en tête ; mais, chose remarquable, ces mêmes individus sont, en général, capables de copier avec assez d'exactitude les mots qui sont mis sous leurs yeux comme un modèle, absolument comme ils copieraient un dessin ou les caractères d'une langue qui leur serait inconnue (1).

4° Certains aphasiques, enfin, ne sont plus en état de copier exactement des mots, ni de les écrire sous la dictée, même lorsqu'on les leur épelle lettre par lettre; ils se bornent à tracer des traits inintelligibles ou des assemblages de lettres qui ne forment aucun mot, souvent même en croyant qu'ils écrivent bien et sans s'apercevoir de leur erreur. C'est là le degré le plus avancé de la disparition du pouvoir de l'écriture chez les aphasiques ; il correspond ordinairement aux degrés également les plus prononcés de la perversion de la parole. On peut donc poser en principe, comme l'ont fait Trousseau (2) et le docteur Gairdner (3), que *les aphasiques écrivent, en*

(1) Voyez, à cet égard, l'observation très curieuse rapportée par le docteur Gairdner, *Arch. gén. de méd.*, septembre 1866, et plus loin, page 503.
(2) Trousseau, *Clinique de l'Hôtel-Dieu*, p. 615.
(3) Gairdner, *Arch. de méd.*, 1866, et plus loin, page 503.

général, aussi mal qu'ils parlent, et que ceux qui ne parlent pas du tout sont également totalement incapables d'écrire.

Lecture mentale et lecture à haute voix. — L'intelligence et la vue étant conservées, chez la plupart des aphasiques, à un degré très suffisant pour permettre la lecture, il semblerait que, s'ils ne peuvent articuler les mots, ils doivent du moins les lire mentalement. C'est, en effet, ce qui a lieu dans un certain nombre de cas. On peut alors se faire comprendre de ces malades en écrivant ce qu'on veut leur dire, comme on le fait pour les sourds-muets. Bouillaud a insisté sur ce fait dans ses travaux sur le langage articulé, et Trousseau a eu le soin d'étudier plusieurs de ses malades à ce point de vue. Jaccoud a rapporté plusieurs exemples de conservation de la faculté de lire mentalement, malgré l'impossibilité de lire à haute voix, et il considère ce fait comme l'un des signes distinctifs de la seconde et de la troisième forme de sa classification. Pour la seconde forme, c'est-à-dire pour les cas d'aphasie avec altération du pouvoir coordinateur des mouvements, nous admettons facilement ce caractère établi par M. Jaccoud ; mais son existence constante nous paraît plus douteuse dans les cas rangés par lui dans la troisième forme. Nous répéterons donc ici, à propos de la lecture, ce que nous avons dit précédemment de l'écriture, à savoir : que la conservation ou la perte de la faculté de lire mentalement ne doivent pas être attribuées exclusivement à un fait de mémoire et qu'elles peuvent être quelquefois rapportées à d'autres causes.

Voici les faits qu'il nous paraît surtout important de signaler relativement à la lecture chez les aphasiques :

1° Certains individus sont encore capables non seulement de lire mentalement, mais à haute voix, alors qu'ils ne peuvent plus guère parler spontanément, de même qu'ils peuvent répéter les mots qui leur sont fournis sans pouvoir les articuler spontanément, et de même qu'ils sont capables d'écrire en copiant, ou sous la dictée, tout en étant hors d'état d'écrire même leur propre nom sans le secours d'autrui.

2° Il est des aphasiques qui n'ont plus la faculté de lire à haute voix, ou qui, du moins, articulent en lisant d'autres mots que ceux qui sont imprimés, avec ou sans conscience de leur erreur ; eh bien, ces aphasiques lisent néanmoins très bien mentalement, et comprennent parfaitement ce qu'ils lisent.

3° Il en est d'autres, plus exceptionnels, qui conservent la possibilité de lire à haute voix comme machinalement, et qui ont perdu la faculté de comprendre le sens des mots qu'ils lisent mentalement.

4° Enfin, les aphasiques, en général, sont privés en même temps de la faculté de lire à haute voix et de celle de lire mentalement. On trouve de nombreux exemples de ce genre parmi les observations publiées. Trousseau a cité deux de ses malades (Paquet et Adèle Ancelin) qui lisaient constamment la même page d'un livre de piété, ou le même roman, sans les comprendre, ainsi qu'on a pu s'en assurer plus tard. Il a rapporté également un cas d'aphasie temporaire observée chez un professeur de la faculté, qui, cherchant à lire un passage de Lamartine, s'aperçut avec douleur qu'il ne le comprenait plus. La même observation a été faite par le docteur Spalding (de Berlin), qui, en s'observant lui-même pendant une attaque d'aphasie temporaire, dut s'avouer qu'il était incapable de lire les mots écrits par lui-même sur un reçu qu'il ne put rectifier qu'après la guérison de cet état passager d'aphasie.

Ces faits relatifs à la conservation ou à la perte de l'aptitude à lire à haute voix ou mentalement, chez les aphasiques, de même que ceux que nous avons mentionnés précédemment à propos de l'écriture, et comme ceux dont nous allons parler tout à l'heure, prouvent d'une manière évidente que les divers modes de manifestation de la pensée ne sont pas toujours altérés simultanément et proportionnellement chez les aphasiques ; que l'une de ces facultés peut être intacte, ou légèrement atteinte, alors que l'autre est fortement altérée ou même disparue, et, par conséquent, la diminution ou la disparition de ces diverses aptitudes ne peut s'expliquer uniquement par un fait d'amnésie qui devrait porter sur toutes et non sur quelques-unes d'entre elles. On doit donc, jusqu'à nouvel ordre, constater ces diversités sans chercher à les expliquer, ou à les rattacher à une loi plus générale ; car, dans l'état de nos connaissances, cette théorie générale serait prématurée.

Langage mimique. — Lorsqu'on a commencé à observer les aphasiques, on a cru que le langage des signes était constamment conservé chez eux. On était même disposé à faire figurer ce caractère dans la définition de cet état pathologique, et on s'appuyait sur son existence pour démontrer l'intégrité de l'intelligence chez ces malades. Ils suppléaient, disait-on, par le langage mimique, à l'insuffisance du langage articulé, et ils parvenaient ainsi à faire comprendre leurs pensées aux autres hommes, en variant à l'infini les intonations données aux quelques mots restés à leur disposition, et en y ajoutant des gestes expressifs. C'est, en effet, ce qui a lieu chez la plupart des aphasiques.

Broca a signalé la persistance du langage mimique dans ses deux cas d'aphémie, et Trousseau l'a également constatée dans plusieurs de ses observations. Il ne faut pas croire pourtant que ce fait soit constant. Le langage des signes est sans doute moins souvent altéré ou supprimé dans l'aphasie que le langage écrit, mais il est des cas cependant dans lesquels la manifestation des idées par les gestes et par les variations de la physionomie est elle-même entravée, incomplète, ou presque nulle. Dans ces cas, où les trois modes principaux d'expression de la pensée se trouvent à la fois supprimés, on comprend combien il doit être difficile aux malades de communiquer leurs idées et surtout de prouver qu'ils ont réellement conservé leur intelligence, malgré l'absence de ses manifestations, ainsi que le pensent certains auteurs.

Trousseau (1) a insisté sur ce fait que le langage des signes peut lui-même disparaître, et il en a cité des exemples très curieux. M. Jaccoud a aussi mentionné quelques faits de ce genre, et l'on en trouve de nouvelles preuves parmi les observations publiées par les journaux français et étrangers dans ces dernières années.

Le docteur Hughlings Jackson (2) s'est surtout attaché à prouver que les divers modes d'expression de la pensée pouvaient être lésés simultanément, et il a eu le soin de noter, dans plusieurs de ses observations, l'altération du langage mimique et le degré de cette altération. Nous signalerons, à cet égard, plusieurs variétés de faits, comme pour l'écriture et la lecture :

1° Certains aphasiques, n'ayant à leur service qu'un très petit nombre de mots ou même qu'un seul (le mot *oui* ou le mot *non*, par exemple), savent très bien joindre un signe de tête à l'articulation de leur mot unique pour lui donner à volonté un sens affirmatif ou

(1) Trousseau, *Clinique médicale de l'Hôtel-Dieu*, t. II. (*Bull. de l'Acad.*, t. XXX, p. 444 ; 1865.)

(2) Hughlings Jackson, *Clinical Lect. and Reports*. London, 1864.

un sens négatif : dans ces cas, le langage mimique conservé rectifie le langage parlé qui exprime une erreur ; mais, dans d'autres cas analogues, où les malades ne peuvent également prononcer que le mot *oui* ou le mot *non*, ils ne sont plus en état de faire cette rectification à l'aide du langage mimique, et ils font alors, en prononçant ce mot, des signes affirmatifs ou négatifs *tout à fait au hasard* et sans rapport avec la pensée qu'ils veulent exprimer.

2° Les mêmes faits signalés à propos des gestes en général se reproduisent à l'occasion des expressions instinctives des émotions, comme le sourire, le rire ou les pleurs, et pour les diverses expressions de la physionomie. Il est, en effet, des aphasiques chez lesquels ces expressions spontanées des sentiments ne peuvent plus se produire sous l'influence de la volonté. Le docteur Hughlings Jackson a fait, à cet égard, une remarque très juste. Ces manifestations des émotions, qui se font jour sur la physionomie et dans la mimique, peuvent souvent se reproduire spontanément et instinctivement chez ces malades sous l'influence de l'émotion qui leur donne naissance à l'état normal, mais elles ont cessé de pouvoir être reproduites sous l'influence de la volonté. Il en est de ces expressions muettes des sentiments comme des mots énergiques qui échappent aux aphasiques sous le coup d'une vive émotion, et qu'ils sont ensuite incapables d'articuler spontanément.

Musique, dessin et calcul. — Ces diverses manifestations de la pensée humaine peuvent également être conservées ou détruites chez les aphasiques, séparément ou simultanément. Le chant, sorte d'intermédiaire entre le cri et le langage articulé, peut persister chez les aphasiques qui ont pourtant perdu presque complètement l'usage de la parole ; mais il faut distinguer, parmi ces faits de conservation du chant, deux catégories bien distinctes : certains individus, en effet, sans articuler les paroles d'un air, ont seulement gardé l'aptitude à le fredonner à l'aide des quelques mots ou monosyllabes qui leur restent ; il en est d'autres, au contraire, qui peuvent réellement prononcer en chantant des paroles qu'ils sont absolument incapables d'articuler en parlant.

Béhier m'a communiqué un fait très intéressant de la première catégorie qu'il a observé en 1836 et consigné alors dans son mémoire pour les prix de l'internat. Il s'agit d'un malade atteint de syphilis et qui fut pris d'un état d'aphasie vraie tout à fait analogue aux faits nouvellement observés. Comme celui de Broca, il ne pouvait prononcer que la syllabe *tan*. A l'aide de cette syllabe *tan* il cherchait à exprimer sa pensée en suppléant par les gestes à l'insuffisance de la parole. Eh bien, ce malade, qui ne pouvait plus parler, chantait pourtant très nettement la *Marseillaise* et la *Parisienne*, sans en articuler les paroles, mais en modulant ces airs à l'aide du même monosyllabe *tan*, *tan*, *tan* répété indéfiniment.

Le docteur Hughlings Jackson a rapporté un fait analogue.

Quant aux cas dont je parlais tout à l'heure et dans lesquels les aphasiques ne se bornent pas à chanter un air qu'ils ont cessé de pouvoir articuler en parlant, ces faits sont certainement plus extraordinaires encore, mais il est peut-être possible de s'en rendre compte par une lésion de la mémoire verbale. On observe, en effet, quelquefois un fait analogue à l'état normal. Certaines personnes, habituées à chanter des romances, ne se rappellent les paroles qu'en les chantant et ne peuvent plus les retrouver lorsqu'elles veulent se borner à les réciter. Pour terminer ce qui concerne la mémoire musicale chez les aphasiques, nous devons encore mentionner le fait d'un malade dont parle Trousseau (1) et qui a été observé par Lasègue : c'était un musicien complètement aphasique ; il ne pouvait ni parler ni écrire, mais il écrivait facilement une phrase de musique qu'il entendait chanter.

Ce que nous venons de dire relativement à la musique, nous devons le répéter, en quelque sorte, pour le dessin et pour le calcul.

Certains aphasiques, ne pouvant ni parler ni écrire, sont encore quelquefois capables de dessiner quand ils possédaient ce talent avant leur maladie, pourvu que leur main droite ne soit pas paralysée à un degré qui les empêche de tenir le crayon. Mais, parmi ces malades qui peuvent encore dessiner, il faut distinguer ceux qui sont réellement en état de dessiner de mémoire, et ceux qui ne peuvent que copier un modèle mis sous leurs yeux, comme d'autres copient de la musique ou de l'écriture. Il en est, au contraire, qui, ayant été de véritables artistes avant leur maladie, perdent,

(1) Trousseau, *Clin. méd.*, p. 622.

sous l'influence de l'aphasie, toute aptitude à dessiner, et ne peuvent plus tracer avec un crayon que des figures informes ou des lignes sans signification. Trousseau a rapporté quelques exemples de ce genre (1), en particulier celui d'un élève de Coignet, qui, devenu aphasique, avait perdu, sous le rapport du dessin, tout son talent artistique.

Les mêmes réflexions peuvent s'appliquer au calcul. Certains aphasiques sont dans une impossibilité absolue de lire les chiffres, de les écrire ou de les prononcer. D'autres, parmi les quelques mots qu'ils peuvent encore prononcer, ont conservé un nombre, par exemple le nombre trois ou quatre, mais l'emploient à tout propos pour exprimer toute autre idée que celle qu'il doit signifier naturellement. Le second malade de Broca était dans ce cas, et il existe plusieurs exemples du même genre parmi les faits rapportés par Trousseau et par Forbes Winslow. Quelques aphasiques, il est vrai, ont gardé l'aptitude à compter sur leurs doigts, à lire ou à additionner les chiffres, alors même qu'ils ne peuvent ni les prononcer ni articuler d'autres mots. Mais le contraire est plus fréquent. Beaucoup d'aphasiques ne peuvent saisir la valeur des chiffres qu'on met sous leurs yeux, alors qu'ils sont pourtant en état de comprendre d'autres mots ou d'autres signes représentatifs des idées, et alors même que ces chiffres sont les plus simples de tous. Il en est, par exemple, qui sont incapables de compter jusqu'à 10, et de distinguer le nombre 10 du nombre 20. Dans l'observation déjà citée du docteur Gairdner (2), le malade, auquel on chercha plusieurs fois à faire lire un chiffre un peu compliqué, ne put qu'une seule fois en commencer la lecture, prononça les mots *deux mille*, mais ne put continuer à lire ce nombre composé de quatre chiffres.

§ 6. — **État de l'intelligence.**

L'intelligence est-elle lésée chez tous les aphasiques, et dans quelle mesure ? Cette question a été très controversée et est difficile à résoudre d'une manière absolue. Il importe d'abord de faire des distinctions. L'aphasie étant un symptôme et non une maladie, ce

(1) Trousseau, *Clinique médicale* et *Bull. de l'Académie de méd.*, 1865.
(2) Gairdner, *Archives de méd.*, sept. 1866, et plus loin, p. 503.

symptôme peut survenir dans des conditions diverses, et il faut évidemment reconnaître, parmi les cas d'aphasie, non seulement des degrés, mais des variétés distinctes. Si, par exemple, comme Schröder van der Kolk et Jaccoud, on accepte dans le cadre de l'aphasie les faits dans lesquels le centre moteur de la moelle allongée est seul atteint et où l'absence de la parole tient uniquement au trouble de la coordination des mouvements nécessaires pour l'articulation des sons, il est évident que, dans ces cas, le cerveau étant sain, l'intelligence doit être complètement intacte, comme Duchenne et Trousseau l'admettent également pour la paralysie glosso-labio-pharyngée, affection qui semble due aussi à la sclérose du bulbe ou à l'altération des nerfs qui en émanent. D'un autre côté, il est des cas dans lesquels les aphasiques ont conservé la possibilité de lire et d'écrire, et où, privés de la parole, ils expriment toutes leurs pensées à l'aide de l'écriture, comme par exemple le facteur de la halle, observé par Trousseau, et dont nous avons déjà parlé. Dans ces cas, il paraît raisonnable de croire que les malades possèdent encore l'usage de toutes leurs facultés intellectuelles, et que l'expression de la pensée par la parole est seule supprimée. Mais, ainsi que nous l'avons déjà dit, ces cas sont rares et exceptionnels. Dans la grande majorité des faits d'aphasie, au contraire, il y a suppression de la faculté d'écrire en même temps que de celle de parler, et souvent aussi disparition d'autres aptitudes, comme celles de la lecture, du geste, de la musique, du calcul ou du dessin. Or cette multiplicité de troubles des fonctions indique déjà par elle-même une altération plus étendue de l'intelligence, envisagée dans son ensemble. De plus, la mémoire des mots est très fréquemment atteinte dans l'aphasie, dont l'amnésie, au moins partielle, est un caractère habituel; or c'est bien là évidemment une lésion intellectuelle. Comment ne pas comprendre, en outre, que, la mémoire de la plupart des mots de la langue venant à manquer, l'intelligence doit éprouver une grande difficulté à fonctionner d'une manière normale, certains philosophes ayant même proclamé que les mots représentatifs des idées étaient une condition *sine qua non* de l'exercice de la pensée? Enfin, il paraît difficile d'admettre *a priori* que l'intelligence puisse être complètement préservée dans un état pathologique dépendant d'une lésion du cerveau et qui se produit le plus souvent sous forme d'attaques, accompagnées de mouvement convulsifs et surtout d'hémiplégie droite plus ou moins prononcée. Tout porte donc à penser que l'intelligence, considérée d'une manière générale, subit une atteinte plus ou moins profonde dans tous les cas d'aphasie vraie. Mais on rencontre cliniquement d'assez grandes difficultés pour apprécier avec certitude cet état de l'intelligence, et surtout le degré de sa lésion. Et cela se conçoit aisément, puisqu'en l'absence de la parole, moyen ordinaire de communication des idées, nous ne possédons, pour juger l'intelligence des aphasiques, que trois moyens, presque toujours insuffisants : le geste, l'écriture et le témoignage des malades après leur guérison. Le geste, ou l'expression de la physionomie, est celui auquel on a recours le plus fréquemment pour affirmer la conservation de l'intelligence chez les aphasiques. Beaucoup de malades, en effet, ont conservé l'aptitude à suppléer par une mimique vive et animée à l'absence de la parole, et prouvent ainsi qu'ils ont encore beaucoup d'idées, tout en ayant perdu le moyen le plus parfait que nous possédions pour les exprimer. Mais le langage mimique est évidemment très inférieur au langage parlé pour rendre clairement et complètement toutes les nuances de la pensée; il ne peut donc suffire pour démontrer que l'intelligence de ces malades possède encore la force et la netteté dont elle était susceptible avant la maladie. Pour comprendre combien une mimique animée peut induire en erreur, relativement au degré d'intelligence des individus, il suffit de rappeler l'exemple des sourds-muets, qui ne savent ni lire ni écrire et auxquels, en les voyant gesticuler avec vivacité, chacun prête une intelligence beaucoup plus développée qu'elle ne l'est réellement. L'écriture serait un procédé plus certain pour mesurer l'état de l'intelligence chez ces malades, mais nous avons vu précédemment que cet élément de jugement nous faisait presque toujours défaut, soit parce qu'ils n'ont jamais su écrire, soit parce qu'ils sont trop paralysés de la main droite pour pouvoir tenir la plume, soit enfin et surtout parce que, chez la plupart des aphasiques, la faculté d'écrire est supprimée en même temps et à peu près au même degré que celle de parler. Il ne nous reste donc, pour juger de l'état de leur intelligence, que le témoignage de ces malades après leur guérison, et ce moyen, quoique sujet à quelques erreurs, est cependant encore le meilleur.

Trousseau a surtout insisté sur sa valeur et en a tiré de précieux enseignements. Il existe, en effet, dans la science, des exemples d'aphasie peu prolongée, survenue chez des malades intelligents, capables de bien analyser leurs sensations, et qui ont fourni, sous ce rapport, des documents intéressants. Trousseau en a rapporté deux observés chez des professeurs, l'un de Paris et l'autre de Montpellier.

Le professeur de la Faculté de Paris, atteint d'une aphasie temporaire, a pu s'analyser attentivement pendant cette attaque où il avait cessé de parler et d'écrire, et il a constaté qu'ayant cherché à lire une page de Lamartine, il lui était devenu impossible d'en comprendre le sens; ce qui prouve bien que son intelligence avait subi un obscurcissement passager. Et pourtant, il s'étudiait intérieurement avec assez d'attention pour se rendre compte des divers symptômes de son mal, comme il l'eût fait dans une leçon clinique, pour se convaincre qu'il n'était pas paralysé et pour exprimer par gestes ses désirs d'une façon très compréhensible.

Le second fait, plus intéressant encore, est celui du célèbre professeur Lordat (de Montpellier), qui, ayant éprouvé, en 1828, une attaque d'aphasie de plusieurs mois, pendant laquelle il avait perdu à la fois la parole et l'écriture, a relaté plus tard l'histoire détaillée de sa maladie (1). Ce travail, qui mériterait d'être étudié avec soin, au point de vue qui nous occupe, constate surtout ce fait capital que Lordat, privé absolument de la mémoire des mots et de la faculté de communiquer sa pensée au dehors par la parole et par l'écriture, pouvait néanmoins réfléchir intérieurement sur sa situation, combiner des idées sans songer à leur expression, et disposer avec facilité les divers éléments d'une leçon, comme il en avait l'habitude avant sa maladie. Trousseau, qui rapporte ce fait, se demande comment il est possible de concevoir dans son esprit des idées assez compliquées sans le secours des mots qui semblent nécessaires pour donner un corps et une formule à nos pensées. C'est en effet une chose difficile à comprendre ; mais tout en supposant que Lordat, après sa guérison, a pu se faire illusion sur le degré de netteté

(1) Lordat (de Montpellier), *Analyse de la parole, etc., pour servir à l'histoire de l'alalie et de la paralalie*, 1843.

et de précision des idées qu'il conservait pendant son état d'aphasie, on doit néanmoins tenir grand compte du témoignage d'un homme aussi éminent et habitué à l'observation. On doit donc en conclure que certains aphasiques peuvent continuer à penser sans le secours des mots, qui sont, à l'état normal, les auxiliaires presque indispensables de la pensée. Mais ce qui prouve, comme le dit Trousseau, que l'intelligence si remarquable du professeur Lordat avait été cependant atteinte par cette attaque, c'est que, depuis sa guérison, ce professeur, qui improvisait auparavant avec facilité, a cessé de pouvoir enseigner sans notes et même s'est vu contraint de lire ses leçons.

On trouve, dans un recueil oublié du siècle dernier (1), un autre exemple d'analyse de l'intelligence faite par un médecin de Berlin, le docteur Spalding, sur lui-même. Atteint d'un état d'aphasie temporaire, ce médecin constata avec douleur pendant son attaque qu'il était devenu incapable, non seulement d'écrire un reçu, mais même de lire ce qu'il avait écrit, et, tout en assistant au travail intérieur de sa pensée, il a parfaitement reconnu que ses idées étaient confuses et avaient beaucoup perdu de leur netteté. Son intelligence n'était donc pas restée, pendant cet état d'aphasie temporaire, au niveau où elle se trouvait auparavant, et qu'elle retrouva plus tard.

Le docteur Gairdner (2) cite plusieurs exemples du même genre, qui prouvent que, dans des cas d'aphasie temporaire, l'intelligence, quoique conservée à un certain degré, présente néanmoins des traces évidentes d'altération, et c'est ce qui résulte aussi de faits analogues publiés par d'autres auteurs. Trousseau rapporte également l'observation d'un aphasique qui lui fut amené par M. Lancereaux, et qui se vantait d'avoir conservé toute son intelligence. Soumis à plusieurs expériences très simples mais multipliées sous des formes différentes, il fut évident pour tous que ce malade avait considérablement baissé intellectuellement. Trousseau cite encore plusieurs autres aphasiques qui ont guéri et qui, paraissant assez intelligents pendant leur maladie, reconnurent néanmoins,

(1) *The Hygeia*, par le docteur Beddoes.
(2) Gairdner, *Arch. de médecine*, sept. 1866, et plus loin, page 503.

après la guérison, que leur esprit était très obscurci et qu'ils ne pouvaient pas bien comprendre les choses, comme ils le faisaient avant leur attaque et depuis sa cessation.

Sans pouvoir insister davantage ici sur cette question, cependant si digne d'intérêt, surtout au point de vue médico-légal, et qui mériterait d'être étudiée avec plus de soin qu'on ne l'a fait jusqu'à ce jour, nous concluons que, si l'on excepte certains cas d'aphasie où persiste la faculté d'écrire, et ceux dans lesquels le trouble semble plutôt résider dans la coordination des mouvements qui servent à l'articulation des sons, que dans la mémoire des mots nécessaires pour formuler extérieurement les idées, sauf ces cas exceptionnels, disons-nous, l'intelligence doit être considérée comme atteinte à un certain degré dans le plus grand nombre des cas d'aphasie ; et l'on doit comparer son degré d'altération à celui qui existe chez les hémiplégiques sans perturbation du langage. Mais ce qui distingue essentiellement l'aphasie proprement dite, de la perte ou de la perversion de la parole liées à d'autres affections cérébrales, c'est que le trouble plus ou moins marqué de l'intelligence n'est pas la cause du trouble qui existe dans les facultés d'expression ; il coïncide avec lui, mais ne le tient pas sous sa dépendance. Si le malade a cessé de pouvoir parler, ce n'est pas parce qu'il n'a pas d'idées à exprimer, mais uniquement parce que les moyens de manifestation lui font défaut. C'est en ce sens que l'aphasie peut être considérée comme un symptôme cérébral d'une nature spéciale, et en ce sens seulement que la conservation de l'intelligence peut figurer, à titre de caractère négatif, dans la définition de l'aphasie, et dans la délimitation de ce symptôme.

§ 7. — Symptômes physiques concomitants ; formes symptomatiques diverses.

Après avoir étudié symptomatiquement les principales manifestations de l'état pathologique appelé *aphasie*, sous le rapport de la parole et des autres modes d'expression de la pensée, ainsi qu'au point de vue de l'état de l'intelligence, il nous reste, pour terminer cet exposé symptomatique, à dire quelques mots des symptômes physiques concomitants et des formes diverses sous lesquelles l'aphasie peut se présenter à l'observation clinique.

L'aphasie, ainsi que nous l'avons dit précédemment, peut naître dans des conditions différentes. Lorsqu'elle est liée à une maladie générale, comme la fièvre typhoïde, ou à certaines affections nerveuses, elle constitue alors une simple complication de ces divers états, et elle se trouve naturellement associée aux symptômes physiques de ces affections. Mais, dans l'immense majorité des cas, elle dépend d'une maladie cérébrale, et alors les principaux symptômes physiques qui l'accompagnent se produisent dans le domaine de la sensibilité ou dans celui des mouvements. Ces symptômes sont presque toujours ceux de l'apoplexie ou du ramollissement cérébral. Fréquemment il arrive qu'une congestion apoplectique ou épileptiforme ouvre la scène et devient le véritable point de départ des troubles de la parole. Des attaques de ce genre peuvent se reproduire à divers intervalles, et, dans les cas où le malade ne guérit pas, la mort a lieu presque toujours par suite d'une nouvelle attaque. Mais de tous les symptômes physiques qui accompagnent l'aphasie, le plus fréquent incontestablement est l'hémiplégie, et, chose remarquable, ainsi que nous le dirons tout à l'heure, l'hémiplégie droite. On peut donc, au point de vue clinique, diviser les faits d'aphasie en deux catégories assez distinctes, comme l'a fait Trousseau. Dans la première catégorie, il n'existe pas la moindre paralysie, ni de la langue et des lèvres, ni des membres. Ces cas d'aphasie, dus probablement à une simple congestion cérébrale, ou à un petit foyer hémorragique, sont le plus souvent d'assez courte durée et susceptibles de guérison. Trousseau a cité plusieurs faits de ce genre, et l'on en trouve aussi dans la plupart des auteurs qui ont parlé de l'aphasie dans ces dernières années. Le docteur Hughlings Jackson, par exemple, a rapporté dix cas d'aphasie sans paralysie. Dans la seconde catégorie de faits, évidemment beaucoup plus fréquente, il y a eu, après l'attaque initiale, ou bien il existe encore au moment où l'on observe le malade des signes évidents de paralysie plus ou moins complète de l'un des côtés du corps, et même une légère paralysie de la langue et des lèvres ; mais celle-ci est tout à fait insuffisante pour donner lieu à la difficulté dans l'articulation des sons, bien loin de pouvoir être considérée comme la cause de la suppression presque complète de la parole. De même que, dans la plupart des hémiplégies, le bras est ordinairement plus fortement et plus longtemps paralysé que la jambe. Le docteur Hughlings Jackson a relaté 34 cas d'aphasie avec hémiplégie, et, dans la plupart des faits publiés depuis quelques années, ce symptôme a également coïncidé avec l'aphasie. Il est donc essentiel d'en tenir compte, soit pour la description symptomatique, soit pour la constitution clinique des diverses variétés d'aphasie. Mais ce qu'il faut surtout noter, c'est que, comme l'avait déjà fait remarquer le docteur Marc Dax, en 1836, et comme on l'a vérifié bien souvent depuis quelques années, cette hémiplégie siège presque toujours à droite et non à gauche. Sur 36 cas d'aphasie observés par M. Hughlings Jackson, il y en avait 33 avec hémiplégie droite et 3 seulement avec paralysie à gauche. Trousseau (1), faisant le résumé statistique de toutes les observations connues, a trouvé, sur 135 cas d'aphasie avec hémiplégie, 125 cas avec paralysie à droite et 10 seulement avec paralysie à gauche. Enfin, M. Baillarger (2) a donné un relevé fait par M. Magnan dans les hospices de Bicêtre et de la Salpêtrière, et dans ce relevé on a trouvé 30 cas d'hémiplégie droite sur 31 cas d'aphasie avec paralysie ; encore, dans le dernier cas, la paralysie existait-elle des deux côtés, de sorte que ce fait lui-même ne peut pas être invoqué contre la loi générale.

Or, cette paralysie presque constante à droite, dans les cas d'aphasie, est d'autant plus remarquable, comme l'a dit avec raison M. Baillarger (3), que dans les affections cérébrales, en général, la proportion des hémiplégies est à peu près égale à droite et à gauche. Ainsi, sur 169 cas de ramollissement cérébral, Andral a constaté que l'hémisphère droit a été affecté 73 fois, l'hémisphère gauche 63, et les deux hémisphères en même temps 33 fois. Dans un relevé, fait à la Salpêtrière et rapporté également par M. Baillarger, MM. Charcot et Vulpian sont arrivés au résultat suivant : sur 110 cas d'hémiplégie, 58 présentaient la paralysie à droite et 25 à gauche.

On peut donc, au point de vue clinique, diviser tous les faits d'aphasie en deux catégories principales, selon qu'ils sont exempts de paralysie, ou bien accompagnés d'hémiplégie droite. Ces deux ordres de faits sont sans doute l'un et l'autre susceptibles de guérison ; ils peuvent également aboutir à la mort à la suite d'une nouvelle

(1) Trousseau, *Bull. de l'Acad.*, t. XXX, p. 633.
(2) Baillarger, *ibid.*, p. 819.
(3) *Id.*, *ibid.*, 1855, p. 180.

attaque ; néanmoins les premiers ont, en thèse générale, une durée moins longue que les autres, et c'est aussi dans la première catégorie que l'on observe surtout les cas d'aphasie transitoire, ne durant que quelques heures ou quelques jours, tandis que les faits accompagnés d'hémiplégie ont ordinairement une marche plus lente, même dans les cas les plus favorables où ils aboutissent peu à peu à la guérison. Nous reviendrons sur ce point à l'occasion du pronostic et de la marche de l'aphasie.

§ 8. — Anatomie pathologique.

L'étude anatomo-pathologique de l'aphasie a attiré l'attention d'une manière toute particulière dans ces dernières années et a suscité les plus vives controverses. Il serait impossible d'indiquer ici, même en abrégé, tous les arguments invoqués par les partisans et par les adversaires des diverses opinions qui se sont produites à cet égard, et de mentionner les faits sur lesquels les auteurs se sont appuyés pour les défendre ou pour les combattre. Nous devons nous borner à les exposer sous une forme tout à fait générale.

Gall est le premier qui ait localisé la faculté de parler dans la portion des lobes antérieurs du cerveau située au-dessus de la voûte orbitaire, et qui ait cité quelques faits pathologiques destinés à prouver que la lésion de cette partie du cerveau entraînait la perte de la parole.

Dès 1825 (1), Bouillaud a développé cette opinion de Gall. Il s'est efforcé de la faire reposer sur une base plus solide, en citant des observations dans lesquelles l'existence de lésions, organiques ou traumatiques, des parties antérieures de l'encéphale, coïncidait avec la perte de la parole. Seulement, au lieu de restreindre ces lésions à la partie des lobes antérieurs placée au-dessus de la voûte orbitaire, il admit qu'elles pouvaient siéger dans toute l'étendue de ces lobes cérébraux, qu'il considéra dès lors comme le siège de la faculté du langage articulé ; il chercha de plus à démontrer que les altérations des autres portions de l'encéphale ne s'accompagnaient jamais d'aucune perturbation dans les fonctions de la parole.

(1) Bouillaud, *Traité de l'encéphalite*, Paris, 1825, et mémoire dans les *Archives générales de médecine*.

Depuis cette époque, Bouillaud a défendu son opinion avec une ardente conviction et avec une persévérance qui ne s'est jamais démentie. Cette controverse, commencée en 1825, a continué jusqu'à nos jours, et la discussion, qui a eu lieu en 1865, à l'Académie de médecine, a fait ressortir, une fois de plus, les dissidences profondes qui existent encore parmi les médecins sur ce sujet.

Les lobes antérieurs du cerveau sont-ils, oui ou non, les organes de la faculté du langage articulé à l'état normal, et le siège des lésions qui produisent l'aphasie ou la perte de la parole, à l'état pathologique ? Telle est la question d'anatomie pathologique qui se pose encore aujourd'hui, et qui, malgré les travaux récents, n'a pas encore reçu complètement sa solution.

Ainsi que nous l'avons dit à propos de l'historique, cette question, posée par Bouillaud, était déjà difficile à résoudre sous cette forme générale ; mais elle a été compliquée de nouveaux éléments qui y ont été introduits par les travaux de Dax père et fils et de Broca. Comme Bouillaud, ces auteurs ont admis que l'aphasie était déterminée par une lésion de lobes antérieurs du cerveau, mais ils ont cherché à préciser davantage cette donnée générale. Ils y ont ajouté ces deux points nouveaux, à savoir que la lésion qui engendre l'aphasie siège toujours dans l'hémisphère gauche et non dans l'hémisphère droit, et que cette lésion, au lieu de résider dans toutes les parties du lobe antérieur gauche, se trouve limitée à un point très restreint de ce lobe cérébral, fixé par Broca à la troisième circonvolution frontale gauche. Il y a donc aujourd'hui, dans l'anatomie pathologique de l'aphasie, trois points principaux à éclaircir : 1° La lésion cérébrale qui détermine l'aphasie siège-t-elle toujours dans les lobes antérieurs du cerveau, ou bien les altérations d'autres parties de l'encéphale peuvent-elles produire également des troubles de la parole ? 2° Cette altération existe-t-elle exclusivement dans le lobe antérieur gauche, ou peut-elle se rencontrer quelquefois dans le lobe antérieur droit ? 3° Doit-elle être limitée au point précis indiqué par Broca, c'est-à-dire à la troisième circonvolution frontale du côté gauche ?

En 1848, Bouillaud (1), récapitulant les faits favorables à son opinion recueillis par lui-même ou empruntés aux ouvrages de Rochoux,

(1) Bouillaud, *Bull. de l'Acad. de méd.*, 1848.

Andral, Lallemand, Abercrombie, Durand Fardel, etc., était déjà arrivé à réunir 700 à 800 observations propres à démontrer que les lobes antérieurs du cerveau étaient le siége de la faculté du langage articulé, et que leur lésion seule déterminait la perte de la parole. Ces faits se décomposaient ainsi : 85 étaient des exemples de troubles de la parole avec altération des lobes antérieurs ; tous les autres, au nombre de 600 à 700, étaient des exemples de conservation de la parole avec lésion de l'un ou de l'autre des lobes postérieurs ou moyens du même organe.

En 1865 (1), Bouillaud a ajouté 50 observations nouvelles. Toutes sont relatives à une perturbation plus ou moins considérable de la parole, mais l'examen du cerveau n'a été fait que dans 31 cas. Ces 31 cas joints aux 85 cités plus haut constituent, selon Bouillaud, un total de 116 faits, dans lesquels une lésion des lobes antérieurs du cerveau coexistait avec un trouble de la parole, qui manquait, au contraire, lorsque l'altération occupait l'un des autres lobes. Dans son discours, Bouillaud a donné l'indication des auteurs ayant fourni ces observations et l'abrégé de plusieurs d'entre elles. De tous ces faits, il a cru pouvoir conclure à la lésion constante des lobes antérieurs du cerveau comme cause organique de l'aphasie ou des troubles de la parole, et il a discuté et contesté la valeur des cas peu nombreux qu'on a cherché à lui opposer.

Depuis 1825, plusieurs faits avaient, en effet, été publiés pour démontrer que cette loi, généralement vraie, n'était pourtant pas absolue. Les uns constataient l'absence du trouble de la parole, malgré la lésion profonde ou même la destruction presque complète des lobes antérieurs ; les autres établissaient que la parole avait pu être altérée alors que la lésion cérébrale siégeait dans d'autres points du cerveau.

A ces faits anciens, Trousseau (2) en a ajouté de nouveaux empruntés à divers observateurs. Il commence d'abord par reconnaître que les faits cités en faveur de l'opinion de Broca, et sur lesquels nous reviendrons tout à l'heure, sont à plus forte raison favorables à celle de Bouillaud, qui est plus compréhensive. Aux 14 faits accompa-

(1) Bouillaud, *Bull. de l'Acad.*, 1865, p. 724.
(2) Trousseau, *ibid.*, p. 662.

gnés d'autopsie que Trousseau a reconnus comme favorables à Broca, il joint donc 3 faits nouveaux de M. Charcot, dans lesquels la lésion siégeait dans le corps strié, et une observation de M. Péter dont nous parlerons bientôt et où la lésion siégeait dans le lobe antérieur droit. Trousseau arrive ainsi à trouver, parmi les faits récemment publiés, 18 cas favorables à l'opinion de Bouillaud ; mais il leur oppose 16 cas infirmatifs. Parmi ces faits se trouvent 11 observations de Vulpian, dans lesquelles il y a eu : 4 fois ramollissement du lobe frontal gauche sans aphasie ; 3 fois ramollissement du lobe frontal droit sans aphasie, et 3 fois ramollissement du lobe occipital avec aphasie ; plus un fait observé par M. Cornil (ramollissement du lobe occipital gauche avec aphasie) ; des observations de MM. Fernet et Parrot (ramollissement du lobe frontal droit sans aphasie) ; un cas observé dans le service de Bouillaud lui-même (1), abcès du lobe frontal droit sans trouble de la parole ; enfin une observation recueillie par M. Péter au Gros-Caillou, dans laquelle on constata la destruction complète des deux lobes frontaux sans altération de la parole, chez un cavalier qui mourut à la suite d'une chute de cheval (2). A ces faits, Trousseau en ajoute encore un qu'il a observé lui-même, lorsqu'il était interne à l'hôpital de Tours, en 1825. Il s'agit d'un homme qui, ayant eu les deux lobes antérieurs du cerveau labourés par une balle, vécut néanmoins quatre mois sans avoir un seul instant perdu la parole, et chez lequel on découvrit, à l'autopsie, une esquille osseuse logée dans l'un des lobes antérieurs du cerveau.

Ce n'est pas ici le lieu de discuter ces observations, comme Bouillaud a cherché à le faire pour plusieurs d'entre elles dans son second discours prononcé à l'Académie en 1865 (3). Nous ne pouvons que les signaler comme ayant été citées à l'encontre de la doctrine de Bouillaud. Nous devons encore y joindre les quatre faits suivants, qui ont été relatés dans le même but. M. Maximin Legrand a raconté (4) l'histoire d'un blessé de juin 1848, qu'il a

(1) Bouillaud, communiqué à l'Académie par M. Blachez, chef de clinique. (*Bull. de l'Acad.*, 4 avril 1865.)
(2) Trousseau, *Clin. médicale de l'Hôtel-Dieu*, t. II, p. 610.
(3) Bouillaud, *Bull. de l'Acad.*, 1865, p. 724.
(4) Maximin Legrand, *Union médicale*, en 1862.

vu pendant deux mois dans le service de Michon et qui n'avait jamais présenté la moindre altération de la parole, quoique le lobe antérieur gauche eût été comme broyé par un coup de feu. Béclard a rapporté le fait d'un malade syphilitique, chez lequel la réduction en bouillie de tout l'hémisphère cérébral gauche n'avait pas même été soupçonnée pendant la vie et avait laissé la parole intacte jusqu'au dernier moment. Deguise a fait connaître à l'Académie de médecine (1) un fait observé par Bérard; il s'agissait d'un ouvrier dont un éclat de mine avait fracassé les os du crâne dans la région frontale, mis à nu le cerveau et les lobes antérieurs complètement disparus, et qui cependant put raconter à Bérard, dans cet affreux état, les détails de son accident. Enfin, pour terminer cette énumération, déjà trop longue, des faits cités comme contraires à la doctrine de Bouillaud, nous devons encore mentionner celui qui a été rappelé par Velpeau lors de la discussion de l'Académie (2). Ce fait avait été observé dans son service en 1844, et l'observation, recueillie par Delpech, fut communiquée à cette époque (3). Elle est relative à un coiffeur très loquace, qui parla jusqu'à sa mort et chez lequel on découvrit à l'autopsie une tumeur squirrheuse ayant détruit complètement le lobe antérieur droit et en grande partie le lobe antérieur gauche. Cette observation est devenue l'objet d'une discussion assez vive à l'Académie et dans les journaux. Bouillaud et ses partisans ont surtout cherché à tirer parti de cette circonstance que le lobe antérieur gauche n'était pas entièrement détruit par la tumeur. Malgré cela, ce fait, ainsi que ceux précédemment cités, n'en reste pas moins un argument dont il convient de tenir compte, jusqu'à nouvel ordre, pour ne pas proclamer comme constante la loi établie par Bouillaud; mais on ne peut cependant se refuser à reconnaître qu'elle est généralement vraie dans l'immense majorité des cas.

L'opinion émise pour la première fois en 1836 par Dax père, soutenue par Broca en 1861 et par Dax fils en 1863, et qui consiste à regarder les lésions de l'hémisphère antérieur gauche comme pouvant seules déterminer les troubles de la parole, est certainement très étrange. Elle paraît absolument contraire à la loi générale de

(1) Deguise, *Bull. de l'Acad.*, 1865, p. 834.
(2) Velpeau, *ibid.*, 1865, p. 799.
(3) Delpech, *ibid.*, t. VIII, p. 862.

symétrie qui existe entre les deux hémisphères cérébraux, dont les parties similaires sembleraient devoir être douées de fonctions identiques. On comprend donc que cette opinion ait été d'abord accueillie avec incrédulité et ait soulevé une vive opposition au nom des principes généraux de la physiologie. Mais, indépendamment des faits déjà nombreux (370) que Dax père et fils ont réunis en sa faveur, le plus grand nombre des observations d'aphasie recueillies, depuis l'apparition du mémoire de Broca, semblent confirmer cette manière de voir. On peut donc dès à présent poser en principe que, dans l'immense majorité des cas d'aphasie, connus jusqu'à ce jour, l'hémiplégie constatée pendant la vie existe toujours du côté droit, et que la lésion cérébrale siège presque toujours dans l'hémisphère gauche. Trousseau a observé un seul cas d'hémiplégie gauche avec aphasie, dans son service de l'Hôtel-Dieu, chez le nommé Marcou, dont nous avons déjà parlé; mais dans ce cas, l'autopsie n'ayant pas été faite, Broca a objecté avec raison qu'il pouvait exister chez ce malade deux lésions cérébrales, l'une dans l'hémisphère droit donnant lieu à l'hémiplégie gauche, et l'autre dans l'hémisphère gauche produisant l'aphasie sans paralysie. Cette explication est d'autant plus admissible, qu'il y a déjà plusieurs observations de ce genre dans la science, comme le fait remarquer Trousseau (1) lui-même. Une malade aphasique vue à l'Hôtel-Dieu par Trousseau (Adèle Ancelin), et qui alors n'avait pas d'hémiplégie, est morte plus tard à la Salpêtrière dans le service de M. Charcot, à la suite d'une nouvelle attaque, et à son autopsie on a trouvé simultanément, à gauche, une grave lésion du lobule de l'insula, du corps strié et de la troisième circonvolution frontale, et à droite une lésion assez étendue du lobe frontal, bien qu'il n'y ait jamais eu chez cette malade aucun trouble fonctionnel du côté gauche du corps. On a même observé plusieurs fois des cas plus curieux encore chez certains apoplectiques. Atteints d'une première attaque avec hémiplégie gauche, ils ne présentaient aucune trace d'aphasie, et, frappés une seconde fois d'hémiplégie droite, ils ont alors offert les troubles caractéristiques de la parole (voir à cet égard les faits d'Ange Duval, cités par Broca). M. Auguste Voisin a présenté,

(1) Trousseau. *Bull. de l'Acad.*, 1865, p. 665.

à la Société d'anthropologie un nouveau cas analogue, accompagné d'autopsie. Chez ce malade on a découvert dans le cerveau deux lésions distinctes correspondant l'une à l'aphasie sans hémiplégie, et l'autre à l'hémiplégie gauche sans perte de la parole. Les faits publiés depuis quelques années en France et à l'étranger, avec ou sans autopsie, confirment donc, d'une manière générale, l'observation de M. Dax, appuyée par Broca, et qui place dans l'hémisphère gauche le siège spécial des lésions cérébrales donnant lieu à l'aphasie. Il existe pourtant à cet égard, comme pour l'opinion de Bouillaud, quelques faits exceptionnels avec autopsie et que nous ne pouvons passer sous silence. Le plus important est celui recueilli à l'Hôtel-Dieu par M. Péter et cité par Trousseau (1). Il s'agit d'une femme de quarante ans, entrée à l'Hôtel-Dieu le 12 décembre 1864 et paralysée alors du côté gauche depuis deux jours seulement. Cette femme était évidemment aphasique ; elle avait de plus une affection du cœur. Elle mourut vers la fin du mois, et l'on trouva, à l'autopsie, l'artère sylvienne droite oblitérée par un caillot avec un ramollissement de la partie postérieure de la troisième circonvolution frontale *droite*. La troisième circonvolution frontale *gauche* était saine. Pas de lésion du bulbe ni des olives ; rétrécissement de l'orifice auriculo-ventriculaire du cœur. Cette observation est donc contraire à la localisation de la lésion de l'aphasie dans l'hémisphère gauche, quoiqu'une lésion existât dans la troisième circonvolution frontale. Il faut y joindre des observations analogues publiées par MM. Charcot, Cornil et Pelvet, dans lesquelles l'autopsie, faite avec le plus grand soin par des hommes très habitués aux recherches anatomiques, démontra l'absence de lésions dans l'hémisphère gauche. L'opinion de Dax et Broca, qui place le siège exclusif des lésions produisant l'aphasie dans le côté gauche du cerveau, quoique très fréquemment confirmée par l'autopsie, comporte donc quelques exceptions.

Nous arrivons enfin à la localisation plus précise découverte par Broca et ayant son siège dans la deuxième et surtout dans la troisième circonvolution frontale du lobe antérieur gauche. Il a été conduit à cette localisation par deux faits très intéressants observés

(1) Trousseau, *Bull. de l'Acad.*, p. 665.

par lui à l'hospice de Bicêtre en 1861, et dont il a publié le compte rendu détaillé (1). Dans la première de ces observations, l'altération trouvée à l'autopsie était assez complexe, et Broca n'est arrivé à découvrir la lésion spéciale ayant déterminé l'aphasie que par une analyse minutieuse et une interprétation habile des lésions mises en rapport avec les symptômes observés pendant la vie ; mais dans la seconde, les faits étaient beaucoup plus simples, et il a pu délimiter exactement le siège de la lésion.

Depuis la publication de ces deux faits, beaucoup d'autres observations analogues ont paru dans les journaux français et étrangers, et le plus grand nombre des autopsies faites avec soin chez les aphasiques ont permis de confirmer la vérité de l'observation de Broca. On pourrait dès à présent réunir une cinquantaine de faits accompagnés d'autopsies favorables à cette manière de voir. On peut même affirmer que l'on n'a pas encore publié un seul cas positif de lésion de la troisième circonvolution frontale gauche sans aphasie ; mais la réciproque n'est pas également vraie. Les faits négatifs, c'est-à-dire ceux dans lesquels l'aphasie a coïncidé avec d'autres lésions, soit de l'hémisphère droit, soit de l'hémisphère gauche, ou bien ont été observés sans lésion appréciable du cerveau ; ces faits, dis-je, quoique exceptionnels, sont encore assez nombreux.

Trousseau (2) a indiqué la statistique suivante : Sur 32 faits d'aphasie, 14 étaient favorables à l'opinion de Broca et 18 lui étaient contraires ; mais il ajoute que sur ces 18 faits contraires, au point de vue de l'hémiplégie, il n'y en a que 11 accompagnés d'autopsie ; or, ce sont les seuls que l'on puisse réellement opposer à Broca. Ils ont été observés : 1 par M. Péter, 4 par Vulpian, 1 par M. Cornil, 3 par M. Charcot, et 2 par MM. Pelvet et Luys. M. Charcot, qui avait d'abord présenté à la Société de biologie, en 1862, dix ou douze cas d'aphasie, avec lésion de la troisième circonvolution frontale gauche, c'est-à-dire favorables à l'opinion de Broca, en a ensuite publié plusieurs qui lui étaient contraires. Parmi eux, nous citerons principalement le suivant (3). Il s'agissait d'une femme de quarante-sept ans, hémiplégique à droite, et chez laquelle le langage

(1) Broca, *Bulletin de la Société anatomique.*
(2) Trousseau, *Bull. de l'Acad.*, p. 664.
(3) Broca, *Gazette hebdomadaire*, 17 juillet 1863.

articulé était réduit à la répétition du monosyllabe *ta, ta, ta*. L'autopsie, faite en présence de Broca et de M. Cornil, démontra l'existence de lésions profondes dans l'hémisphère gauche, dans l'insula de Reil, le lobe temporal et le corps strié; mais les lobes antérieurs, et en particulier les trois circonvolutions frontales, étaient à l'état normal. Un cas du même genre, observé par Vulpian, a été rapporté par Trousseau (1). Il démontre que l'aphasie peut coïncider avec des lésions de l'hémisphère gauche sans altération du lobe frontal. Il existait dans ce cas un vaste ramollissement de la moitié postérieure du noyau blanc susventriculaire de l'hémisphère cérébral gauche. On trouva en outre d'anciennes lésions dans le corps strié et la couche optique du même côté, mais les circonvolutions frontales ne présentaient aucun indice d'altération.

A ces faits contraires à la manière de voir de Broca, Trousseau en a encore ajouté deux autres, avec autopsie, empruntés à M. Fernet (2) et à Parrot (3); mais ces deux observations, rédigées du reste avec le plus grand soin, ne prouvent qu'une chose : c'est que le lobe frontal du côté droit, et en particulier la troisième circonvolution frontale droite, peuvent être ramollis et détruits sans qu'il y ait aphasie; or, Broca ayant eu le soin de préciser que la lésion de la troisième circonvolution frontale devait exister à gauche et non à droite pour produire l'aphasie, ces faits, quelque extraordinaires qu'ils paraissent, sont donc favorables à son opinion au lieu de lui être contraires.

Nous terminerons ici l'analyse rapide des faits publiés pour appuyer ou pour combattre les opinions de Bouillaud, Dax et Broca, relativement au siége des lésions cérébrales pouvant donner lieu à l'aphasie. Nous nous bornerons à conclure que, dans l'état actuel de la science, le plus grand nombre des faits observés semble favorable à la doctrine qui regarde l'aphasie comme ayant sa cause organique dans les lobes antérieurs du cerveau et même plus spécialement dans la troisième circonvolution frontale du côté gauche; mais puisque des faits exceptionnels ont été observés par des médecins très expérimentés, il importe encore de suspendre son

(1) Trousseau, *Clinique de l'Hôtel-Dieu*, p. 601.
(2) Fernet, *Société de biologie*, 1865.
(3) Parrot, *Gazette hebdomadaire*, 31 juillet 1863.

jugement à cet égard et de faire appel à de nouvelles observations.

Dans la plupart des cas d'aphasie, il y a donc une altération d'une nature quelconque dans les lobes antérieurs du cerveau. Mais cette lésion cérébrale existe-t-elle dans tous les cas d'aphasie sans exception, et quelle est sa nature lorsqu'elle existe ? Telles sont les deux questions qui nous restent à examiner.

On trouve dans les auteurs quelques exemples d'aphasie bien caractérisée, dans lesquels on n'a pu découvrir aucune altération importante dans le cerveau, pouvant rendre compte des phénomènes constatés pendant la vie. Ces faits sont rares sans doute, mais ils existent. Celui qui a été observé par le docteur Gairdner (1) en est une preuve. On ne rencontre également aucune lésion cérébrale appréciable dans les aphasies consécutives aux fièvres typhoïdes, ni dans celles qui dépendent d'une affection nerveuse. Enfin, dans certains cas d'aphasie temporaire sans paralysie, il peut n'y avoir qu'une simple congestion cérébrale passagère, siégeant peut-être dans les mêmes points du cerveau où s'observent les lésions plus profondes qui déterminent l'aphasie ; mais cette hyperémie cérébrale localisée peut ne pas laisser de traces à l'autopsie. Il est juste de faire observer toutefois, ainsi que l'a dit avec raison Trousseau (2), que, même dans ces cas où l'on croit à l'existence d'une simple congestion cérébrale, il arrive assez fréquemment de trouver à l'ouverture du corps une hémorragie cérébrale peu étendue et siégeant dans les lobes antérieurs du cerveau, ou dans le corps strié. Quoi qu'il en soit, dans la plupart des faits d'aphasie, non seulement il existe une lésion cérébrale dans les lobes antérieurs du cerveau, mais presque toujours cette lésion est un ramollissement. Ce qui n'est pas moins remarquable, c'est que, dans beaucoup de circonstances où l'on a recherché l'origine de ce ramollissement, on a pu constater l'oblitération plus ou moins complète de l'artère cérébrale moyenne, ou artère de la scissure de Sylvius. Trousseau a rapporté plusieurs exemples de ce genre, ainsi que M. Lancereaux. Dès 1853, Senhouse Kirkes avait établi qu'il existait un rapport entre l'oblité-

(1) Dr Gairdner, *Arch. génér. de méd.*, 1866, et, plus loin, p. 503.
(2) Trousseau, *Clin. de l'Hôtel-Dieu*, t. II, p. 607.

ration de l'artère sylvienne et le ramollissement du cerveau (1). En 1864, le docteur Hughlings Jackson a de nouveau insisté sur cette relation fréquente entre les affections valvulaires du cœur et l'aphémie avec hémiplégie (2) ; mais malheureusement son travail ne repose sur aucune autopsie. Néanmoins, de tous ces travaux, on peut, dès à présent conclure, qu'il existe un rapport habituel entre les affections du cœur, l'oblitération de l'artère sylvienne, le ramollissement du cerveau et l'aphasie.

Peut-on trouver, chez certains aphasiques, des altérations anatomiques dans d'autres parties de l'encéphale ? Nous avons déjà mentionné précédemment quelques faits observés par M. Charcot et Vulpian, desquels il semble résulter que l'aphasie a pu être produite par des altérations siégeant dans les lobes moyens et même dans les lobes postérieurs du cerveau. D'un autre côté, Forbes Winslow a relaté, sous une forme malheureusement trop aphoristique, un fait de ramollissement du cervelet dans lequel le principal symptôme observé fut une grande perversion de la faculté de parler, sans perte totale du pouvoir volontaire exercé sur cette fonction (3).

Enfin, il est impossible de passer sous silence, en terminant l'étude anatomo-pathologique de l'aphasie, les cas d'altération de la protubérance ou des corps olivaires cités par Schröder van der Kolk et M. Jaccoud. Sont-ils réellement de même nature que ceux décrits précédemment sous le nom d'aphasie ? Ne devraient-ils pas être rejetés du cadre de cet état pathologique pour être étudiés avec les lésions des organes extérieurs de la phonation ? Pour notre part, nous le pensons. Cela nous paraît même résulter de l'examen attentif des faits rapportés par les auteurs que nous venons de nommer ; mais comme ils se rapprochent par plusieurs côtés de ceux qui ont été réunis sous le nom d'aphasie, nous ne pouvions nous abstenir de mentionner ici que les lésions de la protubérance, et surtout des olives, ont été considérées par Schröder van der Kolk comme la cause organique de la perte de la parole, par absence

(1) Senhouse Kirkes, *Des effets principaux qui résultent des concrétions fibrineuses développées dans le cœur et de leur mélange avec le sang.*
(2) Dr Hughlings Jackson, *Arch. de méd.*, 1864.
(3) Forbes Winslow, *Obscure Diseases of the brain.*

de coordination dans les mouvements servant à l'articulation des sons.

§ 9. — Diagnostic.

Le diagnostic de l'aphasie est habituellement facile, pourvu que l'on se pénètre bien des éléments qui servent de base à la définition et à la délimitation de ce symptôme. L'aphasie, avons-nous dit, n'est pas synonyme de mutisme ou de suppression de la parole. Pour établir le diagnostic général de l'aphasie, il faut donc commencer par éliminer tous les cas de troubles de la parole, qui sont sous la dépendance d'une lésion préalable des facultés intellectuelles, ou d'une altération des organes de la phonation.

Dans l'idiotisme, le crétinisme et la démence, la parole est supprimée par suite de l'abolition de la pensée. Il en est de même du mutisme consécutif à la surdité chez les sourds-muets, et du mutisme volontaire ou involontaire, continu ou intermittent, survenu sous l'influence d'une cause morale, produit par des hallucinations ou des idées délirantes (dans la mélancolie et dans d'autres variétés de l'aliénation partielle) ou par une maladie nerveuse, comme l'épilepsie, la catalepsie, l'extase, etc. Dans toutes ces circonstances, le malade ne parle pas, sa parole est supprimée, par suite d'une cause cérébrale et intellectuelle tout à la fois ; mais il n'est pas aphasique dans le sens restreint et scientifique qu'il convient de donner à ce mot. Or cette distinction, admise en théorie, doit être poursuivie au lit du malade. Il ne suffit pas de constater qu'un individu ne parle pas pour affirmer qu'il est aphasique. Il faut encore rechercher la nature particulière de cette suppression de la parole, les conditions au milieu desquelles elle s'est produite, les maladies qui lui ont donné naissance, et rattacher ainsi le symptôme à l'affection dont il dépend. Ce n'est pas ici le lieu d'indiquer les moyens d'établir ce diagnostic différentiel ; il doit être renvoyé à l'étude des maladies qui peuvent engendrer la perte de la parole et que nous avons énumérées ci-dessus. En rattachant le mutisme ou la suppression de la parole à l'une ou à l'autre de ces affections, on aura, par cela même, établi le diagnostic différentiel de l'aphasie vraie, et exclu de son cadre tous les faits qui ne doivent pas y figurer, parce que la perte de la parole se trouve sous la dépendance d'un trouble plus étendu de l'intelligence.

La seconde catégorie des troubles de la parole, qui doivent aussi être éliminés dans le diagnostic de l'aphasie, ce sont ceux dans lesquels la perturbation de cette fonction est due à une altération des organes servant à l'articulation des sons. Ici quelques distinctions sont indispensables. Les organes qui coopèrent à l'articulation des sons, sont en effet très nombreux, depuis le larynx et le pharynx jusqu'à la langue, à la bouche et aux lèvres. Or les maladies qui frappent ces organes, principalement les paralysies, peuvent donner lieu à une perturbation plus ou moins notable dans le mécanisme de la voix et de la parole, et le plus souvent les lésions de ces organes ne déterminent qu'une gêne plus ou moins prononcée dans l'émission des sons, un embarras notable de la parole, mais non une suppression complète de cette fonction. Une paralysie de la langue des deux côtés, ou une extirpation totale de cet organe, pourraient seules peut-être produire ce résultat [voy. un exemple de paralysie double de la langue, dans Hughlings Jackson (1), et un cas d'excision complète de cet organe par le docteur Syme, dans le travail du docteur Gairdner (2)]. Mais, même dans ces cas extrêmes, la parole, quoique très difficile, est rarement totalement absente. Du reste, le caractère qui permet toujours de distinguer cliniquement l'aphasie des paralysies, quelles qu'elles soient, des organes de la phonation, réside dans ce fait que les aphasiques, absolument incapables d'articuler la plupart des mots, ont conservé néanmoins la mobilité normale des muscles du pharynx, de la langue, de la bouche et des lèvres, et peuvent ainsi prononcer très nettement certains mots ou certaines syllabes qui leur restent, tandis que dans les maladies des organes de la phonation, la difficulté d'articulation existe au même degré pour tous les mots sans exception.

Romberg (3) a décrit deux variétés distinctes de paralysie de la langue, sous le nom de *glossoplégie masticatoire* et de *glossoplégie articulée;* la seconde de ces deux formes surtout pourrait, dans quelques cas exceptionnels, devenir une cause d'erreur dans le diagnostic

(1) Hughlings Jackson, *London Hospital Reports*, 1864.
(2) Gairdner, *Arch. de méd.*, 1866, et plus loin, page 503.
(3) Romberg, *Nerven Krankheiten*, p. 688 et suiv.

de l'aphasie. Mais il suffit d'étudier cliniquement les symptômes principaux, indiqués par Romberg, comme caractérisant ces deux espèces de paralysie pour se mettre en garde contre une pareille erreur. Il en est de même de la paralysie de la langue, des lèvres et du voile du palais, si bien étudiée par Duchenne (de Boulogne) (1) et par Trousseau, et qui se rapproche beaucoup de la glossoplégie de Romberg. Dans toutes ces affections, le fait facile à constater de la paralysie des organes servant à l'articulation des sons suffit pour empêcher toute confusion avec l'aphasie. M. Jaccoud (2) a rapporté deux faits dans lesquels cette confusion était plus difficile à éviter. Dans l'un, emprunté à Panthel (3), cité aussi par Schröder van der Kolk, il existait une contracture spasmodique intermittente des muscles animés par l'hypoglosse. Chaque fois que le jeune garçon de douze ans qui en était atteint voulait parler, tous les muscles auxquels se distribue ce nerf étaient pris de contracture, et le mutisme devenait absolu ; mais ce qui permettait d'établir le diagnostic, c'est qu'en exerçant une pression sur la région suslaryngienne, c'est-à-dire sur les muscles contracturés, la crampe cessait et le malade se remettait à parler. Le second fait extrait de Lichtenstein (4) est un exemple de paralysie agitante, ayant entraîné un tremblement manifeste de la langue, qui nuisait beaucoup à l'articulation des sons, sans empêcher cependant les mouvements d'ensemble de cet organe. M. le docteur Armand de Fleury a cité également, sous le nom d'*aphthongie* (5), un fait du même genre. Il admet que, dans ce cas, les nerfs de la sensibilité appartenant à la cinquième ou à la huitième paire étaient lésés, hyperesthésiés, et que cet état pathologique, transmis à la moelle allongée et au système olivaire, avait produit une action réflexe sur les muscles de la langue, et que le sujet était ainsi devenu muet. M. le docteur Emile Nalin a aussi rapporté un fait analogue (6). Enfin, les faits où la confusion avec l'aphasie vraie est plus difficile encore à éviter (puisque M. Jaccoud les a même fait rentrer dans la

(1) Duchenne, de Boulogne, *De l'électrisation localisée*. 3e édition, Paris, 1870.
(2) Jaccoud, *Gaz. hebd.*, 1864.
(3) Panthel, *Deutsche Klinik*.
(4) Lichtenstein, *Laloplégie*. (*Deutsche Klinik*, 1862.)
(5) Armand de Fleury, *Mémoire sur la pathogénie du langage articulé*. (*Gaz. hebdom.*, 14 avril 1865.)
(6) Emile Nalin, *Gaz. hebdom.*, 1865, p. 262.

seconde forme de l'alalie), ce sont ceux dans lesquels, sans aucune lésion apparente des organes extérieurs de la phonation, on peut cependant admettre qu'il existe un trouble dans le centre moteur de la moelle allongée, qui préside à la coordination des mouvements nécessaires pour l'articulation des sons. Schröder van der Kolk a cherché à démontrer, par des preuves anatomiques, physiologiques et pathologiques, que la moelle allongée, et surtout les olives, présidaient à la coordination des mouvements de l'articulation, et que la lésion de ces organes entraînait la perte plus ou moins complète de la parole. Il a cité plusieurs cas très intéressants sous ce rapport, et, dans quelques-uns d'entre eux, il a même vérifié par l'autopsie le diagnostic porté pendant la vie. M. Jaccoud, profitant des travaux du célèbre anatomiste hollandais, en a fait l'application à l'étude de l'aphasie, et il a cru pouvoir constituer, à l'aide de ces faits, l'une des cinq formes d'alalie, qu'il a admise sous le nom d'alalie par absence de coordination des mouvements ; mais, comme nous l'avons déjà dit, plusieurs de ces faits nous semblent devoir être exclus du cadre de l'aphasie, et de nouvelles observations nous paraissent indispensables pour arriver à établir ce diagnostic sur une base vraiment scientifique.

De cette simple énumération d'états pathologiques pouvant être confondus avec l'aphasie, nous devons conclure que, dans toutes ces circonstances, le médecin praticien doit se tenir en garde contre la possibilité des causes d'erreur, qu'il doit étudier avec soin l'état de tous les organes qui, depuis la moelle allongée jusqu'à la langue et aux lèvres, coopèrent à l'articulation des sons, et que c'est seulement après avoir procédé à ce diagnostic par élimination, qu'il peut affirmer avoir réellement affaire à un cas d'aphasie vraie. Après ce diagnostic général, ou par exclusion, il lui reste encore à déterminer, par un diagnostic spécial, la variété particulière d'aphasie qui est soumise à son examen ; mais, pour y arriver, il lui suffit d'avoir présents à l'esprit les divers détails symptomatiques sur l'état de la parole, de l'intelligence, de l'écriture et des autres manifestations de la pensée chez les aphasiques, que nous avons indiqués précédemment.

§ 10. — Pronostic.

Le pronostic de l'aphasie est nécessairement variable selon la cause qui a donné naissance à ce symptôme, selon la maladie dont il dépend et selon la marche déjà observée du cas particulier soumis à l'examen. Néanmoins, en thèse générale, ce symptôme est plus souvent curable que la plupart de ceux qui proviennent ordinairement d'une affection cérébrale.

Les altérations de la parole consécutives à des fièvres graves, à l'action de causes morales, ou à des maladies nerveuses, sont ordinairement d'une nature temporaire. Les unes se prolongent pendant quelques mois, les autres pendant quelques jours, ou même seulement pendant quelques heures, mais presque toutes sont curables, dans un laps de temps relativement court.

Les troubles de la parole dus à des causes traumatiques, ayant exercé leur action sur le crâne ou sur l'encéphale, sont plus ou moins graves selon la nature de la lésion cérébrale qui leur donne naissance ; mais la gravité de cette lésion interne est difficile à apprécier pendant la vie. Très souvent, en effet, après la première commotion passée, les lésions les plus graves peuvent exister longtemps, à l'état latent, à l'intérieur du crâne, ou ne se manifester que par des symptômes peu importants, jusqu'au jour où surviennent tout à coup des accidents cérébraux aigus qui conduisent rapidement les malades au tombeau. Cependant, quand l'aphasie existe seule, à la suite d'une lésion traumatique du crâne ou de l'encéphale, et surtout lorsqu'elle est exempte de paralysie, elle peut durer plus ou moins longtemps, mais elle présente généralement d'assez grandes chances de guérison.

Les perversions de la parole dépendant d'une lésion organique du cerveau, qui sont les plus fréquentes de toutes, sont aussi les plus graves. Néanmoins, il importe d'établir à cet égard des distinctions. Il est des cas assez fréquents, et nous en avons cité plusieurs, dans lesquels l'aphasie, survenue subitement, à la suite d'une perte de connaissance de courte durée, ou même sans perte de connaissance, n'est accompagnée que de phénomènes paralytiques fugaces, et constitue par elle-même le phénomène principal et persistant. Eh bien, dans ces cas, où la perte de la parole peu être attribuée à une simple congestion ou à une petite hémorragie cérébrale, la guérison de l'aphasie est fréquente et peut même se produire assez rapidement. Nous avons cité des exemples de ce genre dans lesquels l'aphasie n'a duré que quelques heures ou même moins encore. Mais ce n'est pas là le fait le plus habituel. Ordinairement, l'aphasie est accompagnée d'une hémiplégie évidente et persistante, et alors elle est plus durable et plus rebelle. Cependant, pourvu qu'il ne survienne pas de nouvelle attaque, elle est encore fréquemment curable dans ces circonstances, mais le plus souvent avec une extrême lenteur. Il existe dans ces conditions deux catégories bien distinctes de faits, et il est très difficile d'en établir cliniquement le pronostic dans chaque cas particulier. Dans la première catégorie, l'aphasie, accompagnée d'hémiplégie, persiste au même degré, pendant des mois ou même pendant des années, sans qu'on puisse constater aucune modification appréciable dans l'état du malade, alors même que la lésion cérébrale qui détermine l'aphasie n'entraîne pas la mort. On observe de fréquents exemples de ce genre dans tous les hospices de vieillards, et en particulier à Bicêtre et à la Salpêtrière. Dans ces cas, l'état maladif ne se modifie que lorsqu'il survient une nouvelle attaque, et le plus souvent celle-ci aggrave la position du malade, ou même détermine sa mort. Dans la seconde catégorie de faits, au contraire, en apparence semblables aux précédents, l'aphasie, après être restée longtemps stationnaire au même degré, diminue très lentement d'intensité et arrive ainsi, peu à peu, soit à une amélioration très notable, soit même à la guérison. Nous insisterons tout à l'heure sur ce mode de terminaison, en parlant de la marche et du traitement. De tous ces faits nous pouvons conclure que le pronostic de l'aphasie, en tant que symptôme d'une lésion cérébrale, présente sans doute de la gravité, mais offre néanmoins beaucoup plus de chances de guérison qu'on ne serait disposé à le supposer de prime abord.

§ 11. — Marche des diverses variétés d'aphasie.

La perte de la parole a presque toujours une invasion subite. Soit qu'elle succède à des maladies aiguës et fébriles, soit qu'elle survienne dans le cours d'affections nerveuses à accès, soit qu'elle apparaisse sous l'influence d'une cause traumatique ayant agi sur l'encéphale, soit enfin qu'elle dépende d'une lésion organique du cerveau, on peut presque toujours fixer le moment de son début. En interrogeant avec soin les aphasiques qui peuvent encore se faire comprendre, par signes, ou par écrit, ou bien en prenant des renseignements auprès de ceux qui ont vécu avec eux, on découvre presque constamment que l'invasion de ce symptôme a été brusque, et l'on peut remonter à une attaque cérébrale comme origine première des accidents. On apprend par exemple, que le malade a eu un étourdissement, un vertige, une perte de connaissance momentanée, ou bien une attaque plus forte, à forme épileptique ou apoplectique. Cette attaque est le plus souvent accompagnée de phénomènes paralytiques plus ou moins prononcés, dans la face ou dans les membres; ils disparaissent promptement ou persistent plus ou moins longtemps ; mais, lorsque le malade est revenu à lui, on s'aperçoit que l'expression des idées par la parole est devenue impossible ou très difficile, et souvent aussi que l'écriture est supprimée comme la parole.

Une fois produite, l'aphasie reste ordinairement stationnaire au même degré, pendant un temps plus ou moins long, sans diminution appréciable dans l'intensité des phénomènes, mais il convient d'établir à cet égard deux variétés bien distinctes d'aphasie. L'une est l'*aphasie temporaire;* elle peut durer quelques heures, quelques jours ou quelques semaines ; mais, après cette durée relativement courte, elle se dissipe peu à peu ou tout à coup, pour faire place à un retour à peu près complet à l'état normal. Nous avons mentionné plusieurs faits de ce genre, et l'on en trouve un assez grand nombre dans les auteurs. Dans ces cas, l'aphasie peut être pourtant très complète ; on y observe la suppression de diverses formes de manifestation de la pensée, absolument comme dans les variétés plus chroniques; mais, après un temps variable, ces phénomènes disparaissent simultanément ou successivement, et le malade arrive petit à petit, soit à la guérison, soit à un état de très grande amélio ration.

Dans la seconde variété d'aphasie, cet état pathologique revêt une *forme tout à fait chronique*. Les malades ayant présenté, après l'attaque initiale, un degré plus ou moins prononcé d'aphasie, restent à ce même degré de la maladie, non seulement pendant des semaines et des mois, mais pendant des années. En les revoyant longtemps après le premier examen, on les retrouve avec les mêmes particularités qui les caractérisaient au début, soit pour la parole, soit pour les autres modes de manifestation de la pensée. Cependant, au lieu de se perpétuer ainsi indéfiniment pendant un grand nombre d'années, ces cas d'aphasie ayant revêtu la forme chronique peuvent encore offrir deux modes différents de terminaison. Le plus souvent, après une période stationnaire plus ou moins prolongée, il survient tout à coup une nouvelle attaque apoplectique, accompagnée d'accidents plus graves, qui augmente l'intensité des phénomènes cérébraux, et souvent aussi entraîne la mort du malade. C'est là le mode de terminaison malheureusement le plus fréquent. Mais, dans quelques circonstances plus rares, on peut, même dans ces cas chroniques, observer une terminaison par la guérison, ou du moins une amélioration de plus en plus notable de l'état de la parole chez les aphasiques. Sans pouvoir souvent se rendre compte de cette métamorphose, on voit alors survenir peu à peu, spontanément ou sous l'influence du traitement, une amélioration lente mais progressive de l'état du malade. On assiste comme par étapes, au réveil successif de facultés qui semblaient éteintes pour toujours. Nous indiquerons tout à l'heure, à l'occasion du traitement, avec plus de détails, ce mode de terminaison de certains cas d'aphasie.

§ 12. — Traitement.

Que dire à propos du traitement de l'aphasie, sinon que, cet état pathologique étant un symptôme et non une maladie, le médecin doit se guider, dans l'application des moyens thérapeutiques, sur la connaissance exacte des causes, des lésions et des maladies qui ont donné naissance à ce symptôme, ou qui en déterminent la persistance? Ces moyens doivent en effet nécessairement varier selon les maladies dans lesquelles on observe l'aphasie. Malheureusement les affections organiques du cerveau, et surtout le ramollissement limité de cet organe, sont la cause la plus habituelle des suppressions de la parole, et l'intervention thérapeutique est la plupart du temps bien impuissante pour triompher de pareilles lésions. Aussi devons-nous répéter avec Trousseau (1) que le plus souvent nous ne pouvons pas plus guérir l'aphasie que la paralysie qui l'accompagne, et que, dans les cas chroniques, la nature fait, à peu près seule, tous les frais de l'amélioration, qui, dans beaucoup de circonstances, reste toujours partielle. Cependant, ainsi que nous l'avons déjà dit, la guérison spontanée de l'aphasie est encore assez fréquente. Nous devons donc étudier attentivement les procédés habituels employés par la nature pour amener la guérison, afin de pouvoir l'imiter, ou lui venir en aide dans les cas analogues. C'est en effet le plus souvent par des améliorations successives que la guérison se produit dans l'aphasie, par une sorte d'éducation nouvelle de la mémoire et de la parole. On voit le malade récupérer peu à peu la faculté de prononcer un plus grand nombre de mots; sa mémoire et son intelligence se réveillent lentement, mais successivement ; il recouvre des aptitudes qu'il avait perdues, par exemple celles d'écrire, de lire, de compter, de dessiner ou de chanter, ou bien celle d'exprimer plus facilement sa pensée par le geste et par la parole : le cercle des mots dont il dispose augmente graduellement; son vocabulaire redevient chaque jour plus étendu ; l'aphasique fait de grands efforts pour retrouver les mots qui lui manquent ou pour les articuler, et, à l'aide de divers subterfuges ou de moyens plus ou moins ingénieux, il parvient peu à peu à prononcer un plus grand nombre de mots, soit partiellement, soit totalement. Les personnes qui l'entourent viennent souvent en aide à cette nouvelle éducation de la parole, et, comme chez l'enfant qui apprend à parler, ou chez le sourd-muet qui recouvre l'ouïe, on assiste au réveil successif de la mémoire des mots et de la faculté du langage.

Dans la pratique civile surtout, on voit assez fréquemment des malades pleins d'énergie de volonté, et secondés par des parents ou des amis dévoués, reconquérir ainsi progressivement la parole qu'ils avaient perdue, ou du moins arriver à parler d'une manière suffisante pour l'usage journalier de la vie et pour l'entretien des rapports sociaux. Une des observations les plus curieuses et les plus

(1) Trousseau, *Clinique de l'Hôtel-Dieu*, p. 626.

intéressantes sous ce rapport est celle du professeur Lordat, qui a raconté lui-même avec détails les efforts successifs et persévérants qu'il a été obligé de faire pour se guérir d'un état d'aphasie avec amnésie verbale complète (1). Cet exemple et beaucoup d'autres qui existent dans les annales de la science doivent tout à la fois encourager les médecins à tenter, par des procédés semblables, la guérison des états d'aphasie même les plus rebelles, et leur indiquer les moyens les plus convenables et les plus efficaces, sanctionnés par l'expérience, pour arriver à cet heureux résultat.

§ 13. — Physiologie pathologique.

Après avoir décrit cliniquement les diverses variétés de l'aphasie, il nous reste maintenant à rechercher si l'on peut en découvrir l'interprétation rationnelle, à l'aide des données fournies par la connaissance des lois normales du langage. Pour notre part, nous n'avons pas grande confiance dans ces explications empruntées à l'étude de l'homme normal, non seulement à cause de l'imperfection actuelle de la physiologie cérébrale, mais surtout parce que, selon nous, la physiologie et la pathologie sont deux sciences distinctes, pouvant sans doute s'éclairer mutuellement, mais qui doivent conserver chacune leurs lois et leurs méthodes séparées. Cependant, plusieurs auteurs ayant cherché à se rendre compte ainsi des faits constatés cliniquement chez les aphasiques, nous devons dire quelques mots de ces théories pour compléter notre travail.

Qu'est-ce donc physiologiquement que le phénomène du langage? C'est un fait complexe, dont il importe d'analyser avec soin les éléments au lieu de proclamer purement et simplement l'existence fort contestable d'une faculté du langage, et de lui assigner un siège spécial dans le cerveau. Le langage, ainsi que l'a dit avec raison Broca, est un terme générique que l'on ne doit pas limiter à la parole, ou langage articulé, mais qu'il convient d'étendre à toutes les formes de manifestation de la pensée. C'est un caractère particulier de l'homme, qui le distingue profondément des animaux et que l'on peut ainsi définir : la faculté qu'il possède de

(1) Voy. Lordat, *Analyse de la parole*. Montpellier, 1843.

donner un corps ou une forme à sa pensée, en la revêtant d'un signe sensible qui permette de la traduire au dehors. De là plusieurs espèces de langage, et principalement le langage mimique, le langage parlé et le langage écrit, phonétique ou figuratif.

Le langage élémentaire, qui existe dès la plus tendre enfance et chez tous les peuples indistinctement, c'est le geste ou langage mimique. L'idée y est représentée par des signes visuels; aussi l'observe-t-on chez les sourds-muets; comme chez les hommes doués de l'ouïe et de la parole. Au-dessus de ce langage primitif se trouve la parole ou langage articulé, mode d'expression de la pensée plus perfectionné, qui se rencontre aussi, comme aptitude générale, chez tous les hommes et chez tous les peuples. Il consiste dans la représentation des idées par des signes manifestés à l'aide de la voix et contrôlés par le sens de l'ouïe. Enfin, le langage écrit n'est que la traduction en signes visuels des signes auditifs exprimés par le langage articulé.

Nous avons principalement à nous occuper ici de ce dernier, c'est-à-dire de la parole. Elle consiste dans l'expression par les organes de la voix de certains sons destinés à communiquer les idées à l'extérieur. Pour produire un son à l'aide des mouvements du larynx et pour en modifier à l'infini les intonations par l'action des muscles du pharynx, de la langue, du voile du palais et des lèvres, il faut, comme pour tous les autres mouvements du corps humain, trois conditions indispensables, savoir : un ordre de la volonté parti du centre cérébral, des organes intermédiaires destinés à le transmettre au dehors et des muscles pour l'exécuter. Mais ces conditions physiologiques, qui suffisent pour proférer un son et pour donner naissance au cri inarticulé, chez l'homme et chez les animaux, ne suffisent plus pour produire la parole, apanage exclusif de l'homme et destinée à exprimer des idées. Deux éléments nouveaux sont nécessaires pour obtenir ce résultat. L'un est purement intellectuel, et l'autre essentiellement mécanique. Quelques détails sont indispensables pour bien faire comprendre ce mécanisme.

La condition première de toute expression de la pensée par la parole, ou par l'écriture, c'est la nécessité de revêtir l'idée d'une forme déterminée, de lui donner un corps, de l'incarner dans un mot qui lui corresponde et qui permette de la communiquer aux autres hommes.

Or, que sont les mots ? Ce sont des signes de convention, qui se produisent dans l'humanité d'après des lois uniformes, étudiées par les philologues et en rapport avec la constitution même de l'esprit humain, mais qui, malgré ce caractère général d'uniformité, sont néanmoins variables quant à leur forme spéciale selon les peuples et selon les époques, et ont ainsi un certain cachet de mobilité conventionnelle. Ce n'est pas ici le lieu de rechercher avec les philologues modernes quelle a été la véritable origine du langage, quelles sont les causes de ses variations selon les races humaines, quelles sont les lois qui ont présidé à la formation des langues, à celle des mots racines et des mots dérivés, enfin si, dans l'enfance des peuples, comme dans celle des individus, l'homme commence par exprimer des idées générales ou des idées particulières, et si le langage humain n'est pas autre chose qu'un composé d'abstractions, représentant, non les objets extérieurs eux-mêmes, mais les idées que notre esprit conçoit à leur occasion et qui servent à les dénommer.

Toutes ces questions, si intéressantes, du reste, appartiennent au domaine du linguiste et du philosophe, et ne seraient pas à leur place dans un ouvrage médical. Nous ne devons en tirer ici qu'une seule conséquence, c'est que le travail intellectuel qui précède la formation des mots représentatifs des idées est très complexe ; il exige la coopération de beaucoup de facultés de l'intelligence ; il se fait chez chacun de nous pendant l'enfance, comme il s'est produit chez les peuples primitifs, et, l'habitude nous ayant familiarisés avec cet exercice difficile, nous oublions les éléments qui entrent dans sa composition et les efforts continus et persévérants que nous avons dû faire pour l'accomplir avec rapidité et comme automatiquement. Indépendamment de la création des mots, comme signes représentatifs des idées, il y a encore, dans le langage considéré comme fait intellectuel, la nécessité d'associer ces mots pour en faire des phrases, d'après des règles fixes formulées par les grammairiens, et dans cette opération interviennent non seulement la mémoire, mais les facultés d'abstraction, de comparaison, d'association des idées, etc.

De nombreux éléments, qui constituent la base de tout langage humain et que l'analyse psychologique y fait découvrir, figurent donc dans cette *coordination intellectuelle* qui aboutit, en définitive, à ce résultat que l'on peut appeler *la pensée parlée mentalement ;* c'est le langage intérieur, comme l'a appelé Bouillaud, qui est aussi indispensable pour formuler la pensée par l'écriture que par la parole.

Mais pour le langage articulé de nouveaux éléments sont encore nécessaires. Après la coordination intellectuelle, vient la coordination des mouvements servant à l'articulation des sons. Il faut que la pensée, conçue avec le mot qui lui correspond, soit transmise, par un ordre de la volonté, aux organes périphériques chargés de la traduire en sons. Il faut de plus que les mouvements destinés à articuler ces sons soient coordonnés d'une manière harmonique sous l'influence d'un commandement cérébral.

Pour expliquer cette coordination des mouvements de la parole, a-t-on besoin de reconnaître l'existence d'une faculté spéciale, d'un centre coordinateur ou législateur des mouvements de la parole, que Bouillaud a fait résider dans les lobes antérieurs du cerveau, et Schröder van der Kolk dans la moelle allongée et spécialement dans les corps olivaires ?

Pour notre part, nous ne croyons pas qu'il soit nécessaire d'admettre cette faculté hypothétique pour rendre compte des faits observés.

Qu'est-ce en effet que la coordination des mouvements de la parole ? Ce n'est rien de plus que ce que nous exécutons, à chaque instant, pour d'autres actes également compliqués, tels que la station verticale, la marche, ou par exemple l'action de jouer du piano et du violon. Ces actes complexes sont appris peu à peu par une éducation successive. Or la même chose a lieu pour la parole. L'enfant qui s'exerce à parler fait de grands efforts avant de pouvoir imiter les mouvements d'articulation et les intonations variées des autres hommes ; il a recours à l'auxiliaire indispensable du sens de l'ouïe pour diriger les hésitations nombreuses de sa voix, et il parvient ainsi peu à peu à combiner tous les mouvements qui sont nécessaires pour pouvoir parler. Plus tard, lorsque l'habitude en a été lentement contractée, ces mouvements combinés s'exécutent sans efforts, sans que la volonté intervienne et sans qu'on se rappelle les difficultés éprouvées primitivement pour les accomplir. Il en est de même de l'écriture apprise peu à peu sous le contrôle du sens de la vue, comme la parole avec le secours du sens de l'ouïe, qui lui est indispensable, ainsi que le prouve l'exemple des sourds-muets.

La coordination naturelle des mouvements de la parole, exécutée successivement sous l'empire de la volonté et devenue facile par l'habitude, nous paraît donc suffisante pour rendre compte de l'articulation des sons, sans qu'il soit nécessaire d'admettre l'existence d'une faculté spéciale siégeant dans le cerveau ou dans la moelle allongée. Il ne faut pas confondre sous ce rapport la parole avec la déglutition ou avec la respiration, par exemple. Ces deux fonctions, en effet, sont automatiques et involontaires. Elles sont indispensables pour la conservation de la vie. Elles doivent donc être commandées par un centre nerveux spécial afin de pouvoir s'accomplir constamment d'elles-mêmes, sans que la volonté intervienne et sans qu'elle puisse même en interrompre le cours. Elles se font, du reste, sous l'influence de mouvements réflexes. Il doit donc exister un point du cerveau, ou de l'encéphale, où aboutissent les nerfs sensitifs qui excitent ces mouvements et d'où partent les nerfs moteurs qui les exécutent. Or, ce point de l'encéphale, c'est précisément le bulbe et la moelle allongée. Mais il en est tout autrement de la parole qui ne rentre pas dans la catégorie des mouvements réflexes et qui est toujours commandée par la volonté. Enfin, pour terminer l'analyse des conditions physiologiques, qui constituent la fonction complexe de la parole, nous devons encore mentionner le dernier terme de ce phénomène, c'est-à-dire l'action des nerfs et des muscles de la phonation qui exécutent les ordres de la volonté et coopèrent à l'articulation des sons.

Si nous cherchons maintenant à appliquer à l'étude de l'aphasie ces connaissances empruntées à la physiologie du langage, nous arrivons aux conclusions suivantes. Chacun des éléments qui constituent le phénomène du langage peut-être lésé séparément ou simultanément par la maladie, et donner lieu ainsi à diverses variétés d'aphasie. M. Jaccoud (1), qui s'est déjà livré à ce classement physio-

(1) Jaccoud, *Gaz. hebdom.*, 1865.

logique, a admis cinq formes d'alalie correspondant aux cinq temps principaux de la fonction du langage, savoir : 1° alalie par hébétude ou par trouble général de l'intelligence ; 2° par amnésie verbale ; 3° par interruption de la transmission volontaire ; 4° par lésion du centre coordinateur des mouvements ; 5° par trouble de la motilité de la langue. Pour notre part, nous ne reconnaissons pas ces cinq variétés d'aphasie, parce que les lésions de la parole dues à un trouble général de l'intelligence, et celles qui dépendent d'une altération des organes de la phonation, ne doivent pas, selon nous, figurer dans l'aphasie vraie, ainsi que nous l'avons dit précédemment.

Mais entre ces deux termes extrêmes de la fonction du langage, il y a des termes intermédiaires qui peuvent être atteints séparément par la maladie. La plus importante de ces lésions réside dans la suppression du rapport naturel qui existe entre la pensée et son signe représentatif, le mot. Ainsi que l'a dit avec beaucoup de justesse le docteur Gairdner, c'est là ce qu'on observe dans le plus grand nombre des faits d'aphasie ; or c'est là un trouble essentiellement intellectuel. Il ne consiste pas seulement, comme on l'a prétendu, dans l'amnésie verbale, mais dans l'altération de plusieurs autres conditions intellectuelles du langage que l'analyse psychologique permettra peut-être un jour de mieux préciser. M. Baillarger, par exemple, a fait remarquer avec raison qu'il n'y avait pas seulement oubli des mots, mais perversion de la faculté du langage, dans les cas où les aphasiques emploient un mot à la place d'un autre, avec ou sans conscience de leur erreur, ou bien prononcent et écrivent un mot autre que celui qu'ils ont l'intention d'exprimer. Le trouble de ces éléments intellectuels du langage peut seul expliquer la perte simultanée de la parole, de l'écriture, et des autres modes de manifestation de la pensée que l'on observe si souvent chez les aphasiques.

Après ces faits d'aphasie, où l'élément intellectuel du langage est seul lésé et où plusieurs modes d'expression de la pensée sont supprimés ensemble ou séparément, viennent se placer ceux dans lesquels l'écriture est conservée, ainsi que la parole parlée intérieurement, mais où celle-ci ne peut être transmise par la volonté aux organes périphériques, qui sont pourtant dans un état d'intégrité parfaite. Dans ces cas, il y a rupture entre le monde intérieur et le monde extérieur, entre l'élément intellectuel et l'élément mécanique du langage ; le pont qui les relie à l'état normal se trouve brisé par la maladie. Ces cas d'aphasie, plus rares que les précédents, doivent être distingués avec soin de ceux où la perversion a lieu dans l'élément intellectuel du langage et des troubles de la parole dus à l'altération des organes périphériques. Enfin, à ces deux variétés principales, classées d'après les éléments physiologiques, M. Jaccoud en ajoute une troisième qu'il rattache à la lésion du centre coordinateur des mouvements de la parole. Mais nous avons dit précédemment que nous ne comprenions pas la nécessité de cette faculté spéciale; selon nous, les faits rangés dans cette catégorie doivent donc être réunis à la précédente, ou classés parmi ceux qui présentent une lésion des organes périphériques, à côté de la paralysie labio-glosso-pharyngée. Dans ces cas, c'est l'instrument de la parole qui fait défaut. Le centre cérébral continue à commander régulièrement; les organes de transmission peuvent encore faire parvenir aux organes périphériques l'ordre de la volonté, mais ces derniers ont cessé de pouvoir l'exécuter.

Nous bornerons là les considérations générales que nous avons cru devoir présenter sur la physiologie pathologique de l'aphasie. En cela, nous avons cédé à l'usage et à l'exemple des auteurs qui nous ont précédés, plutôt qu'à une conviction personnelle. Mais nous ne pouvons nous empêcher de dire en terminant que c'est, à notre avis, une tâche ingrate et pleine de périls que de chercher à interpréter, à l'aide de la physiologie, les phénomènes observés dans les maladies. En procédant ainsi en pathologie, on oublie trop que les distinctions admises pour l'analyse des fonctions de l'état normal sont presque toujours artificielles, n'ont d'autre but que d'en faciliter l'étude et ne correspondent pas, le plus souvent, aux divisions qui existent réellement entre les différents rouages composant le mécanisme compliqué d'une fonction. Du reste, en admettant même que l'analyse physiologique reposât sur la réalité des faits, et que les distinctions établies pour l'étude fussent autre chose que des abstractions, rien ne prouverait que la maladie dût nécessairement disjoindre les rouages de ce mécanisme, dans les points mêmes de leurs divisions naturelles, et les décomposer en leurs éléments primitifs. Au lieu de les séparer et de les dissocier, elle peut les rompre et les briser dans leur totalité, d'une manière irrégulière et tout à fait imprévue. Dans l'étude clinique de l'aphasie, comme dans celle des autres phénomènes pathologiques, on ne doit donc jamais perdre de vue que la maladie peut atteindre les éléments constitutifs du langage, non pas selon leurs divisions naturelles, mais d'une façon très variée, impossible à prévoir d'après les lois de la physiologie. Elle constitue alors, à l'aide de ces éléments mutilés, de nouvelles unités que le médecin doit étudier dans leur complexité et qu'il ne peut déduire *a priori* des distinctions arbitraires reconnues par le physiologiste, pour se rendre compte des différents actes de la fonction du langage.

§ 11. — Bibliographie.

SCHENK (Joan.). *Observ. med.* Lib. VII. In-fol., p. 180. Lugduni, 1585. — SCHACKER. *Dissert. de læsa hominis loquela.* Lipsiæ, 1696. — SCHEID (G.). *Dissert. brevem historiam mulieris cujusdam, quæ inopinato casu subito loquelam amisit et ex insperato repente recepit enodationem, sistens.* Argentorati, 1725. — SEGER. *Memoria absque ulla causa abolita et paulatim restituta.* In *Acta naturæ curiosorum.* Dec. I, ann. 3, obs. CXCVIII. — SCHMID. *De oblivione lectionis ex apoplexia, salva scriptione.* In *Miscell. naturæ curiosorum.* Dec. 1, ann. 4 et 5, obs. CLIV. — DELIUS (F.). *De alalia et aphonia.* In *Nova Acta naturæ curiosorum*, t. VII, obs. XVIII. Norimbergæ, 1757. — GESNER. *Amnésie de la parole.* In *Sammlungen von Beob. aus der Arzn.* Nördl., 1770. — SWIETEN (Van). *Comment.*, t. III, p. 288, édit. de Paris, 1771. — BEDDOES. *Case of Dr Spalding of Berlin.* In *The Hygeia*, t. III, 31 janv. 1772. — SAUVAGES. *Debilitates, dyscinesiæ.* In *Nosologia methodica.* Paris, 1772, t. II, class. 6, p. 249. — SWEDIAUR. *Nosologia methodica.* — CULLEN. *Synopsis nosologiæ methodicæ, continens genera morborum.* Édit. de J.-P. Frank, 1787. — FRANK (J.-P.). *De curandis hominum morbis epitome.* Mannheim et Vienne, 1792-1823. — DU MÊME. *De alalia et aphonia.* In *Traité de médecine pratique*, trad. par Goudareau. Paris, 1842, t. II, p. 455. — REIL. *De vocis et loquelæ vitiis.* Hallæ, 1795. — FRANK (Joseph). *Praxeos medicæ universæ præcepta.* Lipsiæ, 1823, t. V, p. 44. — CRICHTON (Alexander). *An Inquiry into the Nature and Origin of mental Derangement; Diseases of the memory.* London, 1798, t. I, p. 337. — PINEL (Ph.). *Traité de l'aliénation mentale.* 2e édit. Paris, 1809. — YELLOLY. *Medico-chirurgical Transactions.* London, t. II, 1812. — LORDAT. *Revue périodique de la Société de médecine de Paris*, déc. 1820, p. 317. — GALL. *Sur les fonctions du cerveau*. Paris, 1825, t. V : *Faculté du langage et mémoire des mots*. — BOUILLAUD. *Recherches cliniques propres à démontrer que la perte de la parole correspond à la lésion des lobules antérieurs du cerveau, lu à l'Acad. de méd.* In *Arch. de méd.*, 1re série, t. VIII, p. 25 ; 1825. — DU MÊME. *Traité de l'encéphalite*, 1825. — DU MÊME. *Recherches expérimentales sur les fonctions du cerveau et sur celles de sa portion antérieure en particulier*. In *Journ. hebdom. de méd.*, 27 mars 1830. — DU MÊME. *Exposition de nouveaux faits à l'appui de l'opinion qui localise dans les lobes antérieurs du cerveau le principe législateur de la parole*. In *Bull. de l'Acad.*, 1839, t. IV, p. 282. — *Recherches cliniques propres à démontrer que le sens du langage articulé et le principe coordinateur des mouvements de la parole résident dans les lobes antérieurs du cerveau*. In *Bull. de l'Acad.*, 1848, t. XIII, p. 699 et suiv., et *Bull. de l'Acad.*, 1864-1865, t. XXX, p. 575, 604, 636, 724 et 780. — NICOL. *Two Cases of Apoplexy attended with Lesion of the Knowing Faculties and of Language*. In *Phrenological Journ.*, vol. III, 1826, p. 616. — HOOD. *Phrenological Journ.*, vol. III, p. 26 ; 1826. — LALLEMAND. *Recherches anatomo-patholog. sur l'encéphale*, 1825-1834, VIe, VIIe et VIIIe lettres. — ABERCROMBIE. *Recherches pathologiques et pratiques sur les maladies de l'encéphale et de la moelle épinière*. Trad. par Gendrin. Paris, 1832. — CRUVEILHIER. *Maladies de la protubérance annulaire*. In *Anatomie patholog.*, l. XXXV, 1832. — *Sur le principe législateur de la parole*. In *Bull. de l'Acad.*, 1839. — OSBORN. *Dublin Quaterly Journal of medical Science*, 1833, vol. IV. — ANDRAL. *Maladies de l'encéphale*. In *Clinique médicale*, 1834, t. II. — DAX (Marc), de Sommières (Gard). *Lésions de la moitié gauche de l'encéphale, coïncidant avec l'oubli des signes de la pensée*. Mém. lu au Congrès médical de Montpellier, 1836, reproduit dans *Gaz. hebdom.*, 28 avril 1865. — CRAIG (James). *A Case of Loss of Speech connected with Spectral Illusions*. In *Edinburgh Medical and Surgical Journal*, t. XLVI, p. 334 ; 1836. — BEAUGRAND. *Remarques sur les difficultés du diagnostic dans les affections cérébrales*. Thèse de Paris, 1837, n° 11, et in *Institut médical*, 30 sept. 1859, et *Bull. de l'Acad.*, 1839, t. IV, p. 319. — GINTRAC (E.). *Bull. de l'Acad. de méd.*, t. IV, p. 323 ; 1839. — SOLON (Martin). *Bull. de l'Acad. de méd.*, ibid. — BLANDIN. *Gaz. des méd. pratic.*, 5 oct. 1839. — BRIGHT. *Reports of Medical Cases*, t. II, London, 1841. — DURAND-FARDEL. *Traité du ramollissement du cerveau*. Paris, 1843. — CHEYNE (John). *Essays on Partial Derangement of the Mind in supposed Connection with Religion*. Dublin, 1843. Essay 3 : *On Disorder of a Single Faculty*. — LORDAT. *Analyse de la parole, pour servir à la théorie des divers cas d'alalie et de paralalie, de mutisme et d'imperfection de parler que les nosologistes ont mal connus*. Montpellier, 1843. — HERTZ. *Psychological Magazine*, 1843. — HASPEL. *Gaz. des hop.*, 27 janv. 1847. — BONNAFONT. *Union méd.*, 9 fév. 1847. — BELHOMME. *Cinquième mémoire sur les localisations des fonctions cérébrales*. Paris, 1848. — SERRIER. *Bull. de l'Acad. de méd.*, t. XIII, p. 791; 1848. — CULLERIER et BOUILLAUD. *Mémoire sur les mouvements de la parole*. Ibid., p. 779. — SÉDILLOT. Ibid., p. 794. — CHEVALLIER. Ibid., p. 796. — MAQUET. Ibid., p. 797. — BERGMAN. *Zeitschrift für Psychiatrie*, 1849. — HUN (Thomas), of Albany. *A Case of Amnesia*. In *American Journal of Insanity*, 1850-51. — GRAVES. *Dublin Quaterly Journal*, t. XI, 1851, — HASBACH. *Zeitschrift für Psychiatrie*, 1858. — NASSE (W.). *Zeitschrift für Psychiatrie*, 1853. — PANTHEL. *Deutsche Klinik*, 1855. — ROMBERG. *Lehrbuch der Nerven Krankheiten*. 1853-1857. *Klinische Wahrnehmungen und Beobachtungen*. Berlin, 1851. — MARCÉ. *De l'existence d'un principe coordinateur de l'écriture*. In *Mém. de la Soc. de biol.*, 2e série, t. III; 1856. — LEURET et GRATIOLET. *Anat. comparée du syst. nerveux dans ses rapports avec l'intelligence*, t. II, 1857. *Du langage des bêtes et du langage de l'homme*, p. 656 et suiv. — SCHRÖDER VAN DER KOLK. *Bau und Functionen der Medulla spinalis et oblongata und nachste Ursache und rationnelle Behandlung der Epilepsie*. Traduct. allemande. Braunschweig, 1859. — FORBES WINSLOW. *On obscure Diseases of the Brain and Mind. Pathology of Memory and of Speech*. London, 1860. — BROCA (Paul). *Sur le siège de la faculté du langage articulé, avec deux observations d'aphémie*. In *Bull. de la Soc. anat.*, 2e série, t. IV, 1861. — VOISIN (Aug.). *Observation de perte de la parole*, comm. à l'Acad. de méd. In *Bull. de l'Acad.*, t. XXVII, p. 1241; 1862. — LICHTENSTEIN. *Laloplegie (Glossoplegie der Autoren)*. In *Deutsche Klinik*, 1862. — TROUSSEAU. *Paralysie progressive de la langue, des lèvres et du voile du palais*. In *Gaz. des hôp.*, janv. et fév. 1863. — AUBURTIN. *Mém. sur la localisation de la faculté du langage articulé*. In *Gaz. hebd.*, mai, juin et juill. 1863. — CHARCOT. *Obs. d'hémiplégie droite avec aphémie et avec intégrité des lobes antérieurs et des circonvolutions frontales*. In *Gaz. hebd.*, 17 juill. 1863. — PARROT. *Conservation de l'intelligence et du langage articulé avec atrophie complète du lobule de l'insula et de la troisième circonvolution frontale droite*. In *Gaz. hebd.*, 31 juillet 1863. — AUBURTIN. *Réponse à l'observation de Charcot*. In *Gaz. hebd.*, 14 août 1863. — FOVILLE fils. *Obs. d'aphémie avec désordres étendus de l'hémisphère gauche*. In *Gaz. hebd.*, 27 nov. 1863. — TROUSSEAU. *Leçons cliniques sur l'aphasie*. In *Gaz. des hôp.*, fév. et mars 1864. — PERROUD. *De la lésion des facultés qui président au langage articulé, au langage écrit et au langage mimique*. In *Journ. de méd. de Lyon*, janv. et fév. 1864. Extr. dans la *Gaz. hebd.*, 26 fév. 1864. — GUÉNIOT. *Obs. d'aphasie*. In *Gaz. des hôp.*,

9 fév. 1864. — DUVAL (Ange), de Brest, *Obs. d'aphémie confirmative des opinions de Broca*. In *Gaz. des hôp.*, 10 mars et 9 avril 1864. — DUBOURG (de Marmande). *Deux obs. d'aphasie sans autopsie et avec guérison*. In *Gaz. des hôp.*, 19 mars 1864. — FALRET (Jules). *Des troubles du langage et de la mémoire des mots dans les affections cérébrales. Revue critique* in *Arch. de méd.*, 6e série, t. III et IV, 1864. — PETER (Michel). *De l'aphasie, d'après les leçons de M. le professeur Trousseau*. In *Gaz. hebd.*, mai et juin 1864, et *Clinique médicale de l'Hôtel-Dieu*, de Trousseau, 7e édition, par M. Peter. Paris, 1885. — CHAUVEAU (A.). *A propos de l'aphémie, note lue à la Soc des sc. méd. de Lyon*. In *Gaz. méd. de Lyon*, 1864. — JACCOUD. *De l'alalie et de ses diverses formes*. In *Gaz. hebd.*, juillet et août 1864. — HUGHLINGS JACKSON (Dr J.). *Loss of Speech; its Association with Valvular Diseases of the Heart and with Hemiplegia of the Right Side*. In *Clinical Lectures and Reports of the London Hospital*, vol. I, 1864, p. 388. Trad. en abrégé dans *Arch. de méd.*, 1865. — THOMPSON and NEWMAN. *Case of Embolism connected with Diseases of Aortic Valves*. In *Medic. Times and Gaz.*, 1864. — PECHOLIER. Revue critique dans le *Montpellier médical*, mars 1864. — FARGE (Emm.), prof. de clin. méd. à Angers. *Hémiplégie et aphasie sans lésion de la troisième circonvolution frontale gauche*. In *Gaz. hebd.*, 28 oct. 1864. — BOUILLAUD. *Leçons sur les troubles de la parole*. In *Gaz. des hôp.*, 3 et 15 janv. 1865. — BLACHEZ. *Abcès du cerveau dans le lobe antérieur droit, avec hémiplégie gauche et conservation de la parole; obs. prise dans le service de M. Bouillaud*. Ibid., 8 avril 1865. — LEGRAND DU SAULLE. *L'Aphasie au point de vue médico-légal*. In *Gaz. des hôp.*, 28 mars 1865. — FALRET (Jules). *De l'aphasie; état de la question*. In *Gaz. hebd.*, avril et mai 1865. — TROUSSEAU. *De l'aphasie*. In *Clinique médicale de l'Hôtel-Dieu*, t. II, 7e édition. Paris, 1885. — DE FLEURY (Armand), de Bordeaux. *De la pathogénie du langage articulé*. In *Gaz. hebd.*, avril 1865. — BANKS (Dr). *De la perte de la parole dans les affections cérébrales*. In *Gaz. hebd.*, 14 avril 1865. — DECHAMBRE. *Aphasie transitoire*. In *Gaz. hebd.*, 21 avril 1865. — DAX fils (G.). *Mém. sur les lésions de la parole*. In *Gaz. hebd.*, 28 avril 1865. — VALIN (Émile). *Cas d'aphthongie* (*Alalie par trouble de la motilité de la langue*). Ibid., 28 avril 1865. — LUYS (J.). *Recherches sur le système nerveux cérébro-spinal*. Paris, 1865. *Faculté du langage articulé*, p. 385. — LANGAUDIN (Dr), de Nice. *Abcès traumatique du lobe gauche du cerveau, avec destruction presque complète de ce lobe et du lobe moyen, et avec conservation de la parole*. In *Gaz. des hôp.*, 29 avril 1865. — BOUILLAUD. *Discours sur le langage articulé*. In *Bull. de l'Acad.*, avril 1865, et *Réponse à M. Trousseau*, juin 1865. — TROUSSEAU. *Discours sur l'aphasie*. Ibid., mai 1865. — PARCHAPPE.

Discours sur le même sujet. Ibid., mai 1865. — BAILLARGER. Idem. Ibid., juin et juillet 1865. — BONNAFONT. Idem. Ibid., 1865. — CERISE. Idem. Ibid., 1865. — BOURGUIGNON, d'Ambonnay. *Deux observations d'aphasie*. In *Gaz. des hôp.*, 6 mai 1865. — LANCEREAUX. *Valeur séméiotique de l'aphasie dans le diagnostic de l'hémorragie et du ramollissement par oblitération de l'artère de Sylvius*. In *Gaz. des hôp.*, 13 mai 1865. — LADAME (Paul). *Sur les lésions de la parole dans leurs rapports avec les tumeurs du cerveau*. In *Gaz. des hôp.*, 3 juin 1865. — DE FLEURY (Armand). *Lettre à M. le professeur Trousseau*. In *Gaz. hebd.*, 5 mai 1865. — DIEULAFOY. *Particularités dans les troubles de la parole dans l'aphasie*. In *Gaz. des hôp.*, 10 juin 1865. — MALICHECQ. *Un cas d'aphasie dans une affaire médico-légale*. In *Gaz. des hôp.*, 11 juillet 1865. — LEMOINE (A.). *De la physionomie et de la parole*. Paris, 1865, in-18. — GRATIOLET (Pierre). *De la physionomie et des mouvements d'expression*. Publié par Louis Grandeau, Paris, 1865. — AVONDE (Albert-Octave). *Thèse sur l'aphasie*, 6 janv. 1866. — GAIRDNER (W.-T.). *On the Function of articulate Speech, with a Case of Aphasia*. Glasgow, 7 mars 1866. Trad. dans *Arch. de méd.*, août et sept. 1866, et plus loin, p. 498. — SANDERS (Will.-B.). *Case illustrating the supposed Connection of Aphasia (Loss of Speech) with Right Hemiplegia*. In *Edinb. Med. Journal*, March 1866. — KEITH ANDERSON (J.). *Edinburgh Journ. of Mental Science*, oct. 1866. — FOURNIÉ (Ed.). *Physiologie de la voix et de la parole*, 1866.

Consultez en outre les divers recueils et journaux de médecine, dans lesquels ont été consignés de nombreux documents et des observations d'aphasie, surtout depuis 1861, et en particulier les *bulletins des Sociétés Anatomique, d'Observation, de Biologie, d'Anthropologie et de l'Académie de médecine*.

XIII

LA FONCTION DU LANGAGE ARTICULÉ, AVEC UNE OBSERVATION D'APHASIE (1)

—1866—

I. PRÉAMBULE PAR LE Dr JULES FALRET

Parmi les savants et les praticiens qui se sont occupés de l'aphasie avec une sorte de prédilection, motivée non seulement par sa nouveauté mais par son importance, les uns l'ont étudié plus spécialement au point de vue théorique et doctrinal et ont cherché à diviser l'aphasie, envisagée dans son ensemble, en plusieurs groupes de faits rattachés aux différents temps de la fonction complexe du langage articulé et ayant un siège distinct dans divers points de l'encéphale.

D'autres, plus réservés, se sont bornés à fournir leur contingent d'observations et de recherches cliniques, sans s'élever encore à une généralisation qui leur paraissait prématurée.

Les uns ont fixé presque exclusivement leur attention sur le côté anatomique de la question ; ils se sont efforcés de démontrer que, dans tous les faits d'aphasie ou de trouble du langage, il existait une lésion constante, siégeant dans les lobes antérieurs du cerveau et même dans la seconde ou la troisième circonvolution du lobe cérébral antérieur gauche, ainsi que l'avait indiqué Broca, tandis que les adversaires de cette opinion absolue lui ont opposé avec acharnement quelques faits rares, mais bien observés, dans lesquels la parole aurait été conservée pendant la vie chez des individus qui auraient été trouvés, à l'autopsie, atteints d'une lésion très notable, ou même d'une destruction complète des lobes antérieurs du cerveau.

(1) Extrait des *Archives générales de médecine*, août 1866.

D'autres auteurs, au contraire, négligeant la question anatomique, se sont plus spécialement occupés de son côté clinique ou pathologique. Ils ont cherché à étudier pratiquement les divers degrés et les variétés nombreuses de ce phénomène, et à le délimiter avec plus de précision au milieu d'autres symptômes analogues. Ils se sont attachés à rechercher dans quelles conditions principales se produisaient la perte et les perversions de la parole ; si ces symptômes étaient toujours dus à des affections organiques du cerveau, ou s'ils ne pouvaient pas se produire accidentellement et d'une manière passagère, sans lésion cérébrale appréciable et sans paralysie, ou bien encore être dus à diverses maladies générales ou à des affections nerveuses, telles que l'hystérie, l'épilepsie, etc.

Pour compléter le cercle des recherches entreprises sur l'*aphasie*, il faut encore mentionner les tentatives jusqu'ici presque toutes infructueuses, qui ont été faites pour éclairer la physiologie du langage et de la parole, à l'aide des faits pathologiques nouvellement observés.

Enfin, à côté de ces divers travaux il importe de signaler la discussion mémorable, qui a eu lieu à l'Académie de médecine, sur la localisation de la faculté du langage articulé, discussion à laquelle ont pris part les orateurs les plus éminents et où ont été abordés presque tous les aspects de cette question si complexe (1).

Néanmoins, malgré ces recherches isolées et collectives, il reste encore beaucoup à faire avant que ce sujet ait été réellement étudié sous toutes ses faces, et surtout avant que l'on ait déduit de cette étude toutes les conséquences théoriques et pratiques qui doivent en découler.

La question anatomique ne peut être tranchée que par un grand nombre d'observations concordantes et faites dans les conditions les plus différentes. D'un autre côté, il nous paraît bien difficile d'éclairer la question physiologique du langage articulé à l'aide des faits pathologiques si variés, si bizarres et si individualisés que nous offrent les aphasiques.

Il nous semble très douteux que l'on puisse jamais arriver à déduire de la pathologie de la parole des conséquences vraiment

(1) *Bulletin de l'Academie de médecine*, 1864-1865, tome XXX, *passim*.

utiles pour la physiologie du langage. Ces deux terrains nous paraissent trop distincts et trop profondément séparés par un abîme infranchissable, pour que l'examen appronfondi de l'un d'entre eux puisse contribuer beaucoup à faire connaître l'autre d'une manière plus exacte.

C'est donc le côté clinique de la question de l'aphasie qui nous semble aujourd'hui le plus utile à cultiver, et dont l'étude peut nous offrir les résultats les plus immédiats. Aussi avons-nous pensé qu'il serait intéressant de publier la traduction française des principaux passages d'un travail essentiellement clinique sur l'aphasie qu'a fait paraître un professeur distingué de l'Université de Glascow, le Dr Gairdner.

Dans ce travail, l'auteur étudie avec beaucoup de soin et de sagacité les diverses variétés qu'a présentées ce phénomène chez plusieurs malades qu'il a eu l'occasion d'observer, et surtout chez l'un d'entre eux avec lequel il a vécu dans une sorte d'intimité pendant plusieurs mois, et dont il rapporte l'observation détaillée à la fin de son mémoire.

Les remarques de l'auteur portent surtout sur trois points principaux : la *parole*, l'*intelligence* et l'*écriture* chez les aphasiques.

Pour lui, comme pour la plupart des auteurs, il y a, dans tous les cas d'aphasie véritable, intégrité à peu près complète de l'intelligence. Pour démontrer l'intégrité des organes qui servent à l'articulation des sons, il s'appuie surtout sur ces deux faits, savoir : que les aphasiques peuvent encore articuler nettement certains mots, alors même qu'ils sont privés de la possibilité de prononcer le plus grand nombre des mots de la langue, et qu'aucune maladie connue des organes de la phonation ne peut donner lieu à une suppression aussi absolue de l'articulation des mots que celle qui existe dans la plupart des cas d'aphasie. Relativement à l'état de l'intelligence chez les aphasiques, le Dr Gairdner rapporte avec détails plusieurs observations curieuses d'aphasie temporaire et accidentelle, et même d'aphasie plus prolongée, dans lesquelles les malades, tout en étant privés de la possibilité d'exprimer leurs pensées par la parole et par l'écriture, avaient néanmoins la conscience parfaite de la conservation de leur intelligence et de leur raison, et ont pu décrire, après leur guérison, les idées et les sentiments qui les agitaient pendant leur maladie. Le Dr Gairdner reconnaît sans doute que, dans beaucoup de cas d'aphasie, il y a altération profonde de la mémoire des mots, surtout des substantifs et des noms propres, et que cette amnésie partielle est déjà une preuve évidente de l'atteinte portée à l'intelligence au moins sous l'un de ses aspects. Il ajoute qu'il est difficile d'admettre une intégrité absolue des facultés intellectuelles chez des malades qui présentent des phénomènes cérébraux variés, des attaques épileptiques et une paralysie presque constante du côté droit du corps, et surtout du bras doit. Enfin, il proclame lui-même que l'on comprendrait avec peine la conservation complète de toute l'activité intellectuelle, en l'absence de la mémoire des mots, lesquels ont été considérés avec raison par tous les philosophes comme un auxiliaire indispensable, sinon comme une condition *sine qua non* de l'exercice de la pensée. Le Dr Gairdner est donc disposé à reconnaître que l'intelligence est légèrement atteinte; il croit néanmoins qu'elle est en grande partie conservée, et il compare l'état mental des aphasiques à celui de la plupart des hémiplégiques, qui, malgré l'affaiblissement léger de leurs facultés, sont néanmoins considérés par tous comme jouissant de leur raison.

S'il y a dans l'aphasie intégrité absolue des organes de la phonation, et intégrité presque complète de l'intelligence, quel est donc le trouble fonctionnel qui sert de base à cet état morbide, et qui peut rendre compte de la plupart des phénomènes bizarres que l'on y observe ? Pour le Dr Graidner, comme pour beaucoup d'autres auteurs, ce trouble consiste dans une sorte de barrière interposée par la maladie, d'abord entre l'idée et le mot qui en est, à l'état normal, le symbole indispensable, puis entre le mot (lorsqu'il existe dans l'esprit des aphasiques uni à la pensée) et sa manifestation extérieure par les organes de la parole. Le pont jeté à l'état physiologique, entre l'idée conçue avec le mot qui lui correspond, et son expression extérieure par la parole ou par l'écriture, se trouve brisé par la maladie et remplacé par un abîme infranchissable. Il y a ainsi rupture entre le monde intérieur et le monde extérieur. L'aphasie consiste donc dans la destruction du trait d'union qui réunit entre eux les deux éléments extrêmes du phénomène complexe du langage : ces éléments sont intacts tous les deux ; il y a intégrité à peu près complète de l'intelligence, et intégrité parfaite des organes de la phonation ; mais ces deux points extrêmes de la fonction du langage articulé ont cessé d'être rattachés l'un à l'autre par le lien intermédiaire qui les unit à l'état normal.

Cependant, le Dr Gairdner pense que, dans la plupart des cas d'aphasie, ce n'est pas habituellement le passage du mot à son expression extérieure par la parole qui se trouve interrompu, mais plutôt le passage de l'idée au mot qui lui correspond. L'intelligence conçoit les idées à l'état vague, mais ne peut pas parvenir à trouver le mot qui en est le symbole nécessaire. Or, en l'absence de ce mot correspondant à la pensée, celle-ci ne peut se traduire au dehors, ni par la parole ni par l'écriture. C'est là ce qui conduit le Dr Gairdner à s'occuper de l'état de l'écriture chez les aphasiques, en se basant surtout sur le fait dont il donne l'observation détaillée à la fin de son mémoire. Ce médecin distingué reconnaît sans doute que l'on a publié quelques cas très rares, dans lesquels des aphasiques, incapables de traduire leurs pensées par la parole, les exprimaient facilement à l'aide de l'écriture ; mais il est très disposé à contester l'exactitude scientifique de ces observations exceptionnelles, ou du moins à les exclure du cadre de l'aphasie vraie. Selon lui, chez les aphasiques, la possibilité d'exprimer la pensée par l'écriture est supprimée en même temps que celle de l'exprimer par la parole, et *les aphasiques écrivent aussi mal qu'ils parlent mal.* Cela tient, dit-il, à la même cause, c'est-à-dire à la suppression de la faculté de revêtir la pensée de la formule du mot, qui est indispensable pour l'incarner et l'extérioriser, aussi bien par l'écriture que par la parole. Et ce qui prouve qu'il en est bien ainsi, ajoute-t-il, c'est que le même malade, qui est incapable d'écrire un mot spontanément, ou sous la dictée d'une autre personne, conserve néanmoins la faculté de copier ce mot, lorsqu'il est écrit devant lui, comme s'il copiait un dessin ou des caractères appartenant à une langue inconnue.

Après ces préliminaires, qui nous ont paru indispensables pour bien faire comprendre le point de vue général auquel s'est placé le Dr Gairdner, dans le travail dont nous publions ici la traduction abrégée, nous allons maintenant laisser la parole à ce médecin distingué, pour exposer lui-même les détails curieux et intéressants auxquels il a été conduit, par une observation clinique attentive, ainsi que les interprétations qu'il a cru pouvoir donner pour rendre compte de ces faits cliniques si divers en apparence, et cependant susceptibles d'être rattachés à quelques lois générales.

Voici comment s'exprime le Dr Gairdner, dans ce travail lu à la Société philosophique de Glascow, le 7 mars 1866 :

II. LA FONCTION DU LANGAGE ARTICULÉ, PAR LE Dr GAIRDNER

I. *L'aphasie ou les troubles de la parole.*

De temps en temps, dans nos hôpitaux ou dans la pratique civile, nous avons l'occasion de voir des malades qui rentrent plus ou moins dans la description généralisée suivante :

Ces malades ont été ordinairement atteints de quelque symptôme indiquant l'existence d'une affection cérébrale, avec ou sans trouble de l'intelligence.

Quelquefois on a observé chez eux une attaque épileptiforme, plus souvent une attaque apoplectique, et, dans ce dernier cas, il y a paralysie d'un côté du corps, et presque invariablement (chose curieuse) du côté droit. Cette paralysie peut être plus ou moins complète : tantôt le malade est condamné à garder le lit et tout à fait incapable de marcher, tantôt, au contraire, il ne peut marcher qu'avec difficulté, avec une simple lenteur ou une suspension momentanée de la marche ; tantôt aussi il est hors d'état de remuer le bras droit et de tenir une plume, tantôt, au contraire, il existe à peine une légère diminution de la force musculaire du bras. Quelquefois enfin il y a plus ou moins d'altération dans la physionomie par suite de la déviation d'un côté de la bouche.

Dans beaucoup de cas, cependant, ces malades conservent leur puissance de direction sur les mouvements des lèvres et de la langue, au moins à un degré très suffisant pour démontrer que ce n'est pas par suite de cette paralysie légère qu'ils sont incapables de prendre part à la conversation ou de parler spontanément.

L'état de l'intelligence et de la connaissance est également très variable chez ces malades.

Dans certains cas, il y a une diminution notable de la sensibilité pour les impressions du dehors, avec une sorte d'apathie générale ; dans d'autres, au contraire, il existe une sensibilité très active avec un désir très vif de la part de communiquer les émotions qu'il éprouve. Il fait des signes affirmatifs ou négatifs avec la tête et avec la main ; il rit, il pleure ; il se montre satisfait ou mécontent ; il donne des témoignages d'affection vive à ceux qu'il aime et ne craint pas de manifester son mécontentement envers ceux qui l'offensent ; il s'habille et se déshabille, va et vient à des heures régulières dans la maison et au dehors, et se conduit, en un mot, sous presque tous les rapports, comme la plupart des hommes. Quelquefois même ces malades sont en état de jouer à différents jeux et de prendre part à tous les actes de la vie ordinaire. Dans l'observation détaillée que nous rapportons plus loin, nous donnons à cet égard les détails les plus circonstanciés.

En résumé, quoiqu'il soit extrêmement difficile d'apprécier avec une complète exactitude la véritable situation mentale d'individus atteints de cet état particulier auquel on a donné le nom d'*aphasie*, il est évident cependant que, dans beaucoup de cas de ce genre, l'intelligence est assez peu altérée pour que l'exercice de ses fonctions ordinaires puisse avoir lieu, au moins dans une certaine limite ; il est incontestable également que tous les sentiments naturels et tous les actes volontaires, à l'exception de ceux qui sont en rapport avec l'expression de la pensée par des mots, s'accomplissent sans difficulté et d'une manière presque normale.

Mais en ce qui concerne *la fonction du langage articulé* (ou plutôt en ce qui regarde toute faculté s'exerçant autour d'un mot représentatif de la pensée), il semble exister chez ces malades une sorte de barrière mystérieuse interposée entre la pensée et son expression extérieure ; il est même remarquable que c'est plutôt la faculté primitive de *nommer les objets* (ou de désigner distinctement des idées présentes à l'esprit comme objets de la pensée) qui est altérée dans ces cas, que les formes plus conventionnelles du langage ordinaire.

Dans les cas les plus simples d'aphasie, on ne constate guère qu'une exagération d'un défaut commun à beaucoup d'hommes et qui consiste à ne pas pouvoir retrouver le nom d'une chose ou d'une personne au moment où l'on en a besoin. Ainsi, j'ai connu un aphasique qui pouvait prendre part à une conversation d'une manière intelligible, mais qui, même après plusieurs essais répétés, ne pouvait jamais nommer les jours de la semaine, ou du moins deux d'entre eux, l'un après l'autre. Pour désigner le lundi, il disait que c'était le premier jour du travail, et pour le samedi il l'indiquait en disant que c'était la veille du jour du sabbat. Il disait également de sa tante qu'elle était sa plus proche parente du côté de sa mère.

Ce même individu réalisait complètement ce que l'on considère comme le comble de l'oubli de toutes choses : il avait oublié, ou du moins il était incapable de retrouver au besoin son propre nom, et l'on ne pouvait jamais parvenir à lui en faire prononcer que la moitié pendant tout le temps qu'il fut soumis à mon observation.

Néanmoins, il avait parfaitement conscience de son infirmité et même il s'en amusait ; il n'eût pas été facile de lui persuader que ce fût là autre chose qu'une simple faiblesse temporaire de la mémoire ; il conservait, du reste, toute son intelligence, et il était capable de communiquer en général tout ce qu'il avait à dire ; il n'éprouvait à cet égard qu'une légère difficulté passagère, qu'il parvenait à surmonter en employant de simples circonlocutions. Pourtant, le jour de son entrée à l'hôpital, il avait prononcé pendant la nuit tant de phrases inintelligibles, que la surveillante de l'infirmerie pensa qu'il avait été dans le délire ; mais il n'eut pas de peine à m'expliquer le lendemain matin qu'il n'en était nullement ainsi. Il avait une parfaite conscience de sa situation, et probablement il venait de passer d'une aphasie plus complète à la situation améliorée dont nous parlions ci-dessus. Il s'était exercé pendant la nuit à parler avec la ferme volonté d'y réussir ; il se sentait maintenant mieux d'heure en heure, et il avait trouvé, disait-il, la véritable voie pour atteindre son but. Le sérieux avec lequel ce malade répudiait l'imputation de délire était très remarquable, et les moyens très clairs qu'il employait pour donner une juste idée de son mal (même alors que sa langue était assez paralysée pour qu'il dût la prendre avec ses doigts pour me la montrer) prouvaient d'une manière évidente qu'une incapacité mentale, dans le sens ordinaire du mot, n'était nullement la cause de la difficulté qu'il éprouvait à exprimer sa pensée. Cet homme, comme la très grande majorité des aphasiques, avait eu une attaque de paralysie du côté droit.

Avant d'aller plus loin dans la description des diverses variétés de l'aphasie, il importe de bien établir d'abord un fait principal qui a une grande importance pour tout ce qui nous reste à dire.

L'aphasie de l'espèce ci-dessus indiquée, et probablement toute aphasie véritable, dans le sens scientifique du mot, est essentiellement différente d'une simple paralysie des organes de l'expression vocale, alors même que ces organes sont ou peuvent être supposés atteints de paralysie. Nous pouvons en donner une double preuve:

1° L'aphasie peut être assez complète pour ne permettre que la prononciation d'un très petit nombre de mots, et pourtant ces quelques mots sont prononcés par les malades avec une netteté qui exclut toute idée de paralysie ;

2° Il est parfaitement avéré par l'observation médicale qu'aucun degré de paralysie ne peut causer une suppression de la parole semblable à celle que nous observons pour les mots que les aphasiques ne peuvent parvenir à prononcer.

Les organes de l'articulation des sons sont tellement multiples et sous la dépendance d'un si grand nombre de nerfs et de muscles qu'il paraît absolument impossible de produire l'absence complète de la parole par une altération, quelle qu'elle soit, de ces organes compatible avec la vie.

Ainsi, par exemple, la perte de la voix (aphonie) est très commune, mais laisse néanmoins la parole intelligible. La paralysie des lèvres peut arriver jusqu'au degré d'une complète immobilité, à tel point que, lorsque le malade veut rire, sa figure reste fixe et complètement dépourvue d'expression, et pourtant, dans ces cas, le malade n'éprouve aucune difficulté à traduire au dehors sa pensée. Dans les formes les plus prononcées de l'hémiplégie, lorsque la langue et la face sont paralysées ensemble ou séparément, ou bien lorsque la langue, le palais et le larynx sont simultanément affectés, de même que dans l'hésitation de la parole de la paralysie des aliénés ou dans l'expression hâtive et hésitante tout à la fois du tremblement mercuriel, ou du bégaiement ordinaire, il est toujours possible, avec un peu d'attention, de comprendre ce que les malades veulent dire. La circonstance très rare d'une paralysie de la langue *des deux côtés* (1) se rapproche peut-être davantage de l'idéal de la perte de

(1) Voir un cas de cette espèce rapporté par le Dr Hughlings Jakson dans *London hospital Reports*, t. I, p 368.

la parole due à une paralysie qui pourrait être confondue avec l'aphasie ; mais il semble probable que, même dans ce cas, il pourrait exister une possibilité de vocalisation suffisante pour donner une expression à la pensée, et, dans toute hypothèse, ces cas sont si rares qu'ils ne peuvent en rien infirmer notre proposition générale. M. Syme a eu l'occasion de poursuivre cette enquête encore plus loin. Il a montré chez un malade, qui avait résisté à l'opération de l'excision complète de la langue pour un cancer, que l'enlèvement de cet organe [que l'on ne peut jamais couper entièrement jusqu'à l'os hyoïde] ne prive pas l'homme de la parole, que cette fonction est non seulement possible, mais même facile et n'est altérée que d'une façon vraiment peu notable, même en l'absence de la langue.

Ainsi donc, l'impossibilité absolue et complète de prononcer une seule phrase ou même un seul mot, comme expression spontanée d'une pensée déterminée, jointe à l'articulation aussi parfaite que possible de certains mots que les malades ont conservés et à l'articulation instantanée et en quelque sorte instinctive de quelques autres qui jaillissent inopinément sous l'influence de l'émotion (faits que l'on trouve réunis dans les observations les plus caractéristiques de l'aphasie), démontre d'une manière évidente que *l'état aphasique n'est nullement lié à la paralysie des organes musculaires qui servent au mécanisme de l'articulation des mots.*

Cette infirmité particulière peut, comme je l'ai déjà dit, exister à différents degrés, depuis la simple difficulté temporaire et accidentelle pour trouver un mot jusqu'à la suppression absolue de toute expression verbale articulée, ou de tout mouvement volontaire associé reposant sur l'idée d'un mot.

Il y a aussi des différences dans le mode de manifestation de cette maladie spéciale qui sont dignes d'attention.

Dans le cas très marqué d'aphasie sans paralysie, ou du moins complètement exempt de toute paralysie dans l'articulation des mots, dont j'ai déjà parlé plusieurs fois dans cette description, le malade, très bien surveillé et vivant en relation constante avec ses parents, qui lui étaient très dévoués, n'a prononcé qu'une seule fois spontanément, pendant tout le cours de sa maladie, le nom d'une personne, et encore était-ce le premier mot articulé de l'enfance, en l'appelant *maman*, et pourtant ce jeune homme pouvait facilement et nettement articuler des expressions comme celles-ci : — J'ai besoin, j'ai besoin, j'ai besoin. — Où est-il ?... Mais il s'arrêtait tout court devant le nom de l'objet à désigner.

Dans une ou deux circonstances, il parvint à répéter le mot qu'il cherchait, après qu'une autre personne l'avait prononcé devant lui. Une autre fois, il hésita un instant sur le nom d'une personne de ses connaissances, mais enfin il prononça le nom de M. Thingumbob, qu'il répéta ensuite plusieurs fois sans aucune difficulté apparente. Il disait fréquemment aussi : *Je ne m'en soucie pas*, ou *Cela ne me regarde pas*, ou bien encore *Je ne crois pas*, comme moyen d'en finir avec un essai de conversation.

Plus tard, il était devenu très ingénieux pour se diriger au milieu d'une conversation, de façon à paraître y être attentif ; il y jetait de temps en temps une ou deux phrases analogues à celles que nous venons de mentionner, de manière à laisser croire aux étrangers qu'il avait réellement suivi ce qui avait été dit. Ce qui rendait bien plus frappante encore cette impossibilité absolue de la part de ce malade d'appliquer son nom à chaque personne, ou de comprendre de quelle personne on voulait lui parler, lorsqu'on prononçait un nom (même lorsqu'il s'agissait de ses amis), c'est que ce malade comprenait très bien, au contraire, dans la conversation, de quelles personnes on voulait parler, lorsque ces personnes lui étaient indiquées par des signes, par des photographies ou par la présence des personnes elles-mêmes. Ainsi, par exemple, un jour je cherchai à lui parler de son frère en lui disant, sans faire aucun geste : « Jean est bien malade, le pauvre garçon ! » et il fut évident pour moi qu'il ne sut pas de qui je voulais lui parler ; mais, quand j'ajoutai le geste à la parole, il comprit immédiatement et m'indiqua clairement par signes qu'il avait saisi ma pensée. Dans une autre circonstance, sa mère lui mit entre les mains une somme d'argent qu'il comprit très bien être les gages destinés à l'un de ses domestiques. Il fut très embarrassé pour porter cet argent, quoiqu'il eût bien saisi qu'il devait en être le porteur. Il se mit alors à dire avec une certaine hésitation : « C'est pour payer... le jardinier » (nommant ainsi un ancien domestique qu'il connaissait depuis son enfance), et un moment après, sans aucune hésitation, il porta cet argent... au cocher ! C'était là certainement un mélange bien étrange d'intelligence complète, quant au caractère général de sa mission (qu'il pouvait induire facilement de la somme d'argent elle-même), avec une lacune complète relativement au nom de la personne qui ne pouvait lui être indiquée que par des mots, ce qui, je crois, est caractéristique d'un très haut degré d'aphasie.

Quelquefois, cependant, des mots qui ne peuvent pas être prononcés spontanément sont clairement compris quand d'autres les prononcent.

D'autres fois, au contraire, cela n'a pas lieu, et un mot qui serait familier à l'état normal, est saisi et répété machinalement par le malade, sans qu'il comprenne en rien ce qu'il signifie.

Dans d'autres circonstances, les aphasiques ont un vocabulaire entièrement limité à un ou deux mots, comme *oui* et *non*, *oh oui!* ou bien à de simples interjections et exclamations, ou même à des combinaisons de syllabes inintelligibles, comme dans le cas de l'un des malades cités par Trousseau (1), qui, pendant des mois, ne répondait que *coucousisi* à tout ce qu'on lui disait et dans toutes les circonstances possibles. Cependant, dans des moments de très grande irritation, ce même malade articulait encore le mot : *sacon*, *sacon*, qui était probablement une abréviation du juron : s. n. de D. !

Relativement à l'usage des jurons et des autres phrases composées d'interjections, il existe des faits très curieux. Il est certain que des aphasiques, ne pouvant prononcer absolument aucun autre mot, peuvent de temps en temps laisser échapper un juron ou même plusieurs jurons, et sont même souvent mal jugés à cause de cette particularité.

J'ai toujours conservé le pénible souvenir d'un jeune homme qui était venu chercher secours auprès de moi à l'infirmerie royale d'Edimbourg, il y a déjà bien longtemps, avant que le sujet traité dans ce travail eût attiré l'attention aussi fortement. Il était tombé de haut dans la rue, avait été trouvé privé complètement de la parole et apporté à l'hôpital par la police. Je le trouvai exempt de fièvre, de toute sorte de douleur et de paralysie, mais il pouvait à peine parvenir à prononcer un seul mot et il ne pouvait communiquer sa pensée que par signes. En visitant un jour sa salle à une heure inaccoutumée, je m'aperçus qu'il était l'objet des railleries et des

(1) Trousseau, *Clinique médicale de l'Hôtel-Dieu*.

sarcasmes des autres malades, comme cela a lieu pour les idiots dans les villages de la part des enfants. J'appelai un des hommes que je connaissais et je lui demandai pourquoi on se moquait ainsi de ce malade, puisqu'il ne pouvait pas parler. « Sans doute, répondit cet homme, il ne parle pas, mais cela ne l'empêche pas de jurer constamment. » J'insistai auprès de cet homme pour lui faire comprendre qu'il devait empêcher ses camarades de le persécuter et qu'il était réellement malade et infirme. A cette époque, je ne connaissais pas encore les particularités de l'observation des aphasiques relatives à l'action de jurer, mais l'événement prouva que ce pauvre garçon avait eu bien raison de venir à l'hôpital pour chercher un remède contre son mal, car il en sortit peu de jours après, probablement tourmenté par les railleries de ses camarades, et fut bientôt rapporté dans un état d'insensibilité complète, qui se termina par la mort en quelques heures. Son cerveau fut trouvé le siège d'un grand nombre de petits dépôts de nature cancéreuse.

Un des malades de Trousseau, le nommé Marcou, qui présentait cette particularité exceptionnelle d'une paralysie du côté gauche du corps, n'avait que deux mots à sa disposition. Lorsqu'on le voyait pour la première fois, il disait : *Ma foi !* et lorsqu'on le provoquait à parler, il employait ce juron altéré : *Cré nom d'un cœur !* Avec ces deux expressions il répondait à toutes les questions et l'on ne pouvait savoir de lui, ni son nom, ni sa résidence, ni aucune des choses qui le concernaient. Mais lorsqu'on l'interrogeait, il lui arrivait souvent de répéter machinalement le dernier mot que l'on venait de prononcer soi-même. Il parut plus tard que ce malade avait la conscience complète de la fausse application qu'il faisait des mots. Il est, en effet, beaucoup d'aphasiques qui sont très sensibles aux fautes de langage qu'ils commettent, quoique tout à fait incapables de les rectifier. Ainsi, un homme qui répondait *oui* indistinctement à tout ce qu'on lui disait, acquit peu à peu l'habitude de marquer par un geste lorsqu'il voulait réellement dire *oui*, ou bien au contraire lorsqu'il voulait dire *non*, mais il ne pouvait jamais prononcer le mot *non* et répétait toujours : *oui*, *oui*, *oui !*

Marcou, dont nous parlions tout à l'heure, était, lui aussi, incapable de prononcer spontanément d'autres mots que ceux que nous avons indiqués ; mais, lorsqu'on nommait devant lui les objets qu'il avait sous les yeux, il était très capable de distinguer si l'on donnait aux choses leur véritable nom.

Il n'arrive pas toujours cependant que le vrai sens des mots, employés mal à propos par les malades, soit apprécié par eux. Une dame, dont l'histoire est également rapportée par Trousseau et qui ne donnait d'ailleurs aucun autre signe d'inconvenance ou d'imbécillité, accueillait avec tous les témoignages de la bienveillance et de la politesse les personnes qui venaient lui rendre visite, et en leur offrant un fauteuil, elle prononçait quelques mots grossiers qui, dans sa pensée, voulaient dire simplement : Prenez la peine de vous asseoir. Cette dame n'avait nullement la conscience des mots qu'elle venait d'employer et croyait s'être servie des formules ordinaires de la politesse.

Il est probable que la même absence de conscience des paroles prononcées existait dans le cas de cette malade (1) qui n'avait qu'un seul mot à son usage, qui était précisément l'un des plus obscènes que possède la langue française. Cette dame circulait partout, en prononçant ce mot à tout propos, sans se rendre aucun compte de l'effet déplorable qu'elle causait autour d'elle.

Il y a beaucoup de cas également dans lesquels des expressions, ayant plus ou moins ce caractère d'interjection ou d'exclamation, sont lancées subitement et comme par hasard par des aphasiques, et cela comme par une sorte de surprise. Ce qu'il y a de particulier dans l'explosion subite de ces exclamations, c'est qu'il est ensuite impossible aux malades de reproduire par un effort volontaire des mots comme ceux-ci : Oh ! oh! mon cher ! cher ami, que Dieu vous bénisse ! etc., ainsi que l'ancien juron anglais *goddam !* qui avait autrefois un sens, mais qui est aujourd'hui usité habituellement sans qu'on y attache aucune signification ; il en est à peu près de même du juron français s. n. de D. ! Eh bien, ces mots sont, dans quelques circonstances, les seules expressions échappées à des aphasiques, avec un ou deux mots les plus simples de la langue, et ils semblent plutôt arrachés violemment par l'émotion, dirigée par d'anciennes habitudes intellectuelles, que produits par un effort volontaire quelconque.

(1) Trousseau, *Gazette des Hôpitaux*.

Il en est de même du mot *merci*, sorti une fois de la bouche d'un des aphasiques de Trousseau, au moment où il avait laissé tomber son mouchoir et où une dame le lui avait ramassé.

Il semblait que ce mot eût été déposé, par suite d'une ancienne habitude, dans quelque coin éloigné de l'organisation mentale, où il reposait en dehors de la portée de la volonté, mais prêt à reparaître de nouveau lorsqu'il serait appelé par l'association habituelle des idées. Dans tous les cas, il fut impossible à cet homme de reproduire ultérieurement ce mot par un effort de sa volonté ; tout son vocabulaire se composait uniquement du mot *oui*, et ce mot lui-même était employé sous forme d'interjection ; il ne pouvait pas le proférer lentement, quoiqu'il pût épeler chacune des lettres *o*, *u*, *i*, quand elles lui étaient prononcées par une autre personne. Il en était de même du malade qui répétait constamment *cousisi* et qui ne pouvait jamais arriver à dire séparément *coucou* ou *sisi* ; sa capacité de perroquet était absolument réduite à ces syllabes *cousisi*, dans leur ordre déterminé, comme le son d'un tuyau d'orgue quand ce tuyau a été une fois mis en place et que le mouvement est commencé. Le Dr Huglings Jackson, qui a observé de nombreux cas d'aphasie, avec l'attention et la régularité d'un clinicien observateur et avec les instincts scientifiques d'un physiologiste, a fait d'excellentes remarques sur ce sujet du *langage par interjection*, que j'ai appelé *langage par explosion* ; je vais en citer quelques-unes qui sont aussi brèves que pleines de justesse.

« L'action de jurer n'est pas, à proprement parler, une partie du langage ; c'est une habitude qui s'est développée par suite du besoin d'ajouter la force des émotions à l'expression des idées. Cette forme du langage appartient à la même catégorie que l'élévation de la voix et la violence des gestes. La distinction que l'on doit établir entre ce mode d'expression de la pensée et le langage, considéré comme un acte intellectuel, peut être très bien formulée par cette remarque que fit le Dr Johnson à un bouillant antagoniste : « Monsieur, vous vous bornez à élever la voix alors que vous auriez dû renforcer vos arguments. » Quoique les jurons diffèrent d'une simple intonation plus élevée de la voix, en ce sens qu'ils consistent dans des mots articulés, ils sont en général employés en parlant, non pour exprimer des idées, mais pour relever par la vigueur de l'expression ce qui manque à sa précision. Ils peuvent être considérés comme des phrases que l'émotion a fait jaillir de l'intelligence pour s'exprimer dans des termes plus définis qu'elle n'eût pu le faire par une plus grande violence d'intonation ou de gestes ; car les jurons avaient autrefois un sens intellectuel ; ils exprimaient des idées et étaient prononcés avec une intention déterminée et bien définie. Les imprécations constituaient même autrefois un des éléments des cérémonies religieuses ; mais aujourd'hui une imprécation dite avec intention est hors d'usage ; elle a dégénéré en jurement sans signification, qui, comme la cadence et le geste, n'est qu'une sorte de commentaire des émotions ou des passions sur les propositions de l'intelligence. Les gens du peuple intercalent un juron, au milieu de leur discours, comme un point d'exclamation, et ils donnent ainsi de la force à des expressions qui, autrement, ne frapperaient les auditeurs que comme un lieu commun. »

On peut se demander si le principe énoncé par le Dr Jackson, à propos des jurons, ne pourrait pas être poussé un peu plus loin. J'ai déjà fait remarquer que, chez tous les aphasiques que j'ai pu observer, les noms et surtout les noms des personnes et des choses, sont les parties du discours qui semblent les plus soustraites à la possibilité de l'expression. Ainsi, par exemple, un malade qui a encore à sa disposition une petite collection de phrases ou de locutions paraissant renfermer des idées plus difficiles à saisir et plus complexes que le fait de nommer un objet, sera néanmoins incapable de dire son propre nom ou celui d'une personne de sa connaissance, ou bien de demander l'objet le plus ordinaire d'un usage journalier.

Si je ne craignais de m'étendre trop longuement sur ce sujet, je pourrais citer un grand nombre d'exemples de ces petites phrases, telles que : Je ne pense pas ; Je ne m'en soucie guère ; Je ne veux pas ; Ce n'est pas nécessaire ; Peu importe, etc., phrases dont la construction grammaticale est bien plus complexe que celle d'un simple substantif, et qui cependant sont librement prononcées par les aphasiques, lesquels sont dans l'impossibilité absolue de trouver un substantif isolé, comme objet distinct, par le seul effet de leur volonté. Et ce qui rend ce fait plus étrange encore, c'est que ce même substantif peut quelquefois être trouvé par eux avec une facilité relative, ou surgir accidentellement par un procédé détourné, par exemple au milieu d'autres mots, tandis qu'il eût été absolument impossible au même malade de prononcer ce mot spontanément et isolément.

Ainsi, par exemple, la phrase *it's no matter*, que j'ai entendu employer par des aphasiques comme automatiquement, sans aucune conscience de la signification précise de chacun des mots qui la composent, tandis que le même malade n'aurait jamais pu retrouver et prononcer le mot *matter* séparément.

Je dois à mon collègue le professeur Pagan la communication du fait suivant, qui se rapporte à ce sujet, et qu'il a observé à l'infirmerie royale il y a environ dix-sept ans :

« Un jeune homme de seize ans fut admis dans la salle de chirurgie de l'infirmerie, avec des symptômes évidents de commotion cérébrale.

« Deux heures environ avant son admission, il était tombé sur la tête d'une très grande hauteur, ayant fait un faux mouvement au milieu des cordages d'un navire sur lequel il se trouvait. Il resta dans un état d'insensibilité complète pendant quarante-huit heures environ après son entrée, et, après ce temps, il se mit à parler dans un langage qui ne put être compris par personne, jusqu'au moment où il fut visité par un de ses camarades de navire, qui nous apprit qu'il parlait *welsch* (le navire et l'homme lui-même étaient Welschs, c'est-à-dire du pays de Galles). Ce malade parlait constamment, et l'on nous dit que son langage n'était pas incohérent, mais consistait dans une simple narration du temps passé, qu'en un mot il était composé de souvenirs. Il resta dans cet état pendant deux ou trois jours, puis tout à coup il se mit à prononcer des mots évidemment anglais, mais chaque mot qu'il proférait était un juron ou une horrible imprécation. Pendant trois ou quatre jours encore, on peut dire qu'*il parlait welsch* et qu'*il jurait en anglais* ! Lorsque, au contraire, la connaissance lui revint peu à peu, il cessa de parler welsch et de jurer en anglais, et quand enfin il fut tout à fait guéri, après une maladie d'environ vingt jours, il parlait seulement anglais et avait cessé de jurer. Dans ce cas, la chute n'avait produit aucune fracture du crâne et n'avait causé qu'une très légère blessure externe. »

Malgré les très grandes difficultés du sujet, l'explication qui me paraît rendre compte, de la manière la plus satisfaisante, de toutes ces bizarreries du langage chez les aphasiques et de plusieurs autres encore, me semble être la suivante : les mots qui sont proférés le plus facilement par les aphasiques ne sont pas ceux qui sont provoqués par l'observation des faits extérieurs ou par un effort de la volonté, mais ceux qui surgissent spontanément par suite de l'association interne des idées. Les mots ne sont pas en quelque sorte prononcés par ces malades volontairement, mais ils surgissent comme poussés, pour ainsi dire, par les vagues fluctuantes des émotions et des souvenirs.

On peut concevoir que ces émotions agissent sur les anciennes habitudes intellectuelles et sur les capacités latentes du cerveau de la même façon qu'un homme, ignorant complètement la musique ou ayant perdu momentanément la faculté musicale, pourrait laisser échapper des sons d'un tuyau d'orgue, sans avoir aucune conscience de la musique qu'il jouerait ni des combinaisons précises de mouvements qu'il mettrait en action. En d'autres termes, l'aphasique est capable de prononcer des mots, mais ceux-là seulement qui s'échappent de lui spontanément, attirés qu'ils sont par des séries d'associations d'idées, dont il n'a que partiellement conscience au moment même. Il agit ainsi indirectement sur des modes d'expression de la pensée qu'il peut avoir appris à évoquer, en présence d'autres associations d'idées semblables, longtemps avant sa maladie ; mais il est tout à fait incapable de choisir avec intention un terme approprié à sa pensée, au milieu de beaucoup d'autres qui ne le sont pas, et de l'appliquer, par un choix rationnel et libre, et par un effort correspondant et précis de sa volonté, à l'expression d'une idée bien déterminée et convenablement définie dans sa conscience intime. De là vient qu'il s'arrête brusquement, surtout en face des substantifs, qui sont à la fois les plus simples, les plus primitifs et les plus déterminés de tous les mots, tandis qu'il est comparativement habile à trouver des phrases, qui sont comme les esclaves mécaniques de l'habitude et les vagues expressions de la conscience interne ou d'anciennes associations d'idées. Dans beaucoup de cas, enfin, il est tout à fait à l'aise pour proférer des jurons, qui sont les expressions ayant le sens le moins déterminé, ou même presque sans signification, empruntées à un ancien vocabulaire, et qui font explosion, au milieu de ses difficultés verbales, avec aussi peu de conscience de la part du malade, que lorsqu'un somnambule, au milieu de son profond sommeil, met le feu à un baril de poudre.

Sans être assuré que toutes les particularités du langage des aphasiques puissent être expliquées à l'aide de ce critérium, je crois cependant qu'il peut aider beaucoup à faire comprendre les bizarreries les plus difficiles à saisir et les plus surprenantes de cette situation mentale : par exemple, l'incapacité absolue qu'éprouvent ces malades pour prononcer quelques phrases volontairement, tandis que ces mêmes phrases jaillissent rapidement et même à profusion sous l'influence d'une excitation mentale ; la prononciation des phrases *en masse*, alors qu'ils sont hors d'état de les proférer en détail ; enfin, la confusion, le déplacement ou l'impossibilité absolue d'expression, qui s'opposent à l'application d'un substantif ou d'un nom propre à son objet, tandis que ce substantif ou ce nom propre peuvent quelquefois être appelés, par un procédé détourné, au milieu d'une phrase qui n'est pas provoquée aussi directement par un effort volontaire.

II. *L'écriture chez les aphasiques.*

Le petit nombre de faits bien observés que nous possédons, concernant l'écriture chez les aphasiques, concordent en général avec la théorie que nous avons exposée précédemment. Malgré quelques observations exceptionnelles dignes d'attention, dans lesquelles on rapporte, sur la foi de sérieuses autorités, que des individus atteints d'aphasie ont été néanmoins capables d'exprimer leurs pensées par l'écriture, les faits habituels sont certainement contraires à cette assertion. En thèse générale, *les aphasiques écrivent au moins aussi mal qu'ils parlent, et ceux qui ne peuvent pas du tout parler sont également incapables d'écrire.*

Deux circonstances semblent, il est vrai, contredire l'exactitude de cette proposition ainsi formulée : la première, c'est que dans l'aphasie il y a habituellement paralysie de la main droite qui sert à écrire, et la seconde, c'est que, dans des cas d'aphasie réelle ou supposée, il pourrait exister une paralysie des organes de l'articulation des sons qui laisserait néanmoins la main libre d'exprimer les pensées. Sans doute on a observé des cas dans lesquels des individus, en apparence aphasiques, ont conservé la faculté d'écrire avec la main gauche, et même, dans quelques circonstances, avec la main paralysée, de manière à être parfaitement compris et même à faire des affaires ; mais les faits d'une nature opposée sont à mon sens tellement clairs et concluants, que (dans l'état actuel de mes connaissances) je suis conduit à l'une ou à l'autre de ces deux suppositions, pour me rendre compte de ces faits exceptionnels : ou bien ces cas, considérés comme exemples d'aphasie avec conservation du pouvoir de l'écriture, n'étaient pas des faits d'aphasie *vraie*, mais des cas de paralysie subite et compliquée des organes de l'articulation des sons ; ou bien nous devons admettre deux espèces parfaitement distinctes d'aphasie, dont l'une seulement affecterait ce qu'on peut appeler l'*idéation* du langage, tandis que l'autre atteindrait d'une façon encore imparfaitement étudiée, mais peut-être différente de la paralysie proprement dite, l'*innervation* du langage, ou plutôt de la parole, en laissant son idéation d'une part, et son expression mécanique à l'aide de l'écriture d'autre part, absolument ou presque complètement indemnes. Le Dr Sanders et d'autres auteurs comparent cette dernière classe de faits à ceux beaucoup mieux connus sous le nom de *crampe des écrivains*, dans lesquels la parole reste intacte, tandis que le pouvoir de l'écriture a disparu.

Je ne veux pas poursuivre plus loin, pour le moment, cette question douteuse. J'ai voulu seulement faire observer que, pour ma part, je suis très disposé à admettre que toute aphasie véritable implique nécessairement la perte de l'*idée* du langage et frappe ainsi dans sa racine aussi bien le pouvoir de l'écriture que celui de la parole. Il existe, en effet, un assez grand nombre de faits de cette espèce pour prouver qu'il en est quelquefois ainsi et pour justifier notre manière de voir, qui consiste à limiter à cet ordre de faits la définition de l'aphasie, ou bien à la subdiviser en deux espèces bien distinctes, différant non seulement par le degré, mais par la nature.

Je puis offrir ici au public médical un spécimen très remarquable de l'écriture d'un aphasique de la première catégorie, c'est-à-dire de celle où l'*idéation du langage* est affectée. (Voir la planche ci-après.)

La simple inspection de ce spécimen d'écriture en dit plus que je ne pourrais en dire moi-même. Cependant je dois expliquer ici plus exactement ce que j'entends par l'idéation du langage, et soumettre ce terme à l'examen de personnes plus compétentes que moi dans la psychologie et la philosophie.

La pensée ou l'idée qui tend à l'expression verbale n'était pas absente chez cet individu : j'en ai eu les preuves les plus claires et les plus multipliées par un grand nombre de circonstances dont quelques-unes se trouvent relatées dans l'observation publiée à la fin de ce mémoire. L'*idéation*, considérée en général (si tant est que l'on admette cette expression), n'était donc pas troublée dans son essence ; la fonction mécanique nécessaire pour diriger la plume dans la formation des lettres n'était pas non plus supprimée, comme vous en serez bientôt convaincus. Mais, entre ces deux termes, c'est-à-dire *entre l'idée qui tend à s'incorporer dans un mot et ce mot lui-même*, il y avait un intervalle que cette personne ne pouvait franchir qu'avec les plus grandes difficultés et dans une mesure très restreinte, et elle ne pouvait pas plus vaincre cet obstacle dans la parole que dans l'écriture, et pas plus dans l'écriture que dans la parole. Ces deux genres d'efforts de sa part conduisaient à la même conclusion relativement à son état mental, à savoir que, tandis que l'idée tendant à son expression existait, ainsi que le pouvoir mécanique de coordination de l'effort musculaire pour parler ou pour écrire, il y avait néanmoins quelque chose qui manquait entre les deux, et ce quelque chose était, je crois, *l'idée du mot lui-même considéré simplement comme symbole de la pensée*, indépendamment de son expression verbale ou écrite. Voyons, en effet, combien cette écriture est caractéristique et en parfaite harmonie avec ce que j'ai maintenant à vous dire de l'état mental de cet individu que je viens d'essayer de définir.

Il n'y a aucun doute relativement à ce que cette personne avait l'intention d'exprimer sur ce papier ; il est certain qu'elle essayait sérieusement, et avec une véritable énergie de volonté, d'exprimer son propre nom et celui de sa sœur dans les cinq premières lignes de ces caractères hiéroglyphiques incompréhensibles. (Voir la planche, de n° 1 à n° 5.) Vous essaierez, mais vous n'y parviendrez pas (car je l'ai tenté bien souvent avec diverses personnes), de décou-

1.

2.

3.

4.

5.

6. James.

7. James.

8. aames.

9.

10. Samies

11.

12. James / James

13. My dear H / My dear H

Spécimen d'écriture d'un aphasique, faite moitié sous la dictée et moitié en copiant.

vrir dans ces lignes le nom de mon pauvre ami. S'il en était autrement, je n'aurais pas consenti à mettre ce papier sous les yeux des lecteurs. Je ne dirai donc pas quel est son nom ; je ferai seulement remarquer que c'est à peine si, dans ces cinq premières lignes, je puis trouver la moindre trace des lettres qui le composent; dans l'une d'entre elles il y a comme une tentative pour tracer la lettre initiale correctement placée, et dans l'autre elle est transposée. Il est clair que le malade était à la recherche de son nom dans les profondeurs de sa conscience, avec la forte persuasion qu'il parviendrait à le découvrir, mais qu'il n'y est pas parvenu, et pas même assez pour qu'aucun de vous puisse deviner quel pouvait être ce nom.

Je vous dirai pourtant quelque chose de plus. Son nom de baptême était James, et l'un des deux autres noms commence par un *A*. A l'aide de ces renseignements, vous découvrirez, je crois, le *J* et l'*A*, et vous aurez peut-être un indice de la troisième lettre initiale; mais vous ne parviendrez pas à trouver le reste du nom, et pour les raisons ci-dessus indiquées je ne le dirai pas.

Il convient d'observer surtout les faits caractéristiques suivants dans l'écrit ci-joint. Dans une ou deux de ses parties, il y a une tendance singulière à la répétition de la lettre *A*; dans la première ligne, il y a évidemment un effort énergique pour commencer par la lettre *J*, dont on peut remarquer la trace brisée tout à coup et non terminée; puis vient un trait, ensuite un *A* très bien écrit, enfin un *S*, ou peut-être une nouvelle tentative pour faire un *J*, puis un autre *A*, et après ces diverses lettres, plusieurs hiéroglyphes inintelligibles, parmi lesquels pourtant la lettre *a* revient encore une fois ou même plus souvent.

Dans la seconde ligne, il y a un essai encore plus imparfait que dans la première pour former un *J*, et ensuite des caractères inintelligibles, avec quelque chose qui ressemble à un *a* dans le milieu, et un autre tout à fait distinct à la fin.

Dans la troisième ligne, on observe deux *A* se suivant au commencement et peut-être deux ou trois autres encore au milieu des traits hiéroglyphiques.

Dans la quatrième ligne, on voit un grand *A* bien formé, qui se trouve au niveau de la troisième ligne, et quelques traces d'autres *A*.

Dans la cinquième, on constate à peine quelque trait reconnaissable, excepté peut-être un *J* au commencement, avec des traits dirigés en haut et en bas, qui peuvent passer pour un *m* ou un *n*. J'ai dit qu'il y avait un *A* comme lettre initiale de l'un des trois noms. De plus, on trouve quelques tentatives pour faire un *i*, et il y a en effet un petit *i* dans le nom. Ces traits ne sont donc nullement arbitraires ; ils représentent évidemment des tentatives persistantes et l'on pourrait dire obstinées, pour trouver une voie à travers des difficultés pratiquement insurmontables, et arriver à une claire expression de la pensée ; ils conservent des traces suffisantes de la faculté disparue, pour nous conduire, je crois, à une conclusion légitime relativement à ce que ce malade a réellement perdu. Ceci résulte encore plus clairement d'autres spécimens de l'écriture de ce pauvre monsieur que j'ai en ma possession, mais que je ne puis livrer à la publicité, parce qu'ils diraient plus qu'il ne m'est permis de faire connaître. Quelques fragments choisis sont cependant indiqués sur la planche en *fac-simile*, et de ces fragments on peut déduire ce fait général que, lorsque l'écriture est à un degré quelconque intelligible, c'est qu'elle a été faite en copiant. (Voir n°s 6-13.) Cependant plusieurs de ces spécimens, que j'ai sous les yeux, prouvent que, même lorsque quelque chose de distinct était obtenu par ce procédé, le retrait de la copie entraînait immédiatement le retour de l'écriture à l'état de chaos.

Les parents, si soigneux et si affectueux de ce pauvre monsieur, essayèrent du reste de lui enseigner à écrire jusqu'à ce qu'il fût devenu clair pour eux que toute tentative de ce genre était sans résultat et que lui-même fût découragé et ne voulût plus essayer davantage. Dans le cours de ces divers essais, l'intoxication (si l'on peut ainsi parler) de son cerveau par la lettre *A* est de plus en plus évidente. Ainsi, il commence le mot *James* par *Aa* dans plusieurs circonstances, et il le termine soit par des caractères inintelligibles, soit par quelque chose d'analogue à sa véritable terminaison ; il commence presque toujours également le second nom par *A* ou *Aa*, et le troisième fréquemment aussi de la même manière.

Ces spécimens ont été écrits, pour la plupart, sous l'œil d'un tuteur et dictés en quelque sorte lettre par lettre par une personne qui faisait tout en réalité, excepté de tenir la plume pour le malade. Enfin, un jour, nous avons obtenu un véritable triomphe ; le malade est arrivé à écrire son propre nom et celui d'un ou deux de ses parents, mais voici comment : le nom était mis sous ses yeux, comme un modèle, en caractères très nets et très distincts, et il le copiait absolument comme on copierait de l'hébreu, du sanscrit ou du chinois, si l'on savait seulement qu'il existe des lettres dans ces langues et que l'on doit les imiter trait par trait, ou bien (pour rester plus complètement d'accord avec les faits) comme un homme pourrait copier une langue qu'il aurait connue autrefois, mais qu'il aurait complètement oubliée, la main conservant, malgré tout, un certain degré de science mécanique indépendamment du cerveau. L'écriture ainsi produite est cependant très lisible et même hardie ; elle ne ressemble en rien aux caractères tremblés et incertains que l'on voit dans les premières lignes, et elle répond ainsi complètement à l'objection qui pourrait être faite qu'il existerait peut-être dans ce cas une paralysie de la faculté d'écrire au point de vue mécanique. En somme, le véritable état de ce malade se résume dans ce fait qu'il pouvait parfaitement écrire en copiant, pourvu qu'il voulût s'en donner la peine, mais qu'il ne pouvait pas arriver à penser en écrivant ; il ne pouvait pas, même pour deux ou trois lettres seulement, lier le symbole à l'idée symbolisée dans un mot, et toutes les tentatives faites pour l'amener à ce résultat aboutissaient seulement à une répétition sans aucun sens de plusieurs lettres *A*, suivies de quelques essais pour former un *J*, un *i*, un *m*, un *n* et une multitude de traits incompréhensibles.

Mais ce qui rend ce cas plus curieux encore, c'est que ce monsieur, qui était incapable de réunir trois lettres l'une après l'autre en écrivant, qui ne pouvait parler qu'à l'aide de fragments de phrases à peine intelligibles, qui, en outre, était hors d'état de lire aucune ligne de l'écriture d'une autre personne (autant que nous avons pu le constater) soit en impression, soit en manuscrit, qui, par conséquent, était aussi complètement privé que possible de la faculté d'employer l'écriture à un usage quelconque, avait néanmoins conservé la conscience parfaite des ressemblances les plus délicates et les plus indescriptibles qui existent entre une écriture et une autre. Il nous fut parfaitement démontré, dans le cours de nos observations réitérées, qu'il appréciait très exactement certains caractères spéciaux de l'écriture envisagée comme simple dessin fait avec la plume, tandis que l'écriture, considérée comme symbole lisible et comme indication des idées, n'était pour lui qu'un pur amas de caractères indéchiffrables. C'est là certainement le fait le plus étrange; on pourrait se croire en droit d'en contester l'exactitude, et pourtant j'ai eu l'occasion d'en vérifier la réalité, et l'occasion la plus convaincante que l'on pût rencontrer.

Voici l'anecdote telle qu'elle m'a été racontée : On avait reçu une lettre de son jeune frère qui était parti en affaires et dont l'écriture était devenue par cela même plus ferme et plus assurée, puisqu'il était passé rapidement de la condition d'un écolier à celle d'un homme occupé d'affaires de commerce. Dans cette période de transition, cette écriture était devenue plus analogue qu'autrefois à l'ancienne écriture de notre malade lui-même. Cette lettre fut mise entre ses mains par sa mère, et, à peine l'eut-il aperçue que sa figure fut comme illuminée par la surprise et qu'il rendit brusquement la lettre en s'écriant : Mais c'est moi-même !

Nous devons encore noter le fait suivant : Ce monsieur fut surpris un jour parcourant rapidement une portion de liste qui avait été mise entre ses mains dans le but d'apprécier son pouvoir de juger les nombres ; car il avait été autrefois un bon comptable. Généralement cet essai demeurait sans résultat ; son esprit était aussi bien fermé au symbolisme des nombres qu'au symbolisme des mots. Mais une fois cependant, dans un intervalle relativement lucide, il fixa son regard sur des traits assez compliqués, c'est-à-dire sur le chiffre 2,764, et s'écria tout à coup, une ou deux fois : *Deux mille, deux mille, — c'est absurde !* Il avait ainsi remarqué le caractère général du chiffre, mais il n'avait pu parvenir à le détailler davantage, et pourtant, quoiqu'il ne pût pas lire le chiffre 2,764 sur une feuille de papier, ce monsieur pouvait très bien lire les marques inscrites sur un dé à jouer, et il pouvait diriger les mouvements correspondants sur la table d'un jeu de trictrac, sans entraîner de graves erreurs pour les deux joueurs.

III. *Etat de l'intelligence dans l'aphasie.*

Nous ne possédons que des renseignements très incomplets sur le véritable état de l'intelligence chez les aphasiques, et il y a pour cela une excellente raison : la destruction de tout moyen de communication pour l'esprit constitue un obstacle presque insurmontable pour arriver à comprendre ce que pensent les malades. Il est facile pourtant d'affirmer que les aphasiques conservent à un certain degré leur raison, leur intelligence, leurs émotions et leur volonté ; mais à quel degré? Voilà ce que nous ne pourrons peut-être jamais savoir. L'homme atteint de cette étrange infirmité est presque de toute nécessité concentré en lui-même et seul au milieu de la foule; quand même il serait un poète aussi éminent que Milton, il resterait nécessairement un Milton muet et sans gloire ; son âme fût-elle agitée de sentiments aussi sublimes que celle du Psalmiste (1), qu'elle devrait se contenter, comme lui, de méditer au milieu des ombres de la nuit, de communiquer avec son propre cœur et de rester muet et sans voix. Un aphasique peut-il concevoir des idées aussi sublimes? sa pensée peut-elle s'élever si haut? ses sentiments peuvent-ils être aussi chaleureux et aussi vivants? pourrait-il, au milieu des obscurités de la nuit, méditer avec une émotion aussi énergique et aussi fervente? Pour ma part je le crois, ou du moins rien dans mon observation de l'état mental des aphasiques ne me conduit à exclure absolument cette supposition. Mais heureusement nous ne sommes pas entièrement réduits à l'hypothèse sous ce rapport. Quelques cas d'aphasie très temporaire, mais pourtant complète, ont été rapportés d'une manière très authentique par les malades eux-mêmes, après leur guérison, et l'un d'entre eux est même tellement en rapport avec la solution de la question posée ci-dessus, que je crois devoir relater ce fait dans sa totalité, tel qu'il est cité par le Dr Cheyne (2), de Dublin, et extrait d'un recueil oublié de la littérature du siècle dernier (3).

C'est le cas très curieux et très bien connu du Dr Spalding, de Berlin, que l'on attribue à tort à une simple succession trop rapide des idées précédant une attaque d'épilepsie.

« Le 31 janvier 1772, le Dr Spalding avait eu besoin de parler à

(1) Psaume 77.

(2) John Cheyne, M.-D., premier médecin des armées de Sa Majesté en Irlande, *Essays on partial derangement of the Mind in supposed connection with religion* (ouvrage posthume). Dublin, 1843 ; essai 3 : *Du trouble d'une seule faculté.*

(3) Beddoes, journal *The Hygeia*, 3e volume.

plusieurs personnes l'une après l'autre et d'écrire beaucoup de notes peu importantes relativement à des objets très différents, de sorte que son attention fut constamment attirée dans des directions contraires; enfin, il eut à rédiger un reçu pour des affaires d'intérêt; il s'assit et il écrivit les deux premiers mots correctement; mais, au bout d'un instant, il devint incapable de trouver le reste des mots dans sa mémoire ou de former avec la plume les lettres qui les représentaient. Il fit un suprême effort d'attention et chercha à écrire successivement lettre par lettre, en fixant constamment son regard sur celle qui précédait pour être bien sûr que c'était la lettre convenable. Il se disait à lui-même qu'il ne traçait pas les véritables traits, sans pouvoir cependant se rendre compte en quoi ils étaient erronés. Il abandonna dès lors cet essai, et, moitié par monosyllabes, moitié par signes, il congédia l'homme qui attendait le reçu et se résigna tranquillement à son sort. Pendant une bonne demi-heure il y eut comme un tumulte général dans la succession des idées; tout ce qu'il pouvait constater, c'est qu'*elles lui étaient comme imposées, malgré lui, sans sa participation*. Il faisait des efforts pour les repousser et faire place à d'autres idées meilleures dont il avait conscience dans les profondeurs de sa faculté pensante; il dirigeait son attention, autant que l'essaim des images étrangères et confuses pouvait le lui permettre, sur ses principes religieux. Il se disait à lui-même, d'une manière très distincte, que si, par une sorte de mort subite, il était débarrassé tout à coup du tumulte de son cerveau, qu'il sentait comme étranger et extérieur à lui-même, il pourrait continuer à penser dans l'ordre et le calme les plus parfaits. Avec cela, il n'avait pas la moindre illusion des sens; il voyait et entendait toutes les choses autour de lui sous leur véritable forme et avec leur véritable son, mais il ne pouvait parvenir à se débarrasser de la singulière confusion qui existait dans sa tête; il essayait de parler pour découvrir s'il pourrait arriver à articuler quelque chose de suivi; mais, quelque énergiquement qu'il cherchât à concentrer son attention et sa pensée, et quoiqu'il procédât avec la plus entière décision, il s'aperçut bientôt qu'il ne pouvait produire au dehors que des syllabes sans signification et bien différentes des mots qu'il désirait exprimer; il était aussi peu maître des organes de la parole qu'il l'avait été précédemment de ceux de l'écriture.

« J'étais obligé dès lors, dit-il, de me contenter de cette perspective assez peu satisfaisante et bien peu consolante, que si cet état venait à continuer je ne serais jamais, pendant toute ma vie, capable d'écrire ou de parler, mais que, mes sentiments et mes principes religieux restant les mêmes, j'aurais du moins par là un perpétuel sentiment de satisfaction et d'espérance jusqu'à ma complète séparation de mon malheureux cerveau. J'étais seulement inquiet pour mes parents et mes amis, qui, dans ce cas, auraient dû renoncer à moi au point de vue des devoirs, des affaires et de toute relation avec eux et me considérer comme un véritable fardeau à charge à tous sur la terre.

« Mais, après une demi-heure, ma tête commença à devenir plus claire et plus tranquille ; le tourbillon et la vivacité des idées étranges et troublées diminuèrent. Je pus dès lors me diriger à travers le cours de mes pensées et je sonnai mon domestique pour faire prier ma femme de monter. J'eus besoin pourtant encore de quelque temps pour trouver la prononciation exacte des mots nécessaires. Dans ma première conversation avec ma famille, je procédai, pendant une demi-heure encore, très lentement et dans une certaine mesure avec anxiété, jusqu'à ce qu'enfin je me trouvai aussi libre et avec les idées aussi claires que dans le commencement du jour, conservant seulement un très léger mal de tête. Alors je songeai au reçu que j'avais écrit et que je savais être mauvais ; en effet, au lieu de *cinquante dollars pour une demi-année d'intérêts*, comme il aurait dû être conçu, je trouvai écrit avec des traits aussi bien formés que j'en aie jamais fait dans ma vie : *cinquante dollars par la sanctification de la Brie*, — avec un tiret vers la fin de la ligne. Je ne pus, par aucun procédé, rien découvrir dans mes idées ou mes occupations antérieures qui, par une influence mécanique quelconque, aurait pu donner naissance à ces mots incompréhensibles (1). »

Les remarques du Dr Cheyne sur ce singulier récit sont extrêmement intéressantes et concordent d'une façon remarquable avec les observations les plus récentes faites sur l'aphasie. Voici dans quels termes il s'exprime :

« Le cas ci-dessus décrit sert parfaitement à caractériser la sus-

(1) Pages 94-97.

pension de la faculté qui permet de communiquer la pensée par la parole ou par l'écriture. Spalding avait été engagé dans une voie qui ne pouvait en rien fatiguer ou tourmenter son esprit ; les notes qu'il avait faites étaient relatives à des choses de peu d'importance, et son attention n'avait pas été longtemps tendue ; elle avait même été fréquemment distraite par la diversité des objets qui l'avaient occupée. Pendant l'attaque, il était en possession de toutes ses facultés, excepté d'une seule. La confusion de son esprit peut être attribuée à l'alarme qu'il avait éprouvée de ne pouvoir plus jamais communiquer avec ses amis. Pour expliquer ses sentiments, il adopte une singulière théorie de l'esprit ; il dit qu'il cherchait à écarter les idées tumultueuses pour faire place à d'autres idées meilleures, dont il avait conscience dans les profondeurs de sa faculté pensante ; mais, en réalité, sa faculté pensante, malgré ses appréhensions, était dans un état de parfaite intégrité ; il voulait accomplir un acte dont il était aussi incapable que de s'envoler à Potsdam, mais il sentait que, s'il avait persisté à vouloir l'accomplir, il se serait exposé à être soupçonné de folie, ce dont, en se contemplant lui-même, il savait bien qu'il n'était pas menacé ; car non seulement il n'avait aucune illusion des sens, mais ses principes, ses sentiments et ses affections n'étaient nullement altérés. Que fit-il donc ? Avec la plus grande présence d'esprit, il se débarrassa de tous les témoins, afin de pouvoir reconquérir par le repos et la tranquillité cette égalité d'âme qui entraîne habituellement à sa suite la facilité de l'expression, et il n'admit auprès de lui ses amis que lorsqu'il fut parvenu à se convaincre lui-même qu'il pouvait de nouveau communiquer avec eux sur un pied de parfaite égalité.

« Autant qu'on a pu le conjecturer, le Dr Spalding était menacé d'épilepsie (1). »

Je ne puis donner ces extraits de l'admirable ouvrage du Dr Cheyne sans faire remarquer que, soit par l'esprit philosophique qu'il a montré dans l'étude de ce sujet difficile, soit par le choix et le récit des observations, il me semble avoir devancé toutes les recherches modernes, à l'exception des faits anatomiques concernant la localisation de la faculté dans le cerveau. Il définit ce trouble

(1) Pages 97-98.

spécial, qui a reçu depuis le nom d'*aphasie*, une *interruption du pouvoir d'exprimer sa pensée*, *alors même que l'esprit est, sous tous les autres rapports, non altéré*. Relativement aux vues de sir Alexandre Crichton, qui (1) place ces faits dans le chapitre des troubles de la mémoire, le Dr Cheyne fait observer que, « tandis que l'individu est privé du pouvoir de communiquer ses souvenirs, sa mémoire est néanmoins conservée en ce qui concerne les personnes, les lieux, les événements et leur ordre de succession, » critique qui est tout à la fois une preuve manifeste du soin minutieux avec lequel le Dr Cheyne a observé cet état, et en même temps une démonstration de l'incurie de quelques autorités modernes qui, en citant les observations du Dr Cheyne, ont négligé de leur appliquer les recherches et les inductions logiques dont il les a accompagnées.

D'autres observations, constatant avec plus ou moins de soin l'état de l'intelligence dans l'aphasie, sont encore à notre disposition. Un de mes amis, très respectable, très instruit dans le droit et dans beaucoup d'autres choses, et que l'on n'avait jamais soupçonné, même un seul instant, atteint d'épilepsie, de folie ou de toute autre affection du cerveau, me raconta ces jours derniers un état d'aphasie plus temporaire encore, et presque insignifiant, qui s'est produit chez lui plusieurs fois. Dans sa jeunesse, il était sujet à une forme subite de vertige ou d'obscurcissement de la vue, non précédée de maux de tête ou de malaise quelconque, mais probablement liée à cet état maladif auquel on donne habituellement le nom de *sick head ache*, plutôt qu'à toute autre affection du cadre nosologique.

Dans un moment où il n'avait aucune autre raison pour attendre ce vertige, par exemple lorsqu'il était à table, à l'étude ou avec sa famille, et par conséquent nullement troublé par l'émotion ou par toute autre cause, il sentait comme un voile qui lui passait devant les yeux, semblable à un nuage ou à un brouillard qui se serait subitement élevé devant lui, ou bien, ainsi qu'il le décrit lui-même, semblable à ce qui a lieu lorsqu'on regarde à travers une atmosphère, dans laquelle un courant d'air chaud et un courant d'air froid

(1) Crichton, *On mental derangement*.

se rencontrent tout à coup. Cette affection revenant chez lui de temps en temps (quoiqu'elle ne durât que quelques minutes, ou même quelques secondes), il en était venu à la considérer comme une infirmité habituelle qu'il pouvait étudier, mais dont il ne devait tenir compte qu'en tant qu'elle pourrait l'interrompre au moment où il se trouverait occupé d'une affaire importante. L'envisageant à ce point de vue, il était surtout frappé d'une chose : c'est que, lorsqu'il cherchait à parler au milieu de ce vertige, les mots semblaient lui venir tout différemment de ce qu'il désirait, comme s'il avait perdu sur eux toute espèce de contrôle. Il n'avait cependant aucune conscience de ce qu'il disait, quoique son esprit ne perdît jamais la notion de ce qu'il voulait dire. En réalité, il disait des choses sans aucun sens, sachant et sentant qu'il prononçait des phrases inintelligibles, mais sans avoir la possibilité de donner un sens à ses paroles. Par suite de la fréquente répétition de cet état, il comprit que, toutes les fois que ce vertige se reproduisait, *le seul moyen pour lui d'éviter de dire des bêtises consistait à garder un silence absolu*, et c'est ce qu'il faisait en effet. Il est encore maintenant sujet à ce vertige, mais celui-ci n'est plus accompagné de l'affection concomitante de la parole, et il est parfaitement certain qu'il n'a jamais perdu connaissance, même pour un moment, et qu'il n'a été nullement empêché pour ses affaires, ou pour toute autre chose, pendant aucune de ces attaques.

Au moment même où j'écris ces lignes, j'ai l'occasion d'observer un nouvel exemple d'aphasie temporaire coïncidant avec une parfaite conservation de la conscience de l'état anormal du pouvoir d'expression.

Un monsieur, âgé de plus de soixante-dix ans, qui avait été une ou deux fois menacé de paralysie du côté droit du corps, s'assit l'autre jour pour écrire une lettre d'affaires et s'aperçut tout à coup qu'il ne pouvait y parvenir. Il déchira sa lettre, et le lendemain il se rendit auprès de son médecin, dans le pays ; il lui raconta, au milieu de beaucoup d'autres choses, et avec une grande confusion dans l'expression, les difficultés qu'il avait éprouvées pour écrire cette lettre, ajoutant qu'il l'avait déchirée parce qu'il n'avait pas pu parvenir à la rédiger convenablement. Quelques jours après, il essaya encore de faire une lettre à sa fille et il écrivit, en effet, conformément à sa pensée jusqu'à la seconde page; mais alors, son attention commençant à se fatiguer, les caractères devinrent tout à coup inintelligibles, et il porta sa lettre, avec des larmes dans les yeux, à un de ses amis, en manifestant son extrême désespoir de n'avoir pas été capable de la terminer.

Il existe encore deux exemples, observés en France et relatés par Trousseau (1), dans lesquels des hommes, d'une grande capacité et plus susceptibles que d'autres de raisonner leurs impressions personnelles, ont traversé des attaques d'aphasie dont ils ont guéri et sont ainsi devenus les narrateurs de leur propre observation.

Le premier de ces cas était celui d'un des professeurs les plus distingués de la Faculé de médecine de Paris, qui avait fait précisément une étude attentive et spéciale des affections cérébrales. Cet homme éminent, après une journée de lecture assidue, parcourait un des ouvrages de Lamartine, lorsque tout à coup il s'aperçut qu'il avait cessé de suivre avec son esprit ce qu'il lisait. Après une nouvelle tentative infructueuse pour se remettre à lire, il fut effrayé et chercha à appeler, mais il ne put prononcer aucun mot. Il se mit alors à mouvoir volontairement tous ses membres, de la manière la plus variée, pour se convaincre lui-même qu'il n'était pas paralysé. Il tira la sonnette, mais ne put parler au domestique. Il se satisfit lui-même en remuant la langue dans tous les sens pour constater qu'elle n'était pas paralysée. Il fit alors un signe pour avoir une plume et de l'encre, mais il s'aperçut qu'il ne pouvait pas plus écrire qu'il ne pouvait parler. Pendant tout ce temps, il était occupé mentalement à discuter et à analyser les symptômes qu'il éprouvait, cherchant à les rapporter à leur cause véritable dans le cerveau et examinant en réalité son propre cas comme il l'eût fait pour celui d'un autre malade dans une leçon clinique. A l'arrivée d'un médecin, deux ou trois heures après, il présenta son bras, releva sa manche de chemise, et indiqua clairement par signes qu'il désirait être saigné. La saignée était à peine terminée que quelques mots, il est vrai incomplets et sans suite, commencèrent à reparaître; peu à peu le brouillard se dissipa, et, environ douze heures après, il était de nouveau capable de parler et d'écrire comme auparavant.

(1) Trousseau, *Clinique médicale de l'Hôtel-Dieu.*

Le cas d'un autre professeur de médecine (l'illustre professeur Lordat) est aussi mentionné par Trousseau, mais avec une certaine tendance à contester ses conclusions et même ses assertions, sous le prétexte que Lordat (en vertu de ses doctrines spiritualistes, c'est-à-dire idéalistes) croyait à l'indépendance complète de la pensée et de la parole, et à plus forte raison à l'indépendance de la pensée et des organes de la parole. Mettant de côté cette opinion métaphysique préconçue, qui, ce me semble, n'a rien à faire avec une question de fait, il résulte de cette observation que Lordat, dans son état d'aphasie, était encore capable de penser, de disposer mentalement les matériaux d'une leçon et d'en modifier la distribution, tandis que, ni par la parole, ni par l'écriture, il ne pouvait parvenir à communiquer aucune idée, et cela quoiqu'il n'éprouvât aucune espèce de paralysie.

« Je réfléchissais, écrit-il, sur la doxologie chrétienne : Gloire au Père, au Fils et au Saint-Esprit, et il m'était impossible de me rappeler aucun des mots composant cette phrase. » La pensée subsistait intacte, mais le pouvoir de l'expression avait disparu. En même temps il arriva à se convaincre qu'il pouvait combiner des idées abstraites, et les distinguer les unes des autres, *sans avoir aucun mot à sa disposition pour les exprimer, et même sans penser le moins du monde à leur expression.*

« Je n'éprouvais, ajoute-t-il, aucun embarras dans l'exercice de la pensée. Accoutumé, comme je l'étais depuis longtemps, à accomplir l'œuvre du professorat, je me félicitais intérieurement d'être encore capable de disposer dans ma tête les principales propositions d'une leçon, et de ne rencontrer aucune difficulté pour changer l'ordre des idées comme il me plaisait. »

Il paraît cependant que Lordat, après la guérison de cette attaque en 1828, avait perdu à un très haut degré l'aptitude à professer sans notes qu'il possédait autrefois d'une façon remarquable, et c'est en se basant sur ce fondement, selon moi peu solide, que Trousseau édifie sa doctrine opposée à celle de Lordat, et soutient même que Lordat a dû être induit en erreur par ses théories, dans la narration de sa propre observation. Sous ce rapport, je trouve que le professeur de l'Hôtel-Dieu de Paris est injuste envers les assertions de son collègue de Montpellier, ou du moins va plus loin, dans la critique de ses assertions, que ses propres observations ne lui donnent le droit de le faire ; car, même sans être dominé outre mesure par des idées métaphysiques, il n'est pas difficile de comprendre qu'un certain degré d'altération de la faculté de penser peut être la conséquence d'une lésion du cerveau entraînant la perte de la parole, comme elle peut suivre une lésion du cerveau qui compromet la vue ou le mouvement, sans qu'il résulte de là aucune présomption que la pensée et la parole soient identiques ou même inséparables.

Aussi (si tant est que l'on puisse pénétrer l'essence absolue de l'état mental des aphasiques), je suis plus disposé à partager l'opinion de Lordat que celle de Trousseau. Sans affirmer que nous possédions encore les éléments d'un jugement définitif sur ce sujet, je crois avoir donné la preuve évidente que, dans les formes de l'aphasie, attaquant avec une grande soudaineté un homme préalablement bien portant et intelligent, il n'y a pas *nécessairement* diminution immédiate de l'intelligence du malade. Mais je ne peux pas aller plus loin. Je crains bien que l'on ne soit obligé de reconnaître que, dans la très grande majorité des cas d'aphasie, il y a diminution de l'intelligence considérée dans son ensemble, non seulement parce que cette affection est habituellement liée à la paralysie ou à une maladie plus ou moins compliquée du cerveau, mais aussi et surtout parce que je trouve bien difficile et presque impossible de concevoir un état dans lequel les symboles de la pensée seraient détruits d'une manière permanente et où la pensée elle-même n'aurait pourtant subi aucune atteinte. Il y a une loi de la nature qui, ce me semble, est sans exception : c'est que toutes les facultés sont développées par l'usage et diminuées par l'inaction continue. Le muscle qui cesse d'agir tombe peu à peu dans la dégénérescence et l'atrophie ; le nerf optique, longtemps soustrait à l'action de la lumière, s'altère et perd ses propriétés ; les habitudes elles-mêmes qui, dans les plus petites choses de la vie, s'établissent en nous de jour en jour, tendent à produire des séries d'idées et d'actions étroites, fixes et individualisées, qui, en développant certaines de nos facultés, ont pour résultat d'affaiblir les autres et finissent même par paralyser presque tout ce qu'il y a de bon dans chacun de nous, à moins que nous ne maintenions constamment à un niveau élevé le cours de nos pensées et de nos sentiments, par une tension perpétuelle de l'homme intérieur. Comment donc serait-il possible qu'un être privé, de l'usage du principal symbole de la pensée ne dégénérât pas aussi à la longue au point de vue de la pensée elle-même? L'individu complètement aphasique est, en réalité, dans une condition plus fâcheuse que les sourds-muets; car ceux-là au moins peuvent *penser des mots*, et, à l'aide d'une éducation spéciale, ils peuvent les exprimer dans un cercle limité, tandis que l'aphasique est condamné à être perpétuellement renfermé en lui-même, et à rester une créature complètement privée de toute relation avec les autres hommes, basée sur l'idée des mots. Les sourds-muets peuvent être éduqués, parce qu'ils ont au moins l'idée du symbole de la pensée et que cette idée peut être changée en une forme accessible à leur esprit et capable d'être apprise et employée par eux, malgré leur infirmité physique; l'aphasique, au contraire, en supposant sa maladie congénitale, ne pourrait jamais recevoir aucune éducation et devrait rester pendant toute sa vie presque un idiot : il aurait l'esprit d'un enfant sous l'enveloppe d'un homme!

A-t-on réellement observé des cas de ce genre, c'est-à-dire des hommes non développés dont l'infirmité fondamentale serait l'aphasie? Je ne le sais pas, et probablement nous ne le saurons jamais. Il est loin d'être impossible, cependant, que certaines formes de crétinisme ou d'idiotie congénitale soient dues à une affection de cette espèce produite dans la première enfance, et rendant impossible tout développement des facultés intellectuelles. Mais certainement la condition de l'individu bien élevé, qui tombe dans l'aphasie par accident ou par maladie, mérite au plus haut degré la considération la plus bienveillante de la part des autres hommes, en ce qui concerne les conditions sous lesquelles il peut être admis aux droits communs et aux privilèges de l'humanité, ainsi que relativement au degré de perfectionnement dont il est susceptible par la culture artificielle, et par de nouvelles méthodes de communication, de rentrer en possession de ces droits. Cette partie de la question de l'aphasie est encore un terrain inexploré, et je ne me hasarderai pas à formuler ici une opinion précise sur ce sujet trop peu connu. Je serai heureux, cependant, si ces remarques incomplètes et insuffisantes pouvaient donner lieu à de nouvelles observations, et provoquer des lumières nouvelles qui pourraient contribuer à élucider tout ce qui est encore, sous ce rapport, obscur et mystérieux (1).

IV. *Observation d'aphasie recueillie par le Dr Gairdner.*

Attaque épileptique suivie de perte de la parole et d'un état comme cataleptique sans délire, sans coma et sans paralysie apparente; retour de l'intelligence à un degré très prononcé, mais avec aphasie continue; deux mois et demi après, mort succédant à un accès épileptique; aucune lésion locale du cerveau, mais légers dépôts de granulations dans les petits vaisseaux de la pie-mère. — J.-A. M..., 26 ans, jeune homme d'une bonne éducation, n'avait pas paru malade d'une manière appréciable jusqu'au 9 août 1865, jour de son attaque. On ne sait rien d'important sur ses antécédents, sinon que depuis quelque temps, à la suite de contrariétés, il était devenu moins sociable, plus silencieux et plus inactif que de coutume; mais ce n'était là que l'exagération de son caractère antérieur. Il avait également beaucoup abusé du tabac. Le 9 août il passa la soirée au salon avec toute sa famille, et le seul fait anormal que l'on ait observé pendant cette soirée a été qu'il avait laissé tomber du thé de sa tasse tenue avec la main droite. Était-ce là le résultat de l'inattention, d'une distraction ou l'avant-coureur de l'attaque? c'est ce qu'il est difficile d'apprécier. Vers dix heures du soir, la famille se sépara, et il se retira dans sa chambre pour se coucher. Pendant toute la nuit, aucun fait n'attira sur lui l'attention; mais le lendemain matin, à l'heure du déjeuner, comme on ne le vit pas paraître, on envoya la servante dans sa chambre, et on le trouva alors couché sur le sol, sans connaisance, la tête appuyée sur le bras gauche, avec quelques contusions sur le nez et les yeux, comme s'il était tombé sur le bord de son lit. On put supposer qu'il était resté dans cette

(1) Je regrette vivement de n'avoir pas eu le temps d'ajouter à ce mémoire la citation d'un travail que j'aurais eu grand plaisir à introduire dans le texte. On trouvera un cas remarquable d'aphasie, avec illusions de la vue et avec maladie du côté gauche du cerveau, dans le tome XLVI du *Edinburg medical and surgical Journal*, p. 334, octobre 1836. M. Craigie, de Ratho, a fourni, dans cette observation, une multitude de détails ne le cédant en rien en intérêt à ceux des observations précédentes, et en parfaite concordance avec les faits établis dans ce mémoire. Le Dr Craigie y a aussi ajouté quelques remarques ayant de la valeur.

position depuis la veille au soir, puisque le lit n'avait pas été dérangé. Il était un peu refroidi ; on le coucha, et il se ranima peu à peu. Pendant la nuit l'intestin et la vessie s'étaient vidés spontanément. Visité, vers midi, le 10 août, par le Dr Macferlane, il commençait à reprendre un peu connaissance, et il appréciait qu'il y avait plusieurs personnes auprès de lui, sans pouvoir encore cependant reconnaître ces personnes. Regard égaré, les yeux largement ouverts et légèrement injectés, les pupilles se contractant librement; pas de paralysie, pas de convulsions ; ni rigidité ni flaccidité exagérées des extrémités. Il ne parlait pas et ne faisait aucune tentative pour parler. Lorsqu'on lui adressait la parole, il ne répondait d'aucune façon et continuait à regarder autour de lui avec les yeux fixes et hagards.

Pendant toute la journée du 10 et la nuit suivante, l'état resta à peu près stationnaire; le pouls était à 80-85, et ne dépassa pas 90, ayant du reste sa plénitude ordinaire.

Le malade ne fit aucune tentative pour parler ni même pour émettre aucun son depuis l'accident : c'était là le symptôme le plus important. Il remuait les jambes librement et plusieurs fois même sortit du lit et put uriner. Les évacuations alvines eurent lieu plusieurs fois involontairement dans le lit à la suite d'un lavement purgatif ; pas de rougeur de la face, ni de chaleur fébrile; pas de pulsations exagérées des carotides, ni de plénitude des jugulaires ; aucun cri ni aucun signe de douleur ; respiration non gênée ; ni convulsions ni paralysie ; regard égaré, les yeux largement ouverts, suivant les mouvements de ceux qui entouraient son lit ainsi que la lumière, mais ne donnant pas d'autre preuve de connaissance. On ne s'aperçut pas qu'il eût dormi un seul instant, quoique veillé avec beaucoup de soin. Une ou deux fois, ayant été questionné à haute voix et d'une manière positive, il fit un léger signe de tête affirmatif, mais n'employa aucun mot ni même aucun son inarticulé pour exprimer un désir quelconque. Dans deux ou trois occasions seulement, il parut sourire légèrement quand sa mère s'approcha de lui ; ce fut là la manifestation la plus claire qu'il fit pour reconnaître une personne. En résumé, il était dans un état cérébral qui ne peut être appelé *coma*, dans le sens rigoureux du mot, mais qui s'en rapproche : c'était plutôt un état d'étonnement ou de stupéfaction qu'une véritable perte complète de connaissance; respiration calme et naturelle, pouls tranquille, absence complète de fièvre et de délire, langue propre, pas de paralysie ni de convulsions, enfin connaissance non complètement éteinte; tous ces signes différencient cet état cérébral du véritable coma.

J.-A. M... sortit peu à peu, sans nouvel accident, de ce singulier état cérébral de la manière suivante : Vers quatre heures du matin, le 11 août, lorsque je le quittai, il paraissait mieux comprendre ce qu'on lui disait et il semblait répondre un peu à certaines questions par le regard et par des signes. Dans le cours de la matinée, il prononça le mot *maman* d'une manière très distincte, ce qui fut la première tentative pour proférer un mot depuis le commencement de sa maladie. Dans la journée, il répéta plusieurs fois le mot : *non*, *non*, comprenant évidemment le sens de ce mot et avec plus d'intelligence que le jour précédent. Lorsque je le revis dans l'après-midi, il tira la langue lorsque je lui demandai de le faire, mais très lentement et en quelque sorte par imitation, comme cela arrive souvent dans le délire fébrile. Vers le même moment il sortit du lit de son propre mouvement, conformément à un instinct naturel et à une habitude ancienne, mais d'une façon tout automatique. Il prit spontanément le vase sous son lit et le soutint lui-même, quoique avec un peu d'assistance, jusqu'à ce qu'il eût uriné. Ce fut là, je crois, la première manifestation d'une série de mouvements compliqués et coordonnés en vue d'un but, mais elle fut bientôt suivie par d'autres. Son lit fut fait à six heures ; il se leva, mit sa robe de chambre avec quelque secours, marcha jusqu'à son fauteuil, puis revint à son lit avec une incertitude dans la marche analogue à celle que l'on observe à la suite des maladies fébriles.

Pendant cette période, il prit des aliments facilement et même spontanément; ses intestins furent régulièrement vidés par des purgatifs ; mais, prenant en considération l'absence complète d'excitation cérébrale, tout traitement actif fut suspendu après les premières trente-six heures, et on se borna à l'emploi de l'iodure de potassium, que l'on cessa après quelques jours.

Depuis cette époque, le rétablissement s'accomplit progressivement. J.-A. M..., au bout de quelques jours, devint assez bien pour pouvoir quitter sa chambre et pour se rendre au cercle de sa famille, prenant sa place habituelle au repas et même insistant pour jouir de tous les privilèges de maître de la maison, quoique toujours incapable de prendre part à la conversation ou de prononcer le moindre mot de façon à être compris. On observa seulement qu'il n'existait pas chez lui (comme chez beaucoup d'aphasiques) de disposition à se servir de mots ou de phrases inexacts et sans signification, mais uniquement l'impossibilité d'émettre la plus simple phrase ou le moindre mot, excepté dans les limites les plus étroites.

Ce défaut d'articulation ne provenait ni d'une paralysie, ni d'un manque d'idées ou de volonté : c'était certain pour chacun d'après un ensemble de petits signes plus faciles à saisir qu'à soumettre à une description.

Dès le premier moment où il put s'asseoir devant sa fenêtre, il devint évident qu'il était dominé par le désir de sortir au dehors ; en effet, aussitôt qu'il fut capable de trouver son chemin hors de la maison, il se mit immédiatement à la recherche de son fusil, de la poudre et du plomb, que l'on avait mis soigneusement hors de sa portée ; il parut très indigné de ce qu'ayant reconquis la plupart des privilèges de la santé, celui-là seul lui fut refusé, d'autant plus qu'à cette époque de l'année (19 août) il apercevait les chasseurs sortant au dehors, et il voyait rapporter des paquets de gibier. Il exprima son mécontentement aussi énergiquement que possible par des monosyllabes ou par des gestes expressifs et presque menaçants pour ses amis et ses parents, qui avaient la difficile mission de veiller sur lui ; mais jamais cependant il ne parvint à prononcer les mots de *fusil*, de *plomb*, de *poudre*, ni à exprimer son désir par d'autres mots, tout en parvenant très bien à se faire comprendre.

La même difficulté survint ensuite à l'occasion de sa boîte de cigares qui avait été mise de côté sur l'ordre des médecins, mais dont il obtint plus tard la restitution, avec de grandes manifestations de joie et de triomphe, quoique seulement dans la mesure restreinte de deux cigares par jour.

Dans toutes ses altercations, qui étaient menées de sa part avec une grande persistance et qui exigeaient une grande fermeté, de la part de ceux qui étaient chargés de lui résister, il ne lui échappa jamais aucune phrase, à l'exception des mots : *J'ai besoin, où est-il? ça m'est égal*, etc., avec quelques interjections ou exclamations, qui n'étaient pas toujours très conformes au goût ou à l'étiquette, mais qui, comme toutes celles qu'il parvenait à articuler, étaient constamment prononcées avec une netteté qui ne permettait pas de supposer chez lui l'existence d'une paralysie des organes de l'articulation.

Dans une ou deux occasions, on l'a entendu prononcer le nom de quelques objets, mais probablement, dans ce cas, il se bornait à le répéter après que d'autres personnes l'avaient proféré devant lui. Ainsi, en parlant d'un certain objet, il dit qu'il était dans le coin, mais on découvrit qu'il ne faisait que répéter comme un perroquet ce que venait de dire sa sœur. Dans une autre circonstance, il désigna une personne qu'il n'avait vue qu'une ou deux fois par le nom de M. Thingumbab ; mais ceci aussi n'était qu'une répétition. Dans aucun cas, pendant toute sa maladie on ne constata qu'il pût prononcer un seul nom, même celui de ses amis les plus intimes, auxquels cependant il donnait tous les témoignages possibles de bienveillance et d'affection propres à démontrer qu'il les reconnaissait parfaitement. Il reconnaissait même des amis absents dans un album de photographies ; mais dans aucun cas il ne les nommait, et il ne faisait même aucun effort pour arriver à prononcer leur nom. Lorsque des personnes qu'il connaissait plus ou moins intimement lui étaient nommées, il était bien rare qu'il comprît de qui on voulait lui parler, tandis que, lorsque la personne elle-même se présentait devant lui, il la reconnaissait parfaitement et lui faisait un accueil bienveillant et tout à fait en rapport avec la nature des relations qu'il avait avec elle. Il s'occupait du reste avec activité des choses et des personnes qui l'entouraient. Au bout de peu de temps, il devint même assez habile pour prendre part à la conversation *à sa manière* ; cela consistait à intercaler une phrase purement conventionnelle, composée de quelques mots seulement et accompagnée de quelques gestes et de quelques signes plus ou moins en rapport avec ce que l'on disait autour de lui : il suivait ainsi la conversation d'une manière très limitée, mais sans jamais y prendre une part spontanée au delà de ce qui vient d'être indiqué.

Les détails qui précèdent suffisent pour établir clairement l'état de l'intelligence et de la parole chez ce malade si intéressant, mais j'eus l'idée de confirmer le pouvoir d'expression spontanée de sa pensée par un autre procédé, c'est-à-dire à l'aide de l'écriture. Il était indispensable tout d'abord de s'assurer, autant que possible, de l'absence de paralysie de la main droite, qui aurait pu s'opposer à cette forme de manifestation de la pensée. Rien dans ses mouvements ordinaires ne semblait indiquer chez lui cette paralysie, mais l'incident de la tasse de thé renversée le soir de la première attaque et quelques indications très légères à une période plus avancée de la maladie pouvaient faire croire à une légère faiblesse du côté droit ; néanmoins le malade put se servir de sa main droite pour écrire sans difficulté. (Voir le *fac-simile* de cette écriture.) Les premières lignes de cette feuille, sur laquelle il a cherché à écrire son nom et celui de sa sœur, défient certainement toute interprétation. On serait donc porté à les considérer comme des traits sans valeur échappés à une main paralytique ; mais on trouve dans les lignes 6 et 7, et surtout dans les n°s 12 et 13, la preuve certaine que J.-A. M..., quoique incapable d'écrire spontanément en caractères intelligibles, était néanmoins en état, après un petit nombre d'essais de copier l'écriture placée sous ses yeux avec assez de soin, et dans tous les cas d'une manière très lisible. Dans les n°s 12 et 13 (dont la ligne supérieure est écrite par sa sœur et l'inférieure par lui-même), il est très évident pour un œil exercé qu'il a greffé en quelque sorte les caractères de sa propre écriture sur la copie qu'il a faite de celle de sa sœur (principalement dans les lettres *J m y z* et *H*), et je me suis assuré, par des lettres écrites par lui-même avant sa maladie, que ce fait est bien exact.

Maintenant il sera admis facilement qu'aucune théorie basée sur la paralysie de la main ne pourrait rendre compte de ce fait, que les signatures, depuis le n° 1 jusqu'au n° 11, sont tout à fait illisibles, tandis que ce même malade a pu, après un petit nombre d'essais, *écrire en copiant* avec le degré de netteté qu'indiquent les n°s 12 et 13.

La terminaison de ce cas fut malheureuse ; quoique ne devant pas surprendre par elle-même, elle fut inattendue sous le rapport du temps où elle se produisit. Le 29 octobre, au matin, J.-A. M... s'était levé et habillé comme à l'ordinaire. Il faut remarquer toutefois que, depuis quelques jours, ou même quelques semaines, ses parents avaient cru observer chez lui un degré continu de faiblesse (n'arrivant pas jusqu'à la paralysie) dans le côté droit du corps. Il est possible en effet qu'il ait existé une aggravation de l'état nerveux, appréciable pour les yeux exercés des personnes qui vivaient constamment avec lui, et à peine sensible pour les autres. Quoi qu'il en soit, ce symptôme, s'il existait, n'était pas assez prononcé pour l'empêcher de faire ses promenades ordinaires, et même on avait observé que, depuis sa maladie, ses promenades étaient devenues plus longues qu'auparavant. On lui avait même permis de faire quelques visites chez des amis intimes en compagnie de sa mère : un jour, il avait exprimé le désir d'aller à l'église avec sa famille en s'écriant : *longtemps... longtemps!* comme s'il avait eu conscience d'un devoir non accompli.

Le matin ci-dessus mentionné, environ deux mois après la première attaque de sa maladie, il se trouvait à sa fenêtre pendant que sa famille était réunie pour déjeuner. Tout à coup on le vit tomber et, peu d'instants après, son corps était agité par des convulsions qui, d'après la description qui nous fut donnée, étaient de nature épileptique. Dans l'après-midi, M. le Dr Macfarlane le vit dans un état comateux, mais sans convulsions ; il ne se releva plus de ce coma et rendit le dernier soupir le 31 octobre au matin.

L'autopsie du corps ayant été autorisée, j'étais très désireux de bien constater l'état du cerveau et je convoquai à cette séance le Dr Moore et le Dr Macfarlane, qui malheureusement ne purent y assister. Avec l'aide de mon ami le Dr Cumming, la tête fut soigneusement ouverte et le cerveau fut étudié avec le soin le plus minutieux, y compris l'examen microscopique de la substance grise et blanche dans environ douze points différents.

Dans cet examen, nous ne trouvâmes aucune trace de ramollissement, de tumeur, ni de toute autre lésion appréciable par les sens, si ce n'est une congestion générale et diffuse des vaisseaux de la pie-mère. Les circonvolutions ne furent pas, il est vrai, étudiées avec l'œil exercé d'un anatomiste très expérimenté et plus au courant que moi de toutes les recherches modernes, mais j'ai fait un assez grand nombre d'autopsies d'affections cérébrales pour pouvoir cependant affirmer avec confiance le fait ci-dessus mentionné.

Dans l'examen microscopique, un seul fait mérite d'être mentionné. Les artères microscopiques de la pie-mère, examinées presque partout, étaient plus ou moins entourées d'un dépôt granulé analogue à celui qui existe si fréquemment dans les cas de ramollissement du cerveau, surtout à un âge avancé. Cependant, dans aucun point, ce dépôt n'existait à un degré plus prononcé que celui que l'on peut constater dans des cerveaux ayant toujours fonctionné régulièrement, et la seule circonstance qui donne à ce fait une importance plus qu'ordinaire, c'est l'âge du malade, qui n'était pas celui des dégénérescences athéromateuses, et l'absence de toute trace de maladie dans les vaisseaux plus larges de la scissure de Sylvius ou du centre de Willis.

Le thorax et l'abdomen n'ont pas été examinés.

XIV

CAS D'APHASIE, AVEC HÉMIPLÉGIE DROITE, POUR LEQUEL ON DEMANDE L'INTERDICTION (1)

— 1869 —

Le docteur L. Michel, de Cavaillon (Vaucluse), a communiqué à la Société de médecine légale un fait très intéressant, pour lequel il a été consulté comme expert et a émis un avis qu'il soumet à notre appréciation, espérant que l'opinion exprimée par la Société lui viendra en aide, auprès du tribunal, dans cette affaire délicate.

Il s'agit d'un cas d'aphasie, avec hémiplégie droite, chez un individu de soixante-deux ans, que sa famille voudrait faire interdire. Notre confrère demande si ce malade ne conservait pas assez d'intelligence pour pouvoir gérer lui-même ses affaires.

Voici, Messieurs, le résumé des faits tels qu'ils résultent de la communication de notre honorable confrère.

Le nommé L..., âgé de soixante-deux ans, demeurant à Cavaillon (Vaucluse), ayant acquis quelque fortune dans l'exercice de sa profession de tanneur, a été frappé, il y a plus d'un an, d'une attaque d'hémorragie cérébrale, avec hémiplégie droite et aphasie complète. Après quelques mois de traitement et une saison à Balaruc, il s'est trouvé mieux ; il a pu marcher, en traînant la jambe, mais le bras droit est resté inerte et la perte de la parole a continué à être complète.

Au mois de janvier 1868, notre honorable confrère, le docteur Michel, le vit pour la première fois. Le malade pouvait alors marcher avec l'aide d'une canne ; le bras paralysé commençait à faire quelques mouvements, mais le malade ne pouvait encore prononcer que les sons : *O*, *o*, *aqui*. A tout ce qu'on lui disait, il répondait par

(1) Société de médecine légale, séance du 23 novembre 1868, et *Annales d'hygiène*, 1869, 2e série, t. XXXI, p. 430.

ces mêmes syllabes, mais il parvenait assez bien à se faire comprendre, en articulant ces lettres avec des intonations diverses et à l'aide de signes très expressifs exécutés avec la tête ou avec la main gauche. Sa femme, plus habituée que d'autres à son langage, traduisait ce qu'il voulait dire, et lorsque, par hasard, elle interprétait mal sa pensée, il manifestait de l'irritation et cherchait à se faire mieux comprendre par des gestes plus expressifs.

On le soumit alors à plusieurs épreuves destinées à juger du degré de conservation de son intelligence. On lui expliqua, par exemple, qu'il y avait avantage pour lui à faire payer ses locataires par mois, au lieu de leur laisser accumuler leur dette pendant six mois ; il indiqua très clairement qu'il avait bien compris ce conseil, qu'il l'approuvait complètement et il déclara même à sa femme que dorénavant il désirait qu'il en fût ainsi. De plus, on lui fit compter plusieurs sommes, soit en or, soit en argent, et il y réussit parfaitement, chose que, du reste, il avait déjà faite, quelque temps auparavant, chez son notaire.

Depuis qu'il est levé, ne pouvant plus écrire de la main droite, il s'est exercé à écrire de la main gauche, et il y a assez bien réussi. On parvient ainsi à lui faire écrire ou nommer des chiffres et à copier un imprimé. Il additionne très bien les chiffres, mais il ne peut écrire spontanément sans copier ; il a besoin d'un modèle. Néanmoins, pour apprécier avec vérité ce fait capital, il importe de tenir compte de ce qu'il n'a jamais bien su écrire et de la difficulté qu'il éprouve à bien former les caractères avec la main gauche.

Après cet examen, le docteur Michel fit un premier certificat dans lequel il constatait que l'intelligence, peut-être un peu paresseuse de L..., était néanmoins intacte et que, s'il éprouvait de grandes difficultés à s'exprimer par la parole, il pouvait du moins parvenir par divers moyens à faire comprendre sa pensée ; que dès lors il devait être considéré comme en état de gérer ses affaires, ce qu'il avait du reste prouvé tout récemment d'une manière évidente par la vente de deux chevaux, dont il avait lui-même très bien débattu la valeur.

Le docteur Michel fit à ce malade une seconde visite au mois de mai 1868. Les mouvements de la jambe étaient alors devenus plus faciles ; le malade pouvait marcher dans la maison sans canne ; la motilité du bras était elle-même un peu améliorée, puisqu'il pouvait porter la main jusqu'à la bouche, mais la main était presque sans mouvements possibles. La parole aussi avait fait quelques progrès; le malade pouvait prononcer quelques monosyllabes, tels que: *Non*, *noou* (neuf), *dous* (deux), *un*.

Quand on le fit compter jusqu'à dix, il comptait bien avec les doigts, mais il ne coordonnait pas les mots avec les nombres et il y intercalait toujours les syllabes *aquo!* Il avait fait de notables progrès dans l'écriture avec la main gauche; souvent, il s'occupait tout seul à écrire sur un registre les sommes qu'il avait reçues. Partout, dans sa chambre, on trouvait de nombreuses feuilles d'écriture qu'il avait copiées pour s'exercer spontanément; il ne pouvait faire que des reçus ou des quittances et ne pouvait encore écrire *sous la dictée*, ni chiffres, ni phrases, mais on ne sait pas s'il aurait été capable de le faire de la main droite avant sa maladie.

En résumé, dit notre honorable confrère, malgré la perte de la parole, ce malade a conservé en grande partie son intelligence et sa volonté. Il sait vouloir et ne pas vouloir. Il a le souvenir de ses affaires pécuniaires personnelles; il sait qu'un tel l'a payé et que tel autre lui doit encore; il en tient note exactement lui-même; il fait les principales opérations arithmétiques et compte parfaitement sur ses doigts.

Une dernière preuve de la persistance de son intelligence, c'est la ténacité qu'il met à vouloir écrire de la main gauche. De plus, il sort tous les jours de chez lui, se promène, va au café, paie sa consommation sans se tromper; il se met volontiers à côté de ceux qui jouent aux cartes, les approuve ou les désapprouve et hasarde même quelques conseils par signes. Il joue lui-même le bézigue et se défend bien, sans oublier les points. Enfin, il s'entretient par signes avec ses voisins, signes qui tous témoignent de la conservation de son intelligence.

Tels sont les faits consignés dans le rapport qui nous a été communiqué par le docteur Michel. Ils peuvent nous servir d'éléments pour apprécier l'état mental du nommé Laurent, et pour juger si la demande d'interdiction dirigée contre lui par divers membres de sa famille est suffisamment justifiée.

Eh bien, après avoir mûrement examiné les faits ci-dessus énoncés et les avoir comparés avec d'autres tout à fait analogues déjà connus dans la science, nous n'hésitons pas à nous ranger à l'opinion de notre honorable confrère. Dans notre pensée, le nommé L... a pu sans doute baisser intellectuellement depuis l'attaque d'hémorragie cérébrale qui l'a frappé en même temps d'hémiplégie et de perte de la parole, mais son intelligence, manifestée par les diverses intonations de la voix, par une mimique expressive et par l'écriture accomplie de la main gauche, est encore suffisante pour qu'on puisse affirmer qu'il comprend bien mieux les choses qu'il ne peut les exprimer, et dès lors le considérer comme capable de gérer lui-même ses affaires, en parfaite connaissance de cause.

Ce fait d'aphasie est tout à fait un cas type. Il est conforme à la description classique de l'aphasie, telle qu'on a appris à la connaître depuis quelques années. Il rentre complètement dans la règle la plus habituelle des faits d'aphasie avec hémiplégie droite, conservation de quelques syllabes toujours les mêmes (les seules que le malade puisse articuler), et avec conservation partielle aussi de la faculté d'écrire. En effet, ce malade peut encore copier un modèle mis sous ses yeux, mais il ne peut plus écrire sous la dictée, ni des phrases ni des chiffres; il ne peut guère non plus écrire spontanément de mémoire, excepté pour signer son nom, ou pour faire un reçu ou une quittance. Or, la possibilité de faire comprendre sa pensée par les intonations variées données aux quelques syllabes qu'il peut encore articuler, ainsi que par une mimique vive et animée de la tête et du bras gauche; la persistance qu'il met à s'exercer à écrire de la main gauche; la faculté qu'il conserve d'additionner les chiffres écrits, de compter sur ses doigts, de se rappeler les sommes qui lui sont payées ou qui lui sont dues, et de les écrire exactement sur son registre; l'aptitude à exprimer par signes ses idées et ses volontés, soit à sa femme (qui, par habitude, le comprend mieux que les autres, et traduit son langage en sa présence, avec son approbation ou son improbation selon les cas), soit à ses amis qui le comprennent également et qu'il comprend à son tour; le fait de payer sa consommation dans un café, d'approuver ou de désapprouver ceux qui jouent aux cartes en sa présence et d'y jouer lui-même, sans se tromper et en comptant très bien les points, tous ces faits, selon nous, démontrent, chez le nommé L..., la persistance de l'intelligence et de la volonté à un degré suffisant pour lui permettre de gérer lui-même ses affaires, dont il a conservé un souvenir très exact et qu'il connaît très bien, ainsi qu'il l'a prouvé, en plusieurs circonstances, depuis le début de sa maladie.

Sans doute, on peut objecter que, devant le tribunal, on l'a soumis à plusieurs épreuves destinées à apprécier le degré de son intelligence et que ces épreuves n'ont pas tourné en sa faveur ; mais on peut aussi répondre à cette objection qu'il était alors ému ; que l'interrogatoire et l'examen ont pu n'être pas bien conduits ; que ces épreuves doivent être renouvelées fréquemment, dans des conditions très diverses et avoir lieu en quelque sorte journellement, dans la vie habituelle du malade, pour acquérir une véritable valeur scientifique; enfin, que, dans ces circonstances, les meilleurs juges de l'état d'intelligence d'un pareil malade sont ceux qui vivent constamment avec lui dans l'intimité ; ils acquièrent ainsi la connaissance d'une multitude de signes conventionnels, lesquels permettent aux malades de manifester leurs idées, leurs désirs et leur volonté d'une manière compréhensible, malgré l'absence du mode d'expression le plus complet et le plus exact de la pensée humaine, la parole.

Du reste, la connaissance aujourd'hui très avancée des faits nombreux d'aphasie observés attentivement depuis plusieurs années, et qui sont en tous points semblables au cas que nous examinons, nous permet d'être plus explicite encore dans l'expression de notre opinion, que si nous n'avions pour base de notre jugement que les détails mêmes du fait soumis à notre examen.

Assurément, dans les cas d'aphasie consécutifs à une hémorragie cérébrale, avec hémiplégie droite, avec persistance de quelques monosyllabes seulement et avec conservation partielle de l'écriture de la main gauche, on doit admettre que l'intelligence a toujours subi quelque atteinte (comme du reste, dans la plupart des cas d'hémorragie cérébrale, même sans perte de la parole).

L'intelligence de ces malades a presque toujours baissé de niveau; leur volonté et leur caractère ont aussi perdu de leur énergie, et leurs idées n'ont ni la même étendue, ni la même netteté, que dans l'état normal de ces malades avant l'attaque. Mais (dans beaucoup de circonstances du moins) on ne peut pas soutenir que leur raison soit réellement troublée ; on ne peut pas dire qu'ils aient perdu leur libre arbitre, c'est-à-dire le discernement nécessaire pour juger, ou la force de volonté indispensable pour agir librement, en dehors de toute influence étrangère. Dans la sphère des choses de la vie usuelle ou de leurs affaires ordinaires, dans l'exercice de leur profession, ou dans les relations habituelles de la vie, ils ont conservé la netteté de leurs idées, la justesse de leur jugement et la liberté de décision qui leur permettent de jouir de leurs droits civils, de diriger eux-mêmes leurs actions et leurs affaires. En résumé, leur intelligence, leur raison et leur volonté, dans ce qu'elles ont d'essentiel, doivent être considérées comme intactes.

C'est là, pour la médecine légale, un vrai progrès, accompli depuis quelques années seulement, par les récentes études sur l'aphasie. Nous sommes parvenus à mieux connaître et à mieux préciser que nos devanciers ce grand fait de psychologie morbide, à savoir, qu'il est des affections cérébrales dans lesquelles, tout en ayant perdu le principal des moyens de manifestations de la pensée, la parole, l'homme conserve néanmoins intérieurement la netteté de ses idées, ainsi que la liberté de sa volonté, alors même qu'il éprouve les plus grandes difficultés à les manifester au dehors.

Avant de conclure, nous devons encore faire deux remarques importantes. Dans un cas aussi difficile à juger, nous nous trouvons placé dans une situation extrêmement délicate. D'une part, nous n'avons pas pu contrôler suffisamment, par des documents contradictoires, l'exactitude rigoureuse des faits qui nous sont soumis et qui sont pourtant la base unique de notre appréciation ; d'autre part, nous sommes privés absolument de l'élément le plus indispensable de toute conviction médicale sérieuse, c'est-à-dire de l'examen direct et personnel du malade. Toutefois, malgré ces deux réserves importantes que nous croyons devoir faire en terminant, nous pensons pouvoir tirer de l'exposé des faits qui précèdent et de la discussion à laquelle nous venons de nous livrer, les conclusions suivantes :

1° L'intelligence du nommé L..., atteint d'aphasie avec hémiplégie droite, à la suite d'une hémorragie cérébrale, a évidemment baissé par le fait de cette attaque.

2° Néanmoins, malgré la perte de la parole, il conserve assez d'intelligence et de volonté libre pour pouvoir continuer à jouir de ses droits civils, et l'affaiblissement intellectuel qu'il a déjà subi ne nous paraît pas suffisant pour motiver son interdiction.

A la suite d'une discussion, M. Falret consent à modifier ses conclusions qui, mises aux voix, sont adoptées dans les termes suivants:

1° L'intelligence du nommé L..., atteint d'aphasie avec hémiplégie droite, à la suite d'une hémorragie cérébrale, a évidemment baissé par le fait de cette attaque.

2° Néanmoins, malgré la perte de la parole, il conserve encore assez d'intelligence et de volonté libre pour pouvoir continuer à jouir de ses droits civils, et l'affaiblissement intellectuel qu'il a déjà subi ne paraît pas suffisant pour entraîner nécessairement son interdiction.

XV

EMPLOI DU BROMURE DE POTASSIUM A HAUTE DOSE CHEZ LES ÉPILEPTIQUES DE L'HOSPICE DE BICÊTRE (1)

— 1871 —

Notre honorable président, M. Lasègue, a pensé qu'il serait utile de faire connaître à la Société médico-psychologique les observations faites par nous à Bicêtre sur l'emploi du bromure de potassium dans l'épilepsie.

Je viens donc exposer les résultats que j'ai obtenus dans mon service depuis trois ans, me réservant de publier plus tard les observations détaillées.

Lorsque je suis arrivé dans le service des épileptiques de Bicêtre, le 1er avril 1867, j'ai trouvé le traitement par le bromure de potassium installé par mes prédécesseurs, MM. A. Voisin et Legrand du Saulle, et je n'ai fait que continuer le mode d'administration de ce médicament, employé avant moi par mes honorables collègues.

Les conditions dans lesquelles nous nous trouvions placés, à Bicêtre, pour l'expérimentation d'un médicament nouveau, dans une maladie aussi grave que l'épilepsie, étaient loin d'être avantageuses. Nous avions affaire presque toujours à des cas d'épilepsie ancienne, ayant déjà résisté à d'autres moyens de traitement. Cependant, nous pouvons dire, sans aucune exagération, que les résultats ont dépassé nos espérances. Que serait-ce, si nous avions opéré sur les cas plus favorables que l'on peut rencontrer dans la pratique civile ?

Je me propose d'examiner successivement dans cette communication les cinq points suivants :

1° Action physiologique du bromure de potassium ; 2° mode d'administration ; 3° effets thérapeutiques ; 4° cas dans lesquels on peut

(1) Communication faite à la Société médico-psychologique, dans la séance du 28 juin 1870.

l'employer avec plus de chance de succès ; 5° accidents causés par son usage prolongé.

§ 1er. — Action physiologique.

Cette étude a été faite par plusieurs auteurs, en France et à l'étranger, dans des conditions meilleures que les nôtres, puisque les malades, observés dans la société, analysaient mieux leurs sensations, en rendaient compte d'une manière plus exacte et n'étaient, ni affaiblis intellectuellement, ni aliénés. Je n'ajouterai donc que peu de chose à ce qui a été déjà imprimé sous ce rapport.

Je dirai d'abord que nos malades supportent facilement le bromure de potassium, dans les conditions où nous l'administrons et que nous indiquerons tout à l'heure.

Ce n'est qu'à partir de la dose de 3 ou 4 gr. par jour qu'ils commencent à accuser quelques phénomènes paraissant dus à l'action du médicament, surtout à la gorge et à l'estomac.

1° *Gorge.* Les malades éprouvent souvent une irritation de la gorge pour laquelle ils réclament des gargarismes. Tantôt la gorge est sèche, tantôt au contraire la salive est plus abondante. Ils ressentent alors plutôt une gêne incommode qu'une douleur véritable. Cet accident est, du reste, ordinairement peu durable.

On a beaucoup parlé de la diminution de sensibilité de la gorge chez les personnes soumises à l'usage du bromure de potassium. Ce fait m'a paru général chez les malades que j'ai examinés ; mais je l'ai constaté aussi chez les épileptiques qui ne prenaient pas de bromure. Serait-il dû à la maladie elle-même plutôt qu'au médicament ? C'est à examiner.

2° *Accidents gastriques.* Beaucoup de malades prennent du bromure, matin et soir, sans éprouver aucun accident gastrique ; quelques-uns, il est vrai, se plaignent de la saveur désagréable et amère de ce sel, mais c'est le plus petit nombre, beaucoup moins probablement que dans la clientèle privée. Quelques autres, enfin, accusent des douleurs au creux de l'estomac, une sensation de chaleur, de la difficulté dans les digestions, quelques vomissements muqueux le matin, en un mot un malaise stomacal nerveux, analogue à celui de la dyspepsie ou de la gastralgie. Ces phénomènes sont ordinairement peu intenses et passagers. Beaucoup de malades disent même ne pas les éprouver.

3° *Eruptions cutanées.* D'après mon observation, ce phénomène est le plus constant de tous ceux qui sont produits par l'action du bromure. Presque tous les malades le présentent, à divers degrés. Tant que la dose n'est pas arrivée à 3 ou 4 grammes par jour, il ne se manifeste pas ; mais le plus souvent, à partir de la dose de 4 grammes, on commence à voir paraître quelques boutons pointus et acuminés sur la figure et surtout sur les épaules et dans le dos. Ce sont des boutons semblables à ceux de l'acné.

Tantôt cette éruption est discrète, tantôt, au contraire, elle est très abondante et même très incommode chez certains malades. Ils s'en plaignent, et demandent des bains, des lotions, ou d'autres moyens thérapeutiques pour calmer le prurit très douloureux de la peau, surtout à la face. Quelques-uns pourtant ne présentent aucune éruption de la peau, même après un long emploi du bromure ; mais, dans les conditions où j'ai observé à l'hôpital, c'est là une exception.

J'ajouterai même, sans attacher à ce fait une importance exagérée (parce qu'il aurait besoin d'être confirmé par d'autres observateurs), que les malades ne présentant pas d'éruption à la peau m'ont paru réfractaires à l'action du bromure. C'est même pour moi, jusqu'à présent, une sorte de critérium de l'action, favorable ou non, du bromure de potassium dans l'épilepsie ; mais c'est là un fait à vérifier ultérieurement. Lorsqu'on continue l'usage du bromure et qu'on en augmente progressivement la dose, l'éruption augmente également d'intensité, surtout à la face et sur les épaules. Quelques malades sont même tellement couverts de boutons qu'ils en éprouvent un prurit très incommode et demandent des médicaments pour calmer leurs souffrances (lotions avec de l'eau de son, bains alcalins ou sulfureux). — La marche ultérieure de l'éruption est très variable. Chez certains malades (quand on continue le médicament pendant plusieurs années), l'éruption, après avoir persisté longtemps à un haut degré, diminue progressivement et arrive peu à peu à un degré très modéré, malgré la continuation du bromure à la dose de 8 ou 9 grammes par jour.

Chez d'autres malades, au contraire, l'éruption augmente d'intensité, tant que l'on maintient l'action du médicament.

Elle devient même, après deux ou trois ans, tellement douloureuse, et si rebelle à l'action des moyens externes, que l'on est obligé de diminuer progressivement la dose du bromure, ou même d'en suspendre complètement l'emploi, pour faire cesser l'éruption généralisée, qui est devenue pour les malades un mal plus grave et plus pénible que l'épilepsie elle-même.

En général, aussitôt le médicament supprimé, l'éruption décroît rapidement et arrive bientôt à disparaître presque complètement ; mais, alors aussi, les attaques épileptiques, qui avaient été très diminuées, ou même supprimées pendant quelque temps, reparaissent avec une nouvelle force et une plus grande fréquence. On est alors obligé de reprendre l'emploi du bromure, qui reproduit bientôt l'éruption cutanée, quelquefois cependant moins intense qu'auparavant.

Parmi les autres phénomènes physiologiques produits par le bromure, on doit encore mentionner l'amaigrissement et l'impuissance. La plupart des malades, qui prennent du bromure pendant longtemps, maigrissent, pâlissent et jaunissent, tout en continuant à se bien porter et à manger avec appétit. Enfin, le bromure a presque toujours pour conséquence de diminuer, ou même de faire cesser complètement l'énergie des fonctions génitales.

Son action chez la femme n'a pas été observée par moi à ce point de vue.

§ 2. — Mode d'administration du bromure de potassium.

Je n'ai fait que suivre, en arrivant à Bicêtre, dans le service des épileptiques, le mode d'administration de ce médicament déjà adopté par mes prédécesseurs, MM. A. Voisin et Legrand du Saulle. Il était appliqué alors chez une quinzaine de malades environ.

Je l'ai continué, depuis lors jusqu'à ce jour, pendant plus de trois ans.

Voici comment nous procédons :

Le bromure est donné en deux fois, matin et soir, dissous dans un julep ordinaire, auquel on ajoute du sirop d'écorce d'orange pour masquer le goût désagréable de ce sel.

Les malades le prennent ordinairement sans répugnance, surtout ceux qui ont confiance dans l'action de ce médicament.

On commence par donner 1 gramme par jour. On augmente ensuite de 1 gramme ou de 50 centigrammes tous les huit jours, ou bien de quinze en quinze jours. Si les malades ne se plaignent ni de la gorge, ni de l'estomac, et si leur santé générale se maintient bonne, ainsi que leur appétit, on augmente la dose sans aucune crainte et progressivement.

Dès que l'on arrive à la dose de 4 grammes par jour, on commence à constater des effets physiologiques et même thérapeutiques, c'est-à-dire la diminution du nombre des attaques.

Lorsque cette diminution a lieu d'une manière sensible, à la dose de 4 grammes, nous y restons stationnaires pendant quelque temps, un mois par exemple. Si, au contraire, nous ne constatons pas d'effet appréciable, à la dose de 4 grammes, nous augmentons encore de semaine en semaine, ou de quinze en quinze jours, jusqu'à la dose de 7 grammes, ou même de 8 grammes par jour.

Si nous voyons alors une éruption acnéique très prononcée se produire sur la face et sur les épaules, et une diminution très sensible dans la fréquence ou l'intensité des attaques; si nous constatons une amélioration notable de la maladie, au point de vue de ses principaux symptômes, nous restons très longtemps stationnaires à la dose de 7 ou 8 grammes par jour. Pour ma part, je ne dépasse guère 8 grammes. Quelquefois cependant j'ai donné 9 grammes. M. Aug. Voisin a été jusqu'à 11 grammes 50, sans accidents appréciables.

Si l'on veut obtenir un effet durable sur la marche de la maladie, il faut prolonger très longtemps l'action du médicament.

Lorsque l'on interrompt brusquement son emploi, passant tout à coup de 7 ou 8 grammes à zéro, le plus souvent les attaques épileptiques, complètement suspendues, ou du moins devenues très rares, ne tardent pas à reparaître avec une nouvelle intensité.

On est alors obligé de reprendre rapidement ou progressivement l'emploi du bromure pour reconquérir le terrain perdu.

Cependant, en prolongeant indéfiniment l'action du médicament, on peut craindre (comme nous le dirons tout à l'heure) des accidents provenant de son accumulation dans l'économie. Il convient donc, après un usage prolongé (un ou deux ans par exemple), de faire descendre peu à peu la dose de 8 grammes à 4 grammes, en ayant le soin d'observer au fur et à mesure les faits qui se produisent. Si les attaques, suspendues ou devenues très rares, se reproduisent avec plus de fréquence, on remonte alors à la dose première ; si, au contraire, le résultat favorable obtenu se maintient, on redescend peu à peu et lentement jusqu'à 1 ou 2 grammes, ou même jusqu'à zéro, et l'on s'y maintient pendant un certain temps. Si l'on voit reparaître les attaques, on recommence à donner du bromure, sans cependant remonter jusqu'à la dose primitive.

Lorsqu'on renvoie alors les malades de l'hôpital dans un état d'amélioration notable (n'ayant pas eu d'attaques depuis six mois, ou n'en éprouvant qu'une, de loin en loin, tous les trois ou quatre mois par exemple), on leur conseille de continuer à prendre 1 ou 2 grammes de bromure par jour, pour soutenir l'action du médicament, et même de remonter jusqu'à 4 grammes ; mais il importe de les engager à consulter de temps en temps un médecin pour les guider, dans le cas où il surviendrait des accidents ; par exemple, si l'appétit diminuait, si l'amaigrissement devenait considérable, et si la santé générale s'altérait d'une manière sensible.

§ 3. — Effets thérapeutiques du bromure de potassium.

Il est bien difficile d'apprécier avec certitude l'action utile d'un médicament dans une maladie aussi rebelle, et aussi variable dans sa marche, que l'épilepsie.

En tout temps on a vanté des spécifiques contre cette affection, et ces spécifiques tant vantés par les uns ont été bientôt abandonnés par les autres.

C'est là l'histoire de la thérapeutique de l'épilepsie depuis l'antiquité jusqu'à nos jours.

On ne saurait donc être trop circonspect, avant d'affirmer qu'un nouveau moyen exerce réellement une action favorable sur cette maladie.

Il faudrait avoir observé un très grand nombre de faits pendant très longtemps et dans des conditions très différentes, avant de pouvoir se prononcer sur l'efficacité thérapeutique d'un médicament.

On voit, en effet, des épileptiques qui ont eu pendant de longues années des accès très intenses et qui, tout à coup, sans aucun traitement, cessent d'en éprouver pendant plusieurs années. On ne saurait donc trop se tenir en garde contre des conclusions prématurées.

Je vais me borner à rapporter ici en abrégé ce que j'ai observé, depuis trois ans, dans mon service de Bicêtre, sans rien exagérer, ni en bien, ni en mal.

J'ai administré du bromure de potassium à une cinquantaine de malades, et, chez la moitié à peu près de ces malades, pendant trois ans d'une manière continue. Sur ce nombre total de malades, il en est la moitié environ chez lesquels je n'ai constaté aucun résultat appréciable de l'usage du bromure. Ils sont restés, après l'emploi de ce médicament, exactement ce qu'ils étaient auparavant ; ils avaient la même moyenne d'accès par mois, et ces accès conservaient la même intensité et les mêmes caractères.

Ce sont là les cas d'insuccès complet qui, d'après mon observation, constituent environ la moitié des cas.

Dans la seconde moitié des cas, au contraire, j'ai constaté, sous l'influence du bromure, une amélioration, soit dans la maladie elle-même, soit dans quelques-uns de ses symptômes. Dans cette seconde classe de faits, on doit de plus établir deux catégories de malades : les uns ont éprouvé simplement une diminution notable dans l'intensité ou la fréquence des attaques, ce sont les plus nombreux ; les autres, au contraire, ont été tellement améliorés que, chez quelques-uns même, on pouvait considérer la maladie comme momentanément suspendue et se demander si elle n'était pas réellement guérie.

Je pourrais fournir sur ces divers faits des détails nombreux et rapporter les observations particulières ; ce serait même le seul moyen de donner à mes assertions le degré d'authenticité et de précision nécessaires pour une démonstration scientifique ; mais, pour aujourd'hui, je me bornerai à ces indications générales, me réservant de publier plus tard les observations détaillées.

§ 4. — Cas dans lesquels le bromure de potassium peut être employé avec le plus de chances de succès.

Je n'ai pas à m'occuper ici des différentes maladies nerveuses sur lesquelles n'a pas porté mon expérimentation : je ne parlerai que de l'épilepsie. Or, parmi les épileptiques, il y a de nombreuses distinctions à établir, au point de vue de la gravité du mal et des chances de curabilité.

Les cas d'épilepsie sur lesquels nous opérions à Bicêtre sont les moins favorables à la guérison ; presque tous étaient de date ancienne, et déjà rebelles à d'autres moyens de traitement.

Le Dr Th. Herpin (1) et tous ceux qui ont écrit sur la curabilité de l'épilepsie ont recommandé d'agir surtout sur les cas d'épilepsie récente, dont les symptômes étaient encore peu caractérisés et peu enracinés.

Or ces cas se rencontrent beaucoup plus dans la pratique privée que dans les hôpitaux, où l'on n'envoie les malades qu'après un long temps et après avoir essayé un grand nombre de médicaments. Nous n'avons à Bicêtre que le rebut des épileptiques. C'est donc beaucoup d'avoir obtenu quelques succès dans ces conditions mauvaises. J'ai peu observé pour ma part l'action du bromure de potassium chez les enfants ; c'est une lacune dans mon observation. Selon toute apparence, la maladie devrait être moins incurable chez eux que chez les adultes.

Nous avons employé le bromure dans les cas les plus graves, comme dans les cas les plus légers :

1° Chez les épileptiques dont la maladie datait de l'enfance, ou bien lorsqu'elle était de date plus récente et survenait chez les adultes et même chez les gens plus âgés ;

2° Chez les épileptiques ne présentant que des accès très rares, et chez ceux qui avaient plusieurs attaques par jour, revenant par séries ;

3° Chez les épileptiques n'ayant que des vertiges ou des absences, et chez ceux qui n'éprouvaient que de grandes attaques ;

(1) Herpin, *Pronostic et traitement curatif de l'épilepsie*. Paris, 1852. — *Des accès incomplets d'épilepsie*. Paris, 1867.

4° Chez les épileptiques présentant de l'hémiplégie, ou d'autres symptômes physiques indiquant une lésion cérébrale organique, et chez ceux qui offraient tous les signes de l'épilepsie essentielle ;

5° Enfin chez les épileptiques ayant une profonde altération des facultés intellectuelles, une grande irritabilité de caractère, ou de violents accès maniaques de temps en temps, et chez ceux qui ne présentaient aucune altération intellectuelle appréciable.

Or, pour rester dans la vérité de l'observation, nous devons dire qu'il n'est pas un seul de ces cas où l'on ne puisse avoir du succès ou de l'insuccès, selon les circonstances. Il convient pourtant d'établir des distinctions et il est des cas où l'on a plus de chances d'obtenir des succès que dans d'autres.

1° Les cas où il existe de l'hémiplégie ou des symptômes physiques, indiquant une lésion organique probable, sont moins favorables que les cas d'épilepsie essentielle ou purement nerveuse.

2° Les malades qui présentent un trouble mental profond sont plus rebelles à l'action du bromure que ceux désignés sous le nom d'épileptiques simples, avec pure irritabilité de caractère.

3° Les malades qui ont des vertiges et des absences, soit seuls, soit réunis à de grandes attaques, sont plus difficiles à guérir que ceux qui n'ont que de grandes attaques sans vertiges.

En résumé, les épileptiques chez lesquels le bromure nous a paru le mieux réussir sont ceux qui ne présentent ni trouble mental prononcé, ni vertiges ni absences, et dont les attaques épileptiques, quoique intenses et très caractérisées, sont séparées les unes des autres par des intervalles assez éloignés, sans vertiges ni absences.

Voici, du reste, ce que nous avons observé comme ordre progessif d'amélioration :

1° Les attaques de nuit disparaissent plus vite que les attaques de jour.

2° Les malades ayant des accès d'agitation maniaque voient ces accès cesser avant les attaques épileptiques.

3° Les grandes attaques épileptiques diminuent d'abord de fréquence et d'intensité, avant de disparaître complètement.

4° La plupart des malades, très notablement améliorés, conservent encore trois ou quatre attaques par an.

5° Les grandes attaques convulsives cessent avant les absences et les vertiges. Il est, en effet, des malades très améliorés qui n'ont plus ou presque plus de grandes attaques et qui éprouvent encore des absences ou des vertiges.

6° Enfin, les absences et les vertiges sont de tous les symptômes de l'épilepsie ceux qui résistent le plus longtemps à l'action du bromure. Certains épileptiques, en effet, très améliorés, n'ayant plus ni grandes attaques depuis longtemps, ni excitation maniaque, ni irritabilité de caractère, conservent néanmoins des absences et des vertiges de courte durée. C'est le symptôme le plus rebelle et qui témoigne le plus longtemps de la persistance de la maladie. J'ajouterai même que les malades qui, dès le début, ne présentaient que des absences très courtes, ou de simples vertiges, délirants ou non, ne se modifient guère, sous le rapport de la fréquence et de l'intensité de ce phénomène, après un traitement longtemps prolongé.

Ce symptôme, qui semblerait constituer une épilepsie incomplète ou avortée, est donc, au contraire, celui qui résiste le plus à l'action du bromure. La plupart des épileptiques que l'on renvoie de l'hôpital presque délivrés de grandes attaques, conservent encore des vertiges, soit qu'il aient déjà existé auparavant, soit qu'ils se produisent à la place et comme diminutif des grandes attaques suspendues.

§ 5. — Accidents causés par la trop longue continuation de l'emploi du bromure.

Ces accidents sont rares dans les conditions où nous avons expérimenté ; ils ont été peu étudiés jusqu'ici. Cependant, quelques-uns d'entre eux méritent d'être signalés en terminant. Ils sont de deux ordres : cutanés et cérébraux.

Les accidents cutanés, déjà mentionnés précédemment en parlant des effets physiologiques du bromure, consistent surtout dans la transformation successive de l'éruption canéiforme, qui avait signalé le début de l'emploi du médicament. Cette éruption prend, dans quelques cas, des proportions considérables, qui obligent même à suspendre l'usage du médicament. L'éruption, très intense à la figure et aux épaules, s'étend successivement à tout le corps. Elle s'accompagne d'autres variétés de maladies de la peau et acquiert même un tel degré d'intensité, d'irritation et de démangeaison, que les malades, même les plus courageux, ne peuvent continuer à la supporter et demandent avec insistance la suppression du médicament. Dans quelques cas enfin, il se forme, sur diverses parties du corps, des clous, des furoncles ou des anthrax qui peuvent arriver jusqu'à la suppuration. Tous les moyens externes employés pour supprimer ces éruptions sont souvent insuffisants et l'on est alors obligé, pour les combattre efficacement, de suspendre, au moins momentanément, l'emploi du bromure.

Les accidents cérébraux ont été encore moins étudiés. Ils se produisent plus rarement que les accidents cutanés ; on les observe pourtant quelquefois à un degré très intense, surtout dans la clientèle privée. A la suite de l'usage prolongé du bromure, surtout à dose élevée, on voit quelquefois l'intelligence des malades baisser d'une façon très notable. La mémoire se perd et l'individu arrive jusqu'à l'hébétude. Dans d'autres cas, il survient de la somnolence et un état comateux qui peuvent devenir inquiétants et indiquent une sorte de saturation ou d'intoxication, par suite de l'accumulation du médicament dans l'économie. Lorsqu'on constate ces accidents, il convient de suspendre rapidement l'usage du bromure ; car sa prolongation pourrait offrir des dangers. Et ce qui prouve que ces accidents étaient bien dus réellement au médicament, c'est qu'ils ne tardent pas à disparaître aussitôt après sa suppression.

A l'occasion de ces accidents cérébraux, causés par l'accumulation du bromure dans l'économie, on peut se poser la question de savoir si ce médicament, en séjournant indéfiniment dans les organes, au lieu d'être éliminé au fur et à mesure par les urines, ne pourrait pas, dans certains cas, déterminer la mort.

J'ai observé, à Bicêtre, un cas de mort subite par congestion cérébrale et pulmonaire, chez un malade qui prenait du bromure à dose modérée. Or je me suis demandé, dans ce cas, si la mort n'avait pas pu être causée par l'accumulation du bromure dans le cerveau. En effet, chez la plupart des individus qui prennent du bromure, la presque totalité est éliminée par les urines dans les vingt-quatre heures, et, dans la très grande généralité des cas, ce médicament ne séjourne pas dans l'économie ; mais ne serait-il pas possible que chez quelques individus, doués à cet égard d'une aptitude spéciale, le bromure se fixât dans les organes, par exemple dans le cerveau ou dans le foie, et qu'en s'y accumulant il arrivât à déterminer des accidents mortels, alors même qu'il aurait été administré à plus faible dose que chez d'autres individus qui, l'éliminant au fur et à mesure, n'en auraient pas conservé une seule parcelle? C'est là une question qui mérite d'être sérieusement examinée et soumise à une expérimentation suivie. Pour ma part, dans le cas que je viens de mentionner, j'ai fait faire, après la mort, l'analyse chimique du cerveau et du foie, et l'on y a découvert des quantités assez notables de bromure de potassium. Tout en attribuant la mort de ce malade à une congestion cérébrale et pulmonaire, on peut donc se poser la question de savoir si l'accumulation lente et successive du bromure dans le cerveau n'a pas été pour quelque chose dans cette mort subite. Cette question ne peut être résolue que par de nouvelles observations.

Je terminerai cette note sur l'emploi du bromure de potassium chez les épileptiques de l'asile de Bicêtre, en soumettant à l'examen de la Société les cinq questions suivantes :

1° Quels sont les phénomènes physiologiques produits par l'action continue et prolongée du bromure de potassium à haute dose?

2° Quel est le mode d'administration à adopter pour l'emploi de ce médicament?

3° Quels sont ses effets thérapeutiques, favorables ou non, dans l'épilepsie et dans d'autres névroses?

4° Quelles sont les périodes et les variétés de l'épilepsie dans lesquelles on doit l'employer avec le plus de chances de succès, et quels sont les symptômes de cette maladie qui cèdent le plus rapidement à son emploi?

5° Quels sont les accidents produits par l'usage du bromure de potassium longtemps continué à haute dose?

Telles sont les cinq questions que je crois devoir soumettre à la discussion de la Société médico-psychologique.

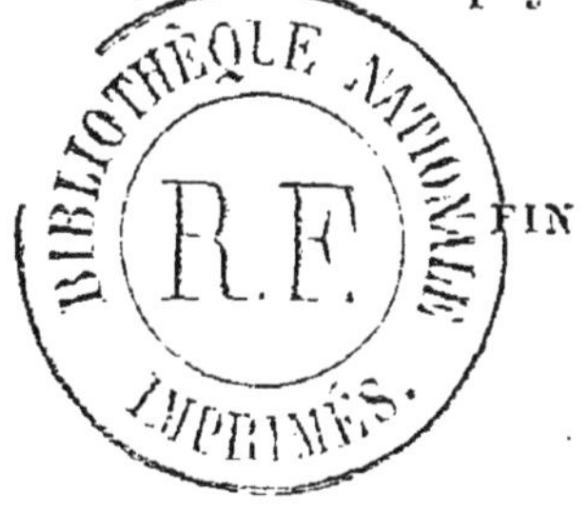

FIN

TABLE DES MATIÈRES

Tours, imp. E. ARRAULT et Cie.

TRAITÉ PRATIQUE DES MALADIES MENTALES

Par le Dr A. CULLERRE

Directeur-Médecin de l'Asile d'aliénés de La Roche-sur-Yon
Membre correspondant de la Société Médico-Psychologique

1 vol. in-18 jésus, VIII, 618 pages avec tracés graphiques (Bibliothèque du Médecin praticien)..... 6 francs.

Ce livre est un inventaire résumé de nos connaissances actuelles en médecin mentale.

En s'efforçant d'être simple et cependant complet, d'être clair et concis tout en semble, l'auteur s'est proposé de répondre à des indications particulières; de fair un livre qui fût à la fois un manuel pour l'étudiant obligé désormais de cultive cette branche de la science qui fait aujourd'hui partie de l'enseignement officiel un guide pour l'interne des asiles et le débutant dans les études psychiâtriques jetés subitement au milieu de la population grouillante des maisons d'aliénés e déroutés par l'infinité des aspects individuels de la folie ; un vade-mecum pour l praticien appelé chaque jour à formuler un diagnostic, à dresser un certificat o à rédiger un rapport médico-légal sur un cas d'aliénation mentale.

Les matières qui y sont traitées sont groupées sous quatre chefs :

Les *Préliminaires*, comprenant un court historique de la médecine mental quelques considérations relatives à la physiologie pathologique et à la pathogéni de la folie et la classification de ses différentes formes ;

La Première partie, consacrée aux questions de *pathologie générale ;*

La Deuxième partie, renfermant la *description individuelle de chaque form d'aliénation ;*

Enfin la Troisième partie, où est étudiée la *médecine legale des aliénés et l législation qui les concerne.*

Un livre comme celui-ci doit refléter les idées d'une époque plutôt que celle d'un individu. C'est pourquoi les matériaux qu'ont fournis à l'auteur ses étude spéciales sur quelques points limités de la science, et que lui a permis de recueill une pratique déjà longue dans les asiles d'aliénés, ne font que s'ajouter à la mass de ceux qu'il a empruntés aux plus éminents manigraphes et neurologistes co temporains, parmi lesquels il convient de citer Lasègue, MM. Baillarger, Charco J. Falret, A. Voisin, Magnan, Luys, Ball, Bourneville, etc. C'est en grande part aux travaux de ces maîtres que l'auteur doit d'avoir pu concevoir et mener à bie l'exécution de cet ouvrage, dont chaque page témoigne de leur science et rer hommage à leur talent.

AZAM (D[r]). *Hypnotisme*, double conscience et altérations de la personnalité. 1 vol. in-16, avec figures. (Bibliothèque scientifique contemporaine.)........... 3 fr. 50

BACH (J.-A.). *De l'anatomie pathologique dans différentes espèces de goitres*, du traitement préservatif et curatif. In-4, 130 pages et 1 planche............. 2 fr. 50

BAILLARGER (J.). *Structure de la couche corticale des circonvolutions du cerveau*. 1 vol. in-4, 2 planches .... 1 fr. 50
— *Des hallucinations*. 1 vol. in-4, 245 pages.................................... 5 fr.

BALL (B.). *La folie érotique*. 1 vol. in-16. (Petite Bibliothèque médicale.).... 2 fr.

BEAUNIS (H.). *Le somnambulisme provoqué*. 1 vol. in-16, avec figures. (Bibliothèque scientifique contemporaine.).. 3 fr. 50
— *L'évolution du système nerveux*. 1 vol. in-16, avec 125 figures. (Bibliothèque scientifique contemporaine.).. 3 fr. 50

BELOUS. *Phénomènes morbides liés à l'action* exercée par les maladies infectieuses sur les centres nerveux. 1888. Gr. in-8 de 100 pages, avec une pl..... 2 fr. 50

BERGERET. *L'alcoolisme*, moyens de modérer les ravages de l'ivrognerie. 1 vol. in-16. (Bibliothèque scientifique contemporaine.)......................... 3 fr. 50

BERNARD (Cl.). *Physiologie et pathologie du système nerveux*. 2 vol. in-8, avec figures.. 14 fr.

BERTOYE (Henri). *Etude clinique sur la fièvre du goître exophtalmique*, et comparativement sur les fièvres spéciales à quelques autres névroses. Gr. in-8 de 123 pages.. 2 fr. 50

BIMAR. *Structure des ganglions nerveux*. In-8, 68 pages.......................... 2 fr.

BOUCHUT (E.). *La vie et ses attributs*. 1 vol. in-16. (Bibliothèque scientifique contemporaine.).. 3 fr. 50
— *Atlas d'ophtalmoscopie médicale et de cérébroscopie*. 1 vol. in.4, avec 14 pl. chromolithographiées, cartonné.. 35 fr.
— *Du nervosisme aigu et chronique* et des maladies nerveuses. 2e édition, 1 vol. in-8, 650 pages... 6 fr.

BOURRU ET BUROT. *La suggestion mentale et l'action à distance des substances toxiques et médicamenteuses*. 1 vol. in-16, avec 10 figures. (Bibliothèque scientifique contemporaine.).. 3 fr. 50
— *Les variations de la personnalité*. 1 vol. in-16, avec 15 figures. (Bibliothèque scientifique contemporaine.).. 3 fr. 50

BOUVEROT. *Théorie de la suppléance sensitivo-motrice*. In-8, 99 pages.... 2 fr.

BRIERRE DE BOISMONT (A.). *Emploi des bains prolongés et des irrigations continues* dans le traitement des formes aiguës de la folie, et en particulier de la manie. In-4, 62 pages.. 1 fr. 50

BROUARDEL ET POUCHET (Gabriel). *De la consommation de l'alcool* dans ses rapports avec l'hygiène. Paris, 1888. Gr. in-8 de 20 pages................. 1 fr.

BROWN-SÉQUARD (E.). *Propriétés et fonctions de la moelle épinière*. In-8. 1 fr.

BURLUREAUX (Ch.). *Nature et causes de la folie paralytique*. In-8, 91 p.... 2 fr.

CABANIS. *Rapports du physique et du moral de l'homme*. 1 vol. in-8, 780 pages.. 6 fr.

CALMEIL. *Traité des maladies inflammatoires du cerveau*. 2 vol. in-8, ensemble 1418 pages.. 17 fr.

CALMEIL. *De la folie*, considérée sous le point de vue pathologique, philosophique, historique et judiciaire. 2 vol. in-8 .... 14 fr.
— *De la paralysie considérée chez les aliénés*. In-8........ 6 fr. 50

CERISE (L.). *Déterminer l'influence de l'éducation physique et morale sur la production de la surexcitation du système nerveux* et des maladies qui sont un effet consécutif de cette surexcitation. 1 vol. in-4, 170 pages........ 3 fr.

CHAIROU (E.). *Etudes cliniques sur l'hystérie*. In-8, 143 pages........ 3 fr.

CHAUMIER. *Essai sur le mal de tête*. Gr. in-8 de 96 p........ 2 fr. 50

COLLINEAU. *Analyse physiologique de l'entendement humain*. In-8 (7 fr.). 1 fr. 50

COSSY (J.). *Délire aigu des épileptiques*. In-8, 96 pages........ 2 fr.

COSTE. *Conférence sur l'hypnotisme*. Gr. in-8 de 30 pages........ 2 fr.
— *Hypnotisme*. 1 vol. in-16 de 160 pages........ 2 fr.
— *L'inconscient*. Etude sur l'hypnotisme. 1 vol. in-16, 160 pages........ 2 fr.

CROS (Antoine). *Les fonctions supérieures du système nerveux*. 1 vol. gr. in-8, 540 pages........ 8 fr.

CULLERRE. *Les frontières de la folie*. 1 vol. in-16 de 350 pages. (Bibliothèque scientifique contemporaine.)........ 3 fr. 50
— *Nervosisme et névroses*. Hygiène des énervés et des névropathes. 1 vol. in-16. (Biblioth. scientifique contemporaine.)........ 3 fr. 50
— *Magnétisme et hypnotisme*. Exposé des phénomènes observés pendant le sommeil nerveux provoqué, au point de vue clinique, psychologique, thérapeutique et médico-légal. 2e édition, 1 vol. in-16. (Biblioth. scientifique contemporaine.). 3 fr. 50

DARDE. *Du délire des actes dans la paralysie générale*. Gr. in-8, 41 pages. 2 fr.

DECAISNE (G.). *Paralysies corticales du membre supérieur*, monoplégies brachiales. In-8, 74 pages........ 2 fr.

DECAISNE (P.). *Gangrène d'une partie de la base de l'encéphale*. In-4, 36 pages........ 1 fr. 50

DELISLE. *Déformations du crâne*. In-8, 67 pages, avec 8 figures........ 2 fr.

DUCHENNE (G.-B.) (de Boulogne). *Anatomie microscopique du système nerveux*. Gr. in-8, avec 4 planches........ 3 fr.

EDINGER. *Anatomie des centres nerveux*, traduit par M. Siraud. 1 vol. in-8, avec 120 figures........ 8 fr.

ENCÉPHALE (l'). Journal des maladies mentales et nerveuses, publié sous la direction de MM. B. Ball, professeur de clinique des maladies mentales à la Faculté de médecine de Paris, et J. Luys, médecin de la Salpêtrière. Collection de 1881 à 1887. 7 vol. in-8, avec planches........ 140 fr.

ESQUIROL. *Inauguration de sa statue*. In-8, 56 pages, avec portrait..... 1 fr. 50

FAIVRE. *Histologie comparée du système nerveux*. In-4, 106 pages, avec 3 planches........ 4 fr.

FALRET (J.-P.). *Des maladies mentales et des asiles d'aliénés*. 1 vol. in 8, LXX-796 p., avec un plan........ 11 fr.

FALRET (Jules). *Études cliniques sur les maladies mentales et nerveuses*. 1889, 1 vol. in-8........ 8 fr.
— *Les aliénés et les asiles d'aliénés*, législation, assistance et médecine légale. Paris, 1890, 1 vol. in-8........ 8 fr.

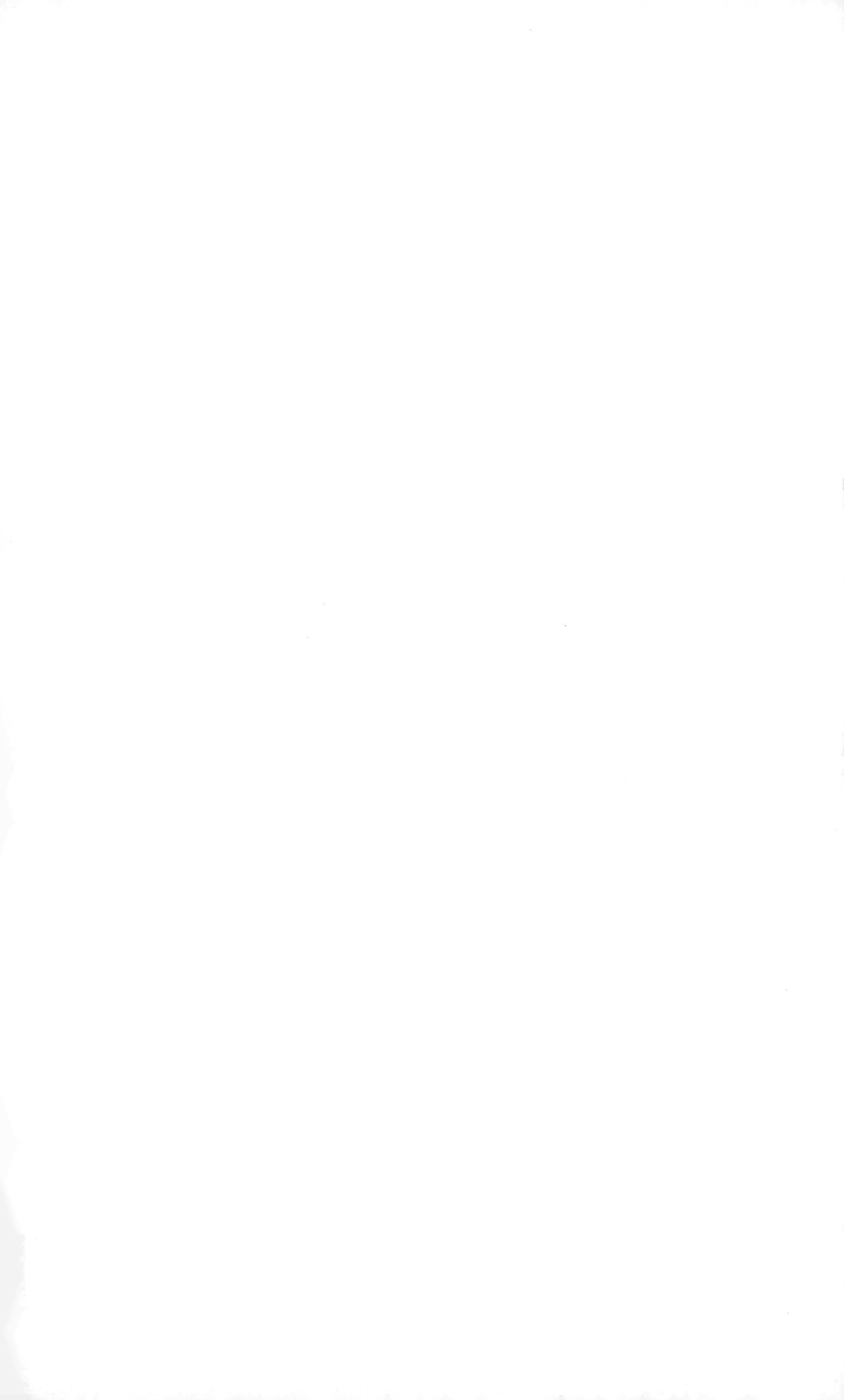

www.ingramcontent.com/pod-product-compliance
Ingram Content Group UK Ltd.
Pitfield, Milton Keynes, MK11 3LW, UK
UKHW012141240726
13966UKWH00001B/99

9 782012 896215